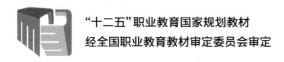"十二五"职业教育国家规划教材
经全国职业教育教材审定委员会审定

国家卫生和计划生育委员会"十二五"规划教材
全国高等医药教材建设研究会"十二五"规划教材
全国高职高专院校教材

供临床医学专业用

病理学与病理生理学

第7版

U0284608

主　编　王　斌　陈命家

副主编　丁运良　王化修　蔡红星

编　委（以姓氏笔画为序）

丁运良（商丘医学高等专科学校）　　陈命家（安徽医学高等专科学校）

于述伟（厦门医学高等专科学校）　　陈振文（山西医科大学汾阳学院）

马春梅（平凉医学高等专科学校）　　高凤兰（漯河医学高等专科学校）

王　斌（厦门医学高等专科学校）　　崔茂香（沧州医学高等专科学校）

王化修（邵阳医学高等专科学校）　　蔡红星（徐州医学院）

牛春红（大同大学）　　　　　　　　鲜于丽（湖北中医药高等专科学校）

仇　容（浙江医学高等专科学校）　　翟同钧（山东医学高等专科学校）

杨金霞（大庆医学高等专科学校）　　潘献柱（安徽医学高等专科学校）

人民卫生出版社

图书在版编目（CIP）数据

病理学与病理生理学／王斌，陈命家主编.—7版.
—北京：人民卫生出版社，2014
ISBN 978-7-117-19283-5

Ⅰ.①病… Ⅱ.①王…②陈… Ⅲ.①病理学-
高等职业教育-教材②病理生理学-高等职业教育-教材
Ⅳ.①R36

中国版本图书馆 CIP 数据核字（2014）第 139068 号

| 人卫社官网 | www.pmph.com | 出版物查询，在线购书 |
| 人卫医学网 | www.ipmph.com | 医学考试辅导，医学数据库服务，医学教育资源，大众健康资讯 |

病理学与病理生理学
第 7 版

主　　编：王　斌　陈命家
出版发行：人民卫生出版社（中继线 010-59780011）
地　　址：北京市朝阳区潘家园南里 19 号
邮　　编：100021
E - mail: pmph @ pmph. com
购书热线：010-59787592　010-59787584　010-65264830
印　　刷：北京铭成印刷有限公司
经　　销：新华书店
开　　本：850×1168　1/16　印张：22
字　　数：605 千字
版　　次：1981 年 6 月第 1 版　2014 年 8 月第 7 版
　　　　　2018 年 11 月第 7 版第 6 次印刷（总第74次印刷）
标准书号：ISBN 978-7-117-19283-5/R·19284
定　　价：69.00元

十八届三中全会指出"加快现代职业教育体系建设,深化产教融合、校企合作,培养高素质劳动者和技能型人才"。2014 年 2 月,国务院常务会议上又强调"发展职业教育是促进转方式、调结构和民生改善的战略举措",更加明确了加快发展现代职业教育势在必行。作为优秀卫生职业教育教材,全国高职高专临床医学专业教材也正是按照《医药卫生中长期人才发展规划(2011—2020 年)》、《教育部关于"十二五"职业教育教材建设的若干意见》等文件精神,并根据《关于实施卓越医生教育培养计划的意见》,适应"3+2"教育人才培养模式需要,开展修订工作的。

全国高职高专临床医学专业卫生部规划教材自 20 世纪 80 年代第一轮出版至今,经过了 6 次修订,第 6 轮教材于 2009 年出版,均为教育部、卫生部国家级规划教材。经过 30 余年的使用和完善,本套教材已成为我国高职高专临床医学专业影响最大、适用面最广、得到最广泛认可的精品教材,深受广大教师和学生的欢迎,为我国的医学教育及卫生事业的发展作出了重要贡献。

随着我国医药卫生事业和卫生职业教育事业的快速发展,高职高专医学生的培养目标、方法和内容有了变化,教材的编写也需要不断改革创新、健全课程体系、完善课程结构、优化教材门类,进一步提高教材的思想性、科学性、先进性、启发性、适用性。为此,2012 年底,全国高等医药教材建设研究会和人民卫生出版社在教育部和国家卫生和计划生育委员会领导的支持指导下,以卫生职业教育教学指导委员会为基础,整合重组成立了第五届全国高职高专临床医学专业教育教材评审委员会,并启动了本套教材第七轮的修订工作,在广泛调研和征求意见的基础上,组建了来自全国高职高专教学、临床第一线的优秀编写团队,紧密围绕高职高专临床医学专业培养目标,突出专业特色,注重整体优化,促进专业建设,以"三基"为基础强调基本技能,以"五性"为重点强调适用性,以岗位为导向、以就业为目标、以技能为核心、以服务为宗旨,充分体现职业教育特色,进一步打造我国高职高专临床医学教育的核心"干细胞"教材,推动学科的发展。

本次修订和编写的特点:

1. 遵循"十个坚持、五个对接" 坚持国家级规划教材的出版方向;坚持出版的科学规律;坚持体现职业教育的特点;坚持体现医疗卫生行业的特点;坚持顶层设计,发挥评审委员会全程督导作用;坚持五湖四海的原则;坚持科学的课程体系整合、教材体系创新;坚持教材编写的"三基、五性、三特定";坚持质量为上,严格遵循"九三一"质量体系;坚持立体化教材发展体系。教材与人对接,与临床对接,与学科发展对接,与社会需求对接,与执业考试对接。

2. 全新的教材理念与教材结构 教材针对医疗体制改革对高职高专教育提出的全方位要求,体现"预防、保健、诊断、治疗、康复、健康教育"六大职能,实现"早临床、多临床、反复临床"培养模式。教材的编写充分考虑到学科设置、专业方向、各院校的专业设置情况、学生的就业等问题。教材中加入"学习目标"、"本章小结""练习题"模块,各教材根据内容特点,加入"知识拓展"、"课堂互动"、"病例分析"等模块,有助于教师开展引导性教学,增强了教材的可实践性。

3. 重视人文沟通教育　根据"高等职业学校临床医学专业教学标准"培养规格中提出的"具有较好的人际沟通、社会适应能力和团队协作能力",本套教材的"学习目标"中提出了人文沟通教育、职业素质培养的要求,另外,新增教材《医患沟通》、《职业生涯规划和就业指导》等都有助于学生人文沟通等素质的提高。

4. 开发立体化教材体系　本套教材大部分有配套教材,除了传统的纸质教材外,还开发了网络增值服务,囊括大量难以在单一的纸质教材中表现出来的素材,围绕教材形成一个庞大的教学包,为教学提供了资源库,可全方位提高教学效果。

本轮教材共 28 种,其中新增 3 种,《临床医学实践技能》、《医患沟通》、《职业生涯规划和就业指导》;更名 2 种,《医学物理学》、《医学化学》更名为《医用物理》、《医用化学》。全套教材均为国家卫生和计划生育委员会"十二五"国家级规划教材,其中 13 种被确定为教育部"十二五"职业教育国家级规划教材立项选题。将于 2014 年 6 月出版,供全国医学高等专科学校及相关卫生职业院校使用。

序号	教材名称	版次	主编		配套教材
1	医用物理	6	朱世忠	刘东华	
2	医用化学	7	陈常兴	秦子平	
3	人体解剖学与组织胚胎学 *	7	窦肇华	吴建清	√
4	生理学 *	7	白 波	王福青	√
5	生物化学	7	何旭辉	吕世杰	√
6	病原生物学和免疫学 *	7	肖纯凌	赵富玺	√
7	病理学与病理生理学 *	7	王 斌	陈命家	√
8	药理学	7	王开贞	于天贵	√
9	细胞生物学和医学遗传学 *	5	王洪波	张明亮	√
10	预防医学	5	刘明清	王万荣	√
11	诊断学 *	7	魏 武	许有华	√
12	内科学	7	王庸晋	宋国华	√
13	外科学 *	7	龙 明	王立义	√
14	妇产科学 *	7	茅 清	李丽琼	√
15	儿科学 *	7	郑 惠	黄 华	√
16	传染病学 *	5	王明琼	李金成	√
17	眼耳鼻喉口腔科学	7	王斌全	黄 健	√
18	皮肤性病学 *	7	魏志平	胡晓军	√
19	中医学 *	5	潘年松	温茂兴	√
20	医学心理学	4	马存根	张纪梅	√
21	急诊医学	3	申文龙	张年萍	√
22	康复医学	3	宋为群	王晓臣	
23	医学文献检索	3	黄 燕		
24	全科医学导论	2	赵拥军		√
25	医学伦理学 *	2	王柳行	颜景霞	√
26	临床医学实践技能	1	周建军	顾润国	
27	医患沟通	1	田国华	王朝晖	
28	职业生涯规划和就业指导	1	杨文秀	宋志斌	

注：* 标注者为教育部"十二五"职业教育国家规划教材立项选题

主　编

陈命家

副主编

潘献柱

编　者（以姓氏笔画为序）

丁运良（商丘医学高等专科学校）

于述伟（厦门医学高等专科学校）

马春梅（平凉医学高等专科学校）

王　斌（厦门医学高等专科学校）

王化修（邵阳医学高等专科学校）

牛春红（大同大学）

仇　容（浙江医学高等专科学校）

杨金霞（大庆医学高等专科学校）

陈命家（安徽医学高等专科学校）

陈振文（山西医科大学汾阳学院）

高凤兰（漯河医学高等专科学校）

崔茂香（沧州医学高等专科学校）

蔡红星（徐州医学院）

鲜于丽（湖北中医药高等专科学校）

翟同钧（山东医学高等专科学校）

潘献柱（安徽医学高等专科学校）

全国医学高等专科学校临床医学专业规划教材《病理学与病理生理学》第 7 版,进一步强化了"四个原则、六个突出、两个简化"的特色。

四个原则:①瞄准目标原则:针对为基层培养应用技能型人才的目标,教材内容以执业助理医师"实用"和"适于发展"为度,学习目标中要求掌握的内容以考试大纲规定的内容为准。②整体优化原则:将病理学与病理生理学的内容按照内在的逻辑关系再次进行了整合,进一步优化章节内容和顺序结构,既适合于两者一体化教学,又适合于分开教学。③密切临床原则:尽可能恰当地联系疾病的临床表现以及预防、诊断和治疗,充分发挥"桥梁"作用。④继承创新原则:继承第 6 版的优点,并在指导教学改革、引导学生自学和培养临床思维等方面有较大创新,增加了学习目标、知识拓展、病例分析、本章小结和练习题等部分。

六个突出:①突出常见病、多发病和严重危害人类健康的疾病。②突出疾病的基本理论知识、基本规律及其临床意义。③突出重点,淡化一般,恰当取舍。④突出有临床意义的形态学知识,尽量动态性描述病变并与临床紧密契合。⑤突出病因、发病机制中的临床意义。⑥突出语言简洁、条理清楚、图文并茂的特点。

两个简化:①简化病因、发病机制中的繁杂叙述和意义尚不确定的理论叙述。②简化病变中的纯形态描述,仅对病理医生有用而对临床医生无价值的形态学描述一律加以避免。

本版教材按 90 学时编写,设总论十一章,各论十二章。与第 6 版相比,病理学总论内容略有增减,在节的编排和顺序上进行了调整。病理学各论中,心血管系统疾病取消了感染性心包炎,将感染性心内膜炎和病毒性心肌炎单列为节;呼吸系统疾病删去肺转移性肿瘤;消化系统疾病删去胆囊炎与胆结石、胰腺炎。病理生理学的内容进一步精练,将水、电解质代谢紊乱与酸碱平衡紊乱分开各自成章,将"四大衰竭"独立成章,列在相应的系统疾病之后。

由于编写水平和经验有限,难免会存在缺点和错误,希望使用本教材的老师和同学们多提宝贵意见,以利于再版时修订完善。

王　斌　　陈命家

2014 年 4 月

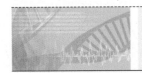

绪　　论

一、病理学与病理生理学及其任务

病理学与病理生理学是用自然科学的方法研究疾病的代谢、功能和形态结构等方面的改变，从而揭示疾病的病因、发病机制和转归的医学基础学科。疾病是一个极其复杂的过程，在致病因子和机体反应的作用下，患病机体有关部分的代谢、功能和形态结构都会发生种种改变。而病理学与病理生理学的任务就是运用各种方法揭示疾病的本质，阐明疾病的发生、发展规律，为防治疾病提供科学的理论基础。其主要任务是研究：①病因学（etiology），即疾病发生的原因，包括内因、外因及其相互关系；②发病学（pathogenesis），即在病因作用下导致疾病发生、发展的具体环节、机制和过程；③病理变化（pathological change），即在疾病的发生、发展过程中，机体的代谢、功能和形态结构的变化以及这些变化与临床表现（症状和体征）之间的关系——临床病理联系（clinical pathological correlation）；④疾病的转归和结局。

二、病理学与病理生理学的内容

病理学侧重从形态角度研究疾病，病理生理学则侧重从代谢和功能的角度研究疾病。本教材将病理学与病理生理学的教学内容进行整合后，分为总论和各论两部分。总论部分十一章，依次为疾病概论，细胞和组织的适应、损伤与修复，局部血液循环障碍，炎症，肿瘤，水、电解质代谢紊乱，酸碱平衡紊乱，发热，缺氧，休克，弥散性血管内凝血；各论部分十二章，分别为心血管系统疾病，心功能不全，呼吸系统疾病，呼吸功能不全，消化系统疾病，肝性脑病，泌尿系统疾病，肾功能不全，生殖系统和乳腺疾病，内分泌系统疾病，传染病，寄生虫病。学习和掌握这些基本理论知识，将为临床医学课程的学习和临床实践奠定必备的基础。学习过程中应当注意学习理论知识与观察标本及实验相结合，病理变化与临床表现相结合。用动态的观点认识疾病，掌握疾病的特殊与一般、局部与整体、镜下与大体、结构与功能的辩证关系。

三、病理学与病理生理学在医学中的地位

病理学与病理生理学在医学中的地位主要体现在三个方面：①科学研究方面：揭示疾病的规律和本质，从而为疾病的防治提供科学理论。临床医学中一些症状和体征、新病种的发现和预防以及敏感药物的筛选、新药物的研制和毒副作用等，都离不开病理学与病理生理学的鉴定和解释。②医学教育方面：该课程是连接基础医学与临床医学的桥梁。它以解剖学、组织胚胎学、生理学、生物化学、病原生物学和免疫学等为基础，探讨机体在疾病状态下代谢、功能和形态结构的改变，这些改变又回答了临床上出现的症状、体征等种种问题，因此，它在医学基础课程与医学临床课程之间起到承上启下的"桥梁"作用。③临床医疗方面：在疾病诊断中，尽管有各种辅助诊断方法，但病理诊断更具有直观性和客观性，因而能为临床的最后诊断提供可靠的依据，实际上病理诊断在很多疾病中起到了最后确诊的作用。因此，一名医生如果没有系统地学习和掌握病理学与病理生理学的基本理论知识，是难以想象的。

四、病理学与病理生理学的研究方法

（一）活体组织检查

根据临床需要,用钳取、穿刺、局部切除、摘除等方法,从患者病变部位取下组织进行病理检查,确立诊断,称活体组织检查,简称活检。这是被临床广泛采用的检查方法。取下的活检标本经肉眼和显微镜观察,及时准确地进行病理诊断,用以指导治疗及判断预后。还可为了手术治疗的需要,于手术中取活检标本,运用冷冻切片法,在15～20分钟内对良恶性肿瘤进行快速病理诊断,为临床医生决定手术范围提供依据。

（二）尸体剖验

尸体剖验简称尸检,是对死亡者的遗体进行病理剖验。其主要方法是通过肉眼观察和显微镜观察,系统地检查全身各脏器、组织的病理变化,结合临床资料,做出全面的疾病诊断及死因分析。其目的在于:①确定诊断,查明死因,协助临床医生总结在诊断和治疗过程中的经验、教训,有利于提高医疗质量和诊治水平;②接受和完成医疗事故及司法鉴定,明确责任;③及时发现和确诊某些传染病、地方病和新发生的疾病,为采取相关防治措施提供依据;④积累严重危害人类健康和生命疾病的人体病理材料,以便深入研究这些疾病和提出防治措施;⑤收集各种疾病的病理标本,供培养未来医护人才的教学所用。

（三）动物实验

根据研究目的,运用动物实验方法,在动物身上复制人类某些疾病的模型,进行观察研究,了解疾病的病因、发病机制、疾病的转归以及治疗疾病的药物疗效等。动物实验还可以弥补人体观察的局限和不足,并可与人体疾病进行对照研究。但是,由于动物与人之间毕竟存在很大差异,因此不能将动物实验结果不加分析地套用于人体。

（四）组织培养与细胞培养

根据研究目的,将人体或动物某种组织或细胞分离出来,用适宜的培养基在体外进行培养。采用这种方法,既可建立组织细胞病理模型,也可观察某些干预因素对细胞分化、增殖和功能、代谢的影响,因而可在细胞水平上揭示某些疾病的发生、发展规律。如细胞的癌变、肿瘤的生长、肿瘤的转移等。由于这种研究方法的针对性强,条件易于控制,周期短,因而得到广泛应用。但孤立恒定的体外环境与复杂变化的体内环境存在着很大差别,故不能将体外研究结果与体内过程等同看待。

（五）病理学常用观察方法

1. **大体观察**　主要运用肉眼、量尺及各种衡器等辅助工具,对所检标本的大小、形状、重量、色泽、硬度、表面及切面、病灶特征等进行细致的观察及检测。大体观察能够了解病变的整体形态,临床医生往往能通过大体观察初步判断病变性质,为选择进一步的诊断方法提供方向。

2. **组织学观察**　将病变组织制成厚约数微米的切片,通常用苏木精-伊红(HE)染色,或用其他方法染色后,用光学显微镜观察其微细病变。到目前为止,传统的组织学观察方法仍然是病理学诊断和研究最基本的方法,还没有其他方法能够取而代之。

3. **细胞学观察**　采集病变部位脱落的细胞,或抽取体腔积液经过离心后制成细胞涂片,进行显微镜观察,以了解病变性质。常用于某些肿瘤(如食管癌、肺癌、子宫颈癌等)的诊断,也适合于重点人群的普查。近年来,运用影像技术及内镜等指引进行细针穿刺吸取细胞进行检查,可以提高诊断的准确性。

4. **超微结构观察**　运用透射或扫描电子显微镜对组织、细胞内部和表面的超微结构进行更细微的观察,即从亚细胞(细胞器)和大分子水平上了解细胞的病变,使人类对疾病的认识又前进了一大步。但在诊断方面,由于放大倍率太高,观察病变只见局部不见全貌,常需结合大体和光镜观察,才能发挥其作用。

5. 组织化学　运用某些能与组织和细胞内的化学成分进行特异性结合的化学试剂进行特殊染色,从而辨别组织、细胞内各种蛋白质、酶类、脂类、糖原等化学成分。如运用苏丹Ⅲ染色法可将细胞内的脂肪成分反映出来,用PTAH(磷钨酸苏木精)染色可显示横纹肌肉瘤细胞质内的横纹等。

6. 免疫组织化学　是运用抗原抗体特异性结合的原理建立起来的一种组织化学技术。其优点是,可以在原位观察抗原物质是否存在、部位、含量等,把形态变化与分子水平的功能、代谢结合起来,在显微镜下直接观察。该方法目前已广泛运用于肿瘤的病理诊断与鉴别诊断。

除以上常用的观察方法外,还有近年来陆续建立的放射自显影技术、显微分光光度技术、流式细胞技术、图像分析技术、聚合酶链反应以及分子原位杂交等一系列分子生物学技术。运用这些新的研究手段和方法,可以对疾病发生、发展的规律逐渐获得更为深入的了解,使病理学的发展进入一个新的时期。

五、病理学的发展简史

病理学的发展史即是人类对自身疾病认识的历史。古希腊名医希波克拉底(Hippocrates,公元前460～公元前370年)首创体液病理学,主张外界因素促使体内四种体液(血液、黏液、黄胆汁、黑胆汁)配合失常,从而引起疾病。18世纪中叶,意大利医学家莫尔加尼(Morgagni)根据尸体解剖所积累的资料,创立了器官病理学(organ pathology),这是病理形态学的开端。19世纪中叶,德国病理学家魏尔啸(Virchow)在显微镜的帮助下,通过对病变组织、细胞的深入观察,创立了细胞病理学(cellular pathology),认为细胞的改变和功能障碍是一切疾病的基础,并指出形态改变与疾病过程中临床表现的关系。这项发明至今还继续影响着现代医学的理论和实践。

病理学的发展与自然科学特别是基础科学的发展和技术进步有着密切的联系,如细胞生物学、分子生物学、环境医学、现代免疫学、现代遗传学等新兴学科的发展以及免疫组织化学、流式细胞技术、图像分析技术等新技术的运用,均对病理学的发展产生了深远影响。近年来,超微病理学、分子病理学、免疫病理学、遗传病理学等新的学科分支出现,标志着病理学研究已进入形态与功能、代谢相结合的新的历史时期。这些新的研究手段和方法,使人类对疾病发生、发展的规律逐渐有了更为深入的理解。

我国有着五千多年的文明史。大约在周秦时期就有《黄帝内经》问世,其中有疾病的发生和死后解剖等记载。隋唐时代巢元方的《诸病源候论》,对疾病的病因和症候有较详细的记载。南宋时期著名法医学家宋慈的《洗冤集录》,对尸体解剖、伤痕病变、中毒以及烧灼等都有比较详细的记载,是世界上最早的一部法医学著作,对病理学和解剖学的发展具有重大贡献。

在我国几代病理学家的带领和努力下,我国病理学从无到有,从小到大,发展很快。他们在病理学科研、人才培养、师资培训及病理诊断等方面都做出了巨大贡献。我国是一个幅员辽阔、人口众多的大国,疾病谱和疾病都具有自己的特点。因此,我们和未来的医学工作者们,都应该既要学习和借鉴国外的先进科学技术,同时还要根据我国的实际情况,在医学工作中不断开拓创新,以适应21世纪我国卫生事业发展和社会进步的需要,使我国的医学水平尽快赶上国际先进水平,以造福于全体人民,也为医学事业的发展作出应有的贡献。

（王　斌）

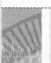

第一章

疾 病 概 论

 学习目标

1. 掌握健康和疾病的概念,死亡和脑死亡的概念,脑死亡的诊断标准。
2. 熟悉亚健康的概念,疾病的病因学、发病学和疾病转归的基本知识。
3. 了解脑死亡的意义。
4. 能对亚健康人群开展健康教育。
5. 初步具有判断临床死亡的能力。

第一节　健康与疾病

健康(health)与疾病(disease)是生命活动过程中两个对立的概念,至今仍无完整的定义来明确区分两者的界限,而且在医学实践中又衍生出介于二者之间的亚健康概念。

一、健康的概念

随着医学模式由生物医学模式转变为生物-心理-社会医学模式,健康的内涵也发生了根本性转变,由以往的"不生病就是健康",转变为世界卫生组织(World Health Organization,WHO)提出的"健康不仅是没有疾病和衰弱,而且是**躯体上、精神上和社会适应上处于完好状态**"。躯体、精神和社会适应三者之间是相互影响的。

二、疾病的概念

疾病是指机体在病因和条件的作用下,机体自稳态(homeostasis)调节发生紊乱而导致的**异常生命活动过程**。现代医学认为疾病的特征有:①机体稳态的破坏而导致身体各个系统、器官、组织和细胞的活动不能维持相互协调,从而引起内环境紊乱和生命活动障碍,机体稳态是否被打破主要取决于两方面的因素,即病因的强度和机体自身调节稳态的能力;②任何疾病都是由病因引起的,没有病因的疾病是不存在的,虽然有一些疾病原因不清,但并不意味着没有病因存在,只是目前尚未发现;③疾病的发生是损伤与抗损伤斗争的过程,通常会引起机体的生理功能、物质代谢和形态结构的改变,出现各种临床症状、体征和社会行为异常;④疾病是一个过程,具有自身的一般规律,疾病过程一般包括发生、发展和转归三个阶段。

三、亚健康的概念

从健康走向疾病是一个从量变到质变的过程,有一个中间过渡状态,这种介于健康与疾病之间的**非病、非健康的状态**,即为亚健康(sub-health),可以向健康或疾病转化。我国曾有流行病学调查资料显示,呈健康状态的人仅占5%左右,呈疾病状态的人约占20%左右,约有75%的人处于亚健康状态。

目前尚无统一的亚健康诊断标准。亚健康可表现为躯体状态、心理状态和社会适应能力三个方面的某个或两个以上方面呈低下状态。躯体亚健康可以出现疲乏、周身不适、性功能下降和月经周期紊乱等;心理亚健康可表现为脑力疲劳、情感障碍、思维紊乱、恐慌、焦虑、冷漠和孤独等;社会适应亚健康常出现对工作、生活和学习等环境难以适应,对人际关系难以协调等。

亚健康概念的提出对于早期防病具有积极意义。从加强自我保健和体育锻炼、调整心理平衡等多方面进行综合防治,防止亚健康状态向疾病转化,以恢复、保持和促进健康。

第二节 病 因 学

病因学主要研究疾病发生的原因和条件。

一、疾病发生的原因

疾病发生的原因,即病因是指引起疾病必不可少的、赋予该疾病特征的因素。病因种类繁多,可大致归纳为以下几大类:

1. **生物因素** 是一类最常见的病因,包括病原微生物和寄生虫。另外,由于生态环境的改变,某些原本存在于野生动物体内的病原体也可以感染人类,如 H7N9 病毒,可能还会出现新的或变异的病原体而威胁人类健康。病原体的致病力强弱不仅取决于侵入机体的数量、侵袭力和毒力,还与机体的防御功能特别是免疫力密切相关。

2. **理化因素** 物理因素有异常的温度、气压、机械力、电离辐射、紫外线和噪声等。化学因素有强酸、强碱、化学毒物或动植物毒性物质等。理化因素致病,主要由因素自身的强度或浓度、作用部位、持续时间等决定,发病原因往往比较明确,机体的防御功能对其发生的影响不大。

3. **营养因素** 糖类、蛋白质、脂肪、维生素、无机盐(钾、钠、钙、镁、磷、氯)等,某些微量元素(如铁、氟、硒、锰、锌、碘)以及膳食纤维素等是维持人体正常生命活动所必需的营养素,氧、水是维持生命活动的基本物质。上述物质的摄入不足或过度都可以引起疾病。土壤缺碘导致碘缺乏病;糖类、蛋白质、脂肪摄入不足可导致营养不良,摄入过剩可导致肥胖及代谢性疾病;维生素 B_1 摄入不足引起脚气病;维生素 D 和钙缺乏可引起小儿佝偻病和老年骨质疏松症,但维生素 D 摄入过度又可导致中毒。

4. **遗传因素** 指生殖细胞基因的突变或染色体畸变等遗传物质的异常,而且异常的遗传物质可传给子代。基因突变可导致相应蛋白质的结构和功能改变而引起疾病,如血友病、半乳糖血症和白化病等。染色体畸变所引起的先天性愚型、性染色体畸变导致的两性畸形等。某些遗传因素可以提高个体对病因的敏感性,而使个体更易患病的现象称为遗传易感性,其家族成员具有易患某种疾病的倾向,如精神分裂症、高血压病、糖尿病、肥胖和某种肿瘤等。

5. **先天因素** 指能够损害胎儿正常发育的有害因素。由先天因素引起的疾病称为先天性疾病,如孕妇病毒感染可引起先天性心脏病。先天性疾病一般是不会遗传的,但也有些先天性疾病可能存在遗传性,如唇裂、多指(趾)等。

知识拓展

药物引起先天性畸形儿的"反应停"事件

1957—1961 年,欧洲出生了 1.2 万名手脚比正常人短、甚至根本没有手脚的海豹婴儿。其原因是孕妇在怀孕初期服用了一种由美国研发的"反应停"药物,其作用是减轻妊娠期反应。在正常情况下,胚胎的生长都应按照基因上的生命密码指令而形成。然而,"反应停"能使这种指令在某一部位受到阻碍,其结果就产生了畸形儿。

6. 免疫因素　机体免疫反应低下、缺陷或免疫反应过强、自身免疫反应等免疫因素均可导致疾病的发生。人类免疫缺陷病毒(HIV)感染后,病毒破坏 T 淋巴细胞及其功能,引起获得性免疫缺陷综合征(AIDS);异种血清蛋白(破伤风抗毒素等)、药物(青霉素等)、花粉、食物(虾、牛乳等)所引起的超敏反应;机体对自身抗原发生免疫反应并引起自身组织损伤,称为自身免疫性疾病(autoimmune disease),如系统性红斑狼疮、类风湿关节炎、慢性溃疡性结肠炎、慢性淋巴细胞性甲状腺炎等。

7. 心理、社会因素　随着医学模式转变,心理、社会因素在疾病发生和发展中的作用越来越受到重视,工作和学习所产生的心理压力,人际关系不良,焦虑、孤独等情绪异常以及重大自然灾害和生活事件的打击等,均可通过一定的途径影响机体的功能、代谢和形态结构,如高血压病、溃疡病、冠心病和肿瘤等。

综上所述,引起疾病的病因是多种多样的,疾病的发生可以主要由一种病因引起,也可以由多种病因同时作用或先后参与。在疾病发生、发展过程中,病因的作用机制是错综复杂的,因而对疾病的病因预防要具体分析和个性化防治。目前,尚有许多疾病的病因不完全明了以及新的疾病不断出现,有待医学科学进一步阐明这些疾病的病因。

二、疾病发生的条件

疾病发生的条件是指在病因作用于机体的前提下,影响疾病发生、发展的各种体内外因素。条件本身不能直接引起疾病,但是可以影响病因对机体的作用,从而左右疾病的发生、发展,表现为促进或阻碍疾病的发生。例如,并不是接触结核杆菌的人都会发生结核病,是否发病除与病因(结核杆菌)密切相关外,条件也起一定作用,如营养不良、过度疲劳和心理负担大等条件下,机体抵抗力降低,结核杆菌便乘虚而入,就容易发生结核病;相反,充足的营养、良好的休息、适量的体育活动等,都能增强机体对病原微生物的抵抗力,此时如有结核杆菌侵入,也可不发生结核病。由此可见,在疾病的病因学预防中,应该重视条件的作用。

诱因(precipitating factor)是指疾病的条件中,能加强病因作用或促进疾病发生、发展的因素。如妊娠、发热、情绪激动等可诱发心力衰竭;大量高蛋白饮食、消化道出血等可引发肝硬化患者发生肝性脑病。

疾病发生、发展中,病因与条件是相对的,它们是针对某个具体的疾病而言的,对于不同的疾病,同一个因素可以是某一个疾病发生的病因,也可以是另一个疾病发生的条件。例如,寒冷是上呼吸道感染发生的条件,却是冻伤的病因。

第三节　发病学

研究疾病发生、发展过程中的一般规律和基本机制的科学称为发病学。任何疾病都有其特定的发生、发展规律,这里仅介绍一般规律。

一、疾病发生发展的一般规律

(一)损伤与抗损伤

损伤与抗损伤是疾病发生、发展过程中的一对基本矛盾,贯穿于疾病的始终,双方的力量对比决定疾病的发展方向和结局。在抗损伤反应占优势时,则疾病好转或痊愈;损伤强于抗损伤时,则疾病发生并恶化。例如,机械性外伤引起组织坏死时,血管破裂引起的出血、循环血量减少和血压下降等变化均属损伤性变化,体内同时出现一系列抗损伤反应,包括交感神经兴奋、微小动脉收缩、心率加快和心输出量增加等,如果这些抗损伤反应和恰当的治疗能战胜损伤,机体将恢复健康。反之,如损伤较重,抗损伤的各种反应不能对抗损伤,又无恰当而及时的治疗,则病变进展、病情恶化。

损伤和抗损伤反应通常具有两重性并可相互转化。如外伤出血,血管收缩有利于维持血压和减少出血,对机体具有保护作用,但长时间的血管收缩会加重组织的缺血、缺氧,从而加重组织损伤,此时的抗损伤反应则变成了损伤反应。因此,对损伤和抗损伤要辩证认识,才能进行正确的判断和治疗。

(二) 因果交替

因果交替是指在疾病的过程中,原始致病因素作用于机体后,机体产生一定的结果,这些结果又作为病因引起新的结果。病因和结果之间相互交替和相互转化,推动疾病发展,甚至形成因果交替的恶性循环(图 1-1),使疾病进行性恶化,直至患者死亡。因此,采取医学干预打断因果转化和恶性循环,才能使疾病向有利于康复的方向发展。

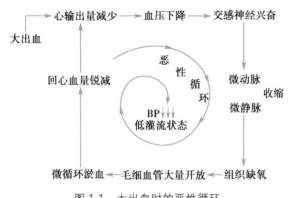

图 1-1　大出血时的恶性循环

(三) 局部和整体

疾病可表现为局部变化或全身变化或二者兼有。局部病变可通过神经和体液机制影响整体,而机体的全身功能状态也可通过神经和体液机制影响局部病变的发展过程。例如,下肢的创伤会出现创伤部位的充血、水肿及炎症反应等局部反应。严重的创伤或全身抵抗力低下时,创伤的局部反应可以通过神经-体液途径影响全身,可出现发热、乏力,甚至休克等全身性反应。反之,创伤较轻或全身抵抗力很强,这种局部损伤可被限制在局部范围,一般不引起明显的全身性反应。同样,全身性疾病也常常出现局部改变,如 AIDS 患者往往死于肺部感染,糖尿病患者局部创伤迁延不愈会导致严重后果。因此,辩证理解疾病的局部和整体的主从,有助于抓住疾病的本质。

二、疾病发生的基本机制

随着医学科学的发展,对疾病发生机制的认识从系统水平、器官水平、细胞水平逐步深入到分子水平。疾病发生的基本机制包括神经机制、体液机制、细胞机制和分子机制四方面。

(一) 神经机制

神经系统对维持和调控正常人体生命活动起主导作用,可以根据体内外环境情况调整机体各系统代谢的平衡。因此,很多致病因素可以影响神经系统的变化,从而引起疾病的发生。如烧伤时,由于疼痛和体液丢失,通过感觉神经和颈动脉及主动脉弓压力感受器,引起交感神经的强烈兴奋,达到对全身组织器官血流和代谢功能的调节。长期精神紧张、焦虑、烦恼可导致大脑皮质功能紊乱,丘脑和下丘脑功能失调,可导致内脏器官和细小动脉功能障碍。

(二) 体液机制

体液机制主要是指病因直接或间接引起体液的质和量的变化,造成内环境紊乱而引起疾病发生。体液量的严重减少,如大失血、严重脱水可导致休克;体液质的改变,如羊水、组织因子和蛇毒等促凝血物质入血,可引起凝血系统广泛激活而导致弥散性血管内凝血。感染和创伤等产生大量的炎症介质,引起炎症反应。体液因子包括可作用于全身的组胺、儿茶酚胺、前列腺素、激活的补体、凝血因子、纤溶物质等和一般作用于局部的内皮素、某些神经肽及细胞因子等。体液性因子作用方式包括内分泌、旁分泌和自分泌三种。

体液机制与神经机制密切相关,常常同时发生,共同参与疾病的发生、发展,故又称之为神经-体液机制。例如,休克使交感神经强烈兴奋,刺激肾上腺髓质释放肾上腺素,因肾小动脉收缩,促使肾素-血管紧张素-醛固酮系统(RAAS)激活。交感神经兴奋和血液中儿茶酚胺、肾素、血管紧张素等共同导致血管收缩和组织缺血、缺氧。

（三）细胞机制

病因作用于机体后可以直接或间接作用于细胞,造成细胞的代谢、功能和结构改变,引起细胞的自稳态调节紊乱。病因引起的细胞损伤可以是选择性的,也可以是非选择性的。前者如 HIV 感染选择性破坏 $CD4^+T$ 淋巴细胞,肝炎病毒侵入肝细胞等。目前,不同病因如何引起细胞损伤的机制尚未完全阐明,但常常涉及细胞膜和多种细胞器的损伤及功能障碍。如氰化物中毒时,氰离子与细胞线粒体内细胞色素氧化酶结合,从而导致该酶失去活性,阻断细胞内呼吸致使细胞死亡。

（四）分子机制

细胞的结构、功能和生命活动都依赖于细胞内的分子,这些分子包括生物大分子物质和小分子物质。细胞内的生物大分子主要是蛋白质和核酸,细胞的骨架和生命活动过程主要由蛋白质调控和完成,生命的信息储存于核酸,蛋白质的合成由核酸指导完成。

任何病因无论通过何种途径引起疾病,在疾病过程中最终都会表现出分子水平上的异常。20 世纪末以来,越来越多的研究试图从分子水平揭示疾病的本质,由此产生了分子生物学、分子病理学等学科,产生了分子病的概念。分子病是由染色体或基因的变异引起的一类以蛋白质异常为特征的疾病。细胞分子的异常变化必然会引起细胞代谢、功能和结构的改变,影响细胞的正常生命活动,从而导致疾病的发生。如心肌细胞的肥大和重构可能由于机械牵拉和体液因子如儿茶酚胺、血管紧张素 II 等增加,引起一系列的细胞内蛋白酶活性和表型的改变,细胞内 Ca^{2+} 升高,进而诱导 mRNA 和蛋白质合成增加,导致心肌肥大和重构。

人类基因组计划的完成提高了人类对生命和疾病的认识水平,如糖尿病、高血压病、肿瘤等常见病,可从分子、基因、蛋白质水平逐渐揭示其发病机制。很多疾病易感基因的发现,为阐明疾病发生的个体差异和疾病治疗的个性化提供了新的视野,基因治疗将成为未来人类治疗疾病的新方法。但人类基因组计划的完成,仅仅使人类破译了生命信息的密码,对于这些生命信息密码的生物学意义、表达的调控和协调等仍保持着神秘的面纱。而这些问题的回答才使疾病发病机制的揭示和基因治疗成为可能。后基因组时代的主要任务是解读基因调控,注释所有基因产物、基因与疾病的关系等,将对医学的发展产生革命性的推动。

第四节 疾病转归

疾病转归主要取决于致病因素作用于机体后所发生的损伤与抗损伤反应的力量对比和及时正确的治疗。疾病的转归主要有康复和死亡两种形式。

一、康 复

根据康复(recovery)的程度,可分为完全康复(complete recovery)和不完全康复(incomplete recovery)。完全康复指疾病时所发生的损伤性变化完全消失,机体的自稳态调节恢复正常,临床症状和体征完全消失。临床上,多数疾病治疗后可以完全康复,如大多数感染性疾病,其中一些传染性疾病完全康复后,机体还可获得永久性免疫力。不完全康复指疾病时的损伤性变化得到控制,主要症状消失,基本病理变化尚未完全消失,机体通过代偿可以维持相对正常的生命活动,有些可留后遗症,如手术治疗后的组织粘连,烧伤愈合留下的瘢痕等。

二、死 亡

死亡(death)是生命活动的停止,也是所有生命的最终归宿。临床传统上判定死亡的标志是心跳、呼吸停止和各种反射消失,认为死亡是一个过程,包括濒死期、临床死亡期和生物学死亡期。上述观点很难准确判断死亡的时间。随着复苏(resuscitation)技术的提高和器官移植的广泛应用,人们对死亡的概念和判定标准提出了新的认识。目前认为死亡是指机体作为一个整体的功能永久停止,但是并不意味各组织器官同时死亡。整体死亡的标志是脑死亡(brain death),指包括脑干在内的全脑功能不可逆转的丧失。

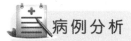 **病例分析**

某男,65 岁。胸闷、气短 1 小时,初步诊断"冠心病?",给予扩冠、营养心肌等治疗,病情略缓解。之后突然出现呼吸、心跳停止,抢救无效,死亡。家属认为死因不明,对诊断和治疗提出疑问。

在这种情况下,你怎样与家属沟通,应采取哪些处理措施?

判断脑死亡的指标:①无自主呼吸:判断自主呼吸停止除观察胸腹部无呼吸运动外,还必须通过自主呼吸诱发试验来验证;②不可逆性深昏迷:用拇指分别强力压迫患者两侧眶上切迹或针刺面部,没有任何面部肌肉活动,无肌肉张力和任何自主运动;③脑干神经反射消失:瞳孔散大或固定,瞳孔对光反射、角膜反射、头眼反射、前庭眼反射、咳嗽反射均消失;④脑电图(EEG)呈电静息;⑤经颅多普勒超声(TCD)无脑血流灌注现象;⑥正中神经短潜伏期体感诱发电位(SLSEP)N9 和 N13 存在,P14、N18 和 N20 消失。前三项必须全部具备,后三项至少具备两项方能确认。

脑死亡作为死亡标志和脑死亡标准的确立具有重要意义,可以判定患者的死亡时间,及时中断徒劳无益的治疗,有利于器官捐献和器官移植的发展。

 本章小结

健康不仅是没有疾病和衰弱,而且是躯体上、精神上和社会适应上处于完好状态。亚健康是介于健康与疾病之间的非病、非健康的状态,可以向健康或疾病转化。疾病是异常生命活动过程,其发生、发展的一般规律有损伤与抗损伤、因果交替、局部和整体三种。疾病发生的基本机制包括神经、体液、细胞、分子机制四方面。疾病的转归有康复和死亡两种形式。康复可分为完全康复和不完全康复。死亡是指机体作为一个整体的功能永久停止,但并非各组织器官同时死亡。整体死亡的标志是脑死亡,指全脑功能不可逆转的丧失。

（牛春红）

练习题

一、选择题

1. 疾病的概念是指

A. 在致病因子的作用下,躯体上、精神上及社会上的不良状态

B. 在致病因子的作用下出现的共同的、成套的功能、代谢和结构的变化

C. 在病因作用下,因机体自稳调节紊乱而发生的异常生命活动过程

D. 机体与外界环境间的协调发生障碍的异常生命活动

E. 生命活动中的表现形式,体内各种功能活动进行性下降的过程

2. 关于疾病原因的概念下列哪项是正确的

A. 引起疾病发生的致病因素　　　　　　B. 引起疾病发生的体内因素

C. 引起疾病发生的体外因素　　　　　　D. 引起疾病发生的体内外因素

E. 引起疾病并决定疾病特异性的特定因素

3. 下列对疾病条件的叙述哪一项是错误的

A. 条件是左右疾病对机体的影响因素

B. 条件是疾病发生必不可少的因素

C. 条件是影响疾病发生的各种体内外因素

D. 某些条件可以促进疾病的发生

E. 某些条件可以延缓疾病的发生

4. 死亡的概念是指

A. 心跳停止　　　　　　　　　　　　　B. 呼吸停止

C. 各种反射消失　　　　　　　　　　　D. 机体作为一个整体的功能永久性停止

E. 体内所有细胞解体死亡

5. 下列哪项是诊断脑死亡的首要指标

A. 瞳孔散大或固定　　　　　　　　　　B. 脑电波消失,呈平直线

C. 自主呼吸停止　　　　　　　　　　　D. 脑干神经反射消失

E. 不可逆性深昏迷

二、思考题

1. 举例说明疾病中损伤与抗损伤的相应表现及其在疾病发展中的意义。

2. 比较临床死亡与脑死亡的异同及其意义,所谓"假死"应如何避免?

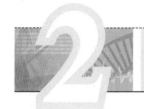

第二章

细胞和组织的适应、损伤与修复

 学习目标

1. 掌握萎缩、肥大、增生、化生的概念及类型,变性的概念、类型及病理变化,坏死的概念、类型及结局,凋亡的概念,再生的概念、类型及各种细胞的再生能力,肉芽组织的结构与功能。

2. 熟悉萎缩、肥大、增生、化生的病理变化,细胞凋亡与坏死、肉芽组织与瘢痕组织、一期愈合与二期愈合的区别。

3. 了解细胞水肿、脂肪变性的原因,各种组织再生、皮肤创伤愈合、骨折愈合的过程,化生、瘢痕组织对机体的影响。

4. 能对心肌肥大、前列腺增生症、肠上皮化生、脂肪肝等患者开展健康教育。

5. 具有识别干酪样坏死、坏疽、皮肤溃疡、失活组织、体表肉芽组织和瘢痕组织的能力。

生命过程中,机体的细胞和组织由于受到各种内外环境变化的刺激,会发生代谢、功能和形态的变化。当生理负荷增加或减少时,或者遭遇轻度持续的病理性刺激时,细胞和组织会发生适应性变化;当病理性刺激的性质、强度和持续时间超过了细胞和组织的耐受性和适应能力,就会发生损伤性变化。适应性变化和损伤性变化是大多数疾病过程中的基础性病理变化。除了刺激因素非常强烈外,一般首先发生代谢和功能的变化,继而依次出现电镜下超微结构、光镜下组织形态、肉眼观大体形态的变化,统称形态变化。

第一节　细胞和组织的适应

机体的内外环境发生变化时,细胞和组织会相应改变自身的代谢、功能和结构加以调整的反应过程,即为适应(adaptation)。形态变化表现为**萎缩**、**肥大**、**增生**和**化生**。适应是细胞生长和分化受到调整的结果,可发生在基因表达和调控、信号转导、蛋白质转录等任一环节,引起细胞原有蛋白质的增加或减少,或者合成新的蛋白质,导致细胞的体积、数量和类型发生变化。

一、萎　缩

萎缩(atrophy)是已发育正常的细胞、组织或器官的体积缩小。萎缩的细胞其代谢和功能降低,功能性细胞器减少,以适应降低了的营养和血液供应、神经内分泌刺激和工作负荷。组织和器官的萎缩主要是**实质细胞**的**体积缩小**,也常有萎缩细胞凋亡所致的实质细胞数量减少。另外,组织器官发育不全或未发育亦表现为体积小,应与萎缩相区别。

生理性萎缩是机体的某些组织和器官随着年龄的增长而发生的萎缩,如出生后动脉导管闭合退化、青春期后胸腺萎缩、更年期后卵巢、子宫或睾丸萎缩等。病理性萎缩按其发生原因分为以下类型:

1. 营养不良性萎缩　**全身**营养不良性萎缩因蛋白质摄入不足(长期不能进食、饥饿)或者消耗过度(结核病、糖尿病和恶性肿瘤等慢性消耗性疾病)而引起,首先是脂肪,其次是肌肉和内脏等非致命的组织器官萎缩,最后是脑和心脏萎缩,临床表现从消瘦发展到恶病质(cachexia)。**局部**营养不良性萎缩因局部组织的氧和营养物质供给不足所引起,如脑动脉粥样硬化时动脉管腔狭窄,引起脑组织慢性缺血,导致局部脑萎缩(图2-1)。

2. 压迫性萎缩　因组织和器官长期受到压迫而造成血流量减少和功能失用所致的萎缩。其后果不在于压力之大,而**在于压力持续时间之长**。如尿路梗阻时肾盂积水,压迫肾组织引起肾萎缩(图2-2);脑脊液循环障碍时脑积水,压迫脑组织导致脑萎缩。

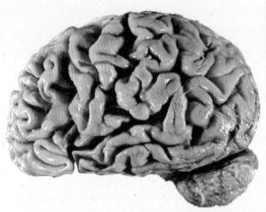

图2-1　局部脑萎缩
局部脑回变窄,脑沟增宽

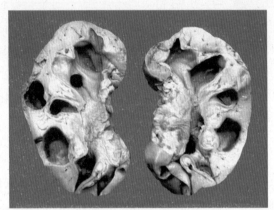

图2-2　肾压迫性萎缩
肾盂积水、扩张,肾实质变薄

3. 失用性萎缩　是组织和器官由于长期工作负荷减少或代谢、功能降低所致的萎缩。如久病卧床、骨折后肢体长期固定等,可引起肌肉萎缩和骨质疏松。

4. 去神经性萎缩　因运动神经元或轴突损伤所致的效应器萎缩。如肱骨骨折致桡神经损伤,可引起上肢伸肌群萎缩及垂腕;小儿麻痹症的下肢肌肉、骨骼萎缩。

5. 内分泌性萎缩　由于内分泌腺功能低下而引起的靶器官萎缩。如腺垂体功能低下时,可发生甲状腺、肾上腺皮质、性腺等器官萎缩。

萎缩的组织、器官重量减轻,包膜皱缩。在萎缩的心肌细胞、肝细胞胞质内可出现脂褐素颗粒,使器官呈褐色,如心脏褐色萎缩。营养不良性和老年性脑萎缩时,全脑脑回变窄、脑沟增宽,大脑功能衰退。轻度的病理性萎缩,原因消除后可以恢复正常,但持续性萎缩的细胞终将凋亡、消失。

二、肥大和增生

(一) 肥大

肥大(hypertrophy)是细胞、组织和器官的体积增大。细胞肥大的基础是 DNA 含量和细胞器数量增多,系由各种刺激引起基因活化,结构蛋白合成增加,因而功能增强。组织和器官的肥大通常是**实质细胞**的**体积增大**所致。若及时去除病因,肥大可以恢复正常。

肥大若由组织和器官的功能负荷过重而引起,称为**代偿性肥大**。其中,生理性肥大如强体力劳动者和运动员发达的肌肉,病理性肥大如高血压时左室后负荷增加而引起的左室心肌肥大(图2-3)。

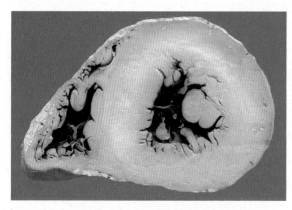

图 2-3 心脏向心性肥大
左室壁增厚,乳头肌、肉柱增粗,左心腔缩小

肥大若因内分泌激素作用于靶器官所致,称为**内分泌性**(或激素性)**肥大**。生理性者如妊娠期雌、孕激素作用使子宫平滑肌细胞肥大,病理性者如垂体生长激素腺瘤引起的肢端肥大症。

细胞肥大产生的功能代偿作用是有限度的,如心肌过度肥大时,终因负荷超过一定极限,加之肥大心肌细胞的血液供应相对不足,会引发心功能不全,此时称之为失代偿。

(二)增生

增生(hyperplasia)是指组织、器官的实质细胞数量增多,常导致组织或器官的体积增大。增生是细胞有丝分裂活跃的结果,也与细胞凋亡受阻有关。

增生的种类与肥大相似。生理性增生如血细胞和上皮细胞等的经常更新,久居高原者红细胞数量显著增多等,属于**代偿性增生**;青春期和哺乳期的乳腺上皮增生,月经周期的子宫内膜增生等,属于**内分泌性增生**。病理性增生常由生长因子过多或激素过多所引起。由生长因子产生过多而引起者为代偿性增生,例如,细胞和组织损伤后的增生(又称再生)修复,炎症时局部细胞和组织的增生等;由激素分泌过多而引起者属内分泌性增生,例如,与雌激素增多有关的子宫内膜增生症、乳腺增生症、肝硬化时的男子乳腺发育症,与雄激素相对增多有关的如前列腺增生症。

细胞弥漫性增生时,组织、器官的体积均匀性增大,如弥漫性甲状腺肿;细胞局部性增生时,在组织、器官内形成单个或多个增生性结节,如前列腺增生症、结节性甲状腺肿等。增生性结节须与肿瘤相鉴别。

增生具有更新、代偿、防御和修复等功能,但增生过度也会危害机体,如前列腺增生症引起尿潴留,乃至肾盂积水导致压迫性肾萎缩。增生的细胞、组织分化成熟,其组织形态基本保持正常,而且受机体调控,原因去除后,增生则停止。若细胞增生失去调控,增生过度,有可能演变为肿瘤性增生。

虽然肥大和增生是两种不同的适应性变化,但引起肥大和增生的原因及其种类却十分相似,因此两者可相伴发生。当某种刺激作用于细胞,是引起肥大,还是引起增生,抑或两者相伴,取决于细胞的分裂增殖能力。增殖能力较强的细胞表现为增生为主,可伴有肥大,如腺体;增殖能力较弱的细胞,则表现为肥大为主,可伴有增生,如子宫平滑肌;而没有增殖能力的细胞,则仅表现为肥大,如心肌和骨骼肌。

三、化 生

化生(metaplasia)是指一种分化成熟细胞转化为另一种分化成熟细胞的过程。是各种组织中具有分裂增殖和多向分化能力的**成体干细胞**发生**横向分化**(转型性分化)的结果,亦即因内外环境变化的刺激,引起细胞的一些基因被活化和另一些基因被抑制,重新表达新的蛋白质,并分裂增殖为另一种成熟的细胞。一般只发生在同源细胞之间,即上皮组织之间或间叶组织之间,前者是可逆的,后者是不可逆的。

(一)上皮组织化生

1. 鳞状上皮化生 常见于气管、支气管黏膜受到有害吸入物或慢性炎症的刺激,假复层纤毛柱状上皮化生为鳞状上皮,简称鳞化。鳞化还可见于慢性子宫颈炎的子宫颈腺体、慢性胆囊炎及胆石症的胆囊黏膜等。

2. 肠上皮化生　慢性萎缩性胃炎时，胃黏膜上皮可化生为肠黏膜上皮，简称肠化（图2-4）。此外，反流性食管炎时，由于胃酸的反复刺激，食管下段黏膜的鳞状上皮也可化生为胃型或肠型柱状上皮，称为 Barrett 食管。

（二）间叶组织化生

结缔组织或肌肉损伤后，间充质干细胞可转分化为成骨细胞或成软骨细胞，称为骨化生或软骨化生，如骨化性肌炎。这种化生也可出现在肿瘤的间质。

化生虽然是机体对不良刺激的适应

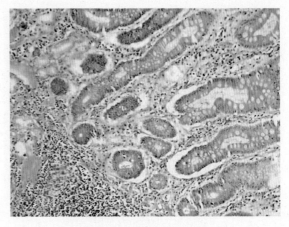

图2-4　胃黏膜肠上皮化生
胃黏膜腺体出现大量的杯状细胞

性反应，但在多数情况下对机体不利。如支气管黏膜鳞化，尽管对慢性刺激的抵御能力有所增强，但却削弱了呼吸道的自净防御功能，更易招致感染和有害吸入物的长期作用。重要的是，上皮组织化生常是细胞发生肿瘤性转化的基础，如支气管黏膜鳞化、胃黏膜肠化和 Barrett 食管，分别与肺鳞状细胞癌、胃腺癌和食管下段腺癌的发生有密切关系。

第二节　细胞和组织的损伤

当机体内外环境的变化超过了细胞和组织的适应能力，可引起细胞、细胞间质发生代谢和形态的异常变化，称为损伤。损伤的结果不仅取决于损伤因素的性质、持续的时间和强度，也取决于受损伤细胞的种类、所处状态、适应性及遗传性等。

一、损伤的原因

凡能引起疾病发生的原因，基本上都是引起细胞和组织损伤的原因。

1. 缺氧因素　是引起细胞损伤的重要因素。全身性缺氧见于空气稀薄、血红蛋白的质和量异常、心肺功能衰竭以及一氧化碳或氰化物中毒等。局部缺氧多由缺血引起。缺氧主要引起细胞膜、线粒体及溶酶体损伤，严重缺氧常导致细胞死亡。

2. 生物因素　病原生物是引起细胞损伤的最常见因素，可通过产生各种毒素、代谢产物及机械作用而损伤细胞，也可通过变态反应引起损伤。生物因素对机体的损伤，不仅取决于病原体的类型、毒力和数量，还取决于机体的免疫状态。

3. 物理因素　包括机械力、高低温、电流、电离辐射、激光、微波等。机械力可立刻使细胞破裂和组织断裂；高温使细胞内蛋白质变性；低温可引起血管收缩导致组织缺血，并使细胞发生冻结；电流可致电击伤，并可直接引起心脏生物电紊乱而死亡；电离辐射可损伤生物大分子。

4. 化学因素　包括化学物质和药物的毒性作用。能够与细胞和组织发生反应并且引起细胞损伤的物质称为毒物，如强酸、强碱、有机磷、四氯化碳和氰化物等。损伤的程度主要取决于毒物的浓度、持续的时间和作用的部位，其机制主要是影响膜的通透性、酶的结构和功能等。此外，体内的某些代谢产物如尿素及自由基等，为内源性化学性损伤因素。

5. 免疫因素　免疫功能低下或缺陷易发生严重感染，免疫反应过强也会引起组织损伤，如变态反应性疾病和自身免疫性疾病。

6. 遗传因素　遗传性疾病可因染色体畸变或基因突变而引起细胞结构、功能、代谢等异常。另外，高血压病、糖尿病、动脉粥样硬化和肿瘤等也具有遗传易感性。

7. 其他因素 食物中某些物质如维生素、必需氨基酸、微量元素等缺乏或营养物质过剩都可引起细胞损伤。衰老以及社会、心理及精神因素等亦可引起细胞损伤。此外,医源性因素所致的损伤也应当避免。

二、损伤的形态变化

细胞和组织损伤后,由于代谢的变化,在发生功能变化的同时,还会产生一系列的形态变化。根据损伤的程度分为可逆性损伤和不可逆性损伤两大类,可逆性损伤通常用"变性"来表述,不可逆损伤则为细胞死亡,包括坏死和凋亡。

(一)变性

变性(degeneration)是细胞物质代谢障碍引起的一类形态变化,表现为细胞或细胞间质出现异常物质或正常物质的含量异常增多的现象,常伴有功能降低。当病因消除后,细胞的变性可恢复正常,但严重的细胞变性会发展为细胞死亡。间质的变性则可逆性很差。常见的变性有以下几种类型:

1. 细胞水肿(cellular edema) 是细胞内钠离子和水积聚增多,可称水变性。主要由于缺氧、感染、中毒等因素,造成细胞膜损伤而致通透性增强,或因线粒体损伤,ATP 产生减少,细胞膜钠-钾泵功能障碍所致。细胞水肿是细胞损伤中最常见的早期变化,多见于心肌细胞、肝细胞、肾小管上皮细胞和脑神经细胞等。

水肿的细胞体积增大,由于内质网和线粒体肿胀,胞质内出现许多**红染细颗粒**;钠、水继续积聚,细胞肿大明显,**胞质疏松化**或空泡状;至极期,细胞膨胀如气球,称**气球样变**,常见于病毒性肝炎(图2-5)。细胞水肿的器官体积肿大,被膜紧张可致疼痛。

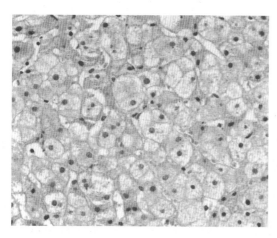

图2-5 肝细胞水肿
肝细胞明显肿胀,胞质淡染,部分肝细胞气球样变

细胞水肿是一种相对较轻的损伤,病因消除后可恢复正常。若病因持续,会导致细胞溶解、死亡。较重的细胞水肿,可使细胞功能下降,如肾小管上皮细胞水肿时对原尿中蛋白质重吸收减少可出现一过性蛋白尿,心肌细胞水肿时心肌收缩力下降,脑神经细胞水肿时意识障碍、昏迷以及引起颅内压升高等。

2. 脂肪变性(fatty change) 中性脂肪蓄积于非脂肪细胞,称为脂肪变性。常发生于肝细胞、心肌细胞和肾小管上皮细胞等,与感染、缺氧、中毒、酗酒、糖尿病及肥胖等有关。肝细胞是脂肪代谢的重要场所,最常发生脂肪变性,其发生机制主要有:①载脂蛋白、脂蛋白合成减少;②中性脂肪合成过多;③脂肪酸氧化利用障碍。脂肪变性是可逆的,在一定限度内病因消除后可恢复正常。

脂肪变性初期,细胞质内的脂肪聚集为电镜可见的**脂质小体**,进而融合成光镜可见的**脂滴**,致使细胞肿大。肝细胞脂肪变性时,细胞质内出现大小不等的圆形脂滴,很大的脂滴可充满整个细胞而将胞核挤至一侧,**状似脂肪细胞**,重者细胞破裂融合成更大的**脂囊**,甚至游离于肝窦进入血液。石蜡切片中因脂肪被有机溶剂溶解,脂滴呈空泡状(图2-6)。冰冻切片用苏丹Ⅲ将脂肪染成橘红色。脂肪变性的器官体积肿大,颜色变黄,被膜紧张可致疼痛。

肝脂肪变性一般不引起肝功能障碍,较弥漫者称为**脂肪肝**(fatty liver)(图2-7),严重时可有肝功能障碍。脂肪肝最常见的原因是**酗酒**,其次是**糖尿病、营养过剩和肥胖**等。重度脂肪肝可

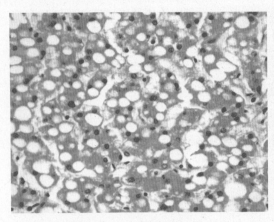

图 2-6　肝细胞脂肪变性
肝细胞胞质内见大小不等的空泡,部分肝细胞核
偏向细胞一侧

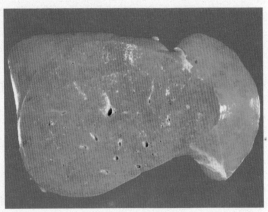

图 2-7　脂肪肝

发展为肝硬化、肝癌或继发肝坏死。

3. **玻璃样变**(hyaline degeneration)　指细胞内或间质中出现毛玻璃状、半透明的蛋白质蓄积,又称透明变性。HE 染色呈红染均质状。玻璃样变是一组形态上表现相似,但化学成分和发生机制各异的病变。

（1）**细动脉玻璃样变**:常发生于**缓进型高血压病和糖尿病**患者的脑、肾、脾及视网膜的细动脉(图 2-8),由于细动脉内皮细胞通透性增高,**血浆白蛋白渗入内膜**,还有基底膜代谢产物堆积,使细动脉壁增厚、变硬,管腔狭窄,又称**细动脉硬化**。其后果是:①外周阻力显著增加,血压持续升高;②受累脏器局部缺血;③细动脉壁弹性减弱,脆性增加,可破裂出血。在脑的细动脉易于继发局部管壁扩张、膨出,形成微小动脉瘤,更易破裂而发生脑出血。

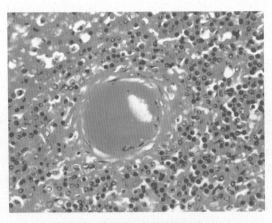

图 2-8　脾中央动脉玻璃样变性
血管内膜见均质、红染的半透明物质,
管壁增厚,管腔狭窄

（2）**结缔组织玻璃样变**:见于**增生的结缔组织**,为胶原纤维老化的表现。其特点是胶原蛋白交联、融合,使胶原纤维增粗、**失去弹性**。常发生在瘢痕组织、动脉粥样硬化的纤维斑块、纤维性增厚的浆膜等。外观灰白色、质韧、毛玻璃状。

（3）**细胞内玻璃样变**:为细胞质内出现均质红染的圆形或类圆形小体。许多原因可以引起,例如,肾小球肾炎伴有大量蛋白尿时,近曲小管上皮细胞重吸收原尿中的蛋白质,在胞质内形成许多**红染圆形小滴**;酒精性肝炎时,肝细胞质内中间丝前蛋白变性聚合,形成**酒精透明小体**;狂犬病时,在脑神经细胞胞质内出现似红细胞状的**内基小体**(Negri bodies),实为狂犬病毒形成的包涵体。

4. **病理性色素沉着**　指病理状态下某些色素沉积在细胞内外。外源性色素有炭尘、煤尘及文身色素等。内源性色素主要有以下几种:

（1）**胆红素**(bilirubin):体内红细胞不断更新,衰老的红细胞被单核-巨噬细胞系统的细胞吞噬,血红蛋白被分解为珠蛋白和血红素。血红素在酶的催化下转变成橙黄色、不含铁的胆红素,并经肝细胞代谢成为胆汁的有色成分。病理状态下,血浆胆红素升高会将全身组织染黄,称为**黄疸**。黄疸是一种症状和体征,体表观察首先出现巩膜黄染,尔后出现黏膜、皮肤黄染。黄疸是诊断和鉴别诊断某些疾病的重要依据。

（2）**含铁血黄素**（hemosiderin）：组织出血时，逸出的红细胞被巨噬细胞吞噬并由其溶酶体降解，使来自血红蛋白的 Fe^{3+} 与蛋白质结合，形成棕黄色粗大的折光颗粒，普鲁士蓝反应呈蓝色。**局部含铁血黄素沉着**见于出血灶，**全身含铁血黄素沉着**见于溶血性贫血。此外，左心衰竭肺淤血时，红细胞漏出，在肺泡腔形成含有含铁血黄素的巨噬细胞，称为心衰细胞（heart failure cell）。

（3）**脂褐素**（lipofuscin）：是细胞自噬溶酶体内未被消化的细胞器碎片残体，呈黄褐色微细颗粒状。主要见于老年人和慢性消耗性疾病时**萎缩**的心肌**细胞**、肝细胞的胞质内，故有**消耗性色素**之称。

（4）**黑色素**（melanin）：是黑色素细胞胞质内的黑褐色颗粒，由酪氨酸氧化经左旋多巴聚合产生，并受到垂体 ACTH 和黑色素细胞刺激素（MSH）的促进。黑色素还可聚集于皮肤和黏膜基底部细胞及真皮的巨噬细胞内。局部性黑色素增多见于**色素痣和黑色素瘤**。**肾上腺皮质功能低下**又称 Addison 病患者，黑色素沉着在口唇、牙龈黏膜和全身皮肤。

5. **病理性钙化**　在骨和牙齿以外的组织中有固体性钙盐沉积，称为病理性钙化（pathological calcification）。主要是磷酸钙和碳酸钙沉积在细胞内或间质中，呈蓝色颗粒状或片块状。外观为白色石灰样坚硬的颗粒或团块，有砂粒感。病理性钙化按其原因和机制可分为两种类型：

（1）**营养不良性钙化**：钙盐沉积在局部的**变性**、**坏死组织或异物**中，机体的**钙磷代谢正常**。见于结核病、脂肪坏死、血栓、动脉粥样硬化斑块（图 2-9）、心瓣膜病变、瘢痕组织、死亡的寄生虫虫体和虫卵等。肺结核钙化灶 X 线呈高密度阴影。

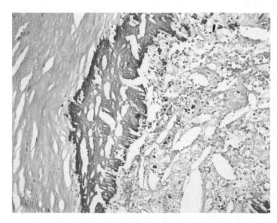

图 2-9　动脉壁营养不良性钙化
动脉粥样硬化继发钙化，血管壁见蓝色
颗粒状钙盐沉积

（2）**转移性钙化**：因全身**钙磷代谢障碍**，血钙升高，引起钙盐沉积在**正常组织**中。甲状旁腺功能亢进、骨肿瘤破坏骨组织、慢性肾衰竭、维生素 D 摄入过多等均可引起转移性钙化。钙盐常常沉积在血管壁以及肾小管、胃黏膜、肺泡壁等泌酸部位。

变性除以上常见类型外，还有黏液样变和淀粉样变两种较少见的类型：

黏液样变（mucoid degeneration）是指细胞间质中黏多糖（如透明质酸）和蛋白质的蓄积。HE 染色特点是在疏松的间质内，呈星芒状的纤维细胞散在于灰蓝色的黏液基质中。常见于动脉粥样硬化斑块、风湿病灶和间叶组织肿瘤等，还见于甲状腺功能低下所形成的黏液性水肿。

淀粉样变（amyloid degeneration）是指细胞间质中出现淀粉样蛋白质-黏多糖复合物沉积，HE 染色特点为淡红色均质状物，并显示淀粉样呈色反应：刚果红染色为橘红色，遇碘则为棕褐色，再加稀硫酸便呈蓝色。淀粉样蛋白成分来自免疫球蛋白轻链、肽类激素、降钙素前体蛋白和血清淀粉样 A 蛋白等。淀粉样变有局部性和全身性两类。

（二）坏死

机体内局部组织、细胞的死亡称为坏死（necrosis）。坏死可因致病因素强烈直接导致，但大都是由可逆性损伤发展而来，其基本表现是细胞肿胀、细胞器崩解和蛋白质变性。坏死细胞自身溶酶体酶引起的"自溶"，周围浸润的中性粒细胞释放的溶酶体酶引起的"异溶"，共同促进坏死细胞解体。坏死的细胞代谢停止，功能丧失，并出现一系列形态变化。

1. **坏死的基本病变**　细胞核的变化是细胞坏死的**重要标志**，有三种形态：①**核固缩**（pyknosis）：细胞核染色质浓缩，核缩小；②**核碎裂**（karyorrhexis）：核膜破裂，染色质崩解为小碎片；③**核溶解**（karyolysis）：在酶的作用下，DNA及核蛋白分解，仅见核的轮廓，在1～2天内核将完全消失（图2-10）。

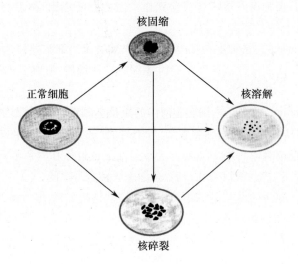

图2-10　坏死时细胞核的变化

坏死细胞的胞质发生凝固或溶解。间质的坏死发生较晚，在各种酶的作用下，基质崩解，胶原纤维断裂或液化。最后融合成模糊的无结构物质。

坏死时细胞膜通透性增加，细胞内某些蛋白质会释放入血，抽血化验，可作为临床诊治某些疾病的观察指标。如胰腺坏死时的胰淀粉酶，肝细胞坏死时的谷丙转氨酶，心肌坏死时的肌红蛋白、肌酸激酶等。在**坏死初发时**即可检出血浆中这些**蛋白质（酶）含量增多**，比超微结构的变化还要早，并随病情变化而波动。

组织坏死后苍白混浊，失去弹性，温度较低，摸不到血管搏动，切割无新鲜血液流出，失去痛觉、触觉及运动功能（如肠管蠕动），临床上称为**失活组织**，应予及时切除。

2. **坏死的类型**　由于酶性分解作用和蛋白质凝固作用的主次不同，坏死组织可出现不同的形态变化，一般分为凝固性坏死、液化性坏死和纤维素样坏死**三个基本类型**。此外，还有干酪样坏死、脂肪坏死和坏疽**三个特殊类型**的坏死。

（1）**凝固性坏死**（coagulative necrosis）：组织、细胞坏死后，蛋白质凝固且酶性分解作用较弱时，**坏死组织原形凝固**，形成灰黄、干燥、质实的状态（图2-11）。常见于心、肾、脾等实质器官，多因缺血（**梗死**）和细菌毒素而引起。其特点是坏死区的细胞结构消失，但仍可见组织结构残影。坏死区周围可见充血、出血带和炎细胞浸润带，与健康组织分界较清楚。

（2）**液化性坏死**（liquefactive necrosis）：由于坏死组织中可凝固的蛋白质少，或"自溶"和"异溶"明显，或组织富含水分和磷脂，易发生**坏死组织溶解液化**。例如，脑组织坏死时，坏死区由质软到液化，又称为**脑软化**；化脓性炎症的脓肿形成等。此外，心肌细胞、肝细胞等细胞水肿加剧所引起的**溶解性坏死**（lytic necrosis）亦为液化性坏死。

（3）**纤维素样坏死**（fibrinoid necrosis）：是发生在间质

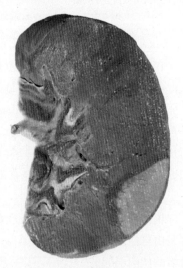

图2-11　肾凝固性坏死

胶原纤维和小血管壁的一种坏死,病变部位的组织结构消失,变为境界不甚清晰的细丝状、颗粒状或小条状的无结构物质,具有折光性,其**染色性质类似纤维素**(纤维蛋白)而故名。常见于风湿病、系统性红斑狼疮等**风湿类疾病**,还见于**急进型高血压病**的小动脉、新月体性肾小球肾炎的肾小球等。其机制可能与胶原纤维肿胀崩解、免疫球蛋白沉积以及纤维素渗出有关。

(4)**干酪样坏死**(caseous necrosis):是一种坏死更为彻底的特殊类型的凝固性坏死,主要见于**结核病**。因坏死灶中含脂质较多,外观微黄,质软细腻,似**干奶酪**而得名(图2-12)。其特点是坏死组织为无结构的红染颗粒状物质,不见原有组织结构残影。

(5)**脂肪坏死**(fat necrosis):是一种特殊类型的液化性坏死,有**酶解性**和**外伤性**两种。急性出血坏死性胰腺炎时,不仅因胰蛋白酶外溢引起胰腺自身的液化性坏死,还由于胰脂肪酶外溢,分解胰腺周围和大网膜等处的脂肪组织,释出的脂肪酸与钙离子结合,形成灰白色硬结状的**钙皂**。乳房等处的外伤导致脂肪细胞破裂,游离的脂滴被巨噬细胞吞噬,形成异物性肉芽肿,局部可触摸到**硬结状肿块**。

(6)**坏疽**(gangrene):指大块组织坏死继发腐败菌感染。兼有凝固性坏死和液化性坏死的特点。坏疽发生于四肢和与外界相通的内脏。腐败菌分解坏死组织产生 H_2S,与红细胞血红蛋白的 Fe^{2+} 结合,形成硫化铁,使坏死组织呈**黑色**;同时产生吲哚、粪臭素等而有**臭味**。分为**干性坏疽**、**湿性坏疽**、**气性坏疽**三种类型(表2-1,图2-13)。气性坏疽因厌氧菌分解坏死组织产生气泡,触摸局部有**捻发感**。

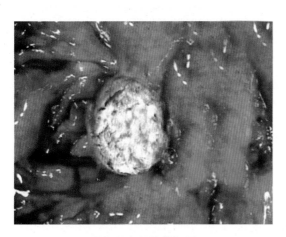

图2-12　干酪样坏死

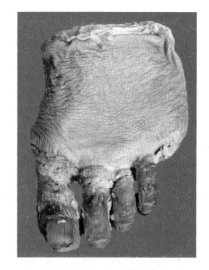

图2-13　足干性坏疽

表2-1　三种类型坏疽的区别

	干性坏疽	湿性坏疽	气性坏疽
发生部位	四肢末端,多见于足	肺、肠、阑尾、子宫、四肢等	肌肉丰厚部位、肺、子宫
原因条件	血栓闭塞性脉管炎、糖尿病、四肢动脉粥样硬化及冻伤等,动脉阻塞而静脉回流通畅,腐败菌感染轻	动脉阻塞,同时有静脉回流受阻,坏死组织含水多,腐败菌感染重	深达肌肉的开放性创伤,产气荚膜杆菌等厌氧菌感染
形态特点	坏死组织干燥、皱缩,黑褐色,与周围正常组织分界清楚,臭味轻	坏死组织肿胀明显,呈蓝绿色或污黑色,与健康组织分界不清,恶臭,发展快	是湿性坏疽的特殊类型,坏死组织肿胀、含气泡而呈蜂窝状,触之有捻发感,污秽,奇臭,发展迅速
临床病情	感染中毒症状轻	感染中毒症状明显,可危及生命	可发生中毒性休克,常危及生命

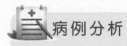病例分析

　　某男,51 岁。5 天前右大腿被钢筋刺入深部,未行清创术,伤口很快出现红、肿、热、痛,第 2 天伤口周围肿胀,疼痛加剧,体温 39℃。在当地卫生院用抗生素治疗。第 3 天肿胀蔓延至膝关节,与正常组织分界不清,伤口附近渐呈污黑色,触之有捻发感,高热不退。转县医院继续抗生素治疗。第 4 天黑色范围扩大,有恶臭,血压 70/40mmHg。抗感染、抗休克、行右下肢截肢术,转危为安。

　　请提出诊断及依据,分析发病过程、原因和教训,解释临床表现。

　　3. 坏死的结局

　　(1) **溶解吸收**:坏死细胞的产物会引起局部的急性炎症反应。较小坏死灶可通过"自溶"和"异溶",将坏死组织**分解液化**,由淋巴管或血管**吸收**;不能吸收的碎片,则由巨噬细胞吞噬清除。然后由周围正常细胞增生(再生)而修复。如果坏死液化的范围较大,会形成充满液体的囊腔。

　　(2) **分离排出**:较大的坏死灶不易完全溶解吸收时,由于周围的炎症反应,仅在坏死灶**边缘**发生**溶解吸收**,使坏死组织与健康组织**分离**。皮肤黏膜的坏死组织被分离,可形成组织缺损,浅者称为**糜烂**(erosion),深者称为**溃疡**(ulcer)(图 2-14);组织坏死后形成的只开口于皮肤黏膜表面的深在性盲管称为**窦道**(sinus);连接两个内脏器官或从内脏器官通向体表的具有两端开口的通道样缺损称为**瘘管**(fistula);肾、肺等内脏的坏死组织液化后,可破入支气管或输尿管而排出,局部残留的空腔称为**空洞**(cavity)。

　　(3) **机化和包裹**:由肉芽组织取代坏死组织、血栓、炎性渗出物以及其他异物的过程称为机化(organization)。当坏死组织不能完全溶解吸收或分离排出时,肉芽组

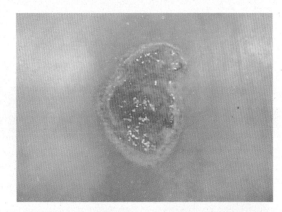

图 2-14　皮肤溃疡

织从周围一边长入、一边溶解吸收坏死组织,完全取而代之。肉芽组织逐渐成熟为纤维组织及瘢痕组织。若坏死灶太大或肉芽组织难以长入,如干酪样坏死,肉芽组织则在坏死灶的周围增生,形成**纤维组织**将坏死灶**包绕**,称为包裹(encapsulation)。

　　(4) **钙化**:坏死组织的后期可继发营养不良性钙化。

　　4. **坏死的影响**　坏死对机体的影响与以下因素有关:①坏死细胞的生理重要性,如心肌梗死、脑软化,后果严重;②坏死细胞的数量,如急性重型肝炎时肝细胞广泛坏死,可致机体死亡;③坏死细胞周围同种细胞的再生能力,如上皮组织(包括肝)、骨组织再生能力较强,其结构和功能容易恢复,而神经细胞、心肌细胞坏死后则不能再生;④坏死器官的储备代偿能力,如肾、肺等成对器官,储备代偿能力强,即便有较大范围坏死也不会影响其功能。

　　(三) **凋亡**

　　凋亡(apoptosis)是机体内**单个细胞**的程序性死亡。是由体内外因素触发细胞的**死亡程序**而导致的细胞主动性死亡方式,在形态和生化特征上都有别于坏死(表 2-2)。凋亡既见于生理状态,又见于病理状态。凋亡同细胞增殖、分化一样是细胞的主要功能活动之一,受高度有序的基因调控和细胞因子的影响。在生命过程中,凋亡对胚胎发育、个体形成以及器官细胞的平衡稳定等具有重要作用。人类疾病如肿瘤、自身免疫性疾病、心血管疾病、神经系统疾病、病毒性疾病等均与凋亡密切相关。

表2-2 凋亡与坏死的比较

	凋 亡	坏 死
发生机制	基因调控的程序性细胞死亡,主动进行(自杀性)	细胞意外死亡,被动进行(他杀性)
发生原因	生理性或轻微病理性刺激因子,如生长因子缺乏	病理性刺激因子,如感染、缺氧、中毒
死亡范围	散在的单个细胞	至少是相邻的几个细胞形成点状坏死
形态特征	细胞固缩,核染色质边聚,胞质生芽,形成凋亡小体	核固缩、核碎裂、核溶解
炎症反应	不引发局部炎症反应,凋亡小体可被吞噬细胞吞噬	引发局部炎症反应

凋亡细胞的质膜(细胞膜和细胞器膜)不破裂,不引发死亡细胞的自溶,也**不引起炎症**反应。凋亡的形态特点是细胞皱缩,胞质致密,染色质边集,之后细胞核裂解,胞质以芽突的方式凋落,形成**凋亡小体**。

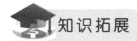

细胞老化

　　细胞老化是细胞随生物体年龄增长而发生的退行性变化,是生物个体老化的基础。它具有普遍性、进行性、内因性和有害性等特点,造成细胞代谢、适应和代偿等多种功能低下,进而导致老年病的发生,同时机体其他疾病的患病率和死亡率也逐渐增加。它是由遗传因素决定的。细胞染色体末端有个叫端粒的特殊结构,通常细胞每分裂一次,端粒将缩短50~200个核苷酸,直至细胞衰老不再分裂。端粒酶为一种能使已缩短的端粒再延长的反转录酶。正常情况下,生殖细胞和干细胞中存在端粒酶活性,其他已分化的细胞中无端粒酶活性。在永生化的癌细胞中,端粒酶表现出明显活性,这给以控制端粒酶活性为靶点的肿瘤治疗带来了新的希望。

第三节 损伤的修复

　　损伤造成机体局部细胞和组织丧失,由邻近的成体干细胞分裂增生,对所形成的缺损进行修补恢复的过程,称为修复(repair)。修复过程有两种形式:①由同种细胞来完成修复,称为再生(regeneration)或**再生性修复**,可完全恢复原组织的结构和功能,则为完全性再生;②由纤维结缔组织来完成修复,称为**纤维性修复**,属于不完全再生。在多数情况下,同时发生多种组织损伤,因此,两种形式的修复常同时存在。另外,炎症反应始终伴随着组织损伤和修复的过程,否则修复将难以进行。

一、再　　生

　　再生分为生理性再生和病理性再生。在生理过程中,有些细胞、组织不断老化、凋亡,由新生的同种细胞不断补充,以保持细胞、组织原有的结构与功能。例如,表皮的角化细胞经常脱落和补充;消化道黏膜上皮约2天就更新一遍;血细胞有各自的平均寿命,需要不断从淋巴造血组织输出新生的细胞进行补充;子宫内膜周期性脱落并加以恢复。病理性再生是指病理状态下,细胞、组织损伤后发生的再生。

(一) 各种细胞的再生能力

　　机体各种类型的细胞及其构成的组织具有不同的再生潜能。这是由于不同类型的细胞,其细胞周期的时程长短不同,在单位时间内进入细胞周期进行分裂增殖的细胞数量也不同所致。一般来说,幼稚细胞比成熟细胞再生能力强,功能简单的细胞比功能复杂的细胞再生能力强,平时易受损伤的细胞和生理状态下经常更新的细胞再生能力强。按再生能力强弱,可将机体的细胞分为三类:

1. **持续分裂细胞**(continuously dividing cell)　又称不稳定细胞(labile cells),是一类再生能力相当强的细胞。这类细胞在生理情况下不断地进行着更新,有**被覆上皮**(除外内皮细胞)、**间皮、淋巴造血细胞**等。这类细胞中存在着活跃的**成体干细胞**,干细胞在每次分裂后,子代之一继续保持干细胞的特性,另一个子代细胞则分化为相应的成熟细胞。

2. **静止细胞**(quiescent cell)　又称稳定细胞(stable cells),这类细胞在生理情况下一般较稳定,一旦受到刺激或损伤后,则表现出较强的再生能力。属于这类细胞的有各种**腺体和腺样器官实质细胞**(肝细胞、肾小管上皮细胞、肺泡上皮细胞)、**间充质干细胞及其分化衍生细胞**(成纤维细胞、内皮细胞、骨细胞等)。如肝脏部分切除,数月后可恢复原来的大小和重量。另外,平滑肌细胞和软骨细胞虽然也属于此类细胞,但一般情况下再生能力很弱,难以实现再生性修复。

3. **非分裂细胞**(nondividing cell)　又称永久性细胞(permanent cells),这类细胞无再生能力,**神经细胞、心肌细胞**和**骨骼肌细胞**就属于这类细胞。神经细胞一旦遭受损伤则永久性缺失,但不包括神经纤维。脑组织小软化灶可由胶质细胞增生来修复,形成**胶质瘢痕**。心肌细胞和骨骼肌细胞损伤后则由肉芽组织增生来修复,即纤维性修复,形成**纤维瘢痕**(瘢痕组织)。

（二）各种组织的再生过程

1. **被覆上皮再生**　表皮和各种管腔的被覆上皮损伤后,数小时即开始由损伤边缘的成体干细胞分裂增生来完成再生。

2. **腺上皮再生**　若腺体基底膜未被破坏,可由残存的成体干细胞分裂实现完全再生;如果腺体基底膜被破坏则为纤维性修复。肝细胞再生取决于肝小叶网状支架的完整性,若网状支架完整,再生的肝细胞可沿支架延伸而获得完全性再生,否则再生的肝细胞会形成结构紊乱的肝细胞团,逐渐发展成肝硬化。

3. **血管再生**　毛细血管的再生主要以生芽方式进行,受损处的**内皮细胞分裂**增生形成突起的**幼芽**,向前移动形成实心的细胞条索,在血流冲击下出现管腔,形成新生的毛细血管,并相互吻合构成毛细血管网(图2-15)。增生的内皮细胞逐渐分化成熟,并分泌Ⅳ型胶原和纤维连接蛋白等形成基底膜。因新生毛细血管内皮细胞间隙较大,基底膜不完整,故通透性较高。为适应功能的需要,新生毛细血管可进一步改建,形成小动脉或小静脉,其管壁平滑肌等成分则由血管外的间充质干细胞分化而来。毛细血管常常与成纤维细胞相伴再生。

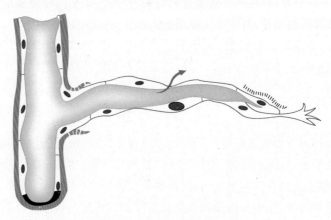

图2-15　毛细血管再生模式图
①基底膜溶解;②细胞移动;③细胞增生;④细胞管腔形成、成熟及生长抑制;⑤细胞间通透性较高

大血管离断后需手术进行吻合,断端两侧内皮细胞分裂增生恢复原来的内膜结构,离断的平滑肌层由肉芽组织增生连接,形成**纤维性修复**。

4. 纤维组织再生　由成纤维细胞分裂增生而实现。成纤维细胞主要由间充质干细胞分化而来,也可能由纤维细胞转变而来。当成纤维细胞停止分裂后,开始合成并分泌前胶原蛋白和基质,在细胞周围的间质中形成胶原纤维,并逐渐成熟为纤维细胞。

5. 神经纤维再生　神经纤维离断后,若与其相连的神经细胞仍然存活,则**可完全再生**。首先,整个远端和近端数个 Ranvier 节的髓鞘及轴突崩解,然后由两端的神经鞘细胞增生,将断端连接。近端轴突沿神经鞘以每天约 1mm 的速度逐渐向远端延伸,最后达到末梢,同时神经鞘细胞产生髓磷脂将轴索包绕形成髓鞘。这个过程常需数月或更长时间才能完成。

若离断的神经纤维断端之间超过 2.5cm,或两端间有其他组织阻隔,或失去断端,再生的神经轴突不能达到远端,则与增生的纤维组织混杂卷曲成团,成为**创伤性神经瘤**,会引起顽固性疼痛。

(三) 影响再生的分子机制

细胞再生不但取决于受损伤细胞本身的再生能力,还受到许多细胞因子和其他因素的调控。机体内存在着促进和抑制细胞再生的两种机制,两者的动态消长直接影响组织的再生。

1. 生长因子　与再生有关的生长因子很多,包括:①血小板源性生长因子(PDGF):能引起成纤维细胞增生及单核细胞增生和游走,并能促进胶质细胞增生;②成纤维细胞生长因子(FGF):生物活性十分广泛,几乎可刺激所有间叶细胞增生,但主要作用于内皮细胞;③表皮生长因子(EGF):对上皮细胞、成纤维细胞、胶质细胞都有促进增生的作用;④转化生长因子(TGF):许多细胞都分泌 TGF,与 EGF 有相同作用,还可促进纤维化的发生;⑤血管内皮生长因子(VEGF):最初从肿瘤组织中分离提纯,对肿瘤血管的形成有促进作用,也可促进正常胚胎的发育、创伤愈合及慢性炎症时的血管增生。此外,还包括白细胞介素-1(IL-1)及其他细胞因子。

2. 抑素与接触抑制　细胞能产生一种抑素而抑制本身的增生。例如,已分化的表皮细胞受损后,抑素分泌停止,基底细胞开始分裂增生,直到增生的细胞达到足够的数量或抑素达到足够的浓度为止。这时细胞停止增生,使细胞不致过度增生而堆积起来,这种现象称为生长的接触抑制。

3. 细胞外基质的作用　细胞外基质在任何组织都占有相当比例,它的主要作用是把细胞连接在一起,以支撑和维持组织的生理结构和功能。细胞外基质的主要成分有胶原蛋白、弹力蛋白、黏附性糖蛋白和整合素、基质细胞蛋白、蛋白多糖等,它们对细胞的形态、分化、增殖、铺展与迁徙均有明显影响。

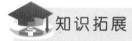

知识拓展

干 细 胞

干细胞是一类具有高度自我更新和多向分化潜能的细胞。可分为胚胎干细胞和成体干细胞两类。**胚胎干细胞**是胚胎发育早期的囊胚中未分化的细胞,具有全向分化的能力,可以分化为体内所有类型的成熟细胞。胚胎干细胞的研究意义不仅在于胚胎方面,在组织移植、细胞治疗和基因治疗等临床方面更具有重要意义,特别是给丧失功能的组织、器官的替换成为可能。**成体干细胞**存在于体内多种分化成熟的组织之中,如造血干细胞、间充质干细胞、表皮干细胞、肝脏干细胞及神经干细胞等,这些干细胞不但可以向自身组织进行分化,还具有横向分化(转型性分化)为其他类型成熟细胞的能力。成体干细胞横向分化的发现为干细胞生物工程在临床治疗中的广泛应用奠定了基础。

二、纤维性修复

各种疾病或创伤引起的组织缺损,不能通过同种细胞实现再生性修复时,则由肉芽组织增生,填补组织缺损,之后肉芽组织成熟为以胶原纤维为主的瘢痕组织,便完成纤维性修复。

（一）肉芽组织

1. **肉芽组织的成分及形态**　肉芽组织(granulation tissue)由增生的**成纤维细胞和毛细血管**构成。它是一种幼稚的纤维结缔组织。毛细血管的作用主要是为成纤维细胞增生及其合成胶原蛋白和基质供给养料,其次是向局部输送抗体、补体和炎细胞等抗感染成分。外观鲜红色、颗粒状、柔软湿润、触之易出血,形似鲜嫩的肉芽而得名。

毛细血管多垂直于创面生长,并在近表面处互相吻合形成弓状突起。成纤维细胞产生基质和胶原纤维。一些成纤维细胞的胞质内含有细肌丝,兼有类似平滑肌细胞的收缩功能,称为**肌成纤维细胞**。此外,肉芽组织间质中还伴有大量渗出液和种类、数量不等的炎细胞(图2-16),起着"抗感染清理废墟"和协助修复的作用。浸润的炎细胞常以巨噬细胞为主,也有多少不等的中性粒细胞、淋巴细胞和浆细胞等。肉芽组织无神经末梢,故无痛、触觉。

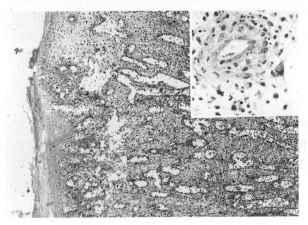

图2-16　肉芽组织

新生毛细血管向创面垂直生长,右上角放大图示新生毛细血管和成纤维细胞

由于局部感染未能有效控制和供血不足等原因,会形成**不良肉芽组织**,表现为生长迟缓,苍白水肿或色暗有脓苔,触之不易出血。需要将其及时手术清除,以利于新生。

2. **肉芽组织的功能**　肉芽组织在损伤修复过程中的重要功能是:①抗感染保护创面;②填补伤口及其他组织缺损;③机化或包裹坏死组织、血栓、炎性渗出物及其他异物。

3. **肉芽组织的结局**　肉芽组织在组织损伤后2～3天内开始生长,在体表创口自下向上、在坏死和血栓等从周边向中心生长、推进,填补缺损或机化异物。1～2周,肉芽组织按其生长的顺序逐渐改建,表现为成纤维细胞产生胶原纤维后变为纤维细胞,间质内水分逐渐吸收减少,炎细胞减少并逐渐消失,多数毛细血管闭塞、消失,少数毛细血管可改建为小动脉和小静脉。至此,肉芽组织成熟、老化为纤维结缔组织,即**瘢痕组织**。以上肉芽组织改建为纤维结缔组织的过程是组织器官病变中最常见的**纤维化**过程。

（二）瘢痕组织

瘢痕组织(scar tissue)是指肉芽组织经改建成熟、老化所形成的**纤维结缔组织**。由大量平行或交错分布的胶原纤维束组成,常发生玻璃样变。瘢痕组织内纤维细胞稀少,血管少见。外观苍白或灰白色、硬韧、毛玻璃样、缺乏弹性。

瘢痕组织对机体有利的一面:①长期填补缺损并连接组织,保持组织器官相对完整;②因大量胶原纤维,其抗拉力虽不及皮肤,但比肉芽组织要强得多,使组织器官保持坚固性。

瘢痕组织对机体不利的一面:①**瘢痕膨出**:由于瘢痕组织缺乏弹性,若局部承受过大的压力,可使瘢痕组织向外膨出,如腹壁瘢痕可形成腹壁疝,心肌梗死机化后的瘢痕可形成室壁瘤。瘢痕膨出在胶原纤维形成不足时更易发生。②**瘢痕收缩**:可能与水分丧失或含有肌成纤维细胞有关。关节附近的瘢痕可引起关节挛缩,活动受限。胃肠道、泌尿道等腔道器官的瘢痕可导致腔道狭窄,如十二指肠溃疡瘢痕可致幽门梗阻。③**纤维性粘连**(瘢痕性粘连):胸、腹腔内的器官之间或器官与体腔壁之间,当炎性渗出物被机化后发生的纤维性粘连会不同程度地影响器官的功能,如肠梗阻。④**器官硬化**:器官内广泛病变可导致广泛纤维化,发展为器官硬化。如肝硬化、肺硬化、心瓣膜病等。⑤**瘢痕增生过度**:瘢痕突出于皮肤表面,又称肥大性瘢痕。如果瘢痕既向表面突出,又向周围不规则地延伸,则称为瘢痕疙瘩。具有这种现象者,可称瘢痕体质。

三、创 伤 愈 合

创伤愈合(wound healing)是指机体遭受外力作用,组织离断或缺损后的修复过程。涉及各种组织再生、肉芽组织增生及瘢痕形成的复杂组合。

(一)皮肤创伤愈合

1. 创伤愈合的基本过程　以皮肤手术切口为例,愈合的基本过程如下:

(1)**伤口早期变化**:伤口局部有不同程度的组织坏死和血管断裂出血,很快出现炎症反应,发生充血、液体渗出和炎细胞浸润,局部表现为红肿。伤口处的血液和渗出的纤维素凝固、结痂,有填充和保护伤口的作用。

(2)**伤口收缩**:第2~3天开始,伤口边缘的皮肤和皮下组织向中心移动,使伤口缩小,至第14天左右停止。由增生的肌成纤维细胞牵拉作用引起,其意义在于缩小创面。

(3)**肉芽组织增生和瘢痕形成**:第3天前后开始肉芽组织生长,逐渐填平伤口,第5~6天起,成纤维细胞开始产生胶原纤维,其后1周是胶原纤维形成的高峰,然后缓慢下来。随着胶原纤维不断增多,瘢痕开始形成,在伤后1个月左右瘢痕完全形成。

(4)**表皮及其他组织再生**:24小时内,伤口边缘的基底层细胞(成体干细胞)开始增生,在结痂下面向伤口中心迁移,并分化成为鳞状上皮,覆盖于肉芽组织的表面。由于接触抑制,使增生的上皮恰如其分。若伤口直径超过20cm,再生的表皮则很难将伤口完全覆盖,往往需要植皮。毛囊、汗腺及皮脂腺等皮肤附属器损伤后多为纤维性修复。肌腱断裂后由纤维组织修复,但通过功能锻炼而不断改建可达到完全再生。

2. 创伤的愈合类型　根据创面大小、有无感染等,分为独立的两种类型:

(1)**一期愈合**:皮肤无菌手术的切口愈合,是典型的一期愈合。表皮再生在24~48小时内便可将伤口覆盖,肉芽组织在第3天从伤口边缘长入并很快填满伤口,第5~7天出现胶原纤维连接,达到临床愈合,可以拆除手术缝线。数月后形成一条白色线状瘢痕。

(2)**二期愈合**:与一期愈合相比有很大的不同(表2-3,图2-17)。

表2-3　一期愈合与二期愈合的比较

	一 期 愈 合	二 期 愈 合
伤口状态	缺损小,无感染	缺损大,或伴有感染
创缘情况	可缝合,创缘整齐、对合紧密	不能缝合,创缘无法整齐对合、哆开
炎症反应	轻,再生与炎症反应同步	重,待感染控制、坏死清除后,开始再生
再生顺序	先上皮覆盖,再肉芽组织生长	先肉芽组织填平伤口,再上皮覆盖
愈合特点	愈合时间短,瘢痕小	愈合时间长,瘢痕大

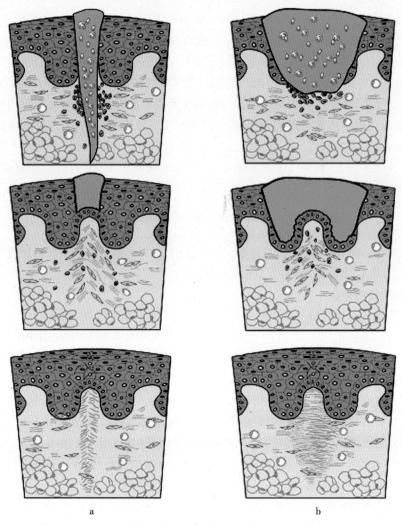

a　　　　　　　　　b

图 2-17　创伤一期愈合（a）和二期愈合（b）模式图

（二）骨折愈合

骨骼完整性或连续性的中断称为骨折（bone fracture），分为外伤性骨折和病理性骨折。骨的再生能力很强，复位良好的单纯性外伤性骨折数月内可**完全性再生**，恢复正常的结构和功能。骨折愈合大致可分为以下 4 个阶段（图 2-18）：

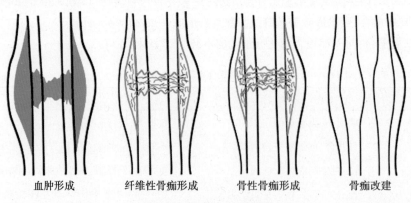

血肿形成　　　　纤维性骨痂形成　　　　骨性骨痂形成　　　　骨痂改建

图 2-18　骨折愈合模式图

1. 血肿形成　由于骨组织和骨髓血管丰富,骨折时血管断裂常有大量出血而形成血肿,填充在骨折的断端及其周围,数小时后血肿发生凝固。同时出现炎症反应,局部红肿。

2. 纤维性骨痂形成　骨折后2～3天,肉芽组织开始增生并机化血肿,继而发生纤维化,形成纤维性骨痂。这种连接并不牢固。纤维性骨痂中含有来自断端骨膜的**骨祖细胞**以及由间充质干细胞分化而来的骨祖细胞。此过程需2～3周。

3. 骨性骨痂形成　纤维性骨痂中的骨祖细胞变成骨母细胞,后者分化为成骨细胞和成软骨细胞,并分别形成类骨组织和软骨组织。类骨组织由钙盐沉积形成编织骨,软骨组织也经软骨化骨过程演变为骨组织,至此形成骨性骨痂,将骨折的断端牢固地连接在一起。但编织骨的骨小梁排列紊乱,仍达不到正常功能需要。此阶段需4～8周。

4. 骨痂改建　为适应骨的力学需要,通过锻炼,骨性骨痂进一步改建为成熟的板层骨、皮质骨和骨髓腔的正常关系以及骨小梁正常的排列结构。改建过程是通过破骨细胞与成骨细胞的协同作用完成的。

（三）影响再生修复的因素

创伤愈合的修复方式取决于损伤的程度、组织的再生能力、伤口坏死组织的多少以及有无感染和异物等因素。因此,应以缩小创面、防止再损伤、预防和控制感染以及促进组织再生为治疗原则。影响再生修复的因素包括全身因素和局部因素两个方面。

1. 全身因素

（1）**年龄因素**:儿童和青少年骨折愈合快。老年人则愈合慢,可能与老年人的血管硬化、细胞老化和生长因子产生减少有关。

（2）**营养因素**:蛋白质、维生素C、钙、磷、锌等在组织的再生过程中起着重要作用,当这些物质缺乏时,肉芽组织及胶原纤维形成不良,愈合迟缓。因此,给较大手术后患者补充必要的营养有利于手术后创伤的愈合。

（3）**激素的作用**:如ACTH及肾上腺糖皮质激素,能抑制炎症的渗出、巨噬细胞的吞噬及肉芽组织的形成,且能加速胶原纤维分解,故在创伤愈合过程中要慎用此类激素。

2. 局部因素

（1）**感染与异物**:局部感染会严重影响再生修复。许多细菌产生毒素和酶,可直接造成组织坏死,溶解胶原纤维和基质,加重局部组织损伤,妨碍愈合;伤口感染时渗出物很多,伤口张力增加,可使已经开始愈合或已缝合的伤口哆开;坏死组织及其他异物也妨碍愈合,并易于感染。这些情况,必然是二期愈合。临床上对于创面较大,已被细菌污染但尚未发生明显感染的伤口,施行清创术来清除坏死组织、细菌和异物,并在确保没有感染的情况下,缝合伤口,有可能使本应二期愈合的伤口达到一期愈合。

（2）**局部血液循环**:局部血液循环即保证组织再生所需的氧和营养,又对坏死组织的吸收、感染的控制起着重要作用。因此,局部血液循环障碍会影响愈合,如动脉粥样硬化或静脉曲张等病变,该处伤口愈合迟缓。

（3）**神经支配**:神经支配对组织再生有很大影响。麻风病引起的皮肤溃疡不易愈合,系神经损伤导致局部神经性营养不良的缘故。自主神经损伤使局部血流量减少,会严重影响组织再生。

（4）**电离辐射**:可破坏细胞,损伤小血管,抑制组织再生,因而阻碍创伤愈合。

本章小结

　　适应介于正常与损伤之间。萎缩与肥大相反；肥大与增生相近，均使组织器官体积增大，究其发生取决于细胞的分裂潜能；增生与化生相似，同为成体干细胞的分裂和分化，增生向同种细胞分化，而化生则向同源转型性分化。化生仅为病理性，鳞化、肠化会癌变。

　　细胞水肿出现早，重者呈气球样变；脂肪变性以肝最常见，弥漫性者称为脂肪肝；玻璃样变发生于细动脉是良性高血压病的特点，增生的结缔组织也常见，细胞内玻变有助于诊断；病理性色素沉着以红细胞分解产物——胆红素代谢障碍之黄疸、含铁血黄素及其心衰细胞较重要，脂褐素见于萎缩细胞，黑色素见于特定病变；营养不良性钙化发生在已有病变之上，转移性钙化见于血钙升高前提下。

　　坏死细胞释放酶，检测血浆早知道。形态学重要标志是核固缩、碎裂、溶解三者之一，基本类型和特殊类型各三种。凝固性坏死以原形凝固和仍见组织轮廓为特点，心肾脾梗死为代表；液化性坏死渐进溶解成液体，多见于脓肿和脑软化；纤维素样坏死主要见于风湿类疾病和恶性高血压的细小动脉。干酪样坏死也凝固，坏死彻底见于结核病；脂肪坏死属液化，胰腺炎酶解腹腔脂肪成钙皂，外伤性者成硬结；坏疽的干性、湿性有黑臭，气性黑臭加气泡。坏死组织会发炎，结局是溶解吸收、分离排出、机化和包裹钙化。缺损所形成的囊腔、糜烂、溃疡、窦道、瘘管、空洞要分清。凋亡不发炎，生理、病理都有见。

　　修复有再生性和纤维性两种方式。按再生潜能将机体细胞分为持续分裂、静止、非分裂三类细胞，神经、心肌、骨骼肌细胞无再生能力，但神经纤维可再生。肉芽组织具有抗感染保护创面、填补伤口和缺损、机化及包裹三大功能，在损伤的修复中无处不在，以纤维化之瘢痕组织为结局。创伤愈合有一期和二期两种独立类型。骨折愈合以骨祖细胞为关键，经历四期过程达到完全再生。

（王化修）

练 习 题

一、选择题

　1. 下列哪项属于组织的损伤性变化：

　　　A. 萎缩　　　　　　　　　B. 变性　　　　　　　　　C. 增生

　　　D. 肥大　　　　　　　　　E. 化生

　2. 软化灶是指局部脑组织的：

　　　A. 萎缩　　　　　　　　　B. 变性　　　　　　　　　C. 坏死

　　　D. 水肿　　　　　　　　　E. 脓肿

　3. 上皮组织较浅的局限性组织缺损称为：

　　　A. 糜烂　　　　　　　　　B. 溃疡　　　　　　　　　C. 空洞

　　　D. 窦道　　　　　　　　　E. 瘘管

　4. 属于静止细胞的是：

　　　A. 被覆上皮细胞　　　　　B. 心肌细胞　　　　　　　C. 造血细胞

　　　D. 神经细胞　　　　　　　E. 腺样器官的实质细胞

　5. 属于非分裂细胞的是：

　　　A. 血管内皮细胞　　　　　B. 肝细胞　　　　　　　　C. 表皮细胞

　　　　D. 心肌细胞　　　　　　　E. 间皮细胞

6. 脊髓灰质炎所致的下肢肌肉萎缩属于：

　　　A. 压迫性萎缩　　　　　　　B. 失用性萎缩　　　　　C. 营养不良性萎缩

　　　D. 去神经性萎缩　　　　　　E. 内分泌性萎缩

7. 脂肪变性最常发生在：

　　　A. 心　　　　　　　　　　　B. 肝　　　　　　　　　C. 肾

　　　D. 脑　　　　　　　　　　　E. 脾

8. 损伤早期最常见的变性是：

　　　A. 脂肪变性　　　　　　　　B. 黏液样变性　　　　　C. 细胞水肿

　　　D. 玻璃样变性　　　　　　　E. 淀粉样变性

9. 风湿病出现的坏死是：

　　　A. 凝固性坏死　　　　　　　B. 干酪样坏死　　　　　C. 液化性坏死

　　　D. 纤维素样坏死　　　　　　E. 脂肪坏死

10. 不属于湿性坏疽好发部位的是：

　　　A. 肺　　　　　　　　　　　B. 肠　　　　　　　　　C. 肾

　　　D. 子宫　　　　　　　　　　E. 阑尾

二、思考题

1. 哪些疾病可引起脑软化,病变和结局如何？

2. 肉芽组织的基本成分、伴随成分与其功能的关系。

3. 哪些形态变化具有代偿作用？举例说明代偿与失代偿。

第三章

局部血液循环障碍

学习目标

1. 掌握充血、淤血的原因、类型、病理变化及对机体的影响;血栓形成的概念和条件,血栓的类型、结局及对机体的影响;栓塞与栓子的概念;栓子的类型及运行途径;栓塞的类型及对机体的影响;梗死的概念、原因、类型及病理变化。

2. 熟悉出血的概念、类型及后果。

3. 了解出血的病理变化,血栓形成的过程。

4. 能解释局部血液循环障碍器官的病理变化,能说出出血的原因及其后果,能准确说出血栓形成、栓塞及梗死的关系。

5. 具有识别出血、充血、淤血、血栓形成、栓塞和梗死病变的能力。

血液循环的主要功能是向组织器官输送氧和营养物质,同时运走二氧化碳和代谢产物,以保持机体内环境稳定和组织器官代谢、功能活动的正常进行。血液循环发生障碍将会导致相应组织器官的代谢、功能和形态发生变化,甚至危及生命。血液循环障碍分为全身性和局部性两类,二者既有区别又有联系。下面主要讨论局部血液循环障碍。

第一节 出 血

血液(主要为红细胞)自心、血管腔逸出的过程称为出血(hemorrhage)。

一、病因和发病机制

出血有生理性出血和病理性出血。前者如正常月经的子宫内膜出血,后者多由创伤、血管病变及出血性疾病等引起。按血液逸出机制可分为破裂性出血和漏出性出血。

（一）破裂性出血

1. **外伤** 由各种机械损伤引起的血管壁和心脏破裂。

2. **心血管病变** 见于高血压病脑细动脉硬化、脑动脉粥样硬化、动脉瘤、脑动静脉畸形、心脏室壁瘤等破裂。

3. **血管壁受侵蚀** 见于肿瘤、炎症、溃疡病和伤寒等对局部血管壁的侵蚀。

4. **静脉曲张** 见于门脉性肝硬化时食管下段静脉丛曲张、直肠静脉丛曲张。

（二）漏出性出血

1. **淤血和缺氧** 使毛细血管内皮细胞损伤,还因酸性代谢产物堆积,损害毛细血管基底膜,均导致血管壁通透性增高。

2. **感染和中毒** 如败血症、肾综合征出血热、钩端螺旋体病、某些病原体毒素、蛇毒、有机磷毒物等损伤毛细血管壁,使其通透性增高。

3. 过敏 机体对某些药物或食物等产生过敏反应,可损伤毛细血管壁,使其通透性增高,如过敏性紫癜。

4. 维生素 C 缺乏 维生素 C 缺乏使血管基底膜黏合质形成不足,影响毛细血管壁结构的完整性,引起牙龈和黏膜等出血,曾称为"坏血病"。

5. 凝血障碍 血小板减少性紫癜时,血小板破坏过多;再生障碍性贫血、急性白血病时,血小板生成障碍;血液中凝血酶原、某些凝血因子缺乏或消耗过多,如缺乏凝血因子Ⅷ的血友病、弥散性血管内凝血的低凝期,均可发生凝血障碍。

二、病 理 变 化

破裂性出血通常仅见于破裂的局部及其所能流向的腔隙,但内囊出血可破入侧脑室再进入蛛网膜下腔。漏出性出血则具有全身广泛性及多发性的特点。血液蓄积于体腔内称为**体腔积血**,如胸腔、腹腔和心包积血;血液蓄积在组织间质会见到数量不等的红细胞,少量出血可形成**出血点**或出血灶,出血量较多可形成**血肿**(hematoma),如硬膜下血肿、内囊血肿、皮下血肿等。

发生在皮肤、黏膜、浆膜的出血灶可以看到很小的散在出血点,又称为**瘀点**;瘀点融合成直径超过1cm的出血灶称为**瘀斑**;淤点和淤斑数量很多,称为**紫癜**(purpura),紫癜还可有瘀斑融合成的皮下血肿。出血灶的颜色随着红细胞崩解后释放出血红蛋白的降解过程而改变,依次为紫红色、蓝绿色、橙黄色,尔后消退。

鼻腔出血流出体外称为**鼻出血**(衄血),少量出血混在分泌物中为**涕血**;呼吸道出血经口咯出称为**咯血**(hemoptysis),少量血液混于痰中为**痰中带血**;上消化道出血经口呕出称为**呕血**(hematemesis),出血量较少时**呕咖啡样物**;上、下消化道出血随粪便排出称为**便血**(hematochezia),上消化道出血可呈柏油样便,也称**黑便**(melena),少量出血混于粪便通过化验方可获知称为**便潜血**;泌尿系出血随尿液排出称为**血尿**,浓则红、淡则洗肉水样为**肉眼血尿**,每高倍视野见1个红细胞为**镜下血尿**。另外,牙龈出血不仅见于口腔疾病,还经常出现在属于漏出性出血的全身性疾病。

三、后 果

出血对机体的影响依出血的类型、量、速度和部位不同而异。漏出性出血比较缓慢,出血量较少时,一般不会引起严重后果。破裂性出血或广泛性漏出性出血,在短时间内出血量达到全血总量的20%～25%时,会发生**失血性休克**。一次性大量出血或慢性出血均可引起**贫血**。心脏破裂出血引起急性**心包填塞**(又称心脏压塞),限制心脏舒张和血液充盈,导致心搏出量急剧减少而猝死。**脑出血**,特别是脑干出血,即使出血量很少,也会引起严重后果。视网膜出血可引起视力下降或失明。

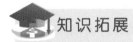 **知识拓展**

无 偿 献 血

外伤性出血、产后大出血、各种血液病以及外科手术的伤病员等都需要依靠输血来救治。血液不能人工制造或用其他物质代替,只能依靠健康适龄公民献血来获取。我国自1998年1月1日开始实施《献血法》,提倡18～55周岁的健康人无偿献血。这是一种"我为人人、人人为我"的社会公益活动,是一种无私奉献,是人道主义精神的重要体现。献血事业的发展程度是社会文明程度的标志之一。无偿献血者本人及其直系亲属医疗用血时,可免费使用其无偿献血等量或几倍的血液。坚持适量献血有益健康。

病例讨论

> 谭某,男,45岁。乘长途中巴车坐在最后排座,未系安全带。因司机疲劳驾驶,撞向路边防护桩,将谭某从车后窗甩出车外。当时意识清醒,体表几处擦伤,腹痛明显。由路经车辆送往医院途中,出现烦躁,意识模糊,面色苍白,出汗,四肢发凉。1小时后到达医院时,谭某呼吸微弱,心率136次/分,血压测不到,腹部有移动性浊音。未及输血,心跳、呼吸停止,抢救无效,死亡。
>
> 试分析为何死亡如此之快,病因和发病机制如何,应吸取什么教训? 解释临床表现。

除心脏和较大血管破裂出血外,一般出血多可自行停止,其机制是受损处血管发生反射性痉挛和启动凝血系统,在血管破裂口外侧形成血凝块或破裂口内侧发生血栓形成,通过这些生理性反应以阻止血液外出。出至组织内和体腔的血液可逐渐被分解吸收,亦可被机化或包裹。

第二节　充血和淤血

充血(hypermia)和淤血(congestion)都是指机体局部组织或器官的**血管内血液含量增多**的状态。

一、充　血

因动脉血量流入过多,引起局部组织或器官的血管内血液含量增多的状态,称为充血。充血的发生是主动的,发生快,消退也快(图3-1)。

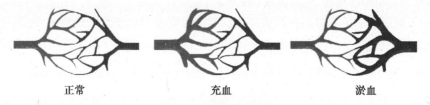

正常　　　　　充血　　　　　淤血

图3-1　充血和淤血示意图
红色为动脉,蓝色为静脉

(一)原因及类型

各种原因通过神经体液的作用,使血管舒张神经兴奋性升高或血管收缩神经兴奋性降低,引起细动脉扩张,血流加快,局部血液灌流量增多而发生充血。常见类型有:

1. **生理性充血**　是为了适应组织和器官的生理需要或者代谢增强而发生的充血。如妊娠时的子宫充血,进食后的胃肠道充血,运动时的骨骼肌充血。情绪激动时的头面部、颈部充血也属于生理性充血。

2. **病理性充血**　发生于三种情况:①**炎症性充血**:为炎症早期的细动脉扩张、血流加速所致;②**减压后充血**:局部组织或器官长期受压,如绷带包扎的肢体或大量胸、腹腔积液压迫内脏器官后,组织内的血管张力降低,若突然解除压力(如快速大量抽出腹水),受压组织内的细动脉发生反射性扩张,发生局部充血;严重时可引起有效循环血量骤减,患者血压下降,导致脑供血不足而突发晕厥;③**侧支性充血**:当局部组织缺血缺氧,代谢产物堆积,刺激动脉舒张神经兴奋,引起缺血组织周围的动脉吻合支扩张充血,以快速建立局部的动脉侧支循环,发挥代偿作用。对心肌梗死、脑梗死等,临床应用血管扩张剂就是为了这个目的。

(二)病理变化

充血的组织或器官**小动脉和毛细血管扩张,充满血液**。局部颜色鲜红,温度升高。

（三）后果

充血是短暂的动脉血管反应，多数情况下对机体有利。充血能够给局部带来大量的氧和营养物质，促进物质代谢，增强组织和器官的功能。透热疗法的治疗作用即在于此。但是，在高血压、动脉硬化、脑血管畸形等疾病的基础上，如因情绪激动等引起脑动脉充血，可导致脑血管破裂、出血。

二、淤　　血

由于静脉血液回流受阻，引起局部组织、器官的血管内含血量增多的状态，称为淤血。淤血是被动的，发生缓慢，持续时间长（图3-1），通常为病理性的。

（一）原因

1. 静脉堵塞　如静脉血栓形成，静脉炎引起的静脉管增厚进而导致管腔狭窄等。

2. 静脉受压　肠套叠、肠扭转、嵌顿疝时压迫肠系膜静脉，肿瘤、炎性肿块及绷带包扎过紧等，均可压迫局部静脉。

3. 静脉血液坠积　如长时间站立或坐位的下肢静脉血液坠积而发生淤血，久病卧床患者的肺贴近床面的一侧容易发生淤血。

4. 心力衰竭　左心衰竭时，由于肺静脉回流受阻，导致肺淤血。右心衰竭则引起体循环淤血。

生理状态下也可以发生淤血，如妊娠子宫压迫髂静脉引起下肢及盆腔淤血，长时间站立引起的下肢淤血，这种淤血还可出现淤血性水肿，但随着生理状态的改善会消失。

（二）病理变化

淤血局部的**静脉及毛细血管扩张**，管腔内**血液淤积**。常伴有组织水肿和出血。淤血的组织、器官肿大，被膜紧张可致疼痛。由于淤血部位的血液灌流量减少，脱氧血红蛋白增多，局部呈青紫色，如发生在皮肤、黏膜称为**发绀**（cyanosis）。

（三）后果

淤血的后果取决于淤血发生的速度、程度、部位、持续时间及侧支循环状况等因素。由于淤血时毛细血管流体静压升高，导致组织液的生成大于回流；还由于局部缺氧和中间代谢产物堆积，一方面，损伤毛细血管内皮细胞使其通透性增高，另一方面，造成实质细胞的萎缩及损伤，并促进间质纤维组织增生以及网状纤维融合成胶原纤维，即网状纤维胶原化。因此，淤血的后果主要有：①组织水肿和体腔积液，血管内漏出的液体积聚于间质内形成组织水肿，积聚于体腔则形成积液（漏出液）；②漏出性出血；③实质细胞萎缩、变性、坏死；④间质纤维组织增生，可导致器官淤血性硬化；⑤侧支循环形成，侧支循环的建立对缓解局部淤血起到代偿作用，如肝硬化门静脉高压时，侧支循环失代偿会发生食管下段静脉曲张破裂、直肠静脉丛曲张破裂。

（四）重要器官淤血

1. 慢性肺淤血　常见于慢性**左心衰竭**，尤其是慢性风湿性心瓣膜病引起的左心衰竭。由于肺静脉淤血，肺的细小静脉和肺泡壁毛细血管高度扩张淤血，可有少量液体和红细胞漏出到肺泡腔，形成的**心衰细胞**出现在肺泡腔和肺间质（图3-2），还可见于痰内。患者发生心悸、气促、乏力等缺氧症状。并引起**缺氧性肺动脉高压**。左心衰竭加重时，大量液体及红细胞弥漫性漏出到肺泡腔，形成**肺水肿**。患者呼吸困难，不能平卧，甚至端坐呼吸，发绀，咳粉红色泡沫痰，听诊双肺布满湿啰音。尸检时，淤血的肺体积增大，重量增加，呈紫红色。肺水肿时质地较实，切面及支气管内可有暗红色血性液体或淡红色泡沫状液体流出。

长期慢性肺淤血可引起肺泡壁纤维组织增生和网状纤维胶原化，使肺质地变硬，并有含铁血黄素的沉积，称之为**肺褐色硬化**（brown induration）。

2. 慢性肝淤血　常见于慢性**右心衰竭**，尤其是慢性肺源性心脏病引起的右心衰竭。由于中心静脉压升高，使肝静脉回流受阻，肝小叶中央静脉及其周围的肝窦高度扩张淤血，小叶中央区的肝细胞因缺氧和受压而发生萎缩，甚至消失，周边区的肝细胞也因缺氧发生脂肪变性。肝脏

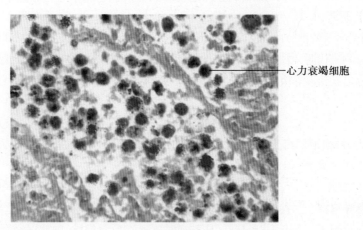

图 3-2　慢性肺淤血
肺泡腔内可见大量心力衰竭细胞,肺泡壁纤维组织增生

肿大,重者可成倍增大,被膜紧张可致肝区疼痛。尸检时,肝脏切面呈红(淤血区)黄(脂肪变性区)相间的网络状花纹,似槟榔的切面,故有**槟榔肝**(nutmeg liver)之称(图 3-3)。

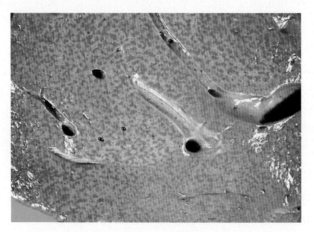

图 3-3　槟榔肝

长期慢性肝淤血可引起肝内纤维组织增生及网状纤维胶原化,使肝质地变硬,称之为**淤血性肝硬化**(congestive liver cirrhosis),又称心源性肝硬化。

第三节　血栓形成

在活体心血管内血液发生凝固或有形成分凝集,形成固体质块的过程,称为血栓形成(thrombosis)。所形成的固体质块称为血栓(thrombus)。与血凝块不同的是,血栓是在血液流动的状态下形成于血液循环系统之内。

正常情况下,血液在循环系统内不发生凝固或凝集,这是因为血液的凝血功能与抗凝血功能保持动态平衡的结果。如果在某些促凝血因素的作用下,打破了这种动态平衡,血液即可在心血管内凝固或凝集,发生血栓形成。

一、血栓形成的条件和机制

血液在心血管内流动的状态下,一旦受到一定条件的作用,血小板就会发生黏附、凝集成团或者促发凝血反应导致血液凝固。血栓形成有三个条件:

（一）心血管内膜损伤

内皮细胞具有一系列的防止血液在心血管内凝固的功能。风湿性或感染性心内膜炎、动脉或静脉内膜炎、动脉粥样硬化和心肌梗死等疾病以及同部位多次静脉注射和手术损伤血管,均可引起内膜损伤,发生内皮细胞变性、坏死及脱落,暴露出内皮下胶原纤维。**胶原裸露**对**激活血小板**和凝血因子Ⅻ至关重要,从而触发**内源性凝血系统**。同时,损伤的内皮细胞释放组织因子,激活凝血因子Ⅶ,启动**外源性凝血系统**。

在触发凝血过程中,起核心作用的是血小板活化,表现为三项连续反应:①黏附反应:内皮损伤时,释出 vW 因子,介导血小板与内皮下胶原的黏附;②释放反应:黏附后,血小板被激活,释放 α 颗粒(含纤维蛋白原、纤维连接蛋白、抗肝素即血小板第Ⅳ因子等)和 δ 颗粒(含丰富的 ADP、Ca^{2+}、组胺、5-HT 等),其中 ADP 是促使血小板互相黏集的强有力介质;③黏集反应:在 ADP 和血小板活化时生成的血栓素 A_2(TXA_2)的作用下,血流中血小板不断地黏集,又不断地释放 ADP 和 TXA_2(具有强大的促黏集性),使更多的血小板彼此黏集,形成血小板黏集堆。

初始的血小板黏集堆是可逆的,随着 TXA_2 的大量生成,血小板黏集堆进一步增大,特别是内源性和外源性凝血途径的激活,其产物凝血酶和纤维蛋白与血小板表面的受体结合,变成持久性血小板融合团块,成为血栓形成的起始点。

（二）血流状态的改变

在正常流速和流向的血液内,红细胞和白细胞在血流的中轴(轴流),其外是血小板,最外围是一层血浆带(边流),以阻止血小板接触内膜。当**血流缓慢**、**停滞**或产生**漩涡**时,轴流与边流被打乱。首先,血小板得以进入边流,使其黏附于内膜的概率增大;其次,血流缓慢引起内膜缺氧,导致内皮细胞损伤脱落,暴露出内皮下胶原纤维,触发内源性和外源性凝血途径;再次,血流缓慢时,被激活的凝血因子可在局部达到较高的浓度,促发凝血反应。

静脉血栓比动脉血栓多4倍,尤以**下肢深静脉血栓**最多见。下肢深静脉和盆腔静脉的血栓常发生于心力衰竭、久病卧床、手术后卧床的患者,或孕妇长时间坐卧不活动。静脉血栓多发的原因有:①静脉血流缓慢,甚至可出现短暂的停滞;②有静脉瓣,静脉瓣内的血流不但缓慢,而且呈漩涡,因而静脉血栓形成往往以瓣膜囊为起始点;③静脉壁较薄,容易受压;④血液通过毛细血管到达静脉后,血液的黏性有所增加,这些因素都有利于血栓形成。

心脏和动脉的血流速度快,不易形成血栓,但在血流较慢和出现漩涡时,如二尖瓣狭窄时左心房血流缓慢并出现漩涡,室壁瘤和动脉瘤内的血流呈漩涡状流动,易于并发血栓形成。

（三）血液凝固性增高

严重创伤、大手术或分娩后发生严重失血时,由于血液中补充了大量**幼稚血小板**,其黏性较大,容易相互黏集;同时纤维蛋白原、凝血酶原以及**凝血因子Ⅵ、Ⅶ**等的产生也相应增多,均使血液的凝固性增高,可促发全身多发性血栓形成。大面积烧伤时,由于血浆大量丢失,**血液浓缩**,黏稠度增加,有利于血栓形成。某些肿瘤(如肺、肾及前列腺癌等)以及胎盘早期剥离的患者,可造成大量**组织因子**入血,激活外源性凝血系统,导致血栓形成。血小板增多以及黏性增加还可见于妊娠期高血压综合征、高脂血症、冠状动脉粥样硬化、吸烟和肥胖症等。

需要强调,在血栓形成过程中,往往是三个条件综合作用的结果,常以其中某一条件为主。一般而言,心血管内膜损伤是血栓形成最重要和最常见的原因,也是动脉血栓形成的主要条件;血流缓慢及涡流则是静脉血栓形成的主要条件;血液凝固性增高则为共同条件。如手术后髂静脉血栓形成,除因卧床使血流缓慢外,手术创伤和出血致血液凝固性增高也是促发血栓形成非常重要的条件。

二、血栓形成过程及血栓的形态

心腔、动脉和静脉的血栓形成,其过程都是从血小板黏附于内膜下裸露的胶原开始。当持久性血小板融合团块形成之后,血栓的继续发展以及血栓的形态、组成和大小,均取决于血栓发生的部位和局部血流速度等因素。血栓依形态特点可分为以下类型:

（一）白色血栓

白色血栓（pale thrombus）主要是由于心血管内膜损伤,血小板黏附于受损的内膜处,并继续黏集,使血小板融合团块逐渐增大而形成(图3-4)。白色血栓主要由血小板夹杂少量纤维蛋白构成,可称**血小板血栓**。多见于血流较快的心瓣膜、心腔和动脉,静脉的白色血栓并不独立存在,而是构成静脉延续性血栓的**头部**。外观呈灰白色小结节或粟粒状,与管壁黏着紧密,不易脱落。

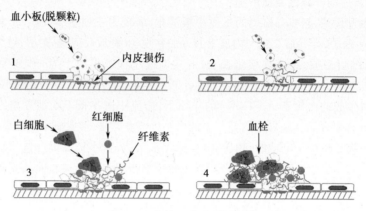

图3-4 血栓形成过程示意图

1. 血管内皮损伤,内皮下的胶元暴露,血小板(Pt)粘附于胶元;2. 血小板释放 ADP 等活性物质,进一步促进血小板变形和凝集;3. 损伤的内皮和凝集的血小板释放多种促凝物质,引发血凝过程;4. 导致血栓形成

（二）混合血栓

随着白色血栓的形成,一方面在血栓局部被激活的凝血因子浓度逐渐增高;另一方面在血栓的下游形成涡流,新的血小板融合团块连续不断地形成,并向血管中央和下游延伸成分枝状,酷似珊瑚,称为血小板梁。梁的周边有许多中性粒细胞黏附,梁与梁之间有纤维蛋白网网罗红细胞而形成小凝血块。这种由血小板梁(外观白色)和梁间的小凝血块(外观红色)层层交错构成的**层状血栓**称为混合血栓(mixed thrombus),成为静脉延续性血栓的**体部**(图3-5)。混合血栓与管壁黏着比较紧密。

混合血栓还多见于二尖瓣狭窄时左心房内的球形血栓和动脉瘤、室壁瘤内的附壁血栓。

（三）红色血栓

混合血栓逐渐增大阻塞血管腔,造成血流停滞,下游血液即刻发生凝固,形成**暗红色凝血块**,称为红色血栓(red thrombus)。构成静脉延续性血栓的**尾部**。红色血栓与管壁黏着不牢靠,而且随着时间的推移,血栓的水分被吸收,变得干燥、易碎,**容易脱落**(可连同混合血栓)。

以上三种类型的血栓,其形成的过程是连

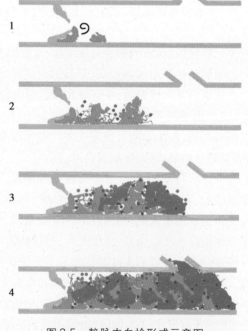

图3-5 静脉内血栓形成示意图

1. 血管内膜粗糙,血小板沉积,局部形成涡流;2. 血小板积聚增多形成小梁,小梁周围有白细胞粘附;3. 小梁间形成纤维蛋白网,网眼中充满红细胞;4. 血管完全阻塞,血流停滞,形成凝血块

续的,典型的全过程见于静脉血栓形成。

（四）透明血栓

透明血栓(hyaline thrombus)是一种发生于微循环血管内的血栓,主要由纤维蛋白(纤维素)构成,可称**纤维素性血栓**。由于体积小,只能通过显微镜才能观察到,又称**微血栓**。呈淡粉染、半透明状,故称透明血栓。见于弥散性血管内凝血(DIC)。

除上述血栓类型外,根据血栓是否阻塞管腔,还可将血栓分为阻塞性血栓(occlusive thrombus)、附壁血栓(mural thrombus)和赘生物(vegetation)。引起管腔完全阻塞的血栓称为**阻塞性血栓**,多发生于静脉和中、小动脉;发生于心腔或者动脉的血栓紧紧地附着在心房(室)壁或动脉管壁上,未完全阻塞管腔,称为**附壁血栓**;感染性和风湿性心内膜炎时在心瓣膜上形成的血栓称为**赘生物**。

三、血栓的结局

1. **溶解、吸收** 血栓形成后,由于纤维蛋白溶解系统以及血栓内白细胞崩解后释出蛋白水解酶的作用,血栓发生溶解,变成细小颗粒,被血流冲走或被吞噬细胞吞噬,小血栓可完全溶解吸收。

2. **软化、脱落** 较大的血栓,部分被溶解,质地变软,在血流冲击下,整个血栓或血栓的一部分脱落,进入血流,形成**血栓栓子**。

3. **机化、再通** 血栓形成后,在血栓附着处,很快由心血管壁向血栓内长入肉芽组织并逐渐取代血栓,完全机化的血栓不再脱落。同时由于血栓的水分被吸收,发生血栓收缩,使血栓内或血栓与血管壁之间出现裂隙,血管内皮细胞长入并衬覆于裂隙表面而形成新的管腔,虽然狭窄迂曲,但血液得以重新流过,此为再通(图3-6)。

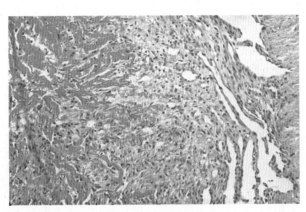

图3-6 血栓机化

血管腔内的血栓正在被肉芽组织替代而机化,机化的血栓出现再通

4. **钙化** 血栓未能溶解吸收或完全机化时,钙盐会在血栓内沉积,使血栓部分或全部钙化,形成坚硬的质块,称为静脉石或动脉石。

病例讨论

某男,35岁,体胖,既往健康。3个月前闯红灯被汽车撞倒,左股骨干骨折,住院后经复位、石膏固定,行骨牵引,骨折愈合良好。今天拆除石膏后,自己下床去厕所,走至门口,突发呼吸困难,面部发绀,随即昏倒、抽搐,心跳、呼吸停止,抢救无效,死亡。

分析其死亡原因和发病机制,如何预防和避免此类事件的发生?

四、血栓对机体的影响

（一）有利方面

在一定条件下,血栓形成对机体具有有利的一面:①**止血作用**:当血管受到损伤而破裂时,在血管损伤处形成血栓,使出血停止;②**预防出血**:在某些病变情况下,如溃疡病或肺结核空洞,其病变处和周围的血管发生血栓形成,可以防止血管破裂出血;③**防止炎症扩散**:炎症病灶周围血管的血栓形成可以防止病原体扩散。

（二）不利方面

血栓形成对机体的主要危害是引起局部甚至全身性血液循环障碍。危害的严重程度视其阻塞管腔的程度、阻塞血管的大小、阻塞部位、阻塞发生的速度以及侧支循环建立等情况的不同而异。

1. **阻塞血管**　动脉与静脉情况不同。①**动脉血栓形成**:附壁血栓引起局部组织、器官慢性缺血,发生细胞萎缩和变性。阻塞性血栓未建立有效的侧支循环时,引起组织、器官缺血性坏死(梗死),如冠状动脉粥样硬化继发血栓形成引起心肌梗死;脑动脉粥样硬化继发血栓形成引起脑梗死;血栓闭塞性脉管炎或糖尿病下肢动脉粥样硬化继发血栓形成引起患肢梗死,又继发腐败菌感染会发生下肢坏疽。②**静脉血栓形成**:若不能建立有效的侧支循环,则引起局部淤血、水肿、出血,甚至坏死。肢体浅表静脉血栓形成,如大隐静脉曲张血栓形成,由于有足够的深静脉侧支代偿,一般不引起严重后果。

2. **栓塞**　血栓形成后可因下床活动,或者在血栓软化、碎裂过程中,血栓整体或部分脱落,形成血栓栓子,随血流运行至他处,引起相应口径血管的阻塞,即**血栓栓塞**。下肢深部静脉形成的血栓和心脏附壁血栓、心瓣膜上的赘生物(风湿性心内膜炎除外)最容易脱落成为血栓栓子。如果栓子内含有细菌,可引起栓塞部位的**败血性梗死**或栓塞性脓肿。

3. **心瓣膜变形**　风湿性心内膜炎时心瓣膜上反复形成赘生物,反复机化后会引起瓣膜增厚、变硬、短缩、粘连,形成慢性**心瓣膜病**。感染性心内膜炎亦可因赘生物机化而导致心瓣膜变形。

4. **出血**　弥漫性血管内凝血时微循环内广泛性微血栓形成,使凝血因子和血小板耗竭,造成血液低凝状态,引起全身广泛性出血。

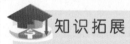　知识拓展

预防血栓抗血小板聚集很重要

具备血栓形成条件的人,如动脉粥样硬化斑块破溃,血小板会不断聚集而形成血栓,引起心肌梗死或脑梗死。因此,国内外都把长期服用具有抗血小板聚集作用的药物放在了预防血栓形成的重要位置。其中首选药物就是已应用多年的**阿司匹林**,它通过抑制血小板的环加氧酶-1途径,使TXA_2合成减少,不仅能够抑制血小板的聚集,而且性价比高。大量临床研究证明,每天服用75~150毫克阿司匹林可以有效地预防多数血栓性疾病。对于高危患者,阿司匹林可以减少其动脉血栓形成发生率的1/4,对于深静脉血栓形成的高危患者,配合弹力袜等机械性预防措施也能起到较好的预防作用。临床上常用的抗血小板聚集药物还有氯吡咯雷、潘生丁和西洛他唑等。

第四节　栓　　塞

循环血液中出现不溶于血液的异常物质,随血流运行阻塞心、血管的现象,称为栓塞(embolism)。引起栓塞的异常物质称为栓子(embolus)。栓子的类型有固体、液体和气体之分,其中最

常见的是**血栓栓子**,其他栓子诸如脂肪、羊水、空气、肿瘤细胞、细菌、寄生虫及其虫卵等。

一、栓子运行途径

栓子运行的途径一般与血流方向一致(图 3-7),但也有例外情况。

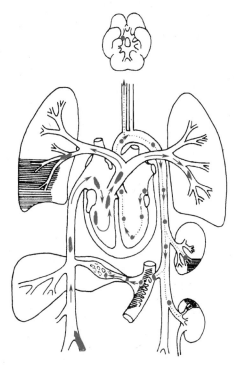

图 3-7 栓子运行途径与栓塞部位示意图
1. 血管内的红色小体示意栓子;2. 箭头示意栓子运行方向;3. 器官内的线条区示意梗死区

1. 来自左心和体循环动脉系统的栓子 栓子沿体循环运行,由较大动脉至较小动脉,最终栓塞于口径与其相当的动脉分支。常栓塞于脑、脾、肾、下肢和肠系膜等处。

2. 来自右心和体循环静脉系统的栓子 栓子沿血流方向常在肺动脉主干或其分支造成栓塞。但某些体积小、具有一定弹性的栓子,如脂肪栓子、肿瘤细胞栓子、细菌栓子等,可以通过肺泡壁毛细血管进入左心及体循环动脉系统,进而引起全身细小动脉分支的栓塞。

3. 来自门静脉系统的栓子 由肠系膜上、下静脉和胃左、右静脉等门静脉属支来源的栓子,经门静脉进入肝脏,引起门静脉分支的栓塞。

此外,在有先天性房(室)间隔缺损或动-静脉瘘患者,栓子可通过缺损处,由压力高的一侧进入压力低的一侧,形成**交叉性栓塞**。来自于下腔静脉的栓子,在胸、腹腔压力急剧升高如剧烈咳嗽、呕吐时,可逆血流方向运行,在肝静脉、肾静脉以及髂静脉分支引起**逆行性栓塞**。这两种栓子运行途径很少见。

二、栓塞的类型及其对机体的影响

栓子的种类不同,引起栓塞的类型就不同,对机体的影响也不同。

(一) 血栓栓塞

血栓形成后,血栓的部分或者整体脱落所引起的栓塞,称为血栓栓塞(thromboembolism)。它是各种栓塞中**最常见**的一种。由于血栓栓子的来源、大小、数目和栓塞的部位不同,对机体的影响亦不尽相同。

1. 肺动脉栓塞 引起肺动脉栓塞的血栓栓子**95%来自下肢深静脉**,特别是腘静脉、股静脉、髂静脉,其余来自盆腔静脉或右心。栓塞的后果取决于栓子的大小、数量和原有肺循环的状态:①如果栓子较小,且栓塞肺动脉少数的小分支,一般不产生严重后果,因为肺具有双重血液循环,此时,相应的肺组织可以通过支气管动脉得到血液供应;②如果栓塞前已有严重肺淤血,肺循环的压力增高,与支气管动脉之间的侧支循环难以有效建立,则可引起**肺出血性肺梗死**;③来自下肢深静脉的血栓栓子往往体积较大,常栓塞于肺动脉主干或大的分支(图 3-8);或者虽然血栓栓子体积较小,但是数量很多,造成广泛肺动脉分支栓塞,患者表现为呼吸困难、胸闷、胸痛,严重者可发生低血压、休克甚至猝死,称为**肺血栓栓塞症**(pulmonary thromboembolism,PTE)。

深静脉血栓形成(deep venous thrombosis,DVT)和肺血栓栓塞症之间存在因果关系,目前已将二者作为统一的疾病,称为**静脉血栓栓塞症**(venous thromboembolism,VTE),这是住院病人"意外"致死的主要原因之一,必须重视预防。外科大手术、创伤、烧伤、恶性肿瘤、长期卧床、内科危

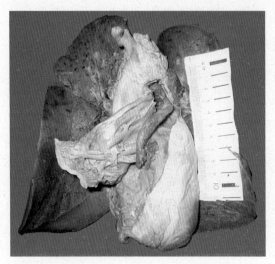

图 3-8 肺动脉血栓栓塞
长条状的混合血栓堵塞在一侧肺的肺动脉主干

重症(ICU 患者、慢性心衰、心肌梗死、急性脑卒中等)以及口服避孕药、某些孕妇、长时间乘飞机等都是深静脉血栓形成的**危险人群**。

2. **体循环动脉栓塞** 血栓栓子大都**来自左心**,如感染性心内膜炎时心瓣膜上的赘生物、二尖瓣狭窄时左心房附壁血栓、心肌梗死区内膜的附壁血栓;也可**来自大动脉**,如动脉粥样硬化溃疡面或动脉瘤内的附壁血栓。这些血栓脱落后形成的血栓栓子随动脉血流运行至相应口径的动脉分支,引起栓塞。栓塞的部位以**脑、肾、脾、肠和下肢**较常见。栓塞的后果亦视栓子的大小、栓塞的部位以及局部侧支循环建立的情况而异。仅栓塞动脉的小分支,又能及时建立有效的侧支循环,可不造成严重后果。若栓塞动脉的较大分支,且不能建立有效的侧支循环,局部可发生梗死。如栓塞在脑的动脉分支,引起脑梗死,后果严重。

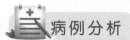 **病例分析**

某女,44 岁。患风湿病史 30 余年,15 年前诊断为"风湿性心脏病,二尖瓣狭窄",5 年前诊断"心力衰竭"。近日呼吸困难加重,下肢凹陷性水肿明显。今晨起床后突然发生右侧肢体偏瘫和感觉障碍。查体:心脏浊音界扩大,心音强弱不等,心律快慢不一,心率 132 次/分,心尖区闻及舒张期隆隆样杂音,双侧背部闻及水泡音。颈静脉怒张,肝脏右锁中线肋下 4cm、质较硬。入夜后,端坐呼吸,出冷汗,咳粉红色泡沫痰。

试分析患者心、肺发生了哪些病变? 右侧偏瘫是怎样发生的? 解释其他临床表现。

(二) 脂肪栓塞

血流中出现脂肪滴并阻塞血管称为脂肪栓塞(fat embolism)。常见于**长骨粉碎性骨折**,其次是严重**脂肪组织挫伤和脂肪肝挤压伤**,骨髓和脂肪等细胞破裂,形成游离的脂滴,从破裂的静脉入血,经右心进入肺动脉分支,引起**肺小动脉和毛细血管栓塞**(图 3-9)。直径小于 20μm 的脂肪滴可以通过肺泡壁毛细血管或肺内动、静脉短路进入体循环动脉系统,引起脑、肾、皮肤和眼结膜等处的脂肪栓塞。

脂肪栓塞的后果因脂滴的多少而异。少量脂滴可由巨噬细胞吞噬或被血液中的脂酶分解清除,对机体影响较小。但大量的脂滴进入肺循环,导致肺部血管广泛栓塞,并引起反射性肺动脉和冠状动脉痉挛,可发生猝死。

(三) 羊水栓塞

羊水栓塞是**围生期**尤其是分娩过程中的一种少见但却**十分严重的并发症**。在胎盘早期剥离,又有羊膜破裂,同时胎头阻塞产道口时,由于子宫强烈收缩,羊水被挤入破裂的子宫静脉窦。**羊水随血流进入母体的体循环静脉系统**,经下腔静脉、右心到达肺动脉,引起**肺动脉分支和毛细血管栓塞**。少量羊水成分可以通过肺泡壁毛细血管到达左心,引起体循环动脉系统小血管栓塞。

羊水栓塞发病急,病情危重。产妇常在分娩过程中或分娩后突发呼吸困难、发绀、休克、抽

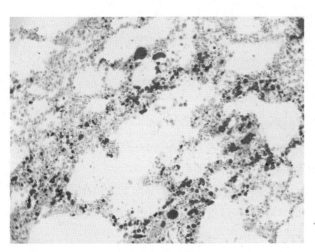

图 3-9　肺脂肪栓塞

肺冷冻切片苏丹Ⅲ染色,肺泡壁毛细血管内大量脂肪滴

搐、昏迷,死亡率很高。其发生机制可能与羊水中的某些成分使产妇发生**过敏性休克**和 **DIC** 等有关。羊水栓塞的证据是在患者的血液中查见羊水成分,或尸检时在肺动脉小分支和肺泡壁毛细血管中见到羊水成分,如角化的鳞状上皮、胎毛、胎脂和胎粪等。

（四）气体栓塞

大量气体进入血流,或原已溶解于血液中的气体迅速游离出来,形成气泡并阻塞心血管腔,称为气体栓塞（gas embolism）。

1. **空气栓塞**　多因静脉破裂,空气通过破裂口进入血流所致。可见于手术或创伤引起锁骨下静脉、颈静脉和胸腔内大静脉的损伤,当吸气时胸腔负压增高,这些大静脉亦呈负压,空气通过破裂口迅速进入静脉;还可见于分娩、人工流产及胎盘早期剥离时,由于子宫收缩,子宫腔内压力升高可将空气压入破裂的子宫静脉窦;此外,偶见于血液透析误操作。少量空气进入血液,可溶解于血液,不引起严重后果。大量空气（>100ml）快速进入血液,随血流进入右心室,由于心室搏动,气体与血液在右心室内被撞击成大量的血气泡,使右心室内的血液呈泡沫状,阻碍静脉血液回流,造成严重循环障碍。患者突发胸闷、呼吸困难、重度发绀,烦躁、昏迷,严重者可发生猝死。

2. **氮气栓塞**　当人从高气压环境急速进入常气压或低气压环境时,原已溶解于血液中的气体（主要是氮气）迅速游离出来并形成气泡,所引起的气体栓塞称为氮气栓塞,又称**减压病**（decompression sickness）。主要见于潜水员从深海迅速浮出水面或飞行员在机舱未密封的情况下从地面快速升空时。若短期内大量气泡阻塞微血管,尤其是阻塞冠状动脉的微血管,可引起猝死。

（五）其他栓塞

细菌、真菌团入血,不仅引起栓塞,而且造成感染扩散;结肠血吸虫病的成虫及虫卵经门静脉栓塞于肝,引起肝脏病变;恶性肿瘤细胞常侵入局部静脉,形成肿瘤细胞栓子,随血流而发生瘤细胞栓塞,造成恶性肿瘤的血道转移。

第五节　梗　　死

机体的器官或组织由于血液供应阻断,导致缺氧而发生坏死,称为梗死（infarct）。通常由动脉阻塞引起,由静脉阻塞引起者极少。

一、梗死形成的原因和条件

凡能造成动脉供血阻断（原因）且不能建立有效侧支循环（条件）时均可引起梗死。

（一）梗死形成的原因

1. 血栓形成　动脉血栓形成是引起梗死最常见的原因,主要见于冠状动脉和脑动脉粥样硬化继发血栓形成,分别引起心肌梗死和脑梗死。

2. 动脉栓塞　主要是血栓栓塞,引起肺、脑、肾、脾、肠和下肢的梗死。其他栓塞引起的梗死很少见。

3. 动脉受压　当动脉受到机械性或肿块压迫时,导致动脉管腔闭塞,局部组织缺血而发生梗死。如肠扭转、肠套叠和嵌顿疝时肠系膜静脉和动脉先后受到压迫而引起肠梗死;卵巢囊腺瘤蒂扭转时静脉和动脉先后受压,引起肿瘤梗死。

4. 动脉痉挛　单纯动脉痉挛引起的梗死十分罕见。但在动脉已有病变的基础上,如冠状动脉、脑动脉粥样硬化,在情绪激动、过度劳累等诱因的强烈刺激下,可引起病变动脉持续痉挛,导致血流阻断而发生心肌梗死或脑梗死。

（二）梗死形成的条件

动脉血流阻断是否引起梗死,主要取决于以下条件:

1. 侧支循环情况　多数器官的动脉都有或多或少的吻合支以互相连通,当某一支动脉阻塞后,可以尽快建立有效的侧支循环,不至于引起梗死。尤其是肺和肝,具有双重血液供应,有着丰富的吻合支,在一般情况下不易发生梗死;但在原有肺淤血基础上,发生肺动脉栓塞则常导致肺梗死;肝梗死则非常罕见。有些器官动脉吻合支较少,如脑、肾、脾和下肢,一旦这些器官发生动脉阻塞,不易建立有效的侧支循环,容易导致梗死。

2. 血液和心血管的功能状态　血液携氧量减少,心输出量减少,组织或器官有效循环血量不足等,都会促成梗死发生。

3. 组织器官对缺氧的耐受性　机体不同的组织、细胞对缺氧的耐受性不同,神经细胞对缺氧的耐受性最低(3~5分钟),其次是心肌细胞(15~30分钟),一旦血流阻断容易发生梗死。纤维结缔组织和骨骼肌对缺氧的耐受性较强,一般不易发生梗死。

二、梗死的类型及病变

根据梗死灶内含血量的多少,可将梗死分为贫血性梗死(anemic infarct)和出血性梗死(hemorrhagic infarct)。

（一）贫血性梗死

贫血性梗死多发生于组织致密、侧支循环不丰富的实质器官,如心、肾、脾等。由于组织致密以及阻塞远端的动脉压力降低,故梗死区很少有出血,呈灰白色或灰黄色,与正常组织分界处有充血、出血带。

由于血管分布不同,不同器官的梗死灶形状各异:①脾、肾等器官的动脉从脾门、肾门进入,呈树枝状逐级分支,其梗死灶呈**锥形**,尖端朝向血管阻塞部位(器官的门),底部靠近器官的表面(图3-10,图3-11);②冠状动脉的分布不规则,故心肌梗死灶为**地图形**。心、肾、脾的贫血性梗死为凝固性坏死,镜下组织坏死但轮廓尚存,梗死灶边缘有明显的炎症反应带。

另外,脑梗死通常为贫血性梗死。梗死灶的脑组织变软,液化后可形成囊腔。后期,梗死灶周围有较多的星形细胞及胶质纤维增生,小梗死灶可逐渐形成胶质瘢痕加以修复,较大梗死灶则由增生的星形细胞及胶质纤维构成囊壁,囊腔可长期存留。

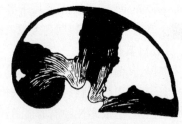
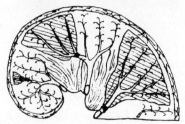

图3-10　肾动脉分支栓塞及贫血性梗死示意图

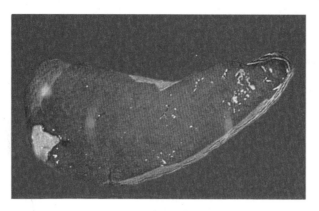

图 3-11　脾贫血性梗死

（二）出血性梗死

其特点是梗死灶内有明显的出血。出血性梗死的形成,除血流阻断这一基本原因外,还与**严重淤血、侧支循环丰富**以及**组织疏松**等条件有关,常见于**肺、肠**。

1. **肺出血性梗死**　肺有双重血液供应,一般不易引起梗死。当已有肺淤血时,肺静脉和毛细血管内压升高,此时发生肺动脉分支栓塞,由于支气管动脉的血压难以克服局部血管原已升高的内压,不能建立有效的侧支循环,引起肺梗死。而且由于淤血和组织疏松以及梗死后血管壁损伤,导致**梗死灶弥散性出血**。肺梗死以肺下叶多见,梗死灶亦为**锥形**,尖端朝向肺门,底部靠近胸膜面。胸膜可有纤维素渗出。肺梗死亦属凝固性坏死,梗死灶呈**暗红色**,质地变实(图 3-12)。镜下坏死的肺组织仍见肺泡壁的结构轮廓,肺泡腔充满大量红细胞。临床表现为胸痛、咳嗽、痰中带血或咯血,可闻及胸膜摩擦音,可有发热、外周血白细胞升高。

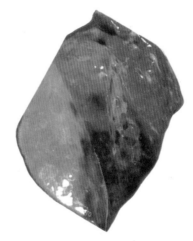

图 3-12　肺出血性梗死
肺组织下部见一楔形梗死灶,
灶内肺组织出血坏死

2. **肠出血性梗死**　发生于肠扭转、肠套叠和嵌顿疝以及肠系膜动脉栓塞。多发生于小肠,由于肠系膜动脉呈扇形、节段性分布,故梗死肠管的长度较短时呈**节段性**,长度较长时两侧呈节段性。梗死肠壁因淤血、水肿、出血而增厚,呈**紫红色**(图 3-13)。临床表现为腹部绞痛、腹胀、呕吐以及发热、外周血白细胞升高等。需要及时手术切除梗死肠管,否则危及生命。

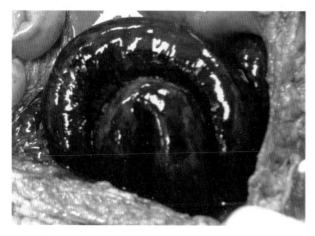

图 3-13　肠出血性梗死

三、梗死对机体的影响和结局

（一）梗死对机体的影响

梗死对机体的影响决定于梗死发生的器官和梗死灶的大小。

1. **心肌梗死**　常病情危重,可并发心力衰竭、心源性休克和心律失常,死亡率较高。突发持续性压榨样胸痛,可有放射痛,有心电图异常和"心肌酶"升高。

2. **脑梗死**　视梗死灶大小和梗死部位而出现相应的临床表现,轻者可偏瘫,重者昏迷,甚至死亡。

3. **肺梗死**　若梗死灶较小则无严重影响,患者可有胸痛及咯血。较大区域梗死可发生呼吸困难,有肺实变体征,重者可引起死亡。梗死区易继发感染。

4. **肠梗死**　早期由于肠组织缺血,肠壁肌肉发生痉挛性收缩,出现腹部绞痛;该段肠壁梗死后,肠蠕动消失,引起腹胀;可并发肠穿孔而引起弥散性腹膜炎和气腹征。由于坏死肠管丧失屏障功能,肠腔内的细菌及其毒素入血,易发生感染性休克而危及生命。

5. **肾梗死**　肾脏具有很强的代偿功能,肾梗死一般对肾功能影响不大。可出现肾区疼痛,肾区叩击痛,可有血尿。

6. **脾梗死**　一般不会对机体产生明显影响。可有左上腹疼痛,因梗死区的被膜常有纤维素渗出,深呼吸时可有刺痛感。

（二）梗死的结局

小梗死灶可通过机化形成瘢痕;大梗死灶不能完全机化时,可发生包裹和钙化。

 本章小结

　　出血按病因和机制分为破裂性与漏出性,出血本身的危害一是对出血部位造成的压迫及破坏,如心包和胸腔积血的压迫、颅内出血的压迫和破坏、肺出血的窒息;二是丢失血液量多、速快,导致贫血或失血性休克。

　　充血是动脉主动扩张,有炎症性、减压后和侧支性充血。淤血是静脉被动扩张,原因有静脉堵塞、受压、血液坠积和心衰,后果有水肿、出血、实质萎缩及损伤、纤维组织增生和侧支形成;左心衰竭引起肺淤血,发生肺水肿,可见心衰细胞,久之肺褐色硬化,还会引起缺氧性肺动脉高压;右心衰竭引起体静脉淤血,发生颈静脉怒张、肝大、下肢水肿及浆膜腔积液,慢性肝淤血呈槟榔肝、久之淤血性肝硬化。

　　血栓形成的关键是血小板,类型有白色、混合、红色血栓相连续,另有 DIC 时微血栓。所需条件有三,心血管内膜损伤为首要,血流状态改变为静脉血栓所必要,血液凝固性增高为共有;不利影响有阻塞、栓塞、瓣膜变形及出血;血栓脱落成为最常见的栓子,少见脂肪、羊水、空气及其他,栓子的三条主要运行途径与血流方向一致;下肢深静脉血栓形成很常见,发生肺血栓栓塞症很凶险;左心侧的血栓栓子常栓塞于脑、肾、脾、肠和下肢。梗死的原因依次为动脉的血栓形成、栓塞、压迫和痉挛;贫血性梗死常见心、脑、肾、脾和下肢,出血性梗死主要见肺、肠。

（陈命家）

练 习 题

一、选择题

1. 左心附壁血栓脱落后常引起
   A. 门静脉栓塞　　　　　　　B. 股静脉栓塞　　　　　　　C. 脑动脉栓塞
   D. 肺动脉栓塞　　　　　　　E. 肺静脉栓塞

2. 最常见的栓塞是
   A. 血栓栓塞　　　　　　　　B. 空气栓塞　　　　　　　　C. 羊水栓塞
   D. 脂肪栓塞　　　　　　　　E. 寄生虫栓塞

3. 槟榔肝出现于下列哪一种情况
   A. 肝脂肪变性　　　　　　　B. 肝硬化　　　　　　　　　C. 慢性肝炎
   D. 慢性肝淤血　　　　　　　E. 肝细胞水肿

4. 下肢深静脉血栓形成可能对机体造成的最严重影响是
   A. 猝死　　　　　　　　　　B. 组织坏死　　　　　　　　C. 诱发出血
   D. 管腔狭窄　　　　　　　　E. 下肢坏疽

5. 心力衰竭细胞是指左心衰时
   A. 肺泡腔内见胞质内有含铁血黄素的巨噬细胞
   B. 含脂褐素的心肌细胞
   C. 肺泡腔内吞噬粉尘的巨噬细胞
   D. 吞噬脂质的吞噬细胞
   E. 有脂肪空泡的心肌细胞

6. 关于梗死的叙述错误的是：
   A. 有双重血供的器官不易发生梗死　　　B. 血液循环状态对梗死的发生无影响
   C. 侧支循环的建立可防止梗死的发生　　D. 动脉痉挛促进梗死的发生
   E. 心急梗死属于贫血性梗死

7. 健康孕妇在分娩时突然出现发绀、呼吸困难、休克,应考虑
   A. 血栓栓塞　　　　　　　　B. 心力衰竭　　　　　　　　C. 羊水栓塞
   D. 肺水肿　　　　　　　　　E. 呼吸衰竭

8. 长骨骨折病人突然死亡的原因可能是
   A. 血栓栓塞　　　　　　　　B. 空气栓塞　　　　　　　　C. 脂肪栓塞
   D. 细菌栓塞　　　　　　　　E. 骨片栓塞

9. 在血栓形成中起重要作用的是
   A. 血小板　　　　　　　　　B. 红细胞　　　　　　　　　C. 中性粒细胞
   D. 单核细胞　　　　　　　　E. 淋巴细胞

10. 延续性血栓的形成顺序为
   A. 白色血栓、混合血栓、红色血栓　　　B. 混合血栓、红色血栓、白色血栓
   C. 红色血栓、白色血栓、混合血栓　　　D. 混合血栓、白色血栓、红色血栓
   E. 红色血栓、混合血栓、白色血栓

二、思考题

1. 根据血栓形成的条件,解释静脉血栓形成多于动脉血栓形成。
2. 根据栓子运行途径,分析肺癌、肝癌、胃癌发生血道转移的可能靶器官。
3. 从形成条件和病理特征方面比较出血性梗死和贫血性梗死。

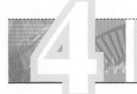

第四章

炎 症

 学习目标

1. 掌握炎症的概念、原因和基本病理变化,炎症介质的概念和主要作用,炎细胞的种类和主要功能,急性炎症的类型和病理变化,一般慢性炎症的病理变化特点,肉芽肿性炎的概念、病因和病变特点。

2. 熟悉炎症局部与全身表现,渗出液与漏出液的区别,炎性息肉、炎性假瘤的概念,炎症的结局。

3. 了解炎症的原因,炎症的血流动力学变化、血管通透性增高的机制,白细胞渗出过程,吞噬细胞的吞噬过程。

4. 能结合所学病理知识解析炎症的临床表现及相关实验室检查结果。

5. 具备识别炎细胞和初步判断炎症类型的能力。

人类疾病中属于炎症的疾病,种类繁多,不胜枚举。其中感染性疾病当属炎症的首类;机体的异常免疫反应总是与炎症反应相伴发生,相互交织、相互影响,因而凡是与免疫有关的疾病均属于炎症;多数职业病和理化因素引起的疾病亦为炎症。另外,许多炎症性疾病的名称中不加"炎"字,如痤疮、伤寒、风湿病、支气管哮喘、硅肺等。因此,炎症是一种十分常见而又重要的基本病理过程。

第一节 炎 症 概 述

炎症是具有血管系统的动物所具有的一种复杂的防御反应,针对损伤因子而发生。损伤因子包括任何能引起组织、细胞损伤的因素,这里又称为致炎因子。炎症的基本病理变化是变质、渗出和增生,局部表现为红、肿、热、痛和功能障碍,全身反应有发热、血沉加快、外周血白细胞数目改变以及困倦、厌食等。

一、炎症的概念

炎症(Inflammation)是机体对致炎因子引起的局部组织损伤所发生的防御反应。其复杂过程的中心环节是**血管反应**,主要特征是液体和白细胞**渗出**。

在炎症过程中,一方面致炎因子可直接或间接损伤机体的组织、细胞;另一方面通过一系列血管反应、液体渗出和白细胞渗出,发挥稀释、中和、杀伤和包围致炎因子的作用,同时由实质细胞和间质细胞增生使受损伤的组织得以修复。所以,炎症是损伤与抗损伤二者矛盾的斗争过程,其本质是防御反应。但是,在机体防御功能异常的情况下,炎症本身又可造成组织和细胞的损伤以及其他危害。例如,机体对肝炎病毒发生强烈的免疫反应,会导致肝细胞的广泛坏死而危及生命;如果免疫功能低下,可使肝炎慢性化。另外,炎症反应不当也会对机体产生不利影响,如大叶性肺炎时,肺泡内大量纤维素性渗出物会影响通气和换气功能;脑膜炎时,蛛网膜下腔大量渗出液积聚引起颅内压升高甚至形成脑疝。

二、炎症的原因

致炎因子种类繁多,可归纳为以下几类:

1. **生物因子**　病原生物是最常见也是最重要的致炎因子,尤以细菌和病毒为著。由病原生物引起的炎症反应称为感染(infection)。

2. **物理因子**　机械性损伤、高温、低温、放射线、激光和微波等。

3. **化学因子**　外源性化学物质包括强酸、强碱和腐蚀性物质及毒性物质等;内源性化学物质如病理状况下堆积在体内的代谢产物,如尿素、尿酸等。

4. **免疫反应**　当机体免疫反应异常时,可引起不适当或过度的免疫反应而引起组织损伤。

5. **坏死组织**　既是异物又是有害物质,是潜在的致炎因子。在新鲜梗死灶周边出现的炎细胞浸润带和充血、出血带都是炎症的局部反应。

三、炎　症　介　质

炎症过程中只有某些致炎因子(如细菌及代谢产物等)能直接损伤局部血管内皮细胞引起血管反应,多数致炎因子不能直接引起局部血管反应,而是通过一系列内源性化学物质的介导来实现的。这些参与并诱导炎症发生、发展的具有生物活性的化学物质称为炎症介质(Inflammatory mediators)。

炎症介质来自于细胞和血浆。**来自细胞**的炎症介质,或以细胞内颗粒的形式储存于细胞内,在需要时释放出来,或在某些致炎因子的刺激下即刻合成并释放。这类炎症介质主要有组胺、5-羟色胺(5-HT)、前列腺素(PG)、白细胞三烯(LT)、溶酶体酶、细胞因子等。**来自血浆**的炎症介质是以前体的形式存在的,炎症反应中产生的某些水解酶能够激活它们,主要有缓激肽、补体成分、纤维蛋白多肽等。

炎症介质的特点有:①多数炎症介质通过与靶细胞表面的受体结合而发挥其生物活性;②炎症介质可引起靶细胞释放次级炎症介质,使初级介质的作用得以放大或削弱;③炎症介质可作用于一种或多种靶细胞,对不同的细胞产生不同的作用;④炎症介质是被精细调控的;⑤被激活或分泌到细胞外的炎症介质,半衰期短,很快衰变、酶解、拮抗或清除。

炎症介质的主要作用是使**血管扩张**、**血管通透性增高**和**趋化白细胞**,引起炎症局部充血、液体渗出和白细胞渗出。有的可引起**发热**或**疼痛**,有的还会造成**组织损伤**(表4-1)。其中吸引白细胞沿着浓度梯度移行到炎症灶(趋化作用)的炎症介质称为趋化因子。

表4-1　常见炎症介质及其主要作用

作用	炎症介质的种类
扩张血管	组胺、5-HT、缓激肽、PGE_2、PGE_1、PGD_2、PGI_2、NO
血管通透性增高	组胺、5-HT、缓激肽、C3a、C5a、LTC_4、LTD_4、LTE_4、PAF、活性氧代谢物、P物质
趋化作用	C5a、LTB_4、细菌产物、中性粒细胞阳离子蛋白、细胞因子(IL-8和TNF等)、IL-1、TNF
发热	细胞因子(IL-1、IL-6和TNF等)、PG
疼痛	PGE_2、缓激肽
组织损伤	氧自由基、溶酶体酶、NO

四、炎症的基本病理变化

炎症的基本病理变化为**变质**（Alteration）、**渗出**（Exudation）和**增生**（Proliferation），三者之间内在联系紧密，互相影响，贯穿始终。既可按一定的先后顺序发生、发展，又可相互重叠，或以某种病变为主，还可相互转化，构成复杂的炎症反应过程。通常炎症早期以变质或渗出为主，后期以增生为主。变质是损伤过程，而渗出和增生则是抗损伤和修复过程。

（一）变质

炎症局部组织发生的**变性**和**坏死**称为变质。多发生在实质，常见细胞水肿、脂肪变性和凝固性坏死、液化性坏死等；也可发生在间质，如黏液样变性、纤维素样坏死等。变质主要由致炎因子的直接作用所致，也可由炎症局部血液循环障碍和炎症介质的间接作用所引起。因此，变质的程度取决于致炎因子的性质、强度和机体的反应状态两个方面。

炎症局部病变以变质为主，而渗出、增生相对较轻，称为**变质性炎症**。常见于脑、心、肝等实质器官的某些感染和中毒，如乙型脑炎等病毒性脑炎、白喉性心肌炎、急性病毒性肝炎和急性出血坏死型胰腺炎等。

（二）渗出

渗出是指炎症局部组织血管内富含蛋白质的**液体**成分和**白细胞**通过血管壁进入组织、体腔、体表和黏膜表面的过程。**渗出**是炎症的**特征性病变**，在局部发挥着重要的防御作用。

渗出的液体称为**渗出液**。渗出液聚集在间质称为炎性水肿，聚集于体腔则称为炎性积液。渗出的白细胞参与炎症反应，即为**炎细胞**（图4-1）。白细胞渗出（或炎细胞浸润）是炎症**最重要的特征**。

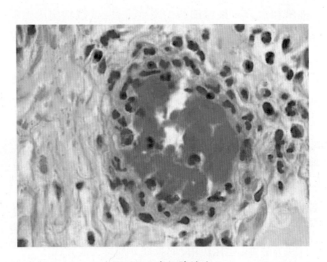

图4-1 炎细胞渗出

炎症局部病变以渗出为主，而变质、增生相对较轻，称为**渗出性炎症**。绝大多数急性炎症属于渗出性炎症。

（三）增生

在相应生长因子的作用下，炎症局部的**实质细胞**和**间质细胞**均会增生。实质细胞增生如慢性肝炎时的肝细胞增生，间质细胞增生包括内皮细胞、成纤维细胞和巨噬细胞增生。炎症增生的意义**主要是修复**，如实质细胞和肉芽组织增生；其次是围歼、清除致炎因子，如巨噬细胞增生。但有时会发生增生过度，危害机体。另外，成纤维细胞增生会产生大量胶原纤维，尤其在慢性炎症时，可形成炎症纤维化。如慢性肝炎时，大量纤维组织增生与肝细胞结节状再生共同形成肝硬化。

炎症局部病变以增生为主,而变质、渗出较轻,称为**增生性炎症**。以慢性炎症多见,急性炎症者很少,有急性弥漫性增生性肾小球肾炎和伤寒等。

五、炎症的局部表现和全身反应

(一) 炎症的局部表现

炎症的局部表现包括**红**、**肿**、**热**、**痛**和**功能障碍**。尤其是体表的急性炎症,局部红、肿、热表现明显。红和热是血管扩张、血流加快和代谢增强所致,肿胀则主要是渗出引起,渗出物的压迫和炎症介质的作用可引起疼痛,变质引起的代谢和功能异常、渗出物造成的机械性阻塞和压迫、疼痛等,都可能引起功能障碍。如心肌炎可引起心功能不全,关节炎时关节活动受限等。

(二) 炎症的全身反应

炎症的防御意义,不仅表现在局部,还会动员机体的造血系统、免疫系统和单核-巨噬细胞系统以及神经系统、内分泌系统等积极参与。尤其是感染性炎症,通常会有显著的全身反应。全身的急性期反应包括**发热**、**外周血白细胞数目改变**、**单核-巨噬细胞系统增生**、补体和凝血因子合成增多以及**血沉加快**、**慢波睡眠增加**、厌食、肌肉蛋白降解加速等。

1. **发热** 是下丘脑体温调节中枢在致热原的作用下,使体温调定点上移的结果。主要是炎症介质 IL-1 和肿瘤坏死因子(TNF)作用于体温调节中枢,通过在局部产生 PGE 引起发热。一定程度的发热可促进抗体和淋巴因子的形成,增强单核-巨噬细胞系统的功能,提高肝脏的解毒能力,具有积极的防御意义。但发热过高或长期发热可引起机体的消耗过度并影响重要器官的功能,特别是中枢神经系统功能紊乱,可出现神昏、谵语、惊厥、昏迷等表现。然而,在严重感染时若体温不升高,说明机体反应差,抵抗力低,是预后不良的征兆。另外,IL-1 和 TNF-α 可诱导 IL-6 的产生,而 IL-6 能刺激肝脏合成纤维蛋白原,促进红细胞凝聚,使血沉加快。

2. **外周血白细胞数目改变** 炎症时,外周血白细胞计数常**增多**,特别是细菌感染性炎症尤为明显,白细胞计数可达 15 000~20 000/mm³,若高达 40 000~100 000/mm³ 则称为**类白血病反应**。白细胞数增加主要是由于 IL-1 和 TNF 引起白细胞从骨髓储存库释放加速。严重感染时,相对不成熟的杆状核中性粒细胞提前释放入血,其所占比例增加(≥5%),称之为"**核左移**"。多数细菌感染引起中性粒细胞增多,寄生虫感染和过敏反应时嗜酸性粒细胞增多,一些病毒感染选择性地引起淋巴细胞增多,如腮腺炎、风疹等。但某些病毒、立克次体、原虫感染和极少数细菌(如伤寒杆菌)感染则表现为外周血白细胞计数减少。抵抗力显著降低者,易患严重感染,但外周血白细胞可不增多,甚至减少,提示预后不良。

3. **单核-巨噬细胞系统增生** 炎症灶中的病原体及其产物、组织崩解产物,可经淋巴管到达局部淋巴结或进入血流到达全身单核-巨噬细胞系统,引起单核-巨噬细胞增生。这种增生有利于吞噬、消灭病原体和清除崩解产物。在临床上可表现为**肝**、**脾**或局部**淋巴结肿大**。在淋巴组织中还有 T、B 淋巴细胞增生,并产生淋巴因子和抗体,增强机体的免疫力。

另外,严重的感染,特别是败血症,可引起全身血管扩张、血浆外渗,有效循环血量减少和心功能下降而发生**休克**。如有凝血系统被激活可引起 **DIC**。

六、炎症的临床类型

根据炎症发生、发展经过和持续时间,临床将炎症大致分为超急性、急性、亚急性和慢性四个类型(表4-2)。以**急性**炎症和**慢性**炎症**最常见**。

表 4-2 炎症的临床类型及特点

类型	病程	病变与临床	病例
超急性炎症	数小时至数天	变态反应性炎症,变质、渗出明显,暴发经过	器官移植的超急性排斥反应
急性炎症	数天到一个月	以变质、渗出为主,以中性粒细胞渗出为主,起病急,症状明显	急性喉炎 急性肝炎等
慢性炎症	数月至数年	以增生为主,以淋巴细胞、浆细胞及单核细胞渗出为主,临床症状相对较轻	慢性鼻炎 慢性肾盂肾炎等
亚急性炎症	介于急性和慢性之间	变质、渗出与增生均较明显,炎细胞的渗出较复杂	亚急性重型肝炎 亚急性感染性心内膜炎 亚急性甲状腺炎

第二节 急 性 炎 症

急性炎症类疾病起病急、发展快、病程短,常为数天至 2 周,一般不超过一个月。

一、急性炎症的病理变化

急性炎症是最常见的临床类型,病理变化复杂多样。在急性炎症过程中**血流动力学改变**、**血管通透性增高**(导致液体渗出)和**白细胞渗出**这三种变化非常明显,通过充血、渗出将抵抗病原生物的白细胞和抗体、补体等运输到炎症局部,以稀释、杀伤和包围致炎因子,清除、运走有害物质,为炎症修复创造良好条件,使疾病得以康复。

(一)血流动力学改变

急性炎症之初,在发生组织损伤时,局部微循环迅速发生血流动力学改变,一般按顺序发生:①**动脉短暂收缩**:组织损伤时立即出现,持续几秒钟,局部苍白;②**动脉扩张和血流加速**:发生**炎症性充血**。持续的时间因刺激的强弱而不同,短则十几分钟,长则几个小时,局部鲜红;③**血流减慢和静脉扩张**:发生**淤血**。由于血管通透性增高,液体渗出,细静脉内红细胞浓集和血液黏稠度增加、血流变慢、挤满红细胞而扩张,甚至难以流动而血流停滞,局部暗红或紫红。此时的淤血为白细胞渗出提供了条件(图 4-2)。血流动力学改变的发生机制与神经调节、轴突反射和炎症介质有关。

(二)血管通透性增高

在炎症过程中,由于炎症充血使血管内流体静压升高,继之血管通透性增高,富含蛋白质的液体渗出至血管外,使血浆胶体渗透压降低,而组织液胶体渗透压升高,进一步使大量**液体成分渗出**。其中的关键因素是血管通透性增高。

1. **血管通透性增高的机制** 微循环血管壁通透性的维持主要依赖于血管内皮细胞的完整性。在炎症过程中血管通透性增高与以下因素同时或先后起作用有关(图 4-3):①**内皮细胞收缩**:主要由于组胺、缓激肽、白细胞三烯等炎症介质与内皮细胞受体结合后引起内皮细胞连接缝隙扩大和(或)穿胞作用增强;②**内皮细胞直接损伤**:严重烧伤或细菌感染使内皮细胞坏死脱落,通透性增高十分显著;③**白细胞介导的内皮细胞损伤**:白细胞激活后释放出蛋白水解酶等物质引起内皮细胞损伤;④**新生毛细血管壁的高通透性**:在炎症修复过程中形成的新生毛细血管内皮细胞,分化尚不成熟,细胞间连接不健全。

2. **液体渗出** 富含蛋白质的液体渗出主要经由局部细静脉及毛细血管。在急性炎症过程

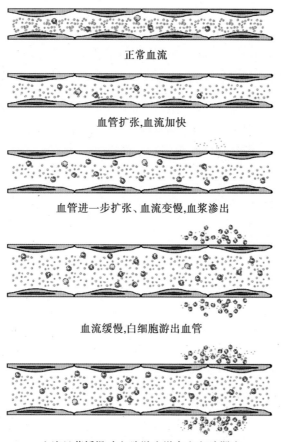

正常血流

血管扩张,血流加快

血管进一步扩张、血流变慢,血浆渗出

血流缓慢,白细胞游出血管

血流显著缓慢,白细胞游出增多,红细胞漏出

图4-2　急性炎症时血流动力学变化模式图

炎症发生时细动脉短暂收缩后,血流加速、血管扩张,通透性增高、血流速度减慢、白细胞附壁游出,继之红细胞可以漏出

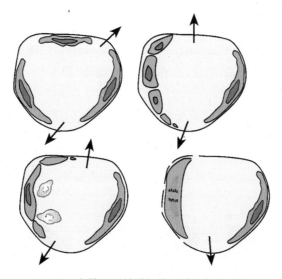

图4-3　血管通透性增加的四种机制模式图

左上图示内皮细胞收缩,累及细静脉;右上图示直接损伤内皮细胞,累及全部微循环;左下图示白细胞介导的内皮细胞损伤,主要累及细静脉和毛细血管;右下图示新生毛细血管通透性高,主要累及毛细血管

中常表现得尤为突出。

炎症的**渗出液**与非炎症的**漏出液**(transudate),虽然都会引起水肿或体腔积液,但二者在发生机制和组成成分上有所不同。其关键的区别在于渗出液的产生是血管通透性增高的结果,而漏出液的产生是血浆超滤的结果,并无血管通透性明显增加。所以,临床上对体腔积液患者,首先应当鉴别其是渗出液还是漏出液(表4-3),以便进一步明确诊断。

表4-3 渗出液与漏出液的鉴别

	渗出液	漏出液
原因	炎症	非炎症
外观	混浊	澄清
凝固性	常自凝	不自凝
蛋白质含量	>30g/L	<25g/L
细胞数	>1000×10^6/L	<500×10^6/L
相对密度	>1.018	<1.018
Rivalta	阳性	阴性

3. 渗出液的作用 渗出液具有重要的**防御作用**:①稀释毒素及有害物质,以减轻对局部组织的损伤作用;②为炎症区域带来营养物质,运走有害物质;③渗出物含有抗体、补体,有利于消灭病原体;④渗出物中的纤维素交织成网,不仅可限制病原体扩散,还有利于白细胞发挥表面吞噬作用;⑤渗出物内病原微生物和毒素随淋巴液被带至局部淋巴结,可刺激机体产生体液免疫和细胞免疫。

但是,如果渗出物过多,会产生压迫和阻塞等**不利影响**。例如,严重的喉头水肿可引起**窒息**;大量心包积液或胸腔积液可**压迫心脏**或肺;渗出的纤维素过多,若不能完全吸收,则发生机化,可引起组织和器官的**粘连**,如心包粘连、胸膜粘连和肠粘连等。

(三) 白细胞渗出

炎症最重要的功能是将参与炎症反应的白细胞(炎细胞)输送到炎症病灶。炎细胞在炎区聚集的现象称为**炎细胞浸润**(Inflammatory cellular infiltration)。白细胞渗出是一种主动游出过程,大致步骤为白细胞边集、滚动、黏附、游出、趋化、吞噬等(图4-4)。白细胞的吞噬作用是炎症防御的主要环节。

1. 白细胞渗出过程 炎症时,血流变得缓慢甚或停滞,白细胞得以进入边流,黏附于内皮细胞,以阿米巴样方式穿过内皮细胞间隙和基底膜到达血管外,中性粒细胞游出最快,淋巴细胞最

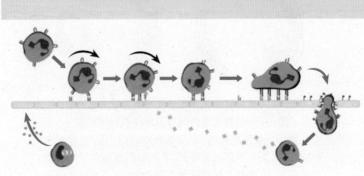

图4-4 中性粒细胞的渗出过程
边集与黏附、游出、趋化

慢。游出血管的白细胞受**趋化因子**(能使白细胞定向游走的化学物质)的吸引,沿组织间隙向着炎症灶定向游走,此为**趋化作用**(Chemotaxis)。常见的趋化因子有细菌产物、补体成分(特别是C5a)、白细胞三烯、细胞因子(主要是IL-8)等。不同的趋化因子对不同的白细胞起趋化作用。中性粒细胞对趋化因子反应敏捷,单核细胞次之,淋巴细胞则迟缓。

急性炎症或炎症**早期**,**中性粒细胞**首先到达炎症灶,48小时**之后**,单核细胞渗出。中性粒细胞寿命短,多在24~48小时后死亡,而单核细胞寿命可长达几周至几个月。白细胞渗出的种类还与致炎因子有很大关系,化脓菌感染以中性粒细胞为主,病毒感染以淋巴细胞和单核细胞为主,过敏反应和寄生虫感染则以嗜酸性粒细胞为主。局部渗出白细胞的种类与外周血白细胞升高的种类通常是一致的。

2. 白细胞在局部的作用 游走到炎症灶的白细胞,由病原体、坏死细胞产物、抗原抗体复合物和许多趋化因子激活后,发挥**吞噬作用**和**免疫**作用,还可对组织产生**损伤**作用。

(1)**吞噬作用**:指白细胞到达炎症灶吞噬病原体和组织崩解碎片的过程。吞噬作用是白细胞除了释放溶酶体酶之外的另一种杀伤病原体的途径。吞噬细胞主要有中性粒细胞和巨噬细胞。

吞噬过程大致分为识别和黏着、吞入、杀伤与降解三个阶段(图4-5,4-6)。吞噬细胞借助表面的Fc和C3b受体,能识别被抗体和补体包被的病原体并与之结合,使病原体黏着在吞噬细胞表面;吞噬细胞伸出伪足将病原体包围,形成吞噬体(Phagosome);吞噬体与初级溶酶体融合,形成吞噬溶酶体(Phagolysosome),病原体在溶酶体内被杀伤、降解。

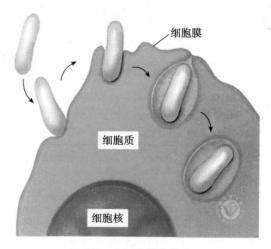

图4-5 白细胞吞噬模式图

通过吞噬作用,大多数病原体被杀灭、降解,但有些细菌如结核杆菌、麻风杆菌、布氏杆菌等,被巨噬细胞吞噬后难以被全部杀灭,部分细菌可在细胞内处于静止状态,一旦机体抵抗力降低,这些细菌又会繁殖,并可随巨噬细胞的游走而造成播散。

(2)**免疫作用**:白细胞在局部还具有免疫作用,发挥免疫作用的细胞主要为巨噬细胞、淋巴细胞和浆细胞。巨噬细胞吞噬和处理抗原,再把抗原呈递给T和B淋巴细胞,免疫活化的淋巴

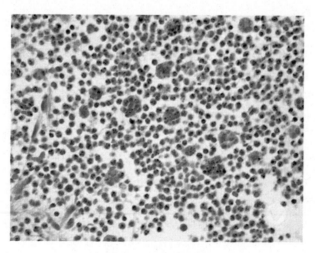

图4-6 白细胞吞噬

细胞分别产生淋巴因子和抗体,发挥杀伤病原体的作用。

(3) **组织损伤作用**:白细胞在趋化、激活和吞噬过程中不仅向吞噬溶酶体内释放产物,而且还将产物释放到细胞外间质中,中性粒细胞释放的产物有溶酶体酶、活性氧自由基、前列腺素和白细胞三烯等。这些产物可引起内皮细胞和组织损伤,加重起始致炎因子的损伤作用。单核-巨噬细胞还可产生组织损伤因子。

3. 炎细胞的种类及功能 炎症灶的炎细胞浸润,除了来自血液的白细胞外(如中性粒细胞、单核细胞、嗜酸性粒细胞、淋巴细胞),还可来自组织内增生的细胞(如巨噬细胞、淋巴细胞、浆细胞)以及由巨噬细胞演化而来的不同形态的细胞。

(1) **中性粒细胞**:具有活跃的运动能力和较强的吞噬能力,是机体清除和杀灭病原微生物的主要炎细胞。常见于**急性炎症**及**炎症早期**,可吞噬多种**化脓菌**、坏死组织碎片和抗原抗体复合物。中性粒细胞完成吞噬作用后很快死亡,死亡崩解后释放出各种蛋白水解酶,能溶解坏死组织和纤维素等渗出物。

(2) **单核-巨噬细胞**:炎症灶的**巨噬细胞**大多数来自血液的单核细胞,也有一部分来自组织内,具有强大的吞噬能力。常出现在**急性炎症的后期**、**慢性炎症**、**肉芽肿性炎症**(如结核病、伤寒)、**病毒性感染**等。它能吞噬中性粒细胞所不能吞噬的病原体、异物和较大的组织碎片。

巨噬细胞可因吞噬了不同物质而发生**形态演化**,可演化为**上皮样细胞**(吞噬结核杆菌、某些异物等)、**泡沫细胞**(吞噬脂类物质)、**风湿细胞**(吞噬黏液样变和纤维素样坏死物质)、**伤寒细胞**(吞噬伤寒杆菌、细胞碎片、受损的淋巴细胞和红细胞)等;当遇到体积太大或难以吞噬的物质,巨噬细胞及上皮样细胞可通过细胞相互融合的方式,形成多核巨细胞(可达几十个甚至上百个核),如结核结节中的**郎汉斯巨细胞**和异物性肉芽肿中的**异物巨细胞**。

(3) **淋巴细胞和浆细胞**:淋巴细胞运动能力弱,无明显趋化性,也无吞噬能力。T淋巴细胞受抗原刺激产生淋巴因子发挥细胞免疫作用。B淋巴细胞受抗原刺激转化为浆细胞,产生、释放各种免疫球蛋白,起体液免疫作用。淋巴细胞和浆细胞常见于**慢性炎症**。淋巴细胞还见于**病毒感染**。

(4) **嗜酸性粒细胞**:运动能力弱,仅可吞噬抗原抗体复合物。常见于**寄生虫病**和某些**变态反应性疾病**,后者如哮喘、过敏性鼻炎、药物过敏等。

(5) **嗜碱性粒细胞和肥大细胞**:这两种细胞在形态和功能上有许多相似之处,胞质中均含有嗜碱性、异染性颗粒,当受到炎症刺激时,细胞脱颗粒,释放组胺、5-羟色胺和肝素,引起炎症反应。可见于**变态反应性炎症**。不同的是嗜碱性粒细胞来自血液,而肥大细胞主要分布在全身结缔组织内的血管周围。

二、急性渗出性炎症的类型

急性炎症的病理类型包括**变质性炎症**、**渗出性炎症**和**增生性炎症**,其中绝大多数为渗出性炎症。急性变质性炎症和急性增生性炎症已在炎症的基本病理变化中述及,这里重点讨论**急性渗出性炎症**。按渗出物主要成分不同,急性渗出性炎症又可分为浆液性炎、纤维素性炎、化脓性炎和出血性炎。

(一) 浆液性炎

浆液性炎(Serous Inflammation)以**血浆成分渗出为主**,渗出物含有3%~5%的蛋白质,主要为白蛋白,混有少量纤维素及炎细胞。浆液性炎常发生于**疏松结缔组织**、**黏膜**、**浆膜**和滑膜等处。局部充血、水肿明显,如蜂毒、蛇毒的局部炎性水肿;发生于表皮内及皮下可形成水疱,如皮肤烧烫伤(图4-7);发生于浆膜和滑膜时则形成炎性积液,如结核性渗出性胸膜炎的胸腔积液,风湿性关节炎的关节腔积液(滑膜);发生于黏膜时,渗出液渗出到表面,如感冒初期的流清涕,此时渗出液沿黏膜表面顺势下流,又称浆液性卡他性炎(catarrh 一词来自希腊语,向下滴流之意)。

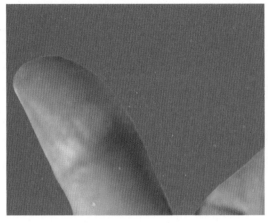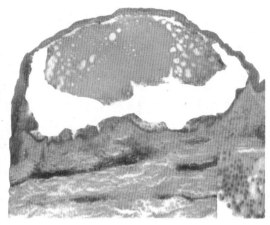

图 4-7　浆液性炎
A. 拇指浆液性炎;B. 表皮内及皮下炎性水肿形成水疱

浆液性炎的病变一般较轻,易于消退。但浆液性渗出物过多也会产生不良影响,甚至后果严重,如急性喉炎引起的喉头水肿、大量的胸腔积液和心包腔积液等。另外,霍乱弧菌引起大肠黏膜的浆液性炎,患者腹泻严重,排出大量米泔样便,短时间内即可发生低血容量性休克和水、电解质及酸碱平衡紊乱。

（二）纤维素性炎

纤维素性炎(Fibrinous Inflammation)以渗出物中含有**大量纤维素为特征**。渗出的纤维蛋白原在凝血酶的作用下变成纤维蛋白,HE 染色呈红色的丝状、网状或凝聚成片状、条索状,病理学称为纤维素。纤维素交织的网隙中常混有中性粒细胞。纤维素大量渗出说明血管壁损伤较重,通透性明显增高,多由某些细菌毒素(如肺炎球菌、痢疾杆菌、白喉杆菌的毒素)或某些内源性和外源性毒物(如尿毒症的尿素和汞中毒)引起。纤维素性炎主要发生于**黏膜、浆膜**和**肺**组织。发生在黏膜者,渗出的纤维素与坏死组织、中性粒细胞共同形成灰白色膜状物,又称**为假膜性炎**,如白喉、细菌性痢疾。发生于心包膜的纤维素性炎,由于心脏不停地搏动,使渗出于心包脏、壁两层表面的纤维素形成绒毛状物,故有"**绒毛心(cor villosum)**"之称(图 4-8),听诊时闻及心包摩擦音。同样,纤维素性胸膜炎则闻及胸膜摩擦音。发生在肺的纤维素性炎主

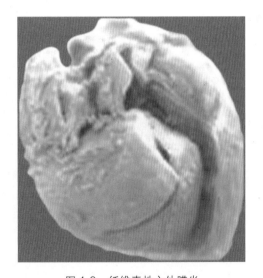

图 4-8　纤维素性心外膜炎

要见于大叶性肺炎,病变肺叶的肺泡腔和支气管内充满以纤维素为主的渗出物,不含气体,谓之肺实变。

渗出的纤维素可被中性粒细胞释放的蛋白水解酶分解,或被吞噬细胞搬运清除,病变组织修复。若纤维素渗出过多,而中性粒细胞渗出过少,或组织内 α_1-抗胰蛋白酶含量过多,均可致纤维素清除、吸收障碍,纤维素则发生机化,形成浆膜的**纤维性粘连**,或大叶性肺炎后的肺肉质变。

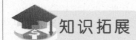知识拓展

假膜性肠炎

假膜性肠炎(pseudomembranous colitis, PMC)易发生于大手术后及一些危重疾病和慢性消耗性疾病的患者，在应用广谱抗生素后，造成肠道菌群失调，使难辨梭状厌氧芽胞杆菌异常繁殖，产生霉素而引起小肠或结肠黏膜的急性炎症，并在坏死的黏膜上形成假膜。故又称之为手术后肠炎、抗生素性肠炎。也可以见于休克、心力衰竭、尿毒症、结肠梗阻、糖尿病、白血病、再生障碍性贫血、心肺慢性疾病等。临床表现有发热、腹泻、腹痛、腹胀、毒血症和休克。

（三）化脓性炎

化脓性炎(Suppurative or Purulent Inflammation)是以**中性粒细胞渗出为主**，伴有不同程度的**组织坏死和脓液形成**的炎症。化脓性炎多由化脓菌感染引起，亦可由放线菌、巴豆油、坏死骨片以及坏死组织继发感染而发生。脓性渗出物称为脓液，是一种浑浊的凝乳状液体，灰黄色或黄绿色。脓液中的中性粒细胞大多数已变性、坏死，称为**脓细胞**。脓液中除含脓细胞外，还有细菌、坏死组织碎屑和少量浆液。由葡萄球菌引起的脓液较浓稠，由链球菌引起的脓液则较稀薄。根据化脓性炎发生的原因和部位不同，可将其分为以下三种类型：

1. **脓肿(Abscess)** 为器官或组织内的**局限性化脓性炎症**，其主要特点是局部组织发生液化性坏死，形成充满脓液的囊腔，称为脓（肿）腔(图4-9)。脓肿可发生在皮下或内脏，常由金黄色葡萄球菌引起，它能产生血浆凝固酶，使渗出的纤维蛋白原转变成纤维素，使病变局限。同时细菌产生毒素造成局部组织坏死，大量中性粒细胞浸润并释放蛋白水解酶将坏死组织溶解液化，形成含有脓液的**脓腔**。较大而时间较久的慢性脓肿，其周边肉芽组织增生形成厚层脓肿壁。小脓肿可以吸收消散，较大的脓肿常需切开排脓或穿刺抽脓，而后由肉芽组织修复，形成瘢痕。

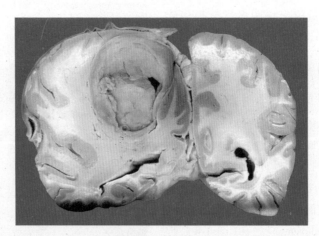

图4-9 脑脓肿

疖和痈是脓肿的特殊表现形式，好发于颈部、背部和腰部等毛囊及皮脂腺丰富的部位。**疖**(Furuncle)是毛囊、皮脂腺及其周围组织的脓肿，疖的中央部分液化后，脓液可以破溃流出。脓疱性痤疮亦属疖的范畴。**痈**(Carbuncle)是多个疖的融合，在皮下脂肪、筋膜组织中形成许多相互沟通的脓腔，必须及时切开排脓，局部才能修复。

2. **蜂窝织炎(Phlegmonous Inflammation)** 是疏松结缔组织发生的**弥漫性化脓性炎**(图4-10)。常见于皮下组织、黏膜下、肌肉间和阑尾。主要由溶血性链球菌引起，因其能分泌透明质酸酶，分解结缔组织基质中的透明质酸；且能分泌链激酶，溶解纤维素，因此，细菌易于向周围扩

散。炎区组织间隙有明显水肿和大量中性粒细胞浸润。原有组织早期不发生明显坏死和溶解，炎区与周围正常组织分界不清。常见于面部和小腿的**丹毒**（erysipelas），系真皮浅层淋巴管网的感染，但无明显脓液，亦属蜂窝织炎。单纯的蜂窝织炎修复后一般不留痕迹。蜂窝织炎时，全身中毒症状明显。皮下组织及肌肉的蜂窝织炎常需多处切开引流。

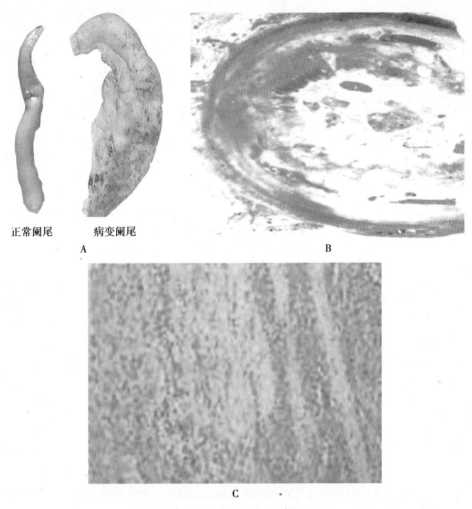

正常阑尾　　病变阑尾
A

B

C

图 4-10　蜂窝织炎性阑尾炎
A. 正常与病变肿胀的阑尾；B. 阑尾水肿，弥漫炎症细胞浸润；
C. 组织水肿，大量中性粒细胞弥漫浸润

3. 表面化脓和积脓（Surface suppuration and empyema）　　表面化脓是指发生在**黏膜或浆膜**的化脓性炎，中性粒细胞主要向表面渗出，深部组织不发生明显坏死。黏膜的化脓性炎如化脓性尿道炎、化脓性支气管炎等，渗出的脓液可沿尿道、支气管排出脓尿或脓痰，又称化脓性卡他性炎。当渗出的脓液蓄积在浆膜腔、输卵管或胆囊等部位时，称为积脓。

（四）出血性炎

由于血管壁损伤严重，红细胞大量漏出，致使渗出物中含有**多量红细胞**，称为出血性炎（Hemorrhagic Inflammation）。严格来说，出血性炎不是一种独立的炎症类型，常与其他类型的炎症混合出现，如浆液出血性炎、纤维素出血性炎、化脓性出血性炎等。出血明显的炎症主要见于某些传染病，如肾综合征出血热、钩端螺旋体病和炭疽等。

以上急性渗出性炎症的类型既可单独发生，亦可合并存在，如结核性浆膜炎可为浆液性炎，也可为纤维素性炎，又可为浆液纤维素性炎。还可由一种转变为另一种，如感冒早期为浆液性炎，几天后可转变为化脓性炎。

57

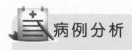病例分析

　　某男,13岁。2天前畏寒发热,腹痛、腹泻,开始为水样便,后呈黏液脓血便,次数明显增多,里急后重明显。查体:脱水貌,体温38.5℃,心率112次/分,左下腹轻度压痛,无反跳痛,肠鸣音亢进。实验室检查:血WBC12.3×10⁹/L,N80%;大便镜下见大量脓细胞和红细胞。

　　试作出诊断,描述其病变,解释临床表现。

三、急性炎症的结局

　　大多数急性炎症经过适当治疗能够痊愈,少数可迁延为慢性炎症,极少数可蔓延扩散到全身。

(一)痊愈

　　在炎症过程中病因被清除,若少量的坏死组织和炎性渗出物被溶解吸收,通过同种细胞的再生,可以完全恢复原来的组织结构和功能,称为**痊愈**;若坏死灶较大,渗出物较多,则通过机化形成纤维性修复,局部留有瘢痕,称为**不完全痊愈**。这两种方式均可实现临床痊愈。如果瘢痕组织形成过多或发生在某些重要器官,可引起明显功能障碍。

(二)迁延不愈或转为慢性

　　如果机体抵抗力低下或治疗不彻底,致炎因子在短期内不能清除,在机体内持续存在或反复作用,且不断损伤组织,造成炎症过程迁延不愈,使急性炎症转变成慢性炎症,病情可时轻时重。如急性肾盂肾炎转为慢性肾盂肾炎。

(三)蔓延播散

　　在机体抵抗力低下,或病原体毒力强、数量多的情况下,病原体可不断繁殖,并向周围组织、器官蔓延,或向其他部位和全身播散。

　　1. **局部蔓延**　病原体沿组织间隙向周围组织、器官蔓延。如肺结核病,结核杆菌向周围组织蔓延,使病灶扩大。

　　2. **自然管道播散**　病原体侵入自然管道向其他部位播散。如肺结核病,结核杆菌随干酪样坏死物质经支气管播散,导致肺其他部位新的结核病灶。

　　3. **淋巴道播散**　病原体侵入局部淋巴管内,随淋巴液到达局部淋巴结,引起淋巴管炎和淋巴结炎。如足趾的化脓性炎可引起下肢淋巴管炎(皮肤可见一条红线)和腹股沟淋巴结化脓性炎(淋巴结肿大、疼痛)。病原体可进一步通过淋巴路径入血,引起血行播散。

　　4. **血道(行)播散**　病原体从炎症灶直接或通过淋巴路径侵入血液循环,或其毒素、毒性产物入血,严重者可危及生命。

　　(1) **菌血症(Bacteremia)**:细菌由炎症灶入血,但无全身中毒症状,血细菌培养阳性,称为菌血症。一些感染性疾病的早期可存在菌血症,如伤寒、大叶性肺炎和流行性脑脊髓膜炎等。菌血症发生在炎症的早期阶段,单核-巨噬细胞系统可组成一道防线,以清除细菌。

　　(2) **毒血症(Toxemia)**:细菌的毒素或毒性产物入血称为毒血症。血细菌培养阴性,临床出现寒战、高热等中毒症状,常有心、肝、肾等实质细胞的变性及坏死,重者可发生中毒性休克。

　　(3) **败血症(Septicemia)**:细菌由炎症灶入血后,大量繁殖并产生毒素,引起全身中毒症状和病理变化,称为败血症。败血症除有毒血症的临床表现外,还常出现皮肤和黏膜的多发性出血点以及脾脏和淋巴结肿大等。血细菌培养阳性。

　　(4) **脓毒败血症(Pyemia)**:化脓菌所引起的败血症可进一步发展成为脓毒败血症。此时除

有败血症的表现外,可在全身一些脏器中出现多发性栓塞性小脓肿,脓肿中央小血管内常见细菌团。

第三节 慢 性 炎 症

慢性炎症持续几个月或更长时间,可发生在急性炎症之后,也可隐匿地逐渐发生,临床上开始并无急性炎症表现,或反应轻微。慢性炎症发生的原因在于:①病原体(如结核杆菌、梅毒螺旋体、某些真菌)的持续存在,这些病原体毒力弱,常可激发免疫反应,特别是迟发型变态反应,有时可表现为特异性肉芽肿性炎;②长期暴露于内源性或外源性毒性因子之下,如硅肺是由于吸入的二氧化硅在肺内长期作用的结果;③对自身组织产生免疫反应,如类风湿关节炎和系统性红斑狼疮等。另外,急性炎症反复发作,在发作间期无明显症状,也表现为慢性炎症。

慢性炎症中,极少数为以变质为主的炎症,如慢性肝、肺、脑的脓肿,此时的脓肿壁由于增生而呈厚壁,分三层,内层为坏死组织,中间是肉芽组织,外层是纤维组织;还有极少数为以渗出为主的炎症,如某些结核性浆膜炎,持续或反复的浆膜腔积液,此时浆膜增厚和粘连也很明显。除此之外,绝大多数慢性炎症通常是以增生为主,根据病变特点,可分为一般慢性炎症和肉芽肿性炎。

一、一般慢性炎症

一般慢性炎症的病变特点包括:①炎症灶内浸润的炎细胞主要为淋巴细胞、浆细胞和单核-巨噬细胞(本书统称为"慢性炎细胞"),反映了机体对损伤的持续反应;②主要由炎细胞引起的组织变质在不断发生;③常有明显的纤维组织、血管以及上皮细胞、腺体或其他实质细胞的增生,以替代和修复损伤的组织;④有**炎症活动**现象,表现为血管改变、炎性水肿和中性粒细胞浸润,尤其在"急性发作期"更为明显。概言之,在一般慢性炎症中,**慢性炎细胞浸润**、**组织的不断变质**、**明显的增生**和**活动性炎症**,四者共存。其中以增生性病变相对突出,而增生的成分则不具有特异性,均为纤维组织、血管和该部位的实质细胞增生,只是部位不同而已。因此,一般慢性炎症属于**非特异性增生性炎**。如慢性扁桃体炎,以淋巴组织增生为主;慢性胆囊炎,以胆囊壁纤维组织增生明显,使胆囊壁增厚;慢性输卵管炎时因纤维组织增生并形成瘢痕,可造成输卵管狭窄而导致不孕症。

另外,有的一般慢性炎症由于过度增生(非特异性增生)可形成局部肿块,表现为炎性息肉或炎性假瘤。

炎性息肉(Inflammatory Polyp):致炎因子长期刺激,局部黏膜上皮、腺体和肉芽组织局限性增生及"慢性炎细胞"浸润,形成向表面突出的带蒂肿物。炎性息肉的大小为数毫米到数厘米不等,可见于上呼吸道、消化道和泌尿生殖道黏膜的慢性炎症,常见的有鼻息肉、肠息肉和子宫颈息肉。

炎性假瘤(Inflammatory Pseudotumor):局部组织的炎性增生形成的边界较清楚的肿瘤样团块。常见于肺和眼眶,直径从数厘米到十数厘米,临床上需与肿瘤相鉴别。眼眶的炎性假瘤由"慢性炎细胞"及成纤维细胞构成;肺的炎性假瘤成分较复杂,由肺泡上皮细胞、成纤维细胞、血管和"慢性炎细胞"等混杂组成。

二、肉芽肿性炎

肉芽肿性炎(granulomatous inflammation)是一类以形成肉芽肿为特征的炎症。肉芽肿(granuloma)是由巨噬细胞及其演化细胞增生而形成的境界清楚的结节状病灶。简言之就是**巨噬细**

胞性结节,结节很小,一般直径为 0.5～2mm。它是一类**特殊**(特异性)**增生性炎症**,不同的病因可形成不同形态结构的肉芽肿,即**某病的病变特征**,病理医生可根据肉芽肿的形态特点做出明确的疾病诊断,如见到结核肉芽肿即诊断为结核病。肉芽肿性炎大都为慢性炎症(故又称慢性肉芽肿性炎),属于急性炎症者极少,如伤寒之伤寒肉芽肿。

慢性肉芽肿性炎的常见原因有:①病原体感染:如结核杆菌、麻风杆菌、梅毒螺旋体、血吸虫等;②外源性或内源性异物:如手术缝线、石棉、滑石粉和尿酸盐以及脂类物质等;③原因不明,如结节病。

肉芽肿一般分为感染性肉芽肿和异物性肉芽肿两类:①**感染性肉芽肿**:由病原体引起,形成具有特殊形态结构的巨噬细胞性结节,如结核肉芽肿(结核结节);②**异物性肉芽肿**:在不易消化的较大异物周围,聚集数量不等的巨噬细胞和异物巨细胞,有的可见上皮样细胞。异物巨细胞的细胞核杂乱无章地分布于胞质内(图 4-11,图 4-12)。

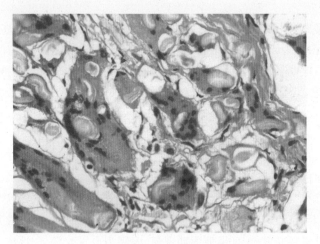

图 4-11 异物肉芽肿

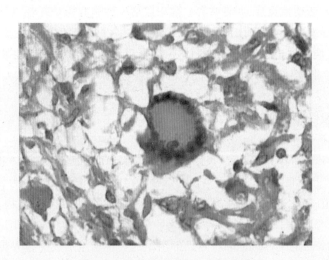

图 4-12 上皮样细胞及多核巨细胞

结核结节为有代表性的感染性肉芽肿。典型的结核结节中央常为干酪样坏死,周围有放射状排列的上皮样细胞,并见郎汉斯(langhans)巨细胞掺杂其中,外围有较多的淋巴细胞浸润,还可见纤维结缔组织包绕(图 4-13)。上皮样细胞体积较大,胞质丰富、界限不清,淡粉色,细胞核圆形或长圆形。郎汉斯巨细胞的细胞核排列比较规则,呈花环形或马蹄铁形排列于细胞质的周边。

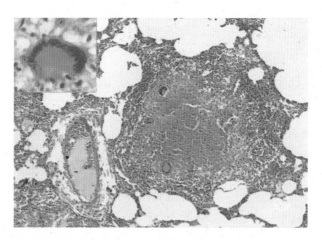

图4-13　结核结节

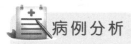病例分析

某男,40岁。1周前项部生疖,未治疗,4天前因挑担受压破溃,当晚开始畏寒、发热,周身不适。医生用抗生素治疗,病情仍继续加重,高热不退,并出现咳嗽,2天前开始咳脓痰,痰量逐渐增多。查体:体温39.5℃,心率118次/分,右上肺叩诊呈浊音,听诊闻及湿啰音;化验:WBC15.2×10^9/L,N 82%;X线:右上肺3cm×5cm阴影,中间有透亮区并见液气面。

患者所患何病,依据是什么,病情是如何发生、发展的? 解释其临床表现。

本章小结

炎症的本质是机体重要的防御反应,核心是血管反应。炎症与免疫相互交织,协同防御。如果没有炎症,感染将得不到控制,创伤将永不愈合。然而炎症不总是利于机体,时常潜在危害,炎症反应剧烈也会危及生命。致炎因子种类多,生物因子最常见。炎症介质来自细胞和血浆,主要作用是血管扩张、血管通透性增高和趋化白细胞。炎症局部的五种表现和多种全身反应均属炎症的现象,其基本病变是变质、渗出和增生。变质是损伤过程,渗出和增生则是抗损伤和修复过程。渗出是炎症的特征性病变,白细胞渗出更是最重要的特征。局部炎细胞浸润的种类与外周血白细胞升高的种类相一致。炎症性渗出液区别于非炎症漏出液的特点是蛋白含量高和白细胞数量多,机制在于炎症时血管通透性增高和趋化作用。炎症的病理类型按其基本病变分三类,临床类型有四种,以急性和慢性最常见。

急性炎症中变质性炎和增生性炎相对少,渗出性炎症最多见。按渗出物的性质分四种,浆液性炎常发生于疏松结缔组织、黏膜、浆膜和滑膜;纤维素性炎主要见于浆膜、黏膜和肺,发生于胸膜和心包(绒毛心)者可闻摩擦音,发生在黏膜者又称假膜性炎;化脓性炎分为局限性的脓肿、弥漫性的蜂窝织炎以及表面化脓和积脓;出血性炎主要见于某些传染病。急性炎症的结局有痊愈、迁延为慢性和蔓延播散,生物因子的炎症除局部蔓延外,还可通过自然管道、淋巴道和血道造成播散。

慢性炎症主要有一般慢性炎和肉芽肿性炎,前者为非特异性增生性炎,有时可形成炎性息肉和炎性假瘤;后者为特异性增生性炎,以形成具有诊断意义的肉芽肿为特征,分为感染性和异物性,感染性的典型代表为结核结节。

(蔡红星)

练习题

一、选择题

1. 寄生虫感染时,病灶内最多见的炎细胞是:

   A. 中性粒细胞　　　　　B. 嗜酸性粒细胞　　　　　C. 淋巴细胞

   D. 浆细胞　　　　　　　E. 单核细胞

2. 肉芽肿性炎增生的细胞主要是:

   A. 巨噬细胞　　　　　　B. 淋巴细胞　　　　　　　C. 中性粒细胞

   D. 浆细胞　　　　　　　E. 肥大细胞

3. 假膜性炎的特征性渗出物是:

   A. 浆液　　　　　　　　B. 纤维蛋白　　　　　　　C. 中性粒细胞

   D. 巨噬细胞　　　　　　E. 淋巴细胞

4. 患者,女,12岁,发热、头疼、乏力、食欲不振和外周血中性粒细胞增多,腹痛、腹泻、黏液脓血便、里急后重,数小时后发生休克。其可能患有:

   A. 胃肠炎　　　　　　　B. 肠结核　　　　　　　　C. 肠伤寒

   D. 肠穿孔　　　　　　　E. 细菌性痢疾

5. 患者,男,25岁,酗酒后突然寒战,体温39.5℃,两天后出现胸痛、咳嗽,咳铁锈色痰,查体有肺实变体征,X线左肺下叶有大片阴影。其可能患有:

   A. 肺结核　　　　　　　B. 小叶性肺炎　　　　　　C. 病毒性肺炎

   D. 肺脓肿　　　　　　　E. 大叶性肺炎

二、思考题

1. 炎症有哪些作用,对机体有何影响,如何辩证地使用抗炎药物?

2. 各种炎细胞分别出现于哪些炎症,它们与外周血白变化有何关系?

3. 什么病会发生假膜性炎,假膜由哪些成分组成,临床病理联系是怎样的?

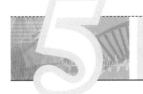

第五章

肿　　瘤

学习目标

1. 掌握肿瘤的概念、组织结构、异型性,肿瘤的生长、扩散和转移,良恶性肿瘤的区别,肿瘤对机体的影响,肿瘤的命名原则,癌与肉瘤的区别,癌前病变(疾病)、非典型增生、原位癌及上皮内瘤变的概念,肿瘤的分级与分期。

2. 熟悉肿瘤的形态结构特点,常见肿瘤的类型、好发部位、形态特点和生物学特性。

3. 了解肿瘤的分级和分期,肿瘤发生发展的基本理论、浸润和转移的机制,肿瘤发生的分子生物学基础,常见的化学、物理及生物性致癌因素,影响肿瘤发生、发展的内在因素。

4. 能区分典型的良恶性肿瘤,能解释典型良恶性肿瘤的病变特点及生物学行为。

5. 能初步识别典型良恶性肿瘤的病理切片,能解释各种肿瘤的常见临床表现。

　　肿瘤(tumor,neoplasm)是严重威胁人类健康和生命的常见病、多发病。按其生物学特性及其对机体的危害性大小,一般分为良性肿瘤(benign tumor)和恶性肿瘤(malignant tumor)两大类,通常所说的癌症(cancer)泛指恶性肿瘤。我国每年新发癌症 300 多万,死亡人数达 270 余万,平均每分钟死亡不少于 5 人。其中,肺癌、肝癌、胃癌、食管癌、结直肠癌、宫颈癌、乳腺癌和鼻咽癌这 8 种癌症的死亡人数约占癌症总死亡人数的 80% 以上,构成我国癌症的主要负担。癌症的防治重点是早发现、早诊断和早治疗,绝大部分恶性肿瘤如能早期诊断,其五年生存率高达 80% 以上,有些是能够痊愈的。

第一节　肿瘤的概念

　　肿瘤是机体局部的正常细胞受到各种致瘤因子的作用,在基因水平上失去了对细胞生长的正常调控,导致异常增生而形成的新生物(neoplasm)。这种异常增生称为**肿瘤性增生**。一个肿瘤的细胞群体,是由发生了肿瘤性转化的一个细胞(肿瘤祖细胞)反复分裂而产生的子代细胞所组成的,这种增生称为**克隆性增生**。

　　肿瘤性增生与非肿瘤性增生有着本质的不同(表 5-1)。非肿瘤性增生见于正常细胞的更新、适应性增生、炎性增生和损伤后的再生修复等。

　　肿瘤常表现为**局部肿块**,影像学称之为占位性病变。但也有不形成局部肿块的肿瘤,如白血病。前者为实体肿瘤,后者为非实体肿瘤。而临床上表现为局部肿块者也**并非都是肿瘤**,例如,炎性息肉、炎性假瘤、结核球等慢性炎症和乳腺增生症、前列腺增生症、结节性甲状腺肿等适应性增生。

　　机体的任何部位、任何细胞均可发生肿瘤,种类繁多。从一个细胞的肿瘤性转化至发展成肿瘤的过程称为**肿瘤形成**,其过程十分复杂。能引起肿瘤发生的各种因素统称为**致瘤因子**,能

表5-1 肿瘤性增生与非肿瘤性增生的区别

	肿瘤性增生	非肿瘤性增生
细胞亲缘	**克隆性增生**	多克隆性增生
分化程度	**不够成熟**,原组织的形态和功能缺失	成熟,具有原组织的正常形态和功能
机体调控	不受调控,相对自主性、**无限生长**,原因去除后仍继续增生	受调控,有限生长,即使增生过度也是有原因的,原因去除后增生停止
影响机体	**与机体不协调**,对机体有害无益	与机体协调,符合机体需要或情势

引起癌症发生的物质称为**致癌物**(carcinogen)。肿瘤的发生是由环境与遗传两种因素以不同的比重共同作用所决定的,由单一因素决定者较少,其中遗传因素所占比重相对较大的肿瘤可呈家族聚集现象。目前认为,肿瘤形成是细胞增殖与分化的调节和控制发生紊乱的结果。细胞增殖和分化受许多调节分子的控制,致瘤因子引起这些调节分子的基因发生改变,使其产物表达异常,造成调控紊乱。这些基因或其产物的异常是肿瘤发生的分子基础。

第二节 肿瘤的形态

一、肿瘤的组织形态

肿瘤的组织形态(细胞形态和组织结构)是肿瘤病理诊断的基本依据。由于肿瘤的种类繁多,而且每种肿瘤的分化程度各异,致使肿瘤的组织形态千变万化。然而,几乎所有实体肿瘤的**组织结构**均可分为**实质**和**间质**两部分(图5-1)。

肿瘤的**实质**由**肿瘤细胞**构成,不同组织来源的肿瘤,其实质各不相同,是肿瘤的特异性成分。肿瘤的生物学特性及其对机体的影响是由实质决定的。肿瘤细胞的形态、排列的结构或其产物,是病理诊断中判断肿瘤的组织类型和良恶性的主要依据。一种肿瘤通常只含有一种实质成分,但少数肿瘤可含有两种或多种实质成分,如癌肉瘤、畸胎瘤等。

肿瘤的**间质**一般由**纤维组织和血管**组成,对肿瘤实质起着支持和营养作用。不同肿瘤的间质,只有量的不同,没有质的差别,是肿瘤的非特异性成分。肿瘤间质内还可有淋巴细胞、巨噬细胞等免疫功能细胞,这是机体抗肿瘤免疫反应的表现,其数量多者,预后相对较好。

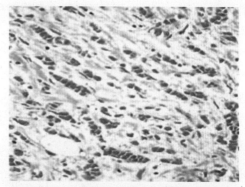
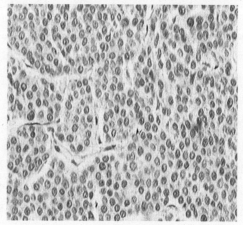

图5-1 肿瘤的实质和间质
乳腺硬癌(上图)与软癌(下图)的比较;前者实质少而间质多,后者实质多而间质少

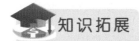

知识拓展

肿瘤间质的形成

肿瘤的间质是在肿瘤细胞产生的一类肿瘤血管生成因子(TAF)的刺激下新生的。例如,血管内皮细胞生长因子(VEGF)、成纤维细胞生长因子(FGF)、血小板源性生长因子(PDGF)、转化生长因子(TGF)等,它们与肿瘤周围正常组织的内皮细胞和成纤维细胞表面的相应受体结合,诱导内皮细胞分裂并长入肿瘤,形成间质的血管;同时也诱导成纤维细胞分裂并长入肿瘤,形成间质的纤维组织。肿瘤的血管生成是肿瘤能够持续生长的重要条件,也为血道转移创造了条件。近年研究表明,VEGF还可诱导肿瘤的淋巴管生成,并促进淋巴道转移。

二、肿瘤的大体形态

肿瘤的大体形态多种多样,可在一定程度上反映肿瘤的组织类型和良恶性。观察肿瘤的形状、体积、颜色、质地和数目等,是肿瘤诊断的第一步,这些信息有助于临床医生进一步选择诊查手段。

1. **形状**　不同部位、类型和性质的肿瘤可有各种不同的形状(图5-2)。发生于深部组织和器官的肿瘤,良性者肿块常呈球形结节状,有的可呈分叶状;恶性者肿块呈浸润性,似蟹足状侵入周围正常组织;如果肿瘤内有囊腔(腺上皮瘤细胞的分泌物蓄积或发生囊性变)则呈囊状。生长于体表和管道器官的肿瘤常突出于皮肤或黏膜面,有的具有较多形似手指样突起的分支,称为乳头状或绒毛状;有的基底部有细而长的蒂相连而呈息肉状;有的蒂粗而短呈蕈状;有的中央和突起的表面发生坏死、脱落,形成边缘隆起的溃疡状。还有菜花状、肥厚状等。

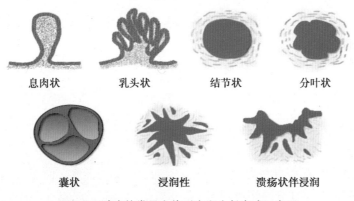

息肉状　　　乳头状　　　结节状　　　分叶状

囊状　　　浸润性　　　溃疡状伴浸润

图5-2　肿瘤的常见大体形态和生长方式示意图

2. **体积**　肿瘤的体积差别悬殊,极小者如结肠和甲状腺的微小癌,仅在显微镜下才能发现;很大者如卵巢囊腺瘤,重量可达数千克甚至数十千克。肿瘤的体积与肿瘤的性质、生长时间和发生部位有关,良性肿瘤往往生长时间较长,体积常较大;恶性肿瘤由于生长迅速,对机体危害性大,常在体积较小时已被发现。生长在体表或腹腔的肿瘤,体积可以很大;发生在颅脑和椎管等密闭、狭小部位的肿瘤,由于生长受限,症状明显,体积通常较小。肿瘤的体积还是判定恶性肿瘤分期的一项重要指标。这是因为恶性肿瘤的体积越大,发生转移的机会也就越多。

3. **颜色**　肿瘤的颜色通常近似于起源组织的颜色。例如,纤维组织肿瘤呈灰白色,脂肪瘤呈黄色,血管瘤呈暗红色,黑色素瘤可呈黑褐色。间质血管丰富的肿瘤多呈粉红色。当血管生成及其血液供应跟不上肿瘤的生长需要时,易发生坏死、出血,有时还会发生钙化、骨化等继发性变化,可使肿瘤原来的颜色发生变化,呈现多种颜色混杂。

4. **质地**　肿瘤的质地主要与组织类型、实质与间质的比例等因素有关。例如，骨瘤质地坚硬，脂肪瘤质地较软，纤维瘤和平滑肌瘤质地较韧。瘤细胞丰富而间质少的肿瘤质地较软，反之则质地较硬（图5-1）。此外，继发玻璃样变、钙化或骨化的肿瘤质地变硬，而继发坏死、液化或囊性变者则质地变软。

5. **数目**　肿瘤患者通常只有一个肿瘤，称为单发性肿瘤。少数患者可同时或先后发生多个（一个以上）原发肿瘤，称为多发性肿瘤。多发性肿瘤是指多个肿瘤的性质相同，但并非转移，而是分别各自原发的肿瘤。例如，多发性子宫平滑肌瘤、家族性结肠腺瘤性息肉病等，其数目可多达数十个甚至数百个。

第三节　肿瘤的分化与异型性

一、肿瘤的分化

分化（differentiation）是指某种幼稚的、无特殊功能的组织或细胞向着成熟的、具有特殊功能的组织和细胞生长发育的过程。肿瘤的分化是指**肿瘤组织**与其起源的**正常组织比较**，在组织形态上，在功能、代谢、细胞生长和增殖等生物学行为上的**相似程度**。两者相似性大，表明肿瘤的**分化程度高**（分化较成熟或分化好）；两者相似性小，表明肿瘤的**分化程度低**（分化不成熟或分化差）；两者缺乏相似之处，则称为**未分化**（undifferentiated）。肿瘤的分化是一种误入歧途、脱离了正常分化轨道的反向分化（朝向幼稚），特点是分化为不能完全成熟的同种异常细胞，并且获得了自主性无限生长、浸润和转移等生物学特性。

二、肿瘤的异型性

由于分化异常，肿瘤组织在细胞形态和组织结构上，都与其起源的正常组织存在不同程度的差异，称为异型性（atypia）。两者的组织形态**差异越大**，肿瘤的**异型性越大**，表示肿瘤的**分化程度越低**，其**恶性程度越高，预后越差**；反之亦然。区别异型性的大小是诊断肿瘤、确定良恶性、判断恶性程度及其预后的主要组织学依据。

（一）细胞异型性

良性肿瘤分化好，细胞异型性很小或不明显，如脂肪瘤的瘤细胞与脂肪细胞很相似。

恶性肿瘤分化差，细胞异型性大（图5-3）。①**细胞的多形性**：恶性肿瘤细胞通常体积增大，而且大小不一、形态各异，可见体积显著增大的单核或多核瘤巨细胞。分化越差，瘤细胞的多形性越显著。但也有少数分化极差的肿瘤，瘤细胞反而表现为一致性，如肺小细胞癌，瘤细胞小而一致，具有明显的胚胎幼稚性，是肺癌中恶性程度最高的类型。②**胞核的多形性**：恶性肿瘤细胞的核增大，核质比增大（正常1:4~6，恶性1:1）；核的大小、形态很不一致，可出现双核、多核、巨核及奇异形核等；染色体多为非整倍体或多倍体；核仁增大、增多。更为重要的是常见**核分裂**

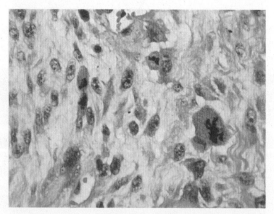
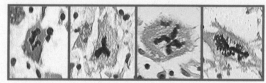

图5-3　恶性肿瘤的细胞异型性及病理核分裂象
上图:高度恶性肉瘤中显著的细胞异型性，肿瘤细胞核大，深染，核质比例增大，细胞大小形态差异显著，核分裂象多，可见瘤巨细胞和病理核分裂象；下图:自左至右分别为不对称、3极、4极、顿挫型病理核分裂象

象增多,还可出现不对称、多极和顿挫型等**病理性核分裂象**(图5-3)。病理性核分裂象**仅出现于恶性肿瘤**,但并非所有恶性肿瘤都会出现。

(二)组织结构异型性

肿瘤组织在空间排列方式上(细胞极向、层次、器官样结构、与间质的关系等方面)与其起源正常组织的差异。

良性肿瘤的细胞异型性不明显,但**有某种程度的组织结构异型性**,诊断良性肿瘤就依赖于此。例如,纤维瘤的瘤细胞与纤维细胞很相似,只是排列方式不同,呈编织状;腺瘤的腺体数目增多,腺体的大小及形态不尽一致。

恶性肿瘤的组织结构异型性大,与其起源组织差异明显,呈无序状态。例如,纤维肉瘤的瘤细胞多,排列紊乱,胶原纤维少;腺癌的癌细胞排列成大小不等、形状不规则的腺样结构,细胞极向消失、层次增多。分化程度低者,与起源组织的差异增大,如低分化腺癌不形成腺样结构,排列成不规则的实性癌细胞巢。未分化者更是不见起源组织的踪迹,若不借助免疫标记则难以判断其组织起源。

三、肿瘤的分级

恶性肿瘤的分级是**病理学**根据肿瘤的异型性(有时还根据核分裂象的数目),判定其**恶性程度的指标**。一般分为三级:Ⅰ级为**高分化**,恶性程度低;Ⅱ级为**中等分化**,中度恶性;Ⅲ级为**低分化**(包括未分化),恶性程度高。分级是临床确定治疗方案和判断预后的重要依据之一。

第四节 肿瘤的生长和扩散

一、肿瘤的生长

肿瘤的生长以肿瘤细胞的**分裂增殖**为基础。了解肿瘤的生长速度和生长方式有助于初步判断肿瘤的良恶性,了解影响肿瘤生长速度的因素有助于临床治疗。

(一)肿瘤的生长速度

肿瘤的生长速度因肿瘤细胞分化程度的不同而差别很大。一般来说,**良性肿瘤分化好,生长缓慢**,可达数年或数十年。如果近期肿瘤体积迅速增大,应考虑有恶变的可能;**恶性肿瘤分化差,生长较快**,短期内即可形成明显肿块。生长速度快是恶性肿瘤的生物学特性之一。

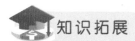

知识拓展

影响肿瘤生长速度的因素

肿瘤细胞的倍增时间(一个细胞分裂为两个子代细胞所需的时间)与起源正常细胞的倍增时间没有明显差别,影响肿瘤生长速度的因素主要有:①生长分数:指肿瘤细胞群体中处于增殖状态(单位时间内进入细胞周期)的细胞所占的比例。生长分数高则肿瘤生长速度快。抗肿瘤化学药物多是通过干扰肿瘤细胞的分裂增殖而发挥抑制肿瘤生长的作用。因此,恶性肿瘤对化疗药物是否敏感,主要取决于生长分数的高低。②肿瘤细胞的生成与死亡比例:肿瘤在生长过程中,由于受血液供应、机体免疫等影响,一些肿瘤细胞会死亡。其死亡形式除了因缺血而坏死外,均为凋亡。大多数恶性肿瘤的细胞生成数目始终大于死亡数目,肿瘤在持续生长。因此,促进肿瘤细胞的死亡,成为治疗肿瘤的重要手段,如介入治疗和放射治疗,诱导、促进肿瘤细胞凋亡也是努力方向。③肿瘤血管生成:肿瘤形成的初始阶段尚无血管长入,其营养成分靠周围组织的弥散而获得。肿瘤直径达到1~2mm若无新生血管长入,则不能继续生长。由于肿瘤细胞能产生TAF,使血管的长入成为必然。一旦血管生成,肿瘤的生长呈暴发性加速。抑制肿瘤血管生成就成为治疗肿瘤的新途径。

（二）肿瘤的生长方式

肿瘤的生长方式有膨胀性、浸润性和外生性三种（图5-2），与其良恶性和生长部位有关。

1. 膨胀性生长（expansive growth）　是**良性**肿瘤的**典型**生长方式。随着肿瘤体积的缓慢增大，有如逐渐膨胀的气球推挤周围组织，肿块常呈结节状，大都具有纤维性包膜，与周围组织界限清楚（图5-4）。触诊时肿块活动度良好，手术容易完整切除，不易复发。膨胀性生长的肿瘤对周围组织器官的影响主要是压迫和阻塞。

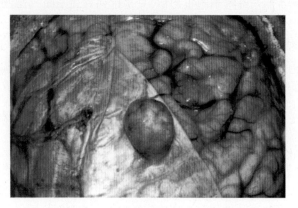

图5-4　良性肿瘤的膨胀性生长（脑膜瘤）
肿瘤呈球形，有蒂，有包膜，挤压周围正常脑组织形成压迹

2. 浸润性生长（invasive growth）　是**恶性**肿瘤的**典型**生长方式。肿瘤细胞如同树根扎入土壤般侵入并破坏周围组织，此种现象称为**肿瘤浸润**（图5-5）。浸润性生长的肿瘤缺少包膜，与周围组织界限不清，触诊时肿块固定或活动度小。由于周围组织可能有瘤细胞浸润，手术不易切除彻底，容易复发。某些肿瘤手术前可能诊断不够明确，常于术中进行病理快速冷冻切片检查，初步诊断其良恶性以及边缘组织有无肿瘤浸润，可帮助临床医生确定是否需要扩大切除范围。如为恶性肿瘤，还需辅以放射疗法（放疗）、化学药物疗法（化疗）和免疫疗法等综合性治疗措施，以避免复发。浸润性生长的肿瘤对周围组织器官的影响除了压迫和阻塞外，主要是浸润破坏，如食管癌可形成食管气管瘘。

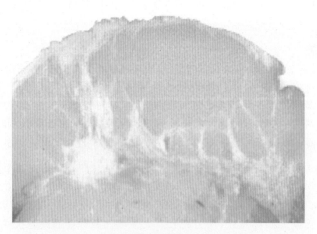

图5-5　恶性肿瘤的浸润性生长（乳腺癌）
乳腺导管浸润癌，白色癌组织呈树根状扎入周围脂肪组织

3. 外生性生长（exophytic growth）　发生在体表、体腔或管道器官（如消化道、泌尿生殖道）腔面的**良性**和**恶性**肿瘤均可呈外生性生长，形成突向表面的乳头状、息肉状、蕈状、菜花状等。但恶性肿瘤在向表面生长的同时，亦向底部浸润；还由于生长迅速，肿瘤组织因血液供应相

对不足而发生坏死、脱落,形成底部不平、边缘隆起的恶性溃疡。管道器官的外生性肿瘤对周围组织器官的影响,除恶性肿瘤的浸润破坏外,突出的影响是阻塞,如食管癌可表现为吞咽困难,结肠癌可表现为肠梗阻等。

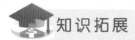

知识拓展

肿瘤演进、异质性和肿瘤干细胞

恶性肿瘤在生长过程中,其生长速度加快,浸润周围组织和转移等侵袭能力越来越强,这种现象称为肿瘤演进。它与越来越大的肿瘤异质性(heterogeneity)有关。由克隆性增生而来的肿瘤细胞群体,经过多次分裂所产生的子代细胞会发生不同的基因改变,形成在生长速度、侵袭能力、对生长信号的反应以及对放疗、化疗的敏感性等方面均有所不同的肿瘤细胞亚群,亦即形成各具特性的"亚克隆",这种现象称为肿瘤的异质性(异质化)。这些亚克隆经过自然选择,那些对生长信号反应敏感、侵袭能力较强、抗原性较弱(能逃避免疫监视)的亚克隆被保留下来,使其侵袭能力更强。其中具有启动和保持肿瘤生长能力的少数细胞称为肿瘤干细胞(tumor stem cell)。研究肿瘤干细胞对于深入认识肿瘤的生长机制和探索新的治疗手段具有重要意义。

二、肿瘤的扩散

恶性肿瘤通过局部浸润和转移两种方式进行扩散,是其难以根治和导致患者死亡的最重要原因。

(一) 局部浸润

恶性肿瘤细胞沿着组织间隙连续地浸润性生长,破坏邻近的组织、器官,称为局部浸润或**直接蔓延**(direct spreading)。局部浸润使肿块扩大、蔓延,由于界限不清而增加了手术切除的难度,并为转移创造了条件。如晚期子宫颈癌可向前、向后蔓延到膀胱和直肠。局部浸润是恶性肿瘤**重要的**生物学特性之一,其机制复杂(图5-6),目前所知甚少。

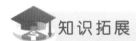

知识拓展

肿瘤局部浸润的机制

以癌为例,可大致归纳为四个步骤:①癌细胞间的黏附力降低:癌细胞表面的黏附分子如上皮-钙黏素(e-cad)减少,使癌细胞间连接松动,彼此分离;②癌细胞与基底膜的黏着增加:癌细胞表达层粘连蛋白(laminin,LN)、纤维连接蛋白(fibronectin,FN)等受体增多,与基底膜的LN、FN等配体的结合更加牢固;③细胞外基质(ECM)的降解:癌细胞产生蛋白溶解酶,如Ⅳ型胶原酶、基质金属蛋白酶(MMP)等,溶解基底膜的ECM,使基底膜局部形成缺损;④癌细胞迁移:癌细胞以阿米巴样运动通过基底膜缺损处移出;穿过基底膜后,继续边溶解ECM边移动;到达血管壁时,又以同样的方式穿过血管的基底膜进入血管内(血道转移的开始)。

(二) 转移

恶性肿瘤细胞从原发部位侵入淋巴管、血管和体腔,**迁徙到其他部位继续生长**,形成**与原发瘤同样的肿瘤**,这个过程称为转移(metastasis)。所形成的肿瘤称为**转移瘤**。转移是恶性肿瘤**最重要的生物学特性**。恶性肿瘤通过以下三条途径发生转移:

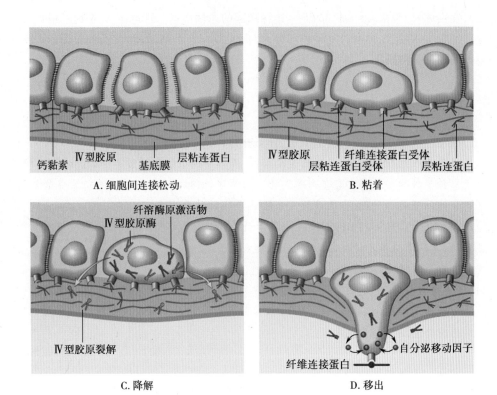

图5-6 恶性肿瘤细胞局部浸润机制示意图

1. **淋巴道转移**（lymphatic metastasis） 是**癌**（上皮组织的恶性肿瘤）**最常见**的转移途径。癌细胞侵入淋巴管（图5-7），随淋巴引流到达局部淋巴结，形成淋巴结转移癌。例如，发生于外上象限的乳腺癌常首先转移至同侧腋窝淋巴结；肺癌首先转移到肺门淋巴结。癌细胞先聚集于边缘窦，逐渐累及整个淋巴结，呈无痛性肿大，质地变硬，可推动。当区域内多个淋巴结受累以及癌细胞侵出被膜，可使相邻的受累淋巴结融合成不易推动的团块。局部淋巴结发生转移后，癌细胞可继续沿淋巴引流方向依次转移至下一站的淋巴结，最后可经胸导管或右淋巴导管进入血流，继发血道转移。

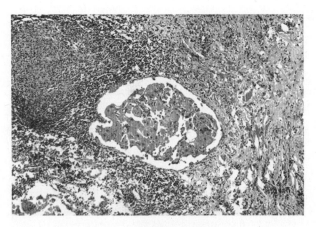

图5-7 肿瘤的淋巴道转移
图示肺间质淋巴管内的瘤细胞团

2. **血道转移**（hematogenous metastasis） 是**肉瘤**（间叶组织的恶性肿瘤）**最常见**的转移途径。但是，间质富含薄壁血管的癌（如肝细胞癌、肾细胞癌、甲状腺滤泡性癌）和绒毛膜上皮癌等也易较早发生血道转移，各种癌的晚期均可发生血道转移。瘤细胞多经静脉入血，少数亦可经淋巴道

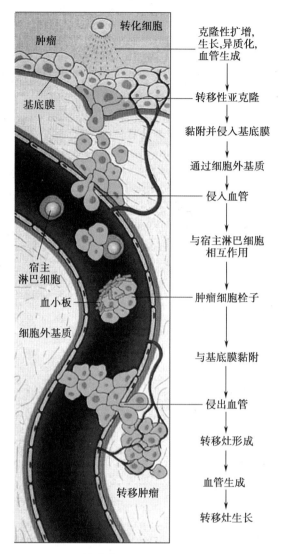

图 5-8 恶性肿瘤浸润和血道转移机制示意图

间接入血。侵入血液的单个瘤细胞多数会受到机体的免疫攻击而死亡,少数存活者可与血小板、纤维蛋白黏聚成瘤栓。当瘤栓栓塞于远处靶器官的小血管后,瘤细胞穿出血管壁,侵入组织中继续生长,形成转移瘤(图5-8)。转移瘤常为多发性、散在分布、边界较清楚的球形结节(图5-9)。

血道转移的途径**与栓子运行的途径**基本相同。侵入体静脉的瘤细胞常在肺内形成转移瘤,如骨肉瘤的肺转移;肺癌或肺转移瘤的瘤细胞侵入肺静脉,经左心可到达全身各器官,常在骨、脑、肾、肾上腺等处形成转移瘤;侵入门静脉的瘤细胞首先发生肝转移,如胃肠道癌;侵入Baston脊椎静脉系统的瘤细胞可引起脊椎及脑的转移,如前列腺癌可通过该途径转移到脊椎。然而,血道转移的发生并不是随机的,某些肿瘤的转移具有特殊的器官"亲和性"。例如,肺癌易转移到肾上腺和脑;前列腺癌、肾癌和甲状腺癌易转移到骨;乳腺癌常转移到肺、肝、骨和卵巢等;而软骨、脾、心肌和骨骼肌则很少发生转移瘤。产生这种现象的机制还不太清楚。据临床统计,血道转移的靶器官**最常见的是肺**,其次是**肝**,再次是**骨**。因此,对肺、肝、骨的影像学检查对于了解恶性肿瘤是否发生血道转移十分必要。

3. 种植性转移(implantation metastasis) 发生于体腔内器官的恶性肿瘤,浸润至器官表面的肿瘤细胞可以脱落,像播种一样种植在体腔其他器官的表面,形成转移瘤。例如,侵破浆膜的胃癌,可种植到大网膜、腹膜和卵巢等处;肺癌可在胸膜腔形成广泛的种植性转移;脑部的恶性肿瘤亦可经脑脊液种植到脑表面的其他部位。此外,因手术操作不慎导致的医源性种植转移应当避免。

种植性转移常伴有浆膜腔血性积液,抽取积液检查脱落细胞是诊断恶性肿瘤的重要方法之一。

卵巢的转移癌多由胃肠道黏液癌转移而来,表现为双侧卵巢结节状增大,富于黏液的印戒状癌细胞弥漫性浸润,称为 Krukenberg 瘤。其转移途径多为种植性,也可通过淋巴道和血道转移而形成。

三、肿瘤的分期

恶性肿瘤的分期是**临床上**根据肿瘤大小、浸润范围和转移的情况,描述其**病程**的**当前阶段**(早中晚)。肿瘤体积越大,浸润范围越宽,扩散程度越广,患者的预后就越差。一般将常见的癌分为**早期浸润癌**和**中晚期浸润癌**,在具体的癌中,"浸润"二字常被省略,如早期胃癌、中晚期胃癌。每种常见的癌都有各自的早期癌定义,了解它们十分必要,关乎治疗和预后。

国际上广泛采用 **TNM**(tumor,node,metastasis)**分期**系统。T 指原发瘤的大小,随着肿瘤体积的增加和浸润的范围扩大,依次用 $T_1 \sim T_4$ 表示;N 指淋巴结转移情况,N_0 表示无淋巴结转移,$N_1 \sim N_3$ 表示淋巴结转移的程度和范围;M 指血道转移情况,M_0 表示无血道转移,有血道转移者用 M_1、M_2 表示程度。

恶性肿瘤的分期与分级是两个关联紧密的不同概念,均是临床确定治疗方案和判断预后的重要依据。

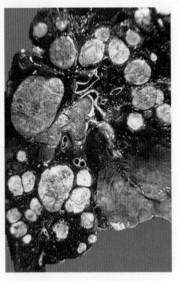

图 5-9　肺转移瘤

肝癌肺转移,右肺见多个散在分布的灰白色球形结节,境界清楚

第五节　肿瘤的命名与分类

一、肿瘤的命名

肿瘤的种类繁多,命名较复杂。一般根据其起源组织类型和良恶性来命名。

(一) 良性肿瘤的命名

任何组织的良性肿瘤都称为瘤(-oma)。命名方法是在组织或细胞的名称后面加"瘤"。例如,腺瘤(adenoma)、平滑肌瘤、胶质细胞瘤等。有时还结合肿瘤的形态特点加以命名,如乳头状瘤、息肉状腺瘤、浆液性囊腺瘤等。

(二) 恶性肿瘤的命名

恶性肿瘤一般可分为上皮组织源性和间叶组织源性两类。

1. **上皮组织的恶性肿瘤**　统称为**癌**(carcinoma)。命名方法是在上皮组织的名称之后加"癌"。根据肿瘤表现出的上皮组织分化特点(起源组织的特点),可分为鳞状细胞癌(squamous cell carcinoma,简称鳞癌)、腺癌(adenocarcinoma)、移行细胞癌(transitional cell carcinoma)等。结合形态特点命名的,如卵巢黏液性囊腺癌。癌的组织学特点是**癌细胞**常排列成实性癌细胞团或腺样结构的**癌巢**,间质(含有网状纤维)分布于癌巢之间,癌细胞之间无间质。

2. **间叶组织的恶性肿瘤**　统称为**肉瘤**(sarcoma)。间叶组织包括纤维、脂肪、肌肉、骨、软骨、血管和淋巴管等组织。命名方法是在间叶组织的名称之后加"肉瘤"。这些肿瘤表现出向某种间叶组织分化的特点,例如,纤维肉瘤、脂肪肉瘤、平滑肌肉瘤、骨肉瘤等。肉瘤的组织学特点是**肉瘤细胞**排列**弥漫而无序**,间质分布在瘤细胞之间,血管丰富。因而肉瘤易发生血道转移。

癌与**肉瘤**不但组织起源及形态特点不同,而且在**发病年龄**、**生物学特性**和**相对预后**等方面存在着不小的差异(表5-2)。另外,偶见一个恶性肿瘤内同时具有癌和肉瘤两种实质成分,称为癌肉瘤(carcino-sarcoma)。

表5-2　癌与肉瘤的区别

	癌	肉 瘤
组织起源	上皮组织	间叶组织
发病率	很常见,多见于40岁以上	较少见,多见于青少年
大体特点	质较硬,色灰白,较干燥	质较软,色灰红,鱼肉状
镜下特点	癌细胞常排列成癌巢,实质与间质分界清楚	肉瘤细胞弥漫无序,实质与间质交织混杂,血管丰富
网状纤维染色	网状纤维只见于癌巢周围	网状纤维见于肉瘤细胞之间
转移途径	多经淋巴道转移	多经血道转移
相对预后	相对较好	相对较差

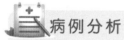 **病例分析**

　　某女,46岁。右乳外上象限无痛性肿块6月余,1.5×2.0cm,触之质地略硬,边界不清,活动度差,无发红、水肿、破溃。近期生长速度加快,且肿块局部皮肤发红,有疼痛感。肿块表面皮肤呈橘皮样外观,乳头稍内陷,右腋窝可扪及拇指大质硬淋巴结一个,无痛。

　　患者所患何病,依据是什么?右腋窝淋巴结可能是什么病变?解释肿块表面皮肤呈橘皮样外观和乳头内陷。

(三) 特殊命名

有少数肿瘤的命名已约定俗成。

1. 称为"母细胞瘤(-blastoma)"　肿瘤的形态类似胚胎发育过程中的某种幼稚细胞,大都为恶性,如肾母细胞瘤(又称 Wilms 瘤)、神经母细胞瘤、髓母细胞瘤、胶质母细胞瘤、视网膜母细胞瘤、肝母细胞瘤等。良性者极少,如软骨母细胞瘤。而骨母细胞瘤则归入原发性具有恶性倾向的肿瘤之列。

2. 称为"瘤"或"病"的恶性肿瘤　如精原细胞瘤、多发性骨髓瘤、白血病、蕈样霉菌病等。

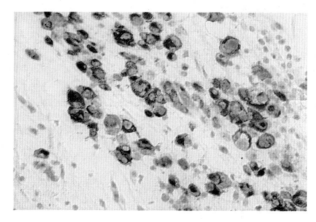

图 5-10　黑色素瘤的 HMB45 染色

免疫组织化学(IHC)染色,显示肿瘤细胞呈 HMB45 阳性
(肿瘤细胞内的棕黄色颗粒为 IHC 染色的阳性反应产物)

3. 冠以"恶性"二字的肿瘤 如恶性畸胎瘤、恶性脑膜瘤、恶性神经鞘瘤等。而淋巴瘤和黑色素瘤(图5-10)加"恶性"与否均可。

4. 以"人名"命名的恶性肿瘤 如 Hodgkin 淋巴瘤、Ewing 瘤、Wilms 瘤等。

5. 后缀"瘤病"的肿瘤 表示肿瘤的多发性,如神经纤维瘤病、脂肪瘤病、血管瘤病等。

二、肿瘤的分类

不同类型的肿瘤具有不同的临床病理特点、治疗反应和预后。对肿瘤进行正确的组织类型诊断,是拟定治疗方案、判断预后的重要依据。肿瘤的分类主要根据肿瘤实质细胞的类型和良恶性。这里仅列举常见肿瘤的简单分类(表5-3)。WHO 对各器官系统的肿瘤还有更详细的分类,并根据研究进展,不断加以修订,形成世界上广泛使用的 WHO 肿瘤分类。

表5-3 常见肿瘤的分类

	良 性 肿 瘤	恶 性 肿 瘤
上皮组织		
鳞状细胞	鳞状细胞乳头状瘤	鳞状细胞癌
基底细胞		基底细胞癌
腺上皮细胞	腺瘤	腺癌
尿路上皮(移行细胞)	尿路上皮乳头状瘤	尿路上皮癌
间叶组织		
纤维组织	纤维瘤	纤维肉瘤
脂肪	脂肪瘤	脂肪肉瘤
平滑肌	平滑肌瘤	平滑肌肉瘤
横纹肌	横纹肌瘤	横纹肌肉瘤
血管	血管瘤	血管肉瘤
淋巴管	淋巴管瘤	淋巴管肉瘤
骨和软骨	软骨瘤,骨软骨瘤	骨肉瘤,软骨肉瘤
淋巴造血组织		
淋巴细胞		淋巴瘤
造血细胞		白血病
神经组织和脑脊膜		
胶质细胞	–	弥漫性星形细胞瘤
神经细胞	神经节细胞瘤	神经母细胞瘤,髓母细胞瘤
脑脊膜	脑膜瘤	恶性脑膜瘤
神经鞘细胞	神经鞘瘤	恶性神经鞘瘤
其他肿瘤		
黑色素细胞	–	恶性黑色素瘤
胎盘滋养叶细胞	葡萄胎	恶性葡萄胎,绒毛膜上皮癌
生殖细胞		精原细胞瘤
		无性细胞瘤
		胚胎性癌
性腺或胚胎剩件		
中的全能细胞	成熟畸胎瘤	不成熟畸胎瘤

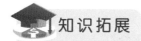**知识拓展**

免疫组织化学诊断肿瘤的类型

一般情况下,病理医生依据肿瘤的组织形态,能够诊断肿瘤的组织类型(即起源)。但是,对于分化较差或未分化肿瘤则难免遇到诊断的困难,需要通过检测肿瘤细胞的一些特定分子的方法加以帮助。例如,应用免疫组织化学(免疫组化)方法检测淋巴瘤细胞表面的 CD 抗原、上皮源性肿瘤细胞的各种细胞角蛋白(cytokeratin,CK)、肌肉组织肿瘤表达的结蛋白(desmin)、黑色素瘤细胞表达的 HMB45(图 5-10)。这些免疫标记是现代病理诊断的重要工具,尤其在软组织、淋巴造血组织等肿瘤的病理诊断中,起着重要的作用。

第六节 肿瘤对机体的影响和良恶性的鉴别

一、肿瘤对机体的影响

(一)良性肿瘤对机体的影响

良性肿瘤由于分化较成熟,生长缓慢,无浸润和转移,一般对机体的影响较小。但因其发生部位或有继发性改变,有时也可引起较为严重的后果。

1. **局部压迫和阻塞** 是良性肿瘤对机体最主要的影响。如突入肠腔的平滑肌瘤可引起肠梗阻,颅内良性肿瘤压迫脑组织、阻塞脑脊液循环系统而引起颅内压升高等。

2. **继发性改变** 良性肿瘤可发生继发性改变,对机体造成不同程度的影响。如肠的乳头状腺瘤、膀胱的乳头状瘤和子宫黏膜下平滑肌瘤等,表面可发生溃疡、出血和感染。

3. **激素增多症状** 内分泌腺的良性肿瘤可分泌过多的激素而引起症状。如肾上腺皮质腺瘤可引起原发性醛固酮增多症或库欣(Cushing)综合征;胰岛细胞瘤可分泌过多的胰岛素,引起阵发性低血糖等。

(二)恶性肿瘤对机体的影响

恶性肿瘤由于分化不成熟,生长快,发生浸润和转移,因而对机体影响严重。除引起局部压迫、阻塞症状和内分泌(包括弥散神经内分泌)系统恶性肿瘤的激素增多症状外,还可引起更为严重的后果。

1. **继发性改变** 恶性肿瘤可继发出血、穿孔、感染及病理性骨折。出血常是警觉的信号。例如,肺癌的咯血,胃癌的便潜血,结直肠癌的便血,鼻咽癌的涕血,子宫颈癌的血性阴道分泌物,肾癌和膀胱癌的无痛性血尿等。肿瘤组织坏死可导致组织器官的穿孔和瘘管形成,如胃肠道癌的穿孔,食管癌的食管气管瘘等。肿瘤组织坏死还可继发感染,常有散发恶臭的渗出物,如子宫颈癌、阴茎癌。肿瘤产物或合并感染可引起发热。骨肿瘤或骨转移瘤可发生病理性骨折。

2. **疼痛** 肿瘤可压迫、浸润局部神经而引起顽固性疼痛,非哌替啶等麻醉类药物难以奏效。

3. **恶病质** 恶性肿瘤晚期,患者出现极度消瘦、乏力、严重贫血和全身衰竭的状态,称为恶病质(cachexia),常导致患者死亡。肿瘤不断生长夺取机体的营养,肿瘤产物的毒性作用,厌食和食物消化吸收障碍以及由于精神压力和疼痛而影响睡眠等,都与恶病质的发生有关。

4. **副肿瘤综合征** 是指不能用原发瘤和转移瘤加以解释的一些病变和临床表现,由肿瘤的产物(如异位激素)或异常免疫反应等原因间接引起,可表现为内分泌、神经、消化、造血、骨关节、肾脏及皮肤等系统的异常。较常见的是异位内分泌综合征,即一些非内分泌腺的肿瘤,如肺癌、肝癌等,也可以产生和分泌激素或激素样物质,如促肾上腺皮质激素、降钙素、生长激素、甲状旁腺素等,引起内分泌症状。可能与癌细胞的基因表达异常有关。副肿瘤综合征可以是早期发现潜隐癌的线索,也可能意味着病情严重。

二、肿瘤良恶性的鉴别

对于肿瘤患者,鉴别肿瘤的良、恶性是合理选择治疗方案的前提,对患者的预后至关重要(表5-4)。

表5-4 良性肿瘤与恶性肿瘤的鉴别

	良 性 肿 瘤	恶 性 肿 瘤
分化程度	分化好,异型性小	分化差,异型性大
核分裂象	无或稀少,无病理性核分裂象	常见增多,可见病理性核分裂象
生长速度	缓慢	较快
生长方式	膨胀性、外生性	浸润性、外生性
大体表现	有包膜,界限清楚,活动度好	无包膜,界限不清,活动度差
继发改变	少见	常见,如肿瘤出血、坏死、溃疡
转移	不转移	会转移
复发	不复发(或极少复发)	易复发
对机体影响	较小,主要为局部压迫或阻塞	较大,如合并感染、器官衰竭、恶病质

 知识拓展

肿瘤复发和五年生存率

肿瘤复发(recurrence of tumor)是指肿瘤经治疗后消失,过一段时间又在同一部位发生相同的肿瘤。肿瘤从消失到复发的间隔,短则几个月,长则几十年,可能与瘤细胞休眠和机体免疫状态等有关。临床上常用"五年生存率"的统计指标来衡量肿瘤的恶性行为和对治疗的反应,即从确诊后经过治疗,生存五年的患者数占该种肿瘤同期患者总数的百分比。

需要指出,肿瘤虽有良、恶性之分,但两者之间并无截然界限,区别是相对的。如血管瘤虽为良性,但无包膜,常呈浸润性生长;个别良性肿瘤如涎腺多形性腺瘤,可见数次复发;生长在颅内等要害部位的良性肿瘤也可危及生命。恶性肿瘤的恶性程度也各不相同,有的较早发生转移,如鼻咽癌;有的转移较晚,如子宫内膜癌;有的几乎不转移,如皮肤基底细胞癌。有些良性肿瘤可发生恶变,恶性肿瘤也并非一成不变。个别恶性肿瘤如黑色素瘤可因机体免疫力增强等原因,可以停止生长甚至完全消退;又如儿童神经母细胞瘤的瘤细胞有时能发育为成熟的神经细胞。此外,还有一些肿瘤,在生物学行为上介于良性与恶性之间,称之为**交界性肿瘤**(borderline tumor),如膀胱乳头状瘤、卵巢交界性囊腺瘤等。

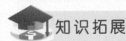 **知识拓展**

肿瘤病理诊断中的"无奈"

肿瘤的良、恶性是指其生物学行为的良恶性。病理学通过形态观察等指标来判断肿瘤的良恶性及其恶性程度是目前各种肿瘤检查诊断方法中最重要的方法。但是,病理诊断意见有时也并非十分精确。原因在于:①肿瘤的生物学行为是非常复杂的,病理学所观察的肿瘤形态学表现仅是肿瘤生物学行为的某些方面,还有许多方面(如功能和代谢,特别是分子水平的改变)目前知之甚少;②肿瘤的良性与恶性之间并无截然界限;③组织学切片不可避免地会遇到取材样本是否具有代表性等技术问题。所以,在临床实践中,病理医生和临床医生都必须充分考虑临床与病理联系,全面分析患者的临床情况、影像学资料和其他检查结果,综合作出合理的判断和决策。

第七节 癌前疾病及其相关病变

某些疾病(或病变)具有癌变的潜在危险,如果长期存在,患者发生相关癌症的风险较大。这些疾病(或病变)称为癌前疾病(precancerous disease)或癌前病变(precancerous lesion)。从癌前疾病发展成癌症是一个逐渐演进的过程。在上皮组织的**癌前疾病**,可先出现**非典型增生**(atypical hyperplasia),再进展为**原位癌**(carcinoma in situ),然后发展为**浸润癌**(infiltrating carcinoma)。

一、癌 前 疾 病

较常见的癌前疾病与其相关癌症有:慢性子宫颈炎伴子宫颈糜烂(人类乳头状瘤病毒,HPV)与子宫颈癌;子宫内膜增生症与子宫内膜腺癌;乳腺增生性纤维囊性变与乳腺癌;慢性溃疡性结肠炎、慢性结肠血吸虫病与结直肠癌;慢性萎缩性胃炎伴肠上皮化生(幽门螺杆菌,HP)与胃癌及胃黏膜相关(B细胞)淋巴瘤;慢性病毒性肝炎(HBV、HCV)、结节性肝硬化与肝细胞癌;皮肤慢性溃疡、口腔和外阴黏膜白斑、包茎与鳞癌;隐睾与精原细胞瘤等。临床医生须正确认识和积极治疗这些癌前疾病,预防患者发生相关癌症。应当指出,癌前疾病并不一定都会发展成癌症,癌症也并不都始于癌前疾病。

良性肿瘤不属于癌前病变范畴,但有些良性肿瘤可转变为恶性肿瘤,称为恶变(malignant change)。不同的良性肿瘤发生恶变的可能性也明显不同。大肠腺瘤的恶变率非常高,其中家族性结肠腺瘤性息肉病在50岁前几乎100%会恶变,绒毛状腺瘤的恶变率也高达50%。还有一些良性肿瘤具有一定的恶变率,例如,乳腺导管乳头状瘤、外耳道和阴茎的乳头状瘤、胃息肉状腺瘤、直径大于1cm和伴有结石的胆囊腺瘤、交界痣等。而另一些良性肿瘤却极少发生恶变,如脂肪瘤、子宫平滑肌瘤等。

二、非典型增生、原位癌及上皮内瘤变

(一) 非典型增生和原位癌

非典型增生是指上皮细胞增生并有**异型性**,但还**不足以诊断为癌**。增生的上皮细胞排列紊乱,"细胞奇态",核分裂象增多,但一般不见病理性核分裂象。称其为**异型增生**(dysplasia)较为合适。根据异型性大小和累及的范围,异型增生分为轻度、中度、重度三级。上皮组织的一些病变之所以被列入癌前病变,就是因为这些病变容易发生异型增生,进而发展为癌。但是,异型增生并非仅见于癌前病变,还可见于食管、支气管、乳腺导管的上皮增生等。

原位癌通常由中度、重度异型增生发展而来,此时增生的细胞在形态和生物学特性上已是癌细胞。当**癌细胞累及上皮的全层**,但尚未突破基底膜向下浸润者,称为原位癌,有时也称上皮内癌(intraepithelial carcinoma)。原位癌**无间质**,尚**不具备转移的条件**。发生于子宫颈、食管、皮肤、膀胱、乳腺等处的原位癌,通过筛查或症状出现较早,被发现的可能性较大,临床检查可仅见局部糜烂或微隆起,亦可无明显异常,诊断依靠病理学。原位癌是**最早期的癌**,如能及早发现,完全能够治愈,否则将发展为浸润癌。**浸润癌**是指癌细胞**突破基底膜**浸润到黏膜下层、真皮或间质。

(二) 上皮内瘤变

如今,用上皮内瘤变(intraepithelial neoplasia,IN)来描述上皮组织从**异型增生到原位癌**这一

连续的过程。上皮内瘤变也分为三级，其中Ⅰ级、Ⅱ级分别与轻度、中度异型增生相对应，而Ⅲ级则包括重度异型增生和原位癌（表5-5）。如子宫颈上皮内瘤变（CIN）（图5-11）、外阴上皮内瘤变（VIN）等。使用这一概念是因为重度异型增生都将发展为原位癌，而且二者在病理诊断上难以截然分开，其治疗原则也基本一致，所以没有必要将二者进行严格区分。

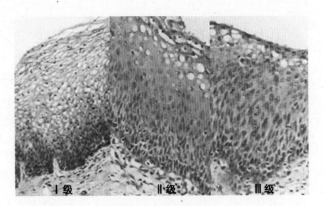

图5-11　子宫颈上皮内瘤变（CIN）Ⅰ、Ⅱ、Ⅲ级

表5-5　非典型增生、原位癌与上皮内瘤变的对应关系

	累及上皮层的下1/3	累及上皮层的下2/3	累及上皮层的2/3以上	累及上皮的全层
非典型增生和原位癌	轻度（Ⅰ级）	中度（Ⅱ级）	重度（Ⅲ级）	原位癌
上皮内瘤变	Ⅰ级	Ⅱ级	Ⅲ级	

正确认识和辨别癌前病变、非典型增生、原位癌和上皮内瘤变，对于指导临床治疗、预防相关癌症的发生和防止原位癌发展为浸润癌等具有重要意义。

第八节　肿瘤的病因和发病机制

一、肿瘤的病因

目前已知有300多种肿瘤，其病因和发病机制十分复杂，迄今尚未完全阐明。但从本质上讲，肿瘤是一种基因病，环境因素和遗传因素是引起基因改变的始动环节。

（一）环境因素

1. 化学致癌因素　化学致癌因素大多与环境污染和职业性接触有关，因此，治理环境污染和有效的职业防护意义重大。已被确认的化学致癌物达1000多种，其中绝大多数是导致基因突变而致癌。化学致癌物可分为直接致癌物和间接致癌物。

（1）**直接致癌物**：较少见，不需要体内代谢活化就可以致癌的物质，但一般致癌作用较弱，需要时间长。主要为烷化剂与酰化剂类，如抗癌药物中的环磷酰胺、氮芥、亚硝基脲等，当其应用相当长时间后可诱发第二种肿瘤，如髓细胞性白血病。某些金属元素也有直接致癌作用，如铬可致肺癌，镉可致前列腺癌，镍可致鼻咽癌和肺癌等。一些非金属元素和有机化合物也有致癌性，如苯可致白血病，砷可致皮肤癌，氯乙烯可致肝血管肉瘤等。

（2）**间接致癌物**：多见，需要在体内（主要是肝脏）进行代谢活化后才能致癌的物质。

1）**多环芳烃类**：致癌作用强的有3,4-苯并芘、1,2,5,6-双苯并蒽等，广泛存在于烟草的烟雾和污染的大气中，后者主要来自机动车尾气、煤烟、沥青烟雾等，与肺癌等肿瘤的发生有关。熏烤的鱼、肉等食品中也含有3,4-苯并芘等，与胃癌的发生有关。

2）芳香胺类与氨基偶氮染料：致癌的芳香胺类有乙萘胺、联苯胺等，印染工人和橡胶工人的膀胱癌发生率高与此有关。氨基偶氮染料有奶油黄、猩红等，与肝癌、膀胱癌的发生有关。

3）亚硝胺类：特点是**致癌性强**、**致癌谱广**、能通过胎盘**转给子代**。可诱发食管癌、胃癌、肝癌、肺癌和鼻咽癌等。其前体物质如硝酸盐、亚硝酸盐在变质的食物中含量较高。亚硝酸盐还可作为肉和鱼类食品的保存剂与着色剂进入人体。河南省林县食管癌高发可能与当地居民腌制的酸菜中亚硝酸盐含量高有关。

4）真菌毒素：目前已知有数十种真菌毒素具有致癌性。研究最多的是黄曲霉素。黄曲霉素广泛存在于受潮霉变的粮食作物中，以霉变的花生、谷类含量最多。其中**黄曲霉素 B$_1$** 的致癌作用**最强**，比亚硝胺大 70 倍，主要诱发**肝癌**。

另外，一些本身无致癌作用的化学物质，但能增加某些化学物质的致癌作用，称为促癌物，如巴豆油、激素、酚等。

2. **物理致癌因素** 主要是电离辐射和紫外线。电离辐射主要包括 X 线、γ 射线和粒子辐射，通过损伤细胞染色体，激活原癌基因和灭活肿瘤抑制基因，而导致肿瘤的发生。在防护不当的情况下长期接触 **X 线**和**放射性元素**，如镭、铀、氡、钴、锶、钍、钚等，可引起皮肤癌、**白血病**、肺癌和骨肉瘤等。长期受**紫外线**照射，可发生**皮肤鳞癌**、**基底细胞癌**和黑色素瘤。此外，热辐射、慢性刺激、创伤和异物等可能是促癌因素。慢性刺激如慢性皮肤溃疡、慢性子宫颈炎等与皮肤鳞癌、子宫颈癌有关；职业性吸入石棉纤维与胸膜间皮瘤有关；骨肉瘤、睾丸肿瘤和脑瘤等患者常有局部外伤史。

3. **生物致癌因素**

（1）**病毒**：能引起人或动物肿瘤或体外能使细胞发生恶性转化的病毒称为**肿瘤病毒**，其中 2/3 是 RNA 病毒，1/3 为 DNA 病毒。它们常通过转导或插入突变机制，整合到宿主细胞 DNA 中，导致原癌基因（如 c-ras，c-myc 等）激活和异常表达，使细胞发生恶性转化而形成肿瘤。与人类肿瘤关系比较密切的病毒主要有 HBV 和 HCV 与肝癌、HPV 与子宫颈癌、EBV 与鼻咽癌和 Burkitt 淋巴瘤、人类 T 细胞白血病/淋巴瘤病毒-1（HTLV-1）与 T 细胞白血病/淋巴瘤的发生有关。

（2）**幽门螺杆菌**：HP 感染引起的慢性胃炎与**胃癌和胃黏膜相关（B 细胞）淋巴瘤**的发生有关。

（3）**寄生虫**：日本血吸虫病与结肠癌的发生有关；埃及血吸虫病与膀胱癌的发生有关；华支睾吸虫病与肝癌的发生有关。

（二）内在因素

1. **遗传因素** 在大多数肿瘤的发生中，遗传因素的作用只表现为对致癌因素的易感性或倾向性，直接遗传的只是少数肿瘤。

（1）**单基因遗传的肿瘤**：恶性肿瘤中只有少数种类是按单基因方式遗传的。例如，遗传性视网膜母细胞瘤、神经母细胞瘤、肾母细胞瘤等呈常染色体显性遗传。其特点是发病年龄小，常为双侧发生或多发性，**与环境因素关系不大**。在一些单基因遗传的疾病和综合征中，有不同程度的患恶性肿瘤倾向，可视同"癌前疾病"，如家族性结肠腺瘤性息肉病、多发性内分泌腺肿瘤综合征、神经纤维瘤病等。

（2）**多基因遗传的肿瘤**：多基因遗传的肿瘤大多是一些常见的恶性肿瘤，这些肿瘤的发生是**遗传因素**和**环境因素**共同作用的结果。例如，多基因遗传的乳腺癌、肺癌、胃癌、肝癌、前列腺癌等，患者一级亲属的发病率显著高于群体的发病率。这些肿瘤虽然可有家族聚集倾向，但**环境因素更为重要**。

（3）**染色体畸变与肿瘤**：先天性染色体异常疾病与恶性肿瘤的发生也密切相关。例如，先天愚型患者易患白血病；先天性睾丸发育不全常伴发男性乳腺癌；先天性卵巢发育不全易患卵巢癌。此外，还有一些具有自发性染色体断裂、重排或以 DNA 修复缺陷为特征的常染色体隐性遗传病,如毛细血管扩张性共济失调症、着色性干皮病等,这些患者极易发生皮肤癌、白血病和淋巴瘤。

2. 免疫因素　肿瘤细胞在免疫学上的突出特点,是出现某些在同类正常细胞中看不到的新的抗原标志。已发现的肿瘤抗原包括**肿瘤特异性抗原**和**肿瘤相关抗原**。前者为肿瘤细胞所独有,目前所知甚少;后者大多指胚胎性抗原,为胚胎组织与肿瘤组织所共有。这些抗原在胚胎期曾经产生,出生后渐趋消失,但在细胞癌变时又被重新合成,如**肝癌**的**甲胎蛋白**(AFP)、**结肠癌**等的**癌胚抗原**(CEA)。

由于肿瘤抗原的存在,必然被机体免疫系统所识别,并产生特异性免疫反应,包括细胞免疫和体液免疫。细胞免疫是机体抗肿瘤免疫的主要方面,T淋巴细胞、K细胞、NK细胞和巨噬细胞对肿瘤细胞均具有杀伤作用。体液免疫主要是抗肿瘤抗体对肿瘤细胞的破坏效应。正常情况下,机体依赖完整的免疫机制来有效地监视和排斥癌变细胞,因此大多数个体不发生肿瘤。若**癌变细胞**因某些原因**逃避免疫监视和排斥**,肿瘤的发生便不可避免。由此也不难理解免疫缺陷(如艾滋病)或大量使用免疫抑制剂者,其癌症患病率明显升高。

3. 种族因素　某些肿瘤的发生有明显的种族差异。如白种人易患乳腺癌和肠癌,肝癌比较少见,而非洲黑人则容易患皮肤癌、阴茎癌、宫颈癌和肝癌;我国广东省、广西壮族自治区、四川省、福建省及台湾地区鼻咽癌多见。这可能涉及不同的地理环境、饮食及生活习惯、遗传等多因素的影响。

4. 性别和年龄因素　除了小部分肿瘤如甲状腺癌、乳腺癌及胆囊癌女性好发之外,大部分肿瘤均好发于男性,如肺癌在男性的发病率明显多于女性。这除了与激素水平有关外,主要还与接触致癌物质的机会有关。年龄对肿瘤也有一定影响,如神经母细胞瘤、肾母细胞瘤、髓母细胞瘤等好发于儿童;骨肉瘤、横纹肌肉瘤好发于青年;而大部分癌则以老年人多见。

5. 激素因素　内分泌功能紊乱与某些肿瘤的发生、发展有一定关系。如**乳腺癌**、**子宫内膜癌**等与**雌激素**过多有关,腺垂体激素可促进肿瘤的转移,肾上腺皮质激素可抑制某些造血系统肿瘤的生长与扩散。

二、肿瘤的发病机制

肿瘤的发病机制是一个极其复杂的问题。近年来,随着分子生物学技术的发展,在原癌基因、肿瘤抑制基因、凋亡调节基因、DNA修复基因和端粒酶等分子水平上,对其发病机制的研究取得了一些进展。

正常细胞存在着原癌基因(protooncogene)和肿瘤抑制基因(tumor suppressor gene),它们对细胞的增殖和分化起着相应的正、负调控作用。如果这些基因发生改变,会引起肿瘤的发生。

(一) 原癌基因的激活

正常情况下,原癌基因编码的蛋白质包括细胞生长因子、生长因子受体、信号转导蛋白以及核调节蛋白等,它们对正常细胞的生长与分化起着重要的**正性调控**作用。在各种致癌因素的作用下,**原癌基因可被激活**为有致癌活性的**癌基因**(oncogene),如 ras、myc、myb、sis、src 等。激活的机制和途径有两种:①**基因突变**:主要包括点突变、染色体重排、启动子插入和基因扩增,从而导致原癌基因结构改变而被激活为癌基因。癌基因编码的蛋白质(癌蛋白,oncoprotein)与原癌基因编码的正常蛋白质存在着量或结构上的不同。**癌蛋白通过改变正常靶细胞的生长与代谢,促进细胞逐步转化为肿瘤**。②**基因表达调控异常**:并非原癌基因结构有改变,而是由于调节水平发生改变,导致基因过度表达,产生过多的生长促进蛋白,使细胞受到持续或过度的生长信号刺激而**过度生长**,并使其**丧失分化成熟的能力**而导致恶性转化。

(二) 肿瘤抑制基因的失活

肿瘤抑制基因又称**抑癌基因**(antioncogene),是正常细胞生长、分化的**负性调控**基因,如 Rb、

p53、WT-1、NF-1、APC、DCC、p16 等。在某些致癌因素作用下,肿瘤抑制基因也可发生突变或缺失,或其表达的蛋白质与 DNA 肿瘤病毒蛋白相互作用而**失活**,使其**抑癌功能丧失**,导致细胞过度增生和分化异常而发生恶性转化。

　　肿瘤的发生不是单个分子事件,细胞的**完全恶性转化**一般需要多个基因的改变,包括数个原癌基因的激活或抑癌基因的失活以及凋亡调节基因和 DNA 修复基因等发生变化。通过对结直肠癌的深入研究,证实了肿瘤发生的多步骤过程(图 5-12)。一个细胞要积累这些基因改变,一般需要 15~20 年,故大多数癌症见于中老年。如果有遗传倾向,先天已有某种或某些基因的变化,不仅使罹患某种癌症的概率增加,还缩短了基因改变的积累过程而使发病年龄趋轻。

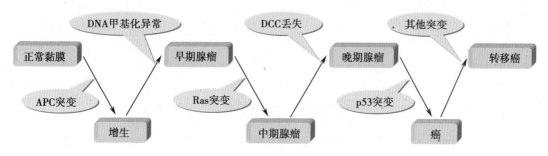

图 5-12　结直肠癌的多步骤发生模式

　　总之,致瘤因子引起**原癌基因激活**,或者**抑癌基因失活**,可能还有凋亡调节基因、DNA 修复基因以及其他调控基因发生改变,使细胞出现**多克隆性增生**;进一步的基因改变发展为**克隆性增生**;继续演进,形成具有不同生物学特性的**亚克隆**,获得**浸润和转移**的能力。这是目前研究水平下所了解的肿瘤发生的基本模式(图 5-13)。

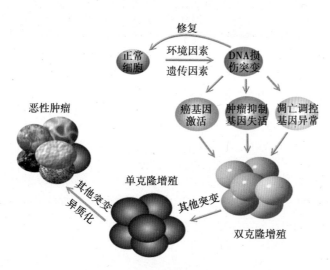

图 5-13　肿瘤发生的基本模式

　　研究肿瘤的发生机制,不仅具有理论意义,还具有重要的临床价值。有的研究成果已开始用于临床诊断、治疗及预后判断。例如,乳腺癌中有 HER2/NEU/ERBB2 基因(属于表皮生长因子受体家族成员)扩增和过表达的患者,预后较差。HER2 基因扩增和过表达,可以通过荧光杂交或免疫组织化学技术进行检测。近几年已开发出针对 HER2 基因产物的单克隆抗体,应用于临床治疗,可抑制具有 HER2 基因扩增和过表达的乳腺癌细胞的生长,对部分患者有效。这种针对特定分子的靶向治疗,必须对靶向药物针对的靶分子状况(有无扩增等)进行准确的检测。因此,肿瘤的分子诊断,会越来越多地与传统的病理形态学一起,构成肿瘤病理诊断的重要内容。

第九节 常见肿瘤举例

一、上皮性肿瘤

上皮组织肿瘤最常见。免疫组化检测细胞角蛋白(cytokeratin,CK)阳性,显示为上皮来源。

（一）良性上皮组织肿瘤

1. 乳头状瘤(papilloma) 由复层的被覆上皮,如鳞状上皮或移行上皮发生的良性肿瘤。肿瘤向表面呈外生性生长,形成乳头状突起,并可呈菜花状或绒毛状外观。肿瘤根部常有细蒂与正常组织相连。镜下,每一乳头表面覆盖增生的鳞状上皮或者移行上皮,乳头轴心由具有血管的分支状结缔组织间质构成(图5-14)。鳞状上皮乳头状瘤临床常见于外阴、鼻腔、喉等处,多与HPV感染有关。

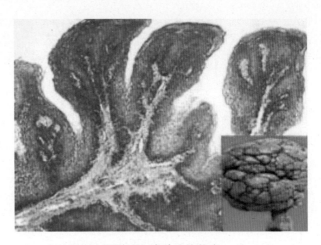

图5-14 皮肤乳头状瘤

2. 腺瘤(adenoma) 由腺体、导管或分泌上皮发生的良性肿瘤,多见于甲状腺、卵巢、乳腺、涎腺和肠黏膜等处。黏膜腺的腺瘤多呈息肉状。腺器官内的腺瘤多呈结节状,且常有包膜,分界清楚。腺瘤的腺体与其起源的腺体不仅在形态上相似,而且常具有一定的分泌功能,但存在一定程度的结构紊乱。根据腺瘤的组成成分或形态特点,又可将其分为**囊腺瘤**(常见于卵巢)、**纤维腺瘤**(见于女性乳腺)、**息肉状腺瘤**(发生于黏膜)和**多形性腺瘤**等类型。**多形性腺瘤**常发生于涎腺,特别是**腮腺**,由腺组织、黏液样及软骨样组织等多种成分混合组成,生长缓慢,切除后**可复发**,少数可发生恶变。

（二）恶性上皮组织肿瘤

多见于40岁以上人群,是人类最常见的恶性肿瘤。癌的常见类型有以下几种:

1. 鳞状细胞癌 鳞癌常发生在身体原有鳞状上皮覆盖的部位,如皮肤、口腔、子宫颈、阴道、食管、喉等处,也可发生在有鳞状上皮化生的其他非鳞状上皮覆盖部位,如支气管、胆囊、肾盂等处。**高分化鳞癌**的癌巢,癌细胞间可见**细胞间桥**,在癌巢中央可出现层状的角化物,称为**角化珠**(keratin pearl)或**癌珠**(图5-15)。低分化鳞癌无角化珠形成,甚至也无细胞间桥,细胞异型性明显并见较多核分裂象。

2. 基底细胞癌(basal cell carcinoma) 由表皮基底细胞发生,多见于老年人面部如眼睑、颊及鼻翼等处。癌巢主要由浓染的基底细胞样癌细胞构成。此癌生长缓慢,表面常形成溃疡,并可**浸润破坏深层组织**,但几乎不发生转移,对放射治疗很敏感。

3. 移行细胞癌 来源于膀胱或肾盂等处的移行上皮。常为多发性,呈乳头状或菜花状,可

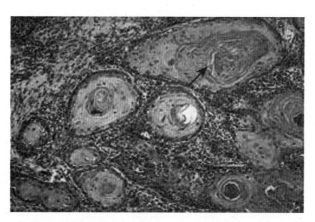

图 5-15 高分化鳞状细胞癌
红色箭头为癌巢;蓝色箭头为角化珠

溃破形成溃疡或广泛浸润深层组织。癌细胞似移行上皮,呈多层排列。按细胞异型性和浸润情况分为Ⅰ、Ⅱ、Ⅲ级。

　　4. **腺癌** 是由腺体、导管或分泌上皮发生的恶性肿瘤。根据其形态结构和分化程度,可分为管状或乳头状腺癌、实性癌和黏液癌。

　　(1) **管状或乳头状腺癌**:较多见于胃、肠、甲状腺、胆囊、子宫体和卵巢等处。癌细胞形成大小不等、形状不一、排列不规则的腺样结构,即癌巢,细胞常排列成多层,核大小不一,核分裂象多见(图 5-16)。当腺癌伴有大量乳头状结构时称为乳头状癌;腺腔高度扩张呈囊状时称为囊腺癌;伴乳头状生长的囊腺癌称为乳头状囊腺癌。

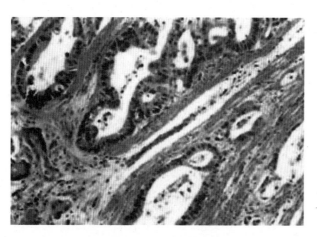

图 5-16 中分化管状腺癌

　　(2) **实性癌**(solid carcinoma):属低分化腺癌,恶性程度较高。多发生于乳腺,少数可发生于胃及甲状腺。癌巢无腺样结构,癌细胞异型性明显,核分裂象多见。有的癌巢小而少,间质结缔组织多,质地硬,称为**硬癌**;有的则癌巢较大而多,间质结缔组织相对较少,质软如脑髓,称为**髓样癌**。当癌巢与间质比例相当时,称为**单纯癌**。

　　(3) **黏液癌**(mucoid carcinoma):常见于胃和大肠。癌组织呈灰白色半透明如胶冻样,又称胶样癌(colloid carcinoma)。一种为黏液堆积在腺腔内,并可由于腺体的崩解而形成黏液湖,当癌组织中黏液成分超过50%,称其为**黏液腺癌**(图 5-17);另一种为黏液聚积在癌细胞内,将核挤向一侧,使该细胞呈印戒状,则称为**印戒细胞癌**(signet-ring cell carcinoma)。印戒细胞癌早期即可有广泛的浸润和转移,预后差。

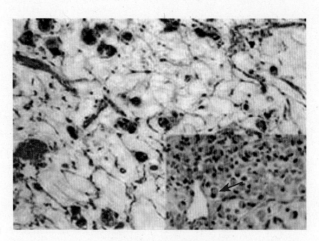

图 5-17 黏液腺癌
箭头所指为印戒细胞

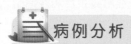 病例分析

　　某女,35 岁,上腹部隐痛 2 年余。近半年来腹痛加重,经常呕吐,食欲差。近半个月出现低热。体检:消瘦,面色苍白,体温 37.8℃,脉搏 80 次/分,血压 100/80mmHg。左锁骨上淋巴结肿大,两肺可闻及湿啰音。肝大,剑突下 5cm。X 线:双肺见大量直径 1～3cm 的致密阴影,边界清楚。B 超:肝组织有数个直径 2cm 的结节,边界清楚。经治疗不见好转,2 小时前呕大量鲜血,其后排黑便,昏迷,抢救无效,死亡。尸检:腹膜表面见数个直径 0.5～l.0cm 的灰白色结节;胃贲门处有一 4cm×4cm×5cm 肿块,沿胃壁浸润性生长,镜下肿瘤细胞形成大小不等、形态不一的腺腔样结构,细胞多层,排列不规则,失去极向,核大小不一,核分裂象多见;胃周围和左锁骨上淋巴结的正常组织结构消失,代之以与胃部肿块相同的组织;肺、肝部肿块和腹膜结节的镜下结构亦与胃部肿块结构相同。

　　试作出病理诊断,解释淋巴结肿大、双肺和肝脏多发结节、腹膜多发结节,解释其他临床表现。

二、间叶组织肿瘤

(一) 良性间叶组织肿瘤

　　这类肿瘤分化程度高,其组织结构、细胞形态、质地和颜色等均与其起源的正常组织相似。肿瘤多呈膨胀性生长,生长缓慢,有包膜。免疫组化检测常为波纹蛋白(vimentin)阳性,显示来源于间叶组织。常见类型有:

　　1. **脂肪瘤(lipoma)**　常见于背、肩、颈及四肢近端的皮下组织。外观为扁圆形或分叶状,有包膜、质地柔软,切面色淡黄,有油腻感。肿瘤大小不一,常为单发性,亦可为多发性(脂肪瘤病,lipomatosis)。镜下与正常脂肪组织的主要区别在于有包膜和纤维间隔(图 5-18)。脂肪瘤极少恶变,手术易切除。

　　2. **脉管瘤**　分为血管瘤(hemangioma)及淋巴管瘤(lymphangioma)两类。一般认为脉管瘤并**非真性肿瘤**,属于血管或淋巴管**发育异常或畸形**。以血管瘤最常见,多为先天性,常见于儿童的头面部皮肤。内脏血管瘤以肝脏最多见。血管瘤分为毛细血管瘤、海绵状血管瘤及混合型血管瘤等类型,以前两者为多。血管瘤无包膜,可呈浸润性生长,质软。在皮肤或黏膜可呈突起的鲜红斑块,或呈暗红、紫红色斑块。内脏血管瘤多呈结节状。毛细血管瘤主要由大量的毛细血

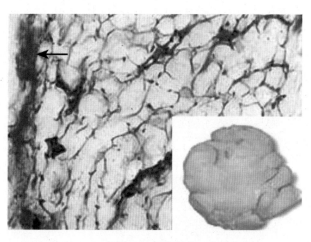

图 5-18 脂肪瘤
箭头所指为包膜

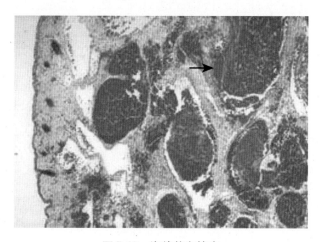

图 5-19 海绵状血管瘤
箭头所指为扩张的血窦

管构成。海绵状血管瘤主要由扩张的血窦构成(图 5-19)。血管瘤一般随身体发育而长大,成年后即停止发展,较小者可自然消退。淋巴管瘤由扩张的淋巴管构成,内含淋巴液。

3. **平滑肌瘤(leiomyoma)** 最多见于子宫,其次为胃肠道。瘤组织由形态比较一致的梭形平滑肌细胞构成。瘤细胞互相编织呈束状或呈栅栏状排列,核呈长杆状,两端钝圆。

4. **骨瘤(osteoma)** 好发于头面骨和颌骨,也可累及四肢骨,表现为局部隆起。肿瘤由成熟骨质组成,但失去正常骨质的排列结构和应力方向。

5. **软骨瘤(chondroma)** 自骨膜发生并向外突起者,称外生性软骨瘤。发生于手足短骨和四肢长骨等骨干的骨髓腔内者,称为内生性软骨瘤。软骨瘤切面呈淡蓝色或银白色,半透明,可有钙化或囊性变。瘤组织由成熟透明软骨组成,呈不规则分叶状。位于盆骨、胸骨、肋骨、四肢长骨或椎骨的软骨瘤易恶变,发生在指(趾)骨的软骨瘤极少恶变。

(二)恶性间叶组织肿瘤

肉瘤比癌少见,多发于青少年。常见的肉瘤有以下几种:

1. **纤维肉瘤(fibrosarcoma)** 四肢皮下组织为多见。分化好的纤维肉瘤,瘤细胞多呈梭形,异型性小,与纤维瘤有些相似。分化差者异型性大,生长快,易发生血道转移,切除后易复发。

2. **脂肪肉瘤(liposarcoma)** 是肉瘤中较常见的一种。多见于 40 岁以上的成年人,常发生在大腿及腹膜后等深部软组织。外观大多数呈结节状或分叶状,黄红色有油腻感,有时可呈鱼肉状或黏液样。肿瘤细胞大小形态各异,可见分化差的星形、梭形、小圆形或呈明显异型性和多样性的脂肪母细胞,胞质内含有大小不等的脂肪空泡。

3. 横纹肌肉瘤(rhabdomyosarcoma)　是儿童中除白血病以外最常见的恶性肿瘤。主要见于10岁以下婴幼儿和儿童。儿童好发于鼻腔、眼眶、泌尿生殖道等腔道器官,成人见于头颈部及腹膜后,偶可见于四肢。肿瘤由不同分化阶段的横纹肌母细胞组成。分化好者胞质内可见纵纹和横纹(图5-20),分化差者异型性显著。横纹肌肉瘤恶性程度高,生长迅速,易早期发生血道转移,如不及时治疗,预后极差。

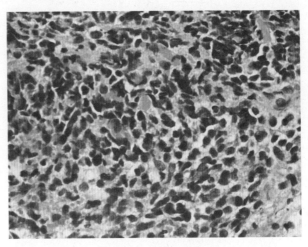

图5-20　横纹肌肉瘤
以小细胞核短梭形细胞为主,多数细胞胞质少,核深染,其间可见一些胞质较丰富、红染、核偏位的横纹肌母细胞

4. 平滑肌肉瘤(leiomyosarcoma)　较多见于子宫及胃肠道,偶可见于腹膜后、肠系膜、大网膜及皮下组织。外观多呈不规则的结节状,切面呈灰白色或灰红色,常并发出血、坏死、囊性变。肉瘤细胞多呈梭形,核大异型,常出现病理性核分裂象。恶性程度高者手术后易复发,易发生血道转移。

5. 骨肉瘤(osteosarcoma)　是骨最常见的恶性肿瘤。多见于青少年。好发于四肢长骨,尤其是股骨下端和胫骨上端。肿瘤位于长骨干骺端时,呈梭形膨大,侵犯破坏骨皮质,并可侵犯周围组织。肿瘤表面的骨外膜常被瘤组织掀起,上下两端可见骨皮质和掀起的骨外膜之间形成三角形隆起,其间堆积由骨外膜产生的新生骨,称 Codman 三角(图5-21)。肉瘤组织由明显异

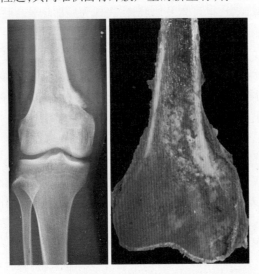

图5-21　骨肉瘤
股骨下端骨肉瘤的影像学和大体表现,肿瘤破坏骨皮质并浸润周围软组织和骨髓腔;切面灰白色,鱼肉状伴出血坏死

型性的梭形或多边形肉瘤细胞组成,瘤细胞可直接形成肿瘤性骨样组织或骨组织,是病理诊断骨肉瘤最重要的组织学依据(图5-22)。骨肉瘤呈高度恶性,生长迅速,常在发现时已有肺转移。

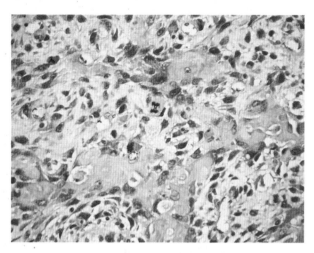

图5-22　骨肉瘤

肿瘤细胞异型性明显,有许多核分裂象(包括病理性核分裂象),
可见肿瘤性骨质形成

三、淋巴造血组织肿瘤

淋巴造血系统由髓性组织和淋巴组织构成。髓性组织主要包括骨髓和血液,淋巴组织包括胸腺、脾脏、淋巴结及广泛分布于消化道和呼吸道的结外弥散淋巴组织。按 WHO 关于淋巴造血组织肿瘤的分类,以细胞来源为线索分为:①髓性肿瘤(myeloid neoplasms):来源于多能髓细胞样干细胞的克隆性增生,可以向粒细胞、单核细胞、红细胞和巨核细胞系统分化;②淋巴组织肿瘤(lymphoid neoplasms):来源于淋巴细胞及其前体细胞的恶性肿瘤,包括恶性淋巴瘤、淋巴细胞白血病、毛细胞白血病和浆细胞肿瘤等,可发生在淋巴结、骨髓、脾脏、胸腺和结外淋巴组织等处,认为由被阻断在 B 细胞和 T 细胞分化过程中某一阶段淋巴细胞的单克隆性增生所致;③朗格汉斯细胞组织细胞增生症。以下简要介绍前两者的基本类型、病理特点、临床表现及预后。

(一) 白血病

白血病(leukemia)是**一类造血干细胞异常的克隆性恶性疾病**。其克隆中的白血病细胞失去进一步分化成熟的能力而停滞在细胞发育的不同阶段。在骨髓和其他造血组织中白血病细胞大量增生、积聚并浸润其他器官和组织,同时使正常造血受抑制,临床表现为**贫血、出血、感染**及**各器官浸润症状**。根据白血病的病程、细胞形态及临床表现等可分为四个基本类型:①急性髓细胞性白血病(acute myelogenous leukemia,AML),又称急性粒细胞白血病或急性非淋巴细胞白血病;②慢性髓细胞性白血病(chronic myelogenous leukemia,CML),又称慢性粒细胞性白血病;③急性淋巴母细胞性白血病(acute lymphoblastic leukemia,ALL);④慢性淋巴细胞性白血病(chronic lymphoblastic leukemia,CLL)。

白血病的病理变化主要是**白血病细胞的克隆性增生**、白血病细胞**侵袭和破坏组织器官**。其病变特点是:①骨髓内白血病细胞弥漫性增生,取代正常骨髓造血组织;②外周血中有白细胞质和量的变化,并见大量原始细胞;③淋巴结不同程度肿大,白血病细胞浸润破坏淋巴结结构。髓性白血病肿大较轻或不明显,淋巴性白血病肿大明显;④脾脏一般轻度至中度肿大,尤以 CML 脾大特别显著,可达脐下,白血病细胞侵袭红髓及白髓;⑤肝脏不同程度肿大,髓性白血病细胞主要沿肝窦在肝小叶内浸润,淋巴性白血病细胞主要在门管区浸润;⑥侵袭中枢神经系统,多数白血病患者有大脑、基底核、小脑和脊髓受累,主要侵袭白质。另外,90% CML 患者的白血病细胞可见由 t(9:22)易位形成的 Ph^1 **染色体**(费城染色体),是人类肿瘤中唯一恒定的异常染色体,为 CML 的标记染色体,具有诊断价值。骨髓造血干细胞移植是目前唯一能根治白血病的方法。

(二) 淋巴瘤

淋巴瘤(lymphoma)又称**恶性淋巴瘤**,分为霍奇金淋巴瘤(Hodgkin lymphoma,HL)和非霍奇金淋巴瘤(non-Hodgkin lymphoma,NHL)两大类。临床主要表现为淋巴结无痛性肿大,进一步发展出现发热、乏力、消瘦、贫血和局部压迫症状,常伴有肝大、脾大。

1. **霍奇金淋巴瘤** 最常累及颈部淋巴结和锁骨上淋巴结,其次为腋下、纵隔和腹膜后淋巴结等。局部**淋巴结无痛性**、**进行性肿大**往往是首发症状,晚期可累及脾、肝、骨髓等处。多发于青年人,男性多于女性。HL 主要病理变化为病变的淋巴结肿大,早期触诊可活动,随着病程的进展,相邻肿大淋巴结相互粘连、融合成大肿块,有时直径可达到 10cm 以上,触之不动。HL 组织学特征是 Reed-Sternberg 细胞(**R-S 细胞**)及其变异细胞的肿瘤细胞,散布在以淋巴细胞为主的多种炎细胞混合的背景上。典型的(诊断性)R-S 细胞为双核(镜影细胞)或多核的瘤巨细胞(图 5-23)。

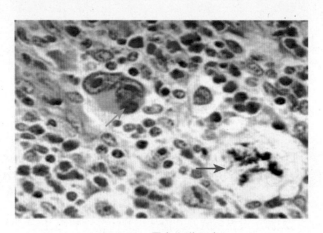

图 5-23 霍奇金淋巴瘤
蓝色箭头为 R-S 细胞;红色箭头为病理性核分裂象

2. **非霍奇金淋巴瘤** 占所有淋巴瘤的 80%～90%,其中有 2/3 **起源于 B 细胞**,其次是 **T 细胞**,NK 细胞和组织细胞很少见。以 40～60 岁男性多见,常累及颈部、纵隔、腋窝等淋巴结,临床表现与 HL 相似。NHL 基本病变是:①淋巴结或结外组织的正常结构全部或部分被瘤细胞破坏或替代,可见分布均匀、新生的薄壁毛细血管;②瘤细胞为相对单一性,具有不同程度的异型性和病理性核分裂象;③肿瘤的基本组织结构呈滤泡性或弥漫性,后者预后较差。NHL 是一组异质性肿瘤,瘤细胞起源自淋巴细胞分化过程的阶段不同,决定了瘤细胞的形态不同(大或小、有裂或无裂等)、免疫特征不同(CD3、CD20、CD56 等),瘤组织的组织结构亦不同,其治疗效果及预后也有很大差异。因此,NHL 病理组织学分型虽然复杂,但却是非常需要的。在**某些类型 NHL**,约 50% 患儿和约 20% 成年患者出现**白血病样变化**,即瘤细胞侵袭骨髓并进入外周血。

四、其他肿瘤

(一) 神经外胚叶源性肿瘤

包括中枢神经系统肿瘤、周围神经系统肿瘤、能分泌多肽激素及胺的 APUD 系统来源的肿瘤以及视网膜母细胞瘤、色素痣和黑色素瘤等。

1. **视网膜母细胞瘤(retinoblastoma)** 是来源于视网膜胚基的恶性肿瘤。是儿童最常见的眼内恶性肿瘤。分为**遗传性**(常染色体显性遗传,**双侧性**)和**非遗传性**两类。肿瘤为灰白色或黄色的结节状物,切面有明显出血及坏死。肿瘤由小圆形细胞构成,核圆形、深染,核分裂象多见,有的瘤细胞围绕一空腔作放射状排列,形成菊形团。预后不良,多在发病后一年半左右死亡。偶见自发性消退。

2. 色素痣与黑色素瘤

(1)色素痣(pigmented nevus):起源于表皮基底层的黑色素细胞(痣细胞),为良性错构性增生性病变,但有的可恶变成为黑色素瘤。根据其在皮肤组织内发生的部位不同,可分三种类型:①**交界痣**,痣细胞在表皮和真皮的交界处生长,形成痣细胞巢,此型较**易恶变**;②皮内痣,最常见,痣细胞在真皮内呈巢状或条索状排列;③混合痣,交界痣和皮内痣兼而有之。如果色素痣的色素加深、体积增大、生长加快或破溃、发炎、出血等,可能是恶变的征兆。

(2)**黑色素瘤**(melanoma):又称**恶性黑色素瘤**,是一种能产生黑色素的高度恶性肿瘤。发生于皮肤者以足底、外阴及肛门周围多见。可以一开始即为恶性,但常由交界痣恶变而来。此瘤也可发生于黏膜和内脏器官。肿瘤突出或稍突出于皮肤表面,多呈黑色,与周围组织界限不清(图5-24)。黑色素瘤的组织结构呈多样性,瘤细胞可呈巢状、条索状或腺泡样排列,瘤细胞胞质内可有黑色素颗粒(图5-24)。黑色素瘤的预后多数较差,常有淋巴道及血道转移。

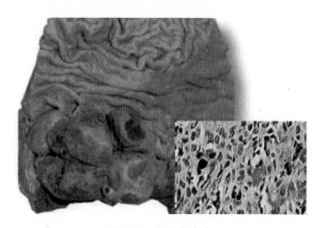

图5-24 肠黑色素瘤

(二)畸胎瘤

畸胎瘤(teratoma)是来源于生殖细胞的肿瘤,具有向体细胞分化的潜能,大多数肿瘤含有两个或三个胚层的组织成分。常发生于**卵巢**和**睾丸**,偶见于纵隔、骶尾部、腹膜后、松果体等**中线部位**。根据外观可分为**囊性**和**实性**两种,实性者多为恶性。根据其组织分化成熟程度不同,又分为**成熟畸胎瘤**(又称良性畸胎瘤)和**不成熟畸胎瘤**(又称恶性畸胎瘤)。

成熟畸胎瘤是最常见的生殖细胞肿瘤,约占所有卵巢肿瘤的1/4。好发于20~30岁女性。肿瘤呈囊性,充满皮脂样物,囊壁上可见头节,表面附有毛发,可见牙齿。由三个胚层的各种成熟组织构成,常见皮肤、毛囊、汗腺、脂肪、肌肉、骨、软骨、呼吸道上皮、消化道上皮、甲状腺和脑组织等。以表皮及附属器组成的单胚层畸胎瘤称为皮样囊肿(dermoid cyst)(图5-25);以甲状腺组织为主的单胚层畸胎瘤则称为卵巢甲状腺肿(struma ovarii)。不成熟畸胎瘤有未成熟神经组织组成的原始神经管和菊形团样结构,

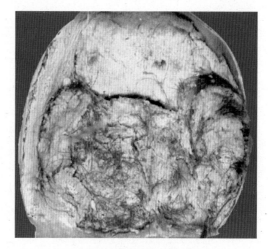

图5-25 卵巢成熟畸胎瘤(囊性)
囊腔内充满毛发和黄色脂质等

偶见神经母细胞瘤的成分,还常见未成熟的骨或软骨组织等。主要由未分化的胚胎组织构成的不成熟畸胎瘤预后较差。

本章小结

　　肿瘤因常形成肿块而得名,但肿块并非肿瘤所特有,也并非肿瘤所必有。不同类型的肿瘤其实质各不相同,但间质却大同小异。肿瘤由于分化程度不同,出现异常的形态和异常的生物学行为,由此可将起源于同种细胞的肿瘤分为良性和恶性,区别二者意义重大。

　　异常的形态即为肿瘤的异型性,它是判断分化程度高低的主要依据。恶性肿瘤既有"结构紊乱",又有"细胞奇态",而良性肿瘤则只有组织结构的异型性。异常的生物学行为表现为自主性无限生长,而生长速度快(包括不都见的核分裂象增多,尤其是不常见的病理性核分裂象)和扩散(包括浸润、转移)都是恶性肿瘤的生物学特性,其中转移是恶性的铁证,但为时已晚。转移途径有淋巴道(癌侵淋巴管,先犯淋巴结)、血道(肉瘤侵血管,癌常后入血,多犯肺和肝)及种植转移。癌与肉瘤最主要的区别是组织来源,间质(含网状纤维)分布于癌巢之间或瘤细胞之间是组织学鉴别要点。

　　肿瘤的生长方式有膨胀性(良性的典型方式)、浸润性(恶性的典型方式)和外生性生长。恶性肿瘤的分级是病理学根据异型性判断分化程度高中低的指标,分期是临床上根据原发瘤、浸润和转移的情况判断病程进展早中晚的指标,二者的紧密关联就在于分级级别高者病程进展快。癌前疾病是很常见的良性病变,不及时治疗有可能发生癌变。上皮内瘤变的分级是描述上皮从非典型增生进展到原位癌这一连续过程的指标。

　　肿瘤的发生是致瘤因子引起原癌基因激活、抑癌基因失活,还有许多其他基因发生改变所致,肿瘤从本质上讲是一种基因病。其发病受遗传因素和环境因素的共同影响,多数以环境因素为主,其中3,4苯并芘、亚硝胺和黄曲霉毒素被称为自然界三大化学致癌物,EBV、HPV、HBV和HCV是重要的肿瘤病毒。避免环境因素的作用是肿瘤的一级预防。

(王　斌)

练 习 题

一、选择题

1. 关于肿瘤的描述,哪一项是错误的:

　　A. 恶性肿瘤多呈浸润性生长　　　　　B. 肉瘤常经血道转移

　　C. 癌比肉瘤常见　　　　　　　　　　D. 凡称为"瘤"的都是良性肿瘤

　　E. 癌多发生于中老年人

2. 癌与肉瘤的根本区别是:

　　A. 发病年龄　　　　　B. 组织来源　　　　　C. 转移途径

　　D. 生长方式　　　　　E. 对机体的危害

3. 恶性肿瘤血道转移的确切依据是:

　　A. 瘤细胞侵入血管内　　　　　　　　B. 瘤细胞从淋巴道入血

　　C. 血液中发现瘤细胞栓子　　　　　　D. 远隔器官内瘤细胞栓塞

　　E. 远处形成与原发瘤同样的肿瘤

4. 肿瘤血道转移最常累及的器官是:

　　A. 肺和肝　　　　　B. 肝和骨　　　　　C. 肝和脑

D. 肺和脑　　　　　　　E. 骨和脑

5. 关于癌前疾病,正确的描述是:

　　A. 具有恶变可能性的良性肿瘤　　　B. 恶变前的良性肿瘤

　　C. 具有癌变潜在可能性的良性病变　　D. 正在发生恶变的良性肿瘤

　　E. 癌变前必然出现的病变

6. 下列除哪一项外,其余均属于癌前疾病:

　　A. 纤维囊性乳腺病　　　　　　　B. 十二指肠溃疡

　　C. 黏膜白斑　　　　　　　　　　D. 结肠多发性腺瘤性息肉病

　　E. 小腿慢性溃疡

7. 诊断恶性肿瘤的主要依据是:

　　A. 肿瘤的肉眼形态　　　　　　　B. 肿瘤对机体的影响

　　C. 肿瘤的大小　　　　　　　　　D. 肿瘤的异型性

　　E. 病理性核分裂象

8. 恶性肿瘤最重要的生物学特征是:

　　A. 生长速度快　　　　B. 浸润周围组织　　　　C. 远处转移

　　D. 病理性核分裂象　　E. 容易复发

9. 良性肿瘤的异型性主要表现在:

　　A. 瘤实质和间质排列紊乱　　　　B. 瘤细胞的多形性

　　C. 瘤细胞核的多形性　　　　　　D. 瘤细胞核分裂象增多

　　E. 瘤细胞的核质比例增大

10. 良性肿瘤对机体的影响主要取决于:

　　A. 生长方式　　　　　B. 生长部位　　　　　　C. 生长速度

　　D. 有无复发　　　　　E. 有无坏死

二、思考题

1. 肿瘤的异型性与分化程度及良恶性的关系。

2. 肿瘤的生长方式及其形态特点和临床意义。

3. 癌前病变、非典型增生、原位癌、上皮内瘤变、浸润癌的关系。

第六章

水、电解质代谢紊乱

学习目标

1. 掌握各型脱水及水中毒的概念、特点及其对机体的影响,低钾血症和高钾血症的概念、发生机制及其对机体的影响,水肿的概念及发生机制。

2. 熟悉各型脱水及水中毒的原因,水中毒的特点,低钾血症和高钾血症的原因。

3. 了解水肿的特点及对机体的影响。

4. 初步具有根据实验室检查结果和临床表现分析水、电解质代谢紊乱类型的能力。

5. 能针对水、电解质代谢紊乱的病因开展健康教育,就有关补液和治疗问题能与医护人员进行交流。

生命离不开水,人体的新陈代谢是在体液环境中进行的。体液包括水和溶解于其中的溶质,广泛分布于细胞内外。分布于细胞内的液体称为细胞内液,它的容量和成分与细胞的代谢和生理功能密切相关。分布在细胞周围的是组织间液,它与血浆共同构成细胞外液。细胞外液构成了人体的内环境,是沟通细胞之间与外界环境之间的媒介。体液中的主要溶质有钠、钾、钙、镁、磷等无机物和葡萄糖、尿素、蛋白质等有机物,其中的无机盐、酸和碱等成分是以离子形式存在的,统称电解质。细胞外液的主要阳离子是钠离子,血清钠浓度的正常值是 $130 \sim 150mmol/L$,血浆渗透压的正常值是 $280 \sim 310mmol/L$。细胞内液的主要阳离子是钾离子,血清钾浓度的正常值是 $3.5 \sim 5.5mmol/L$。

水、电解质代谢紊乱与疾病有着密切而广泛的联系,它既可作为病因引起疾病的发生,又可作为基本病理过程存在于许多疾病过程中,还经常进一步诱发酸碱平衡紊乱、缺氧、休克和 DIC 等许多病理过程,从而使原发病的病情加重,甚至会危及生命。因此,正确掌握水、电解质代谢紊乱的发生机制、演变规律和纠正的措施,对疾病的防治至关重要。

第一节 脱水和水中毒

临床上根据体液容量将水、钠代谢障碍分为脱水(包括失钠)和水中毒。

一、脱 水

脱水(dehydration)指体液容量的明显减少。按细胞外液的渗透压不同分为**高渗性**脱水、**低渗性**脱水和**等渗性**脱水三种类型。

(一)高渗性脱水

高渗性脱水(hypertonic dehydration)的主要特征是**失水多于失钠**,血清钠浓度>150mmol/L,血浆渗透压>310mmol/L。

1．原因和机制

（1）单纯失水：任何原因引起的过度通气都可使呼吸道黏膜的不感蒸发加强以致大量失水（通过呼吸蒸发的水为纯水）。

（2）低渗液的丢失：①胃肠道失水：呕吐和腹泻时可能丧失含钠量低的消化液；②经皮肤失水：汗为低渗液，大汗时每小时可丢失水分 800ml 左右；发热或甲状腺功能亢进时，通过皮肤的不感蒸发每日可失水数升；③经肾失水：中枢性尿崩症时因 ADH 产生和释放不足，或肾性尿崩症时因远曲小管和集合管对 ADH 的反应缺乏，均导致肾脏排出大量水分，其中只含很少量的钠；反复静脉内输注甘露醇、尿素、高渗葡萄糖等时，可因肾小管液渗透压增高而引起渗透性利尿，排水多于排钠。

（3）饮水不足：①水源断绝，如沙漠迷路；②不能饮水，如频繁呕吐、昏迷和极度衰弱的病人；③渴感障碍，如中枢神经系统损害、严重疾病或年老体弱的病人可因渴感丧失而造成摄水减少。

临床上，高渗性脱水的原因常是综合性的，如婴幼儿腹泻引起的高渗性脱水，除了丢失肠液、摄入水不足外，还与发热、出汗和呼吸增快等因素有关。

2．对机体的影响

（1）口渴：因失水多于失钠，细胞外液渗透压增高，刺激口渴中枢（除外渴感障碍者），病人有口渴的感觉。

（2）细胞脱水：由于细胞外液渗透压增高，可使水分从渗透压相对较低的细胞内向细胞外转移而引起细胞脱水。因而高渗性脱水时**细胞内、外液都减少**。

（3）尿的变化：①尿量少、比重高：细胞外液渗透压增高刺激下丘脑渗透压感受器而使 ADH 释放增多，肾重吸收水增多，导致尿量减少而比重增高（除外尿崩症）；②尿钠浓度先高后低：早期或轻症患者，由于血容量减少不明显，醛固酮分泌不增多，故尿中仍有钠排出，其浓度还可因水重吸收增多而增高；晚期和重症患者，可因血容量减少、醛固酮分泌增多而致尿钠含量减少。

（4）中枢神经系统功能障碍：由于细胞外液渗透压增高使脑细胞脱水引起嗜睡、抽搐、昏迷，甚至死亡。脑体积因脱水而显著缩小时，硬脑膜与脑皮质之间的血管受到牵拉，可导致静脉破裂而出现局部脑出血或蛛网膜下腔出血。

（5）脱水热：脱水严重的病例，尤其是小儿，由于从皮肤蒸发的水分减少，散热受到影响，因而可发生脱水热。

3．防治原则　①积极防治原发病；②补充水分，不能口服者静脉给予 5%～10% 葡萄糖溶液。应当注意，高渗性脱水患者也有钠的丢失，还应补充一定量的含钠溶液，以免发生细胞外液低渗。

（二）低渗性脱水

低渗性脱水（hypotonic dehydration）的主要特征是**失钠多于失水**，血清钠浓度<130mmol/L，血浆渗透压<280mmol/L。

1．原因和机制

（1）**大量消化液丢失而只补充水**：这是最常见的原因。大多是因呕吐、腹泻，部分是因胃、肠吸引术丢失体液而只补充水分或输注葡萄糖溶液。

（2）经皮肤失水只补充水：①大汗后只补充水：汗虽为低渗液，但大量出汗也可伴有明显的钠丢失（每小时可丢失 30～40mmol 左右的钠），若只补充水分则可造成细胞外液低渗；②**大面积烧伤只补充水**：大量体液丢失若只注重补水亦可发生低渗性脱水。

（3）肾性失钠：①水肿患者连续使用排钠性利尿剂，如氯噻嗪类、速尿及利尿酸等；②**急性肾衰竭多尿期**；③Addison 病，因为醛固酮分泌减少，肾小管对钠重吸收减少。对上述经肾失钠的病人，如果只补充水分而忽略了补钠，就可能引起低渗性脱水。

2. 对机体的影响

（1）**无口渴**：体液低渗状态而使口渴中枢的兴奋性降低。

（2）**低血容量性休克**：低渗性脱水病人，细胞外液容量和血容量明显减少，导致心输出量降低、血压下降，易发生低血容量性休克。

（3）**尿变化**：①**重者尿量减少**：低渗性脱水的早期无明显尿量减少，严重的低渗性脱水病人，尿量可明显减少；②**尿钠浓度减少**：由于细胞外液（尤其血容量）减少以及血钠浓度降低，可导致醛固酮分泌增多，使肾小管对 Na^+ 重吸收增加，尿钠减少。

（4）**脱水征**：由于血容量减少、血液浓缩和血浆胶体渗透压增大，毛细血管有效滤过压降低，组织液生成减少，同时促使一部分组织间液向血管内转移，所以组织间液的减少比血浆的减少更明显。病人可出现**皮肤弹性减退**甚至丧失、**眼窝凹陷**、**婴儿囟门凹陷**和体重下降等脱水征。

（5）**中枢神经系统功能障碍**：由于细胞外液低渗，水分进入细胞内液增多，导致脑神经细胞水肿，严重者可出意识障碍、烦躁、昏迷以及颅内压增高等表现。

3. 防治原则　①积极防治原发病；②根据病情及时补充 NaCL 溶液，以恢复细胞外液的容量和渗透压。对轻度患者，一般给予生理盐水即可。对重症低渗性脱水可给予高渗盐水；③如患者发生休克，要按抗休克的处理方法积极抢救。

（三）等渗性脱水

等渗性脱水（isotonic dehydration）的主要特征是**水钠成比例丢失**，血清钠浓度维持在 130～150mmol/L，血浆渗透压保持在 280～310mmol/L。

1. 原因和机制　①**大面积烧伤**：烧伤时创面血浆大量渗出引起等渗性体液丢失；②**小肠液丢失**：从十二指肠到回盲部的所有小肠分泌液以及胆汁和胰液的钠浓度都在 120～140mmol/L 之间。因此，小肠炎所致的腹泻、小肠瘘、小肠梗阻等可引起等渗体液的丢失；③**大量抽放胸水、腹水**。

2. 对机体的影响　细胞外液容量减少而渗透压在正常范围，故细胞内外液之间维持了水的平衡，细胞内液容量无明显变化。血容量减少可通过醛固酮和 ADH 的增多而使肾对钠、水的重吸收增加，因而细胞外液得到一定的补充，同时尿钠含量减少，尿比重增高。如血容量减少迅速而严重，患者也可发生休克。如不予及时处理，则可通过不感蒸发继续丧失水分而转变为高渗性脱水；如只补充水分而不补钠盐，又可转变为低渗性脱水。

3. 防治原则　防治原发病，输注渗透压偏低的氯化钠溶液。

临床上，区别三种类型的脱水对治疗效果具有决定性意义（表6-1）。

表6-1　三型脱水的比较

	高渗性脱水	低渗性脱水	等渗性脱水
发病机制	水摄入不足或丢失过多	体液丢失而单纯补水	水和钠等比例丢失而未予补充
特点	细胞外液高渗，细胞内、外液均丢失	细胞外液低渗，细胞外液丢失为主，细胞内液增多	细胞外液等渗，以后高渗，细胞外液丢失为主，细胞内液变化不大
主要表现和影响	口渴、尿少、脱水热、脑细胞脱水	脱水体征、休克、脑细胞水肿	口渴、尿少、脱水体征、休克等症状均不明显
1. 血清钠	>150mmol/L	<130mmol/L	130～150mmol/L
2. 血浆渗透压	>310mmol/L	<280mmol/L	280～310mmol/L
3. 尿钠	减少	减少明显	减少
治疗	补充水分为主同时适当补钠	补充生理盐水或3%氯化钠溶液	补充偏低渗的氯化钠溶液

二、水　中　毒

水中毒(Water intoxication)的特点是血清钠浓度<130mmol/L,血浆渗透压<280mmol/L,**细胞内外液量均增多**。

(一) 原因和机制

1. 水摄入过多　如用无盐水灌肠使肠道吸收水分过多,精神性饮水过量,低渗性脱水晚期的病人补水过多等。婴幼儿对水、电解质的调节能力差,更易发生水中毒。

2. 水排出减少　如急慢性肾功衰竭少尿期。又如 ADH 分泌过多,见于恶性肿瘤、中枢神经系统疾病、肺疾患、药物、各种原因所致的应激、有效循环血量减少时,因交感神经兴奋解除了副交感神经对 ADH 分泌的抑制作用。

(二) 对机体的影响

1. 细胞内外液容量均增多　细胞外液因水过多而被稀释,故血钠浓度降低,渗透压下降。加之肾脏不能将过多的水分及时排出,水分乃向渗透压相对高的细胞内转移而引起细胞水肿,结果是细胞内、外液容量均增多而渗透压都降低。

2. 中枢神经系统症状　急性水中毒时,可出现脑神经细胞水肿和颅内压增高,故脑症状出现最早而且突出,如凝视、失语、精神错乱、定向失常、嗜睡、烦躁等,并可有视神经乳头水肿,严重者可因发生脑疝而导致呼吸心跳停止。

(三) 防治原则

防治原发病。轻症患者在暂停给水后即可自行恢复,重症急性水中毒患者,除严格限制水分摄入外,应立即静脉输注 3～5% 高渗氯化钠溶液,或给予甘露醇、山梨醇等渗透性利尿剂或呋塞米等强利尿剂,以减轻脑细胞水肿和促进体内水分的排出。

第二节　水　　肿

水肿(edema)是指过多液体在组织间隙或体腔中积聚。过多的液体积聚在体腔则称为积水或积液,如胸腔积液(胸水)、心包积液、腹腔积液(腹水)和脑积水等。按水肿波及的范围可分为全身性和局部性,**全身性水肿**按原因可分为**肾性、心性、肝性**和**营养不良性**水肿等;**局部性水肿**按原因可分为**淤血性、炎性**和**淋巴性**水肿等。

一、水肿的发病机制

正常人体的血浆与组织间液通过微血管壁不断地进行交换,维持着动态平衡,同时体内外的液体也在进行交换并维持动态平衡。正是由于这两大平衡的存在,维持了机体体液总量和组织间液总量的相对恒定。如果这两个平衡失调,使组织间液生成增多和(或)钠水潴留,就会导致水肿的发生。

(一) 血管内外液体交换平衡失调——组织液生成多于回流

正常情况下组织间液和血浆之间的动态平衡主要受有效流体静压、有效胶体渗透压、淋巴回流三个因素的影响(图6-1)。上述任何因素失调,使组织液积聚过多,都可导致水肿发生。

1. 毛细血管流体静压增高　毛细血管流体静压增高导致有效流体静压增大,引起组织液生成增多,超过淋巴回流的代偿能力时便可引起水肿。毛细血管流体静压增高的原因主要是静脉回流受阻,使静脉压增高。常见的病因有:①**右心衰竭**引起全身体循环静脉压升高,导致全身性水肿。②**左心衰竭**引起肺静脉压增高,主要导致肺水肿。③**肝硬化**致门静脉高压,导致腹腔器官血液回流受阻,引起腹水。④**静脉堵塞或受压**,如静脉血栓形成、肿瘤或外力压迫血管等都可阻碍静脉回流,引起局部水肿。

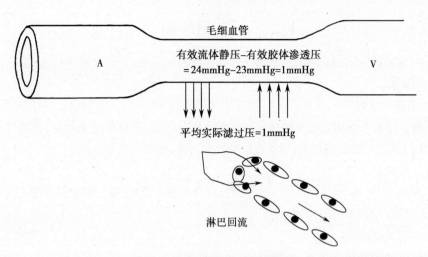

图 6-1　血管内外液体交换示意图

2. **血浆胶体渗透压降低**　血浆胶体渗透压的大小主要取决于血浆白蛋白的含量,其含量减少时,血浆胶体渗透压下降,组织液生成增加,引起水肿。血浆白蛋白含量下降的常见病因有:**①蛋白质摄入不足**:见于禁食、胃肠消化吸收功能严重障碍的病人。**②白蛋白合成减少**:见于长期慢性肝病的病人,如肝硬化。**③蛋白质丢失过多**:如肾病综合征病人大量蛋白质随尿排出。**④蛋白质消耗过度**:如恶性肿瘤、结核病等慢性消耗性疾病。

3. **微血管壁通透性增高**　微血管壁由血管内皮细胞、细胞间连接及基底膜构成。正常情况下水分、晶体分子及极少量小分子蛋白质可自由通过,所以血浆胶体渗透压远远大于组织液胶体渗透压。当微血管壁通透性增高时,血浆白蛋白滤出增多,会使血浆胶体渗透压降低而组织液胶体渗透压增高,从而使有效胶体渗透压减小,平均实际滤过压增大,引起组织液生成增多,发生水肿。常见的病因有:**①炎症时产生的炎性介质**如组胺、5-羟色胺等可扩张毛细血管,使微血管壁通透性增高。**②组织缺血、缺氧**及再灌注时,产生的大量酸性物质、氧自由基等均可损伤微血管壁。**③烧伤、毒性物质**进入体内可直接损伤毛细血管壁。

4. **淋巴回流受阻**　此时富含蛋白质的组织液积聚在组织间隙,这种水肿称为"淋巴性水肿"。如果水肿液长期不能吸收,积聚的蛋白质可刺激周围纤维组织增生,导致组织肥厚。例如:丝虫病时阻塞淋巴管,引起阴囊、下肢等部位的水肿,称为"象皮肿";恶性肿瘤细胞转移到淋巴结并阻塞淋巴管引起局部组织水肿;手术摘除淋巴结可致局部组织水肿等。淋巴性水肿为非凹陷性水肿。

（二）体内外液体交换失衡——钠、水潴留

体内外液体的交换平衡保持着体液容量的相对恒定。这主要依赖肾对钠、水排泄的调节。肾对钠、水的排泄取决于肾小球滤过率(GFR)和肾小管、集合管的重吸收功能,如果 GFR 减少和(或)肾小管、集合管重吸收增多,导致球-管平衡失调,就会引起钠、水潴留和全身性水肿(图 6-2)。

二、水肿的特点

1. **水肿液的性状**　组织间液是从血浆滤出的,含有血浆全部晶体成分。根据水肿液中所含蛋白质含量的多少可将水肿液分为**漏出液**和**渗出液**,后者蛋白含量高,见于炎性水肿和淋巴性水肿。

2. **水肿的皮肤特点**　皮下水肿是水肿的重要体征。水肿的皮肤特点主要有:皮肤肿胀、光亮、弹性差、皱纹变浅,用手指按压会出现凹陷,称**凹陷性水肿**或显性水肿。全身水肿病人在出现凹陷性水肿之前已有组织间液增多,甚至可达原体重的 10%,这种情况称**隐性水肿**。隐形水

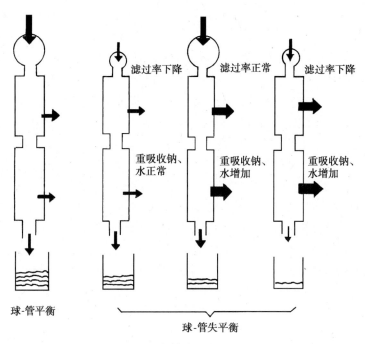

图 6-2　球-管失平衡示意图

肿阶段之所以没有出现皮肤凹陷是因为在组织间隙分布着凝胶网状物。其化学成分为透明质酸、胶原及粘多糖等，对液体有强大的吸附能力和膨胀性，只有当液体积聚超过凝胶网状物吸附能力时，才游离出来形成游离的液体，游离液体在组织间隙有移动性，用手按压皮肤，游离液体从按压点向周围散开，形成凹陷。

3. **全身性水肿的分布特点**　心性水肿、肾性水肿和肝性水肿是最常见的三种全身性水肿，首发水肿部位各不相同：①**心性水肿首先出现在低垂部位**：如下肢，这是因为毛细血管的流体静压与重力有关，与心脏水平面垂直距离越远的部位毛细血管的流体静压越高；②**肾性水肿最先出现在眼睑、面部**：这是因为水肿液的积聚与组织结构的特点有关，组织结构疏松、伸展度大的组织容易积聚水肿液，因肾性水肿与重力无关，所以首先出现在眼睑和面部；③**肝性水肿先腹水**：肝硬化时主要由于增生的结缔组织压迫肝内静脉，导致门静脉回流受阻而引起腹水。后期由于肝细胞合成白蛋白显著减少以及醛固酮增多可发生全身水肿。

三、水肿对机体的影响

1. **细胞营养障碍**　组织间隙液体积聚增多加大了细胞与毛细血管之间的距离，使细胞获得营养障碍。

2. **水肿对器官组织功能的影响**　取决于水肿发生的的部位、程度、速度。急性水肿引起的功能障碍比慢性水肿严重。若为生命活动的重要器官水肿，则可造成更为严重的后果。如脑水肿可引起颅内压增高，脑疝形成，压迫脑干血管供血，造成病人的快速死亡；喉头水肿引起窒息。

第三节　钾代谢紊乱

钾是体内重要的阳离子之一，它参与细胞的新陈代谢、维持细胞静息膜电位、调节体液的渗透压和酸碱平衡。正常人体钾含量约为 50mmol/L ～ 55mmol/L，其中 90% 存在于细胞内液，1.4% 存在于细胞外液，**血清钾浓度为 3.5 ～ 5.5mmol/L**。正常膳食中含有较丰富的钾，可满足人体需要。进入体内的 K^+，90% 经肾从尿中排出。肾排钾特点是"多吃多排、少吃少排、不吃也排"。在疾病过程中，多种原因可引起钾平衡失调导致钾代谢紊乱，分为低钾血症和高钾血症。

一、低 钾 血 症

血清钾浓度低于3.5mmol/L称为低钾血症(hypokalemia)。

(一) 原因和机制

1. **钾摄入减少** 在正常饮食情况下,一般不会发生低钾血症。消化道梗阻、昏迷、手术后较长时间禁食的患者,因不能进食而引起钾摄入减少。

2. **钾排出过多** ①经胃肠道失钾:这是小儿失钾最主要的原因,常见于严重腹泻、呕吐等伴有大量消化液丢失的患者。腹泻时粪便中 K^+ 的浓度可达 $30 \sim 50$mmol/L;②经肾失钾:这是成人失钾最主要的原因。如呋塞米、噻嗪类等髓袢利尿剂的长期连续使用、远端肾小管性酸中毒、原发性和继发性醛固酮增多症。另外,碱中毒时肾小管上皮细胞排 H^+ 减少,故 Na^+-K^+ 交换加强,尿排钾增多;③经皮肤失钾:在高温环境中进行重体力劳动时,大量出汗亦可导致钾的丢失。

3. **细胞外钾向细胞内转移** ①碱中毒:细胞内 H^+ 移至细胞外起代偿作用,同时细胞外 K^+ 进入细胞;②过量胰岛素:用大剂量胰岛素治疗糖尿病酮症酸中毒时,血清钾乃随葡萄糖进入细胞以合成糖原;③周期性麻痹:发作时细胞外钾向细胞内转移,是一种家族性疾病。

(二) 对机体的影响

1. **对骨骼肌的影响** 低钾血症时 $[K^+]i/[K^+]e$([K^+]i 为细胞内钾浓度,[K^+]e 为细胞外钾浓度)的比值增大,因而肌细胞静息电位负值增大。静息电位(Em)与阈电位(Et)的距离增大,细胞兴奋性降低,严重时不能兴奋,细胞处于超极化阻滞状态。临床上可出现肌肉无力,以下肢肌肉最为明显。继而可发生弛缓性麻痹,严重者可发生呼吸肌麻痹,这是低钾血症患者的主要死亡原因之一(图6-3)。

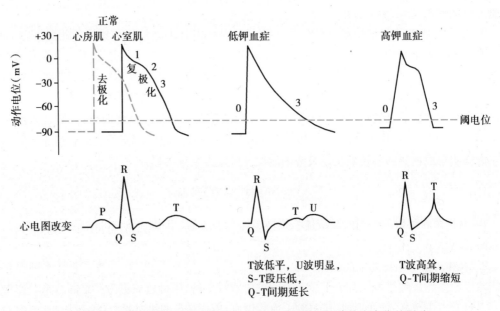

图6-3 细胞外液钾浓度对骨骼肌及胃肠道平滑肌细胞静息电位的影响

2. **对心脏的影响** ①对心肌电生理影响:兴奋性增高,自律性增高,传导性降低,收缩性增强;②心电图变化:代表复极化2期的 ST 段压低;相当于复极化3期的 T 波低平和 U 波增高;相当于心室动作电位的 Q-T 间期延长;严重低钾时还可以见到 P 波增高、P-Q 间期延长、QRS 波群增宽(图6-3)。

3. **对肾的影响** 主要表现为尿浓缩功能障碍而出现多尿和低比重尿,其发生机制在于:①远曲小管和集合管对 ADH 的反应性不足;②低钾血症时髓袢升支 NaCL 的重吸收不足,导致髓质渗透压梯度的形成发生障碍。

4. 对胃肠的影响　低钾可引起胃肠运动减弱,出现腹胀、肠鸣音减弱或消失,严重者可发生麻痹性肠梗阻。

5. 对酸碱平衡的影响　低钾血症可引起代谢性碱中毒,同时发生反常性酸性尿。

（三）防治原则

1. 防治原发病　去除失钾的原因,如停用排钾利尿药等。

2. 补钾　如果低钾血症较重者(血清钾低于 $2.5 \sim 3.0$ mmol/L)或临床表现显著者应及时补钾。补钾最好口服,只有当情况危急或不能口服时才可静脉补钾。静脉补钾应掌握"见尿补钾"的原则,只有当每日尿量在 500ml 以上才考虑静脉补钾。

3. 纠正水和其他电解质代谢紊乱。

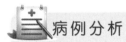**病例分析**

男性患儿,2 岁。腹泻 2 天,每天 6~7 次,水样便;呕吐 4 次,不能进食。伴有口渴、尿少、腹胀。查体:精神萎靡,皮肤弹性减退,两眼凹陷,前囟下陷,心跳快而弱,腹胀、肠鸣音减弱,膝反射迟钝,四肢发凉。实验室检查:血钾 3.2mmol/L,血钠 125mmol/L。

请分析其水、电解质平衡紊乱的类型并说明诊断的依据。

二、高钾血症

血清钾浓度高于 5.5mmol/L 称为高钾血症(hyperkalemia)。

（一）原因和机制

1. 钾潴留　①钾输入过多:见于静脉内过多过快地输入钾盐或输入大量库存血;②肾排钾减少:这是引起高钾血症的最主要原因,常见于急性和慢性肾衰竭引起的肾排钾减少。另外,间质性肾炎患者、醛固酮缺乏、留钾利尿药(安体舒通、氨苯蝶啶)的大量使用也可导致肾排钾减少而引起高钾血症。

2. 细胞内钾释出过多　①酸中毒:酸中毒时细胞外液的 H^+ 进入细胞而细胞内的 K^+ 释出至细胞外;②缺氧:缺氧时细胞内 ATP 生成不足,细胞膜上 Na^+-K^+ 泵运转发生障碍,钠离子潴留于细胞内,细胞外液中的 K^+ 则不易进入细胞;③溶血:重度溶血如血型不合输血时,红细胞的破坏使大量 K^+ 进入血浆;④严重创伤:特别是挤压综合征伴有肌肉组织的大量损伤,损伤的组织可释出大量的 K^+。

（二）对机体的影响

1. 对心脏的影响　①对心肌电生理影响:轻度高钾血症(血清钾 $5.5 \sim 7$ mmol/L)时,心肌兴奋性增高;急性重度高钾血症(血清钾 $7 \sim 9$ mmol/L)时,心肌兴奋性降低、心肌自律性降低、心肌传导性降低、心肌收缩性减弱,可引起心律失常,严重时可发生心脏传导阻滞或心室纤颤,是高钾血症最主要的死因。②心电图变化:由于传导性降低,心房去极化的 P 波压低或消失;代表房室传导的 P-R 间期延长;相当于心室去极化的 R 波降低;相当于心室内传导的 QRS 波增宽;由于复极化 3 期钾外流加速,相当于复极化 3 期的 T 波高耸;相当于心室动作电位的 Q-T 间期轻度缩短(图 6-3)。

2. 对骨骼肌的影响　轻度高钾血症时,细胞外液钾浓度的增高使 $[K^+]i/[K^+]e$ 的比值减小,静息期细胞内 K^+ 外流减少,因而静息电位负值减小,与阈电位的距离减小,引起兴奋所需的阈刺激也较小,即肌肉的兴奋性增高(图 6-3)。临床上可出现肢体感觉异常、刺痛、肌肉震颤等症状。在严重高钾血症时,骨骼肌细胞的静息电位过小,因而快钠通道失活,细胞处于去极化阻滞状态而不能被兴奋。临床上可出现肌肉无力甚至麻痹。肌肉症状常先出现于四肢,然后向躯

第六章 水、电解质代谢紊乱

干发展,重者可波及呼吸肌。

3. 对酸碱平衡的影响 高钾血症可引起代谢性酸中毒,同时发生反常性碱性尿。

(三) 防治原则

1. 防治原发疾病 去除引起高钾血症的原因。

2. 降低血钾 ①使钾向细胞内转移:**葡萄糖**和**胰岛素**同时静脉内注射,可使细胞外钾向细胞内转移;②使钾排出体外:阳离子交换树脂聚苯乙烯磺酸钠经口服或灌肠应用后,能在胃肠道内进行 Na^+-K^+交换而促进体钾排出。对于严重高钾血症患者,可用**腹膜透析**或**血液透析**来移除体内过多的钾。

3. 注射钙剂和钠盐 拮抗高钾血症的心肌毒性作用。

4. 纠正其他电解质代谢紊乱。

 本章小结

　　脱水指体液容量明显减少,依据钠水丢失后细胞外液渗透压的改变情况分为三型。高渗性脱水:失水多于失钠,血清钠高于正常,因细胞外高渗,使细胞水向细胞外转移,故细胞外液减少不明显,因此循环血量减少的表现在严重时才出现。低渗性脱水:往往是大量体液丢失后只补水未补钠造成的,失钠多于缺水,血清钠低于正常,因细胞外低渗,细胞外液进一步向细胞内转移,使细胞外液及循环血量减少非常明显,因此容易发生休克。等渗性脱水:水和钠成比例丧失,血清钠仍在正常范围,细胞外液的钠也可保持正常。

　　水中毒的原因主要有肾排水功能障碍或 ADH 异常分泌、饮水或输液过多过快,引起细胞内外水分均增多,渗透压均减低,突出表现为脑水肿。

　　水肿是指过多液体在组织间隙或体腔中积聚。水肿的两大发病机制为血管内外液体交换失衡和体内外液体交换失衡。前者由于毛细血管流体静压升高、血浆胶体渗透压降低、微血管通透性增高和淋巴回流受阻而导致组织液生成大于回流,后者由于 GFR 降低和肾小管重吸收增多而导致钠水潴留。

　　钾平衡失调导致钾代谢紊乱,分为低钾血症和高钾血症,二者均对心脏产生严重影响,必须及时救治。低钾血症静脉补钾时应特别注意"见尿补钾、滴速要慢"。

(牛春红)

练 习 题

一、选择题

1. 高热患者易发生:

　　A. 高渗性脱水　　　　　　　B. 低渗性脱水　　　　　　C. 等渗性脱水

　　D. 水中毒　　　　　　　　　E. 细胞外液显著丢失

2. 下列哪一类水电解质失衡最容易发生休克:

　　A. 低渗性脱水　　　　　　　B. 高渗性脱水　　　　　　C. 等渗性脱水

　　D. 水中毒　　　　　　　　　E. 低钾血症

3. 高渗性脱水的特征是:

　　A. 组织间液增多　　　　　　　　　　　B. 血容量急剧增加

　　C. 细胞外液增多　　　　　　　　　　　D. 细胞内液和细胞外液均减少

　　E. 过多的液体积聚于体腔

100

4. 水肿首先出现于身体低垂部位的是：

    A. 肾炎性水肿　　　　　B. 肾病性水肿　　　　　C. 心性水肿

    D. 肝性水肿　　　　　　E. 肺水肿

5. 盛暑行军时大量出汗可发生：

    A. 等渗性脱水　　　　　B. 低渗性脱水　　　　　C. 高渗性脱水

    D. 水中毒　　　　　　　E. 水肿

6. 微血管壁受损引起水肿的主要机制是：

    A. 毛细血管流体静压升高　　　　　　B. 淋巴回流障碍

    C. 静脉端的流体静压下降　　　　　　D. 组织间液的胶体渗透压增高

    E. 血液浓缩

7. 下述哪项不是低钾血症对骨骼肌的影响：

    A. 肌无力　　　　　　　B. 肌麻痹　　　　　　　C. 超极化阻滞

    D. 静息电位负值减小　　E. 兴奋性降低

8. 重度高钾血症时，心肌的：

    A. 兴奋性↑　传导性↑　自律性↑　　　　B. 兴奋性↑　传导性↑　自律性↓

    C. 兴奋性↑　传导性↓　自律性↑　　　　D. 兴奋性↓　传导性↓　自律性↓

    E. 兴奋性↓　传导性↑　自律性↑

9. "去极化阻滞"是指：

    A. 低钾血症时的神经-肌肉兴奋性↓　　B. 高钾血症时的神经-肌肉兴奋性↓

    C. 低钾血症时的神经-肌肉兴奋性↑　　D. 高钾血症时的神经-肌肉兴奋性↑

    E. 低钙血症时的神经-肌肉兴奋性↑

10. 影响体内外钾平衡调节的主要激素是：

    A. 胰岛素　　　　　　　　　　　　　B. 胰高血糖素

    C. 肾上腺糖皮质激素　　　　　　　　D. 醛固酮

    E. 甲状腺素

二、思考题

1. 从发生机制、渗透压、体液变化三方面比较水肿、水中毒和低渗性脱水。

2. 从对骨骼肌影响、对心脏影响、对酸碱平衡影响比较高、低钾血症。

3. 比较心性水肿、肝性水肿、肾性水肿的原因、发生机制和常见部位。

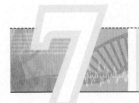

第七章

酸碱平衡紊乱

 学习目标

1. 掌握各种单纯型酸碱平衡紊乱的概念、代偿调节特点、主要的血气分析变化及对机体的影响。
2. 熟悉各种单纯型酸碱平衡紊乱的原因。
3. 了解混合型酸碱平衡紊乱的原因及特点。
4. 初步具有根据实验室检查结果和临床表现分析酸碱平衡紊乱类型的能力。
5. 针对酸碱平衡平衡的病因开展健康教育,能与相关医务人员进行专业交流。

正常人体细胞外液的 pH 为 7.35 ~ 7.45,平均值为 7.40,是一个变动范围很窄的弱碱性环境。在生理情况下,机体通过处理酸碱物质含量和比例,以维持体液 pH 相对稳定的过程称为酸碱平衡(acid-base balance)。机体对酸碱负荷具有强大的缓冲能力和有效的调节功能,但在某些病因的作用下,可出现酸碱超负荷或调节机制障碍而导致体液酸碱度稳定性破坏,发生酸碱平衡紊乱(acid-base disturbance)。

第一节　酸碱平衡及其调节

一、体液酸碱物质的来源

(一) 酸性物质的来源

1. **代谢产生** ①**挥发酸**:如 H_2CO_3 可转变成 CO_2,经肺排出体外,称之为挥发酸。糖、脂肪和蛋白质氧化分解的终产物 CO_2 与 H_2O 在碳酸酐酶作用下结合生成 H_2CO_3。正常成人在安静状态下,每天约生成 $CO_2 300 ~ 400L$,如全部生成 H_2CO_3 可释放出 15mol H^+,成为体内酸性物质的最主要来源。②**固定酸**:指不能变成气体由肺呼出,只能经肾脏排出的酸性物质,又称非挥发酸。固定酸主要来自蛋白质的分解代谢(磷酸、硫酸、尿酸),也可来自糖酵解(丙酮酸、乳酸)、脂肪代谢(β-羟丁酸、乙酰乙酸)。正常成人每日由固定酸释放出的 H^+ 约为 50 ~ 100mmol。

2. **摄入** 机体有时还会摄入一些酸性食物,包括服用酸性药物,如氯化铵、水杨酸等,成为体内酸性物质的另一来源。

(二) 碱性物质的来源

体液中碱性物质主要来自食物,特别是蔬菜、瓜果中所含的有机酸盐(柠檬酸钠、苹果酸钠等)。体内代谢可产生一些碱,如 HCO_3^-、氨基酸脱氨基所产生的氨等。

二、机体对酸碱平衡的调节

机体不断生成或摄取酸碱物质,但体液的 pH 却不发生明显变化,这是因为机体通过血液的缓冲系统、肺和肾对酸碱平衡的调节来维持血液酸碱度的稳定。细胞外液的 pH 主要取决于 $[HCO_3^-]/[H_2CO_3]$ 的比值。当 $[HCO_3^-]/[H_2CO_3]$ 的比值为 20/1 时,pH 为 7.4。

（一）血液缓冲系统

1. 血液缓冲系统的组成 血液中有 5 种缓冲对组成缓冲系统（表 7-1）。

表 7-1 血液中各种缓冲对的含量与分布

缓冲对	占全血缓冲对比例
血浆 HCO_3^- 缓冲对	35%
Hb 和 HbO_2 缓冲对	35%
细胞内·HCO_3^- 缓冲对	18%
血浆蛋白缓冲对	7%
磷酸盐缓冲对	5%
总和	100%

2. 血液缓冲系统的作用 通过接受 H^+ 或释放 H^+,将强酸或强碱转变成弱酸或弱碱,以减轻 pH 变动的程度。

（二）呼吸的调节作用

肺通过改变 CO_2 的排出量来调节血浆碳酸浓度,从而维持 $NaHCO_3/H_2CO_3$ 的浓度比在 20/1,以保持血浆 pH 相对恒定。

（三）组织细胞对酸碱平衡的调节作用

机体大量的细胞主要通过细胞内外离子交换对酸碱平衡进行调节,如 H^+-K^+、H^+-Na^+、Na^+-K^+交换。红细胞、肌细胞和骨组织均能发挥这种作用。如**酸中毒**时,由于细胞外液 H^+ 浓度增加,故 H^+ 弥散进入细胞内,同时细胞内的 K^+ 和 Na^+ 则移出细胞外,从而维持电中性,但使**血清 $[K^+]$升高**;碱中毒时恰好相反。

（四）肾对酸碱平衡的调节作用

肾通过排泄固定酸以维持血浆 $NaHCO_3$ 的浓度对酸碱平衡进行调节。其主要的作用机制是:肾小管上皮细胞在不断分泌 H^+ 的同时,将肾小球滤过的 $NaHCO_3$ 重吸收入血,防止细胞外液 $NaHCO_3$ 的丢失。如仍不足以维持细胞外液 $NaHCO_3$ 浓度,则通过磷酸盐的酸化和泌 NH_4^+ 生成新的 $NaHCO_3$,以补充机体的消耗,从而维持血液 HCO_3^- 浓度的相对恒定。酸碱平衡紊乱时肾的调节特点是**作用强大**,但**发挥作用慢**,因此只对慢性酸碱平衡紊乱有调节作用。肾脏通过调节血浆中 HCO_3^- 的量,对代谢性和呼吸性酸碱平衡紊乱均可发挥作用。

第二节 酸碱平衡紊乱的分类及检测指标

一、酸碱平衡紊乱的分类

1. 根据血液 pH 高低分类 pH 降低称为**酸中毒**,pH 升高称为**碱中毒**。

2. 根据血浆 HCO_3^- 和 H_2CO_3 的含量变化分类 血浆 HCO_3^- 含量主要受代谢性因素的影响,HCO_3^-**浓度**原发性降低或增高引起的酸碱平衡紊乱称为**代谢性酸中毒或代谢性碱中毒**;而 H_2CO_3 含量主要受呼吸性因素的影响,由于 H_2CO_3**浓度**原发性增高或降低引起的酸碱平衡紊乱称为**呼吸性酸中毒或呼吸性碱中毒**。

3. 根据发生酸碱平衡紊乱时 pH 是否正常分类 血液 pH 正常,称为**代偿性酸或碱中毒**;如果血液 pH 高于或低于正常,则称为**失代偿性酸或碱中毒**。

4. 临床分类 分为**单纯型酸碱平衡紊乱**和**混合型酸碱平衡紊乱**。

二、常用检测指标

1. pH 为 H^+ 浓度的负对数值。pH 降低为失代偿性酸中毒,pH 升高为失代偿性碱中毒。pH 在正常范围内,可能有三种情况:①表示机体未发生任何酸碱紊乱;②代偿性酸碱平衡紊乱;③混合型酸碱平衡紊乱。

2. $PaCO_2$ 动脉血二氧化碳分压（$PaCO_2$）是指物理溶解于动脉血浆中的 CO_2 分子所产生

的张力。正常范围为 33～46mmHg，平均值为 40mmHg。原发性 $PaCO_2$ 增多表示有 CO_2 潴留，见于呼吸性酸中毒；原发性 $PaCO_2$ 降低表示肺通气过度，见于呼吸性碱中毒。在代谢性酸或碱中毒时，由于机体的代偿调节，$PaCO_2$ 可发生继发性降低（代谢性酸中毒）或升高（代谢性碱中毒）。

3. SB 与 AB 标准碳酸氢盐（SB）是指全血在标准状态下，即温度为 38℃，$PaCO_2$ 为 40mmHg，血氧饱和度为 100% 的条件下测得的血浆 HCO_3^- 含量。实际碳酸氢盐（AB）是指隔绝空气的条件下，在实际体温、血氧饱和度、$PaCO_2$ 条件下测得的血浆 HCO_3^- 浓度。SB 正常范围为 22～27mmol/L，平均值为 24mmol/L。正常人 SB 与 AB 相等。AB 与 SB 都高表明有代谢性碱中毒，AB 与 SB 都低表明有代谢性酸中毒。AB 与 SB 的差值反映了呼吸因素对酸碱平衡的影响。如果 SB 正常而 AB>SB，说明有 CO_2 潴留，见于呼吸性酸中毒。如果 SB 正常而 AB<SB，说明 CO_2 排出过多，见于呼吸性碱中毒。

4. BB 缓冲碱（BB）是指血液中一切具有缓冲作用的阴离子总和。全血缓冲碱包括 HCO_3^-、Hb^-、Pr^-、HPO_4^{2-} 等，正常范围为 45～55mmol/L，平均值为 48mmol/L。代谢性酸中毒时，BB 减少；代谢性碱中毒时，BB 增加。当慢性呼吸性酸碱平衡紊乱时，由于肾的代偿调节，BB 可出现继发性升高或降低。

5. BE 碱剩余（BE）是指在 38℃、血红蛋白完全氧合、$PaCO_2$ 为 40mmHg 的条件下，将 1 升全血或血浆滴定到 pH＝7.4 所需要的酸或碱的量（mmol/L）。BE 正常值为 −3mmol/L～+3mmol/L。若用酸滴定使血液 pH 达到 7.4，则表示被测血液碱过多，BE 用正值；若用碱滴定使血液 pH 达到 7.4，则表示被测血液酸过多，BE 用负值。代谢性酸中毒时，缓冲碱减少，BE 负值增大。代谢性碱中毒时，缓冲碱增多，BE 正值增大。在慢性呼吸性酸或碱中毒时，BE 亦可出现代偿性升高或降低。

6. AG 阴离子间隙（AG）是指血浆中未测定阴离子量（UA）与未测定阳离子量（UC）的差值，即 AG＝UA−UC。Na^+ 占血浆阳离子总量的 90%，称为可测定阳离子。HCO_3^- 和 Cl^- 占血浆阴离子总量的 85%，称为可测定阴离子。正常时血浆中阴离子与阳离子总量相当，均为 151mmol/L，从而维持电荷平衡。

即：$Na^+ + UC = HCO_3^- + Cl^- + UA$，$UA − UC = Na^+ − (HCO_3^- + Cl^-)$，而（UA−UC）即 AG，故 $AG = Na^+ − (HCO_3^- + Cl^-) = 140 − (24 + 104) = 12mmol/L$，波动范围是 12±2mmol/L。

AG 实质上是反映血浆中固定酸含量的指标，当 HPO_4^{2-}、SO_4^{2-} 和有机酸阴离子增加时，AG 增大。因而 AG 可帮助区分代谢性酸中毒的类型和诊断混合型酸碱平衡紊乱。

第三节　单纯型酸碱平衡紊乱

一、代谢性酸中毒

代谢性酸中毒（Metabolic Acidosis）是指细胞外液 H^+ 增加和（或）HCO_3^- 丢失而引起的以**血浆 HCO_3^- 浓度原发性减少**、pH 呈降低趋势为特征的酸碱平衡紊乱。根据 AG 的变化又可将其分为 AG 增大型（血氯正常型）代谢性酸中毒与 AG 正常型（高血氯型）代谢性酸中毒。

（一）原因和机制

1. AG 增大型代谢性酸中毒（Increased Anion Gap） 其特点是血中固定酸增加，AG 增大，**血浆 HCO_3^- 浓度减少，血氯含量正常**。①固定酸产生过多：各种原因引起的组织低灌注或缺氧时，例如休克、心力衰竭、缺氧、严重贫血和肺水肿等，由于糖酵解增强导致乳酸大量增加引起的代谢性酸中毒称为**乳酸酸中毒**；糖尿病、严重饥饿及酒精中毒时因血液中酮体含量增加引起的代谢性酸中毒称为**酮症酸中毒**；②**肾排泄固定酸减少**：急性和慢性**肾衰竭**晚期，GFR 降低到正常值的 20%～25% 以下，机体在代谢过程中生成的 HPO_4^{2-}、SO_4^{2-} 等不能充分由尿排出，使血中固定酸增加；③固定酸摄入过多：过量服用阿斯匹林等水杨酸类药物，使血浆中有机酸阴离子增加。

2. AG 正常型代谢性酸中毒(Normal Anion Gap)　其特点是 AG 正常,血浆 HCO_3^- 浓度减少,血氯含量增加。①**消化道丢失 HCO_3^-**:胰液、肠液和胆汁中碳酸氢盐的含量均高于血浆,严重腹泻、小肠及胆道瘘、肠吸引术等均可引起 $NaHCO_3$ 大量丢失;②**高血钾**:细胞内 H^+ 转移至细胞外,引起稀释性酸中毒。

(二) 机体的代偿调节

1. 血浆的缓冲作用　代谢性酸中毒时,血浆中增多的 H^+ 可立即被血浆缓冲系统所缓冲,血浆 HCO_3^- 及缓冲碱被消耗,生成的 H_2CO_3 可由肺排出。

2. 肺的调节　血液中 H^+ 浓度增加或 pH 降低可通过刺激化学感受器兴奋呼吸中枢,增加呼吸的深度和频率。肺的代偿反应迅速,在数分钟内可使肺通气量明显增加,CO_2 排出增多,$PaCO_2$ 代偿性降低,H_2CO_3 浓度继发性降低,从而使 HCO_3^-/H_2CO_3 比值接近 20/1,血液 pH 变化不明显。

3. 细胞调节　细胞内缓冲多在酸中毒 2~4 小时后发生,通过细胞内外离子交换降低血液的 H^+ 浓度。细胞外液中增多的 H^+ 向细胞内转移,为细胞内缓冲碱所缓冲,而细胞内 K^+ 向细胞外转移,以维持细胞内外电平衡,故酸中毒易引起高血钾。

4. 肾脏的代偿　除肾功能异常引起的代谢性酸中毒外,其他原因引起的代谢性酸中毒,肾通过排酸保碱来发挥代偿功能。肾代偿一般在酸中毒持续数小时后开始,3~5 天内发挥最大效应。酸中毒时肾小管上皮细胞中碳酸酐酶和谷氨酰胺酶活性增高,促进肾小管泌 H^+、泌 NH_4^+ 和重吸收 HCO_3^- 增加;磷酸盐酸化增加。通过以上反应,肾加速酸性物质的排泄和碱性物质的补充。

(三) 常用指标的变化趋势

血浆 pH 正常(代偿性代谢性酸中毒)或下降(失代偿性代谢性酸中毒)。其他指标的原发性变化有 SB 降低,AB 降低,BB 降低,BE 负值增大;继发性变化有 $PaCO_2$ 降低,AB<SB,血 K^+ 升高。

(四) 对机体的影响

1. 心血管系统　①**心律失常**:酸中毒使细胞内 K^+ 外移,加之肾小管上皮细胞泌 H^+ 增加,而排 K^+ 减少,故血钾升高。高血钾可引起心律失常,严重时可发生心脏传导阻滞或心室纤颤;②**心肌收缩力降低**:H^+ 浓度升高除使心肌代谢障碍外,还可通过减少心肌 Ca^{2+} 内流、减少肌浆网 Ca^{2+} 释放和竞争性抑制 Ca^{2+} 与肌钙蛋白结合,使心肌收缩力减弱。

2. 中枢神经系统　H^+ 增多抑制生物氧化酶类的活性,使氧化磷酸化过程减弱,ATP 生成减少;酸中毒使脑内谷氨酸脱羧酶活性增高,抑制性神经递质 γ-氨基丁酸生成增多。因而患者表现为反应迟钝、嗜睡,严重者可出现昏迷。

(五) 防治原则

1. 预防和治疗原发病　如纠正水和电解质紊乱,恢复有效循环血量和改善肾功能。

2. 碱性药物的应用　轻症代谢性酸中毒病人可口服碳酸氢钠片,严重的代谢性酸中毒患者可给予一定量的碱性药物对症治疗。**碳酸氢钠**因直接补充血浆缓冲碱,作用迅速,为临床治疗所常用。

病例分析

某糖尿病患者,实验室检查:血 pH 7.30,$PaCO_2$ 4.13(31mmHg),SB 16mmol/L,Na^+ 140mmol/L,Cl^- 104mmol/L。

请分析其酸碱平衡紊乱的类型并说明依据。

二、呼吸性酸中毒

呼吸性酸中毒（respiratory acidosis）是指 CO_2 排出障碍或吸入过多引起的以**血浆 H_2CO_3 浓度原发性升高**为特征的酸碱平衡紊乱。

（一）原因和机制

1. **CO_2 排出减少**　各种原因导致肺泡通气量减少，使 CO_2 排出受阻是引起呼吸性酸中毒的常见原因。可见于以下情况：①**呼吸中枢抑制**：见于颅脑损伤、脑炎等；②**呼吸肌麻痹**：见于急性脊髓灰质炎、重症肌无力等；③**呼吸道阻塞**：见于喉头痉挛或水肿、异物阻塞气管等；④**胸廓和肺的顺应性降低**：见于胸部创伤、气胸、肺炎、肺气肿、肺水肿等。

2. **CO_2 吸入过多**　较为少见，在通气不良的环境中，如矿井塌陷等意外事故。

（二）机体的代偿调节

当体内 H_2CO_3 增多时，由于血浆碳酸氢盐缓冲系统不能缓冲挥发酸，血浆其他缓冲碱含量较低，缓冲 H_2CO_3 的能力极为有限。而且呼吸性酸中毒发生的最主要环节是肺通气功能障碍，故呼吸系统难以发挥代偿作用。呼吸性酸中毒时，机体的主要代偿调节方式是：

1. **细胞内外离子交换和细胞内缓冲**　是急性呼吸性酸中毒时的主要代偿方式。血红蛋白系统是重要的缓冲系统：①潴留的 CO_2 迅速弥散入红细胞，在碳酸酐酶作用下 CO_2 和 H_2O 生成 H_2CO_3，再进一步解离成 H^+ 和 HCO_3^-，H^+ 被 Hb^- 所缓冲，HCO_3^- 与血浆中 Cl^- 交换释放入血，使血浆 HCO_3^- 升高，血 Cl^- 降低；②CO_2 在血浆中转变成 HCO_3^-：血浆中 CO_2 和 H_2O 生成 H_2CO_3，解离出 H^+ 和 HCO_3^-，HCO_3^- 留在血浆中，使血浆 HCO_3^- 浓度升高，具有一定的代偿作用，而 H^+ 与细胞内 K^+ 交换，进入细胞内的 H^+ 可被蛋白质阴离子缓冲，K^+ 外移使血 K^+ 浓度升高。

2. **肾脏的代偿**　由于肾对酸碱平衡的调节较为缓慢，在急性呼吸性酸中毒时往往来不及发挥代偿作用，故肾的代偿是慢性呼吸性酸中毒（一般是指持续 24 小时以上的 CO_2 潴留）的主要代偿方式。$PaCO_2$ 升高和 H^+ 浓度增加可刺激肾小管上皮细胞的碳酸酐酶和谷氨酰胺酶活性，表现为泌 H^+、泌 NH_4^+ 和重吸收 HCO_3^- 增加，H^+ 随尿排出，血浆 HCO_3^- 浓度代偿性增加。

（三）常用指标的变化趋势

急性呼吸性酸中毒时，原发性改变是 $PaCO_2$ 升高，AB>SB；继发性变化是 SB 和 AB 略升高（$PaCO_2$ 每升高 10mmHg，HCO_3^- 可代偿性升高 1mmol/L），BB 和 BE 变化不大。血 pH 降低，为失代偿性呼吸性酸中毒。

慢性呼吸性酸中毒时，原发性改变为 $PaCO_2$ 升高，AB>SB；继发性改变是 $PaCO_2$ 每升高 10mmHg，HCO_3^- 可代偿性升高 3.5mmol/L，表现为 SB 升高，AB 升高，BB 升高，BE 正值加大，血 K^+ 升高。血 pH 正常或略降低，为代偿性或失代偿性呼吸性酸中毒。

（四）对机体的影响

呼吸性酸中毒对心血管系统的影响与代谢性酸中毒相似。尤其是急性 CO_2 潴留引起的中枢神经系统功能紊乱往往比代谢性酸中毒更为明显。早期表现为头痛、视物模糊、疲乏无力；进一步发展可出现精神错乱、震颤、谵妄或嗜睡等，即易发生"CO_2 麻醉"。这是因为：①由于 CO_2 为脂溶性，故急性呼吸性酸中毒时，血液中积聚的大量 CO_2 可迅速通过血脑屏障，而 H_2CO_3 则为水溶性，通过血脑屏障极为缓慢，结果是脑脊液 pH 降低更为明显；②CO_2 潴留可使脑血管明显扩张，脑血流量增加，引起颅内压和脑脊液压力增高。

（五）防治原则

1. **治疗原发病**　例如排除呼吸道异物，控制感染，解除支气管平滑肌痉挛，使用呼吸中枢兴奋药以及正确使用人工呼吸机等。

2. **使用碱性药物**　对 pH 降低较为明显的呼吸性酸中毒患者可适当给予碱性药物。但呼吸性酸中毒患者使用碱性药物应比代谢性酸中毒患者更应慎重。因为 HCO_3^- 与 H^+ 结合后生成的 H_2CO_3 必须经肺排出体外,在通气功能障碍时,CO_2 不能及时排出,甚至可能引起 $PaCO_2$ 进一步升高。

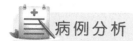 **病例分析**

某肺源性心脏病患者,入院时呈昏睡状态,血气分析及电解质测定结果如下:pH 7.26,$PaCO_2$ 8.6kPa(65.5mmHg),HCO_3^- 37.8mmol/L,Cl^- 92mmol/L,Na^+ 142mmol/L。

该患者有何种酸碱平衡紊乱和电解质紊乱?分析病人昏睡的机制。

三、代谢性碱中毒

代谢性碱中毒(metabolic alkalosis)是指细胞外液碱增多或 H^+ 丢失而引起的以**血浆 HCO_3^- 原发性增多**为特征的酸碱平衡紊乱。

（一）原因和机制

1. **消化道失 H^+** 见于频繁呕吐或胃液引流时,含丰富 HCl 的胃液大量丢失。引起低氯低钾性碱中毒。

2. **低氯性碱中毒** 某些利尿剂(如噻嗪类、速尿)可以抑制肾髓袢升支对 Cl^-、Na^+ 的重吸收。到达远曲小管的 NaCl 含量升高,H^+-Na^+ 交换增强使 HCO_3^- 重吸收增加,促进远曲小管和集合管细胞泌 H^+、泌 K^+ 增加,以加强对 Na^+ 的重吸收,Cl^- 以氯化铵形式随尿排出,引起低氯性碱中毒。

3. **醛固酮增多症** 原发或继发性醛固酮增多,促使肾远曲小管和集合管对 Na^+ 和水重吸收,促进 H^+ 和 K^+ 分泌,使 $NaHCO_3$ 重吸收增加,导致代谢性碱中毒及低钾血症。

4. **低钾性碱中毒** 低钾血症时肾小管泌 H^+ 和重吸收 HCO_3^-,也是引起代谢性碱中毒的重要原因和维持因素。机体缺 K^+ 时,细胞内 K^+ 外移以代偿血 K^+ 降低,细胞外液 H^+ 移入细胞,造成细胞外碱中毒和细胞内酸中毒。同时,因肾小管上皮细胞缺钾,使 K^+-Na^+ 交换减少,代之以 H^+-Na^+ 交换增强,H^+ 排出增多,HCO_3^- 重吸收增多,造成低钾性碱中毒。

5. **碱性物质摄入过多** 常为医源性,口服或输入过量 $NaHCO_3$ 可引起代谢性碱中毒。摄入乳酸钠、乙酸钠、柠檬酸钠等有机酸盐,其在体内氧化可产生碳酸氢钠,1 升库存血中所含的柠檬酸钠约可产生 30mmol HCO_3^-,故大量输入库存血,尤其是在肾的排泄能力减退时,可引起代谢性碱中毒。

（二）机体的代偿调节

1. **血浆的缓冲作用** 细胞外液 H^+ 浓度降低时,OH^- 浓度升高,OH^- 可被血浆缓冲系统的弱酸中和。但在大多数缓冲对的组成成分中,碱性成分远多于酸性成分,故缓冲酸性物质的能力远强于碱性物质,所以血液对碱中毒的缓冲能力较弱。

2. **肺的调节** 血浆 H^+ 浓度降低可抑制呼吸中枢,肺泡通气量降低,$PaCO_2$ 代偿性升高,使 $NaHCO_3$/H_2CO_3 的浓度比接近 20/1。

3. **细胞内外离子交换** 细胞外液 H^+ 浓度降低,细胞内 H^+ 外移,而细胞外 K^+ 内移,使血 K^+ 浓度降低,故碱中毒常**伴有低血钾**。

4. **肾脏的代偿** 血浆 H^+ 降低和 pH 升高抑制肾小管上皮细胞内碳酸酐酶与谷氨酰胺酶活性,肾泌 H^+、泌 NH_4^+ 减少,重吸收 HCO_3^- 减少,从而使血浆 HCO_3^- 浓度降低。由于随尿排出的 H^+ 减少而 HCO_3^- 增加,尿液呈碱性。但在**低钾性碱中毒**时,因肾小管上皮细胞缺钾使 K^+-Na^+ 交换减少,H^+-Na^+ 交换增强,尿液中 H^+ 增多,尿呈酸性,称为**反常性酸性尿**,这是低钾性碱中毒的一个特征。

（三）常用指标的变化趋势

血 pH 正常或升高,分别为代偿性或失代偿性代谢性碱中毒。原发性改变是 SB、AB、BB 均升高,AB>SB,BE 正值加大;$PaCO_2$ 继发性上升,血 K^+ 降低。

（四）对机体的影响

代谢性碱中毒时的临床表现往往被原发疾病所掩盖,缺乏特有的症状或体征。在急性或严重代谢性碱中毒时,主要的功能和代谢障碍为:

1. **中枢神经系统兴奋**　血浆 pH 升高时,脑内 γ-氨基丁酸转氨酶活性增高而谷氨酸脱羧酶活性降低,使 γ-氨基丁酸分解增强而生成减少,γ-氨基丁酸含量降低,其对中枢神经系统的抑制作用减弱,故出现烦躁不安、精神错乱、谵妄等兴奋的表现。

2. **神经肌肉应激性增高**　正常情况下,血清钙是以游离钙与结合钙两种形式存在的,pH 可影响两者之间的相互转变。Ca^{2+} 能稳定细胞膜电位,对神经肌肉细胞的应激性有抑制作用。急性代谢性碱中毒时,血清总钙量可无变化,但游离钙减少,神经肌肉应激性增高,表现为面部和肢体肌肉抽动、腱反射亢进及手足搐搦等。

3. **低钾血症**　碱中毒时,细胞外液 H^+ 浓度降低,细胞内 H^+ 外逸而细胞外 K^+ 内移,血钾降低;同时肾小管上皮细胞排 H^+ 减少,H^+-Na^+ 交换减少,而 K^+-Na^+ 交换增强,故肾排 K^+ 增加导致低钾血症。

（五）防治原则

1. **治疗原发病**　积极去除引起代谢性碱中毒的原因及维持因素。

2. **输生理盐水**　生理盐水含 Cl^- 量高于血浆,通过扩充血容量和补充 Cl^- 使过多的 HCO_3^- 从肾排泄,起到缓解代谢性碱中毒的作用,此为盐水反应性。但有的患者给予生理盐水后不能缓解代谢性碱中毒,此为盐水抵抗性。

3. **给予含氯药物**　对于严重代谢性碱中毒病人,可给予少量含氯酸性药物,如 NH_4Cl 或 0.1mmol/L HCl,以消除碱血症对人体的危害。

四、呼吸性碱中毒

呼吸性碱中毒(respiratory alkalosis)是指肺通气过度引起的以**血浆 H_2CO_3 浓度原发性减少**、pH 呈升高趋势为特征的酸碱平衡紊乱。

（一）原因和机制

各种原因引起肺通气过度都可导致排出过多 CO_2 引起呼吸性碱中毒。如低氧血症、中枢神经系统疾患或精神障碍,机体代谢旺盛如高热、甲亢等,药物及化学物质刺激呼吸中枢,呼吸机使用不当造成通气量过大等。

（二）机体的代偿调节

呼吸性碱中毒时,虽然 $PaCO_2$ 降低对呼吸中枢有抑制作用,但只要刺激肺通气过度的原因持续存在,肺的代偿调节作用就不明显。

1. **细胞内外离子交换和细胞内缓冲**　细胞内外离子交换和细胞内缓冲是急性呼吸性碱中毒的主要代偿方式。血浆 H_2CO_3 迅速降低,HCO_3^- 浓度相对升高。此时机体的代偿调节表现为:①H^+ 逸出细胞:细胞内血红蛋白、磷酸和蛋白等非碳酸氢盐缓冲物释放 H^+,H^+ 逸出细胞外,与细胞外液中 HCO_3^- 结合形成 H_2CO_3,使血浆 HCO_3^- 浓度有所下降,H_2CO_3 浓度有所回升。细胞外 K^+ 进入细胞内以维持电平衡,故血 K^+ 浓度降低;②血浆 HCO_3^- 进入红细胞:部分血浆 HCO_3^- 可进入红细胞,与红细胞内 H^+ 生成 H_2CO_3,再分解成 CO_2 和 H_2O,CO_2 逸出红细胞以提高 $PaCO_2$,在 HCO_3^- 进入红细胞时,有等量 Cl^- 从红细胞进入血浆,故血 Cl^- 浓度可增高。但上述代偿作用极为有限。

2. 肾脏的代偿　急性呼吸性碱中毒时,肾来不及发挥代偿调节作用。慢性呼吸性碱中毒时,肾充分发挥其调节能力,表现为肾小管上皮细胞泌 H^+ 减少,泌 NH_4^+ 减少,重吸收 HCO_3^- 减少,尿液呈碱性。

(三)常用指标的变化趋势

急性呼吸性碱中毒常为失代偿性,血 pH 升高,$PaCO_2$ 原发性降低,AB<SB;继发改变是 SB、AB 略降低($PaCO_2$ 每降低 10mmHg,血浆 HCO_3^- 只代偿降低 2mmol/L),BB 与 BE 基本不变。慢性呼吸性碱中毒时,根据肾脏的代偿程度,血 pH 可正常或升高,表现为代偿性或失代偿性呼吸性碱中毒。$PaCO_2$ 原发性降低,AB<SB;SB、AB、BB 继发性减少,BE 负值加大。

(四)对机体的影响

呼吸性碱中毒对机体的影响与代谢性碱中毒相似,亦可引起感觉异常、意识障碍、抽搐、低钾血症及组织缺氧。但急性呼吸性碱中毒引起的中枢神经系统功能障碍往往比代谢性碱中毒更明显,这除与碱中毒对脑细胞的损伤有关外,还与脑血流量减少有关。$PaCO_2$ 降低可使脑血管收缩,脑血流量减少。

(五)防治原则

首先应积极治疗原发病和去除引起通气过度的原因,大多数呼吸性碱中毒可自行缓解。对发病原因不易很快去除或者呼吸性碱中毒比较严重者,可用纸袋罩于患者口鼻,令其再吸入呼出的气体(含 CO_2 较多),或让患者吸入含 5% CO_2 的混合气体,以提高血浆 H_2CO_3 浓度。对精神性通气过度患者可用镇静剂。

下面对各种单纯性酸碱平衡紊乱常用酸碱指标的变化及离子变化进行总结(表 7-2)。

表 7-2　四种单纯型酸碱平衡紊乱的血浆酸碱指标和离子变化

		pH	$PaCO_2$	AB	SB	BB	BE	Cl^-	K^+
代谢性酸中毒		↓(-)	↓	↓	↓	↓	↓	↑(-)	↑
呼吸性酸中毒	急性	↓	↑	↑(-)	↑(-)	(-)	(-)	↓	↑
	慢性	↓(-)	↑	↑	↑	↑	↑	↓	↑
代谢性碱中毒		↑(-)	↑	↑	↑	↑	↑	↓	↓
呼吸性碱中毒	急性	↑	↓	↓(-)	↓(-)	(-)	(-)	↑	↓
	慢性	↑(-)	↓	↓	↓	↓	↓	↑	↓

↑:升高　↓:降低　(-):无变化

第四节　混合型酸碱平衡紊乱

同一患者有两种或两种以上单纯性酸碱平衡紊乱并存,称为混合型酸碱平衡紊乱。可分为双重型酸碱平衡紊乱和三重型酸碱平衡紊乱。

双重型酸碱平衡紊乱可以有不同的组合形式,通常把两种酸中毒或两种碱中毒合并存在,其 pH 向同一方向移动的情况称为酸碱一致型或相加性酸碱平衡紊乱,如代谢性酸中毒合并呼吸性酸中毒。如果是一种酸中毒与一种碱中毒合并存在,其 pH 向相反的方向移动时,称为酸碱混合型或相消性酸碱平衡紊乱,如代谢性酸中毒合并呼吸性碱中毒。但是,在同一病人体内不可能同时发生 CO_2 过多又过少,故呼吸性酸中毒和呼吸性碱中毒不会同时发生。

三重型酸碱平衡紊乱有两种类型:呼吸性酸中毒合并 AG 增高型代谢性酸中毒和代谢性碱中毒;呼吸性碱中毒合并 AG 增高型代谢性酸中毒和代谢性碱中毒。

本章小结

机体有一整套调节酸碱平衡的机制,使血液 pH 恒定在 7.35～7.45 之间。首先依赖于血液内一些酸性或碱性物质并以一定比例的缓冲体系来完成,而这种比例的恒定又有赖于肺和肾等脏器的调节作用,把过剩的酸或碱给予消除,使血液 pH 维持在正常范围。体内酸性或碱性物质过多,超出机体的调节能力,或者肺和肾功能障碍使调节酸碱平衡的功能障碍,均可使血浆中 HCO_3^- 与 H_2CO_3 浓度及其比值的变化超出正常范围而导致酸碱平衡紊乱,各种疾患均有可能出现。

根据血液 pH 的高低,<7.35 为酸中毒,>7.45 为碱中毒。HCO_3^- 浓度主要受代谢因素的影响而原发性增高或者降低的,称代谢性酸中毒或者碱中毒;H_2CO_3 浓度主要受呼吸性因素的影响而原发性增高或者降低的,称呼吸性酸中毒或者碱中毒。在单纯型酸中毒或者碱中毒时,由于机体的调节,虽然体内的 HCO_3^-/H_2CO_3 值已经发生变化,但 pH 仍在正常范围之内,称为代偿性酸中毒或者碱中毒。如果 pH 异常,则称为失代偿性酸中毒或者碱中毒。

酸碱平衡紊乱主要分为四种单纯型和混合型:代谢性酸中毒根据 AG 值又可分为 AG 增大型和 AG 正常型,呼吸性酸中毒按病程可分为急性和慢性,代谢性碱中毒根据给予生理盐水后能否缓解可分为盐水反应性和盐水抵抗性,呼吸性碱中毒按病程可分为急性和慢性。混合型酸碱平衡紊乱可分为双重性和三重性,还可细分为酸碱一致性和酸碱混合性。

(牛春红)

练 习 题

一、选择题

1. 能直接反映血液中一切具有缓冲作用的负离子碱总和的指标是:

    A. $PaCO_2$ B. 实际碳酸氢盐(AB)   C. 标准碳酸氢盐(SB)

    D. 缓冲碱(BB)   E. 碱剩余(BE)

2. 阴离子间隙增高时反映体内发生了:

    A. 正常血氯性代谢性酸中毒   B. 高血氯性代谢性酸中毒

    C. 低血氯性呼吸性酸中毒   D. 正常血氯性呼吸性酸中毒

    E. 高血氯性呼吸性酸中毒

3. 呼吸衰竭时合并哪一种酸碱失衡时易发生肺性脑病:

    A. 代谢性酸中毒   B. 代谢性碱中毒   C. 呼吸性酸中毒

    D. 呼吸性碱中毒   E. 混合性碱中毒

4. 下列哪一项不是代谢性碱中毒的原因:

    A. 严重腹泻   B. 剧烈呕吐

    C. 应用利尿剂(速尿、噻嗪类)   D. 盐皮质激素过多

    E. 低钾血症

5. 血气分析结果为 $PaCO_2$ 升高,同时 HCO_3^- 降低,最可能的诊断是:

    A. 呼吸性酸中毒   B. 代谢性酸中毒   C. 呼吸性碱中毒

    D. 代谢性碱中毒   E. 以上都不是

二、思考题

1. 引起代谢性酸中毒和呼吸性酸中毒的病因分别有哪些,治疗原则有何不同?

2. 血钾浓度与酸碱失衡有何关系? 血钾变化为始因时,尿 pH 如何?

3. 剧烈呕吐易引起何种酸碱平衡紊乱? 分析其发生机制。

第八章

缺　氧

学习目标

1. 掌握缺氧的概念及发病机制。
2. 熟悉各种类型缺氧时机体的功能代谢变化。
3. 了解缺氧的处理原则。
4. 能根据血氧指标对患者缺氧程度进行初步判断。
5. 能讲解氧疗的原则和注意事项,指导患者配合治疗。

　　氧是生命活动的必需物质,成人静息时需氧量约为 250ml/分,而体内储存的氧仅 1500ml。因此,机体必须不停地从大气中吸入氧气和排出二氧化碳来维持新陈代谢。氧的获取和利用包括外呼吸、氧的运输和内呼吸三个过程。

　　由于组织得不到足够的氧或利用氧障碍引起细胞代谢、功能和形态发生异常变化的病理过程称为缺氧(hypoxia)。缺氧是临床常见的基本病理过程,也是造成细胞损伤的最常见原因。临床上常用血氧指标反映组织供氧和耗氧量的情况。

第一节　常用血氧指标

一、血氧分压

　　血氧分压(PO_2)为物理溶解于血液中的氧所产生的张力。正常人动脉血氧分压(PaO_2)约为 100mmHg,其高低主要取决于吸入气体的氧分压和外呼吸功能;静脉血氧分压(PvO_2)为40mmHg,反映组织摄氧和利用氧的能力。

二、血氧容量

　　血氧容量为 100ml 血液中的血红蛋白在氧分压为 150mmHg,温度为 38℃时所能结合的氧量,取决于血红蛋白的质(与氧结合的能力)和量。1g Hb 可结合 1.34ml 氧,按 15g Hb/dl 计算,正常值约为 20ml/dl。血氧容量反映血液携带氧的能力。

三、血氧含量

　　血氧含量指 100ml 血液的实际含氧量,包括血红蛋白结合氧和物理溶解氧。溶解氧量很少(仅有 0.3ml/dl),可忽略不计。故血红蛋白结合氧可基本反映血氧含量,其高低主要取决于血氧分压和血氧容量。正常动脉血氧含量(CaO_2)约为 19ml/dl;静脉血氧含量(CvO_2)约为 14ml/dl。动-静脉血氧含量差反映组织的摄氧能力。

112

四、血氧饱和度

血氧饱和度（SO_2）指血液中结合氧的血红蛋白占总血红蛋白的百分比，SO_2＝（血氧含量–溶解氧量）/血氧容量×100%。

正常动脉血氧饱和度（SaO_2）为95%～97%；静脉血氧饱和度（SvO_2）为75%。氧合血红蛋白解离曲线（氧离曲线）说明血氧饱和度主要取决于血氧分压（图8-1）。P_{50}为反映血红蛋白与氧亲和力的指标，指血红蛋白氧饱和度为50%时的氧分压，正常为26～27mmHg。当红细胞内2,3-二磷酸甘油酸（2,3-DPG）增多、酸中毒、CO_2增多及血温增高时，血红蛋白与氧的亲和力降低，在相同氧分压下血氧饱和度降低，氧离曲线右移，P_{50}增加；反之则左移。

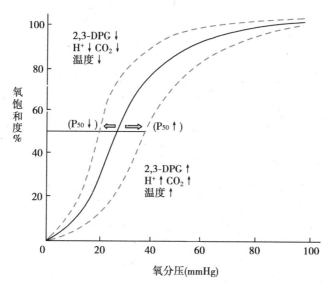

图8-1　氧合血红蛋白解离曲线

第二节　缺氧的类型

大气中的氧经过外呼吸进入血液，与血红蛋白结合，由血液运送到组织细胞，为细胞所摄取利用。整个呼吸过程中的任一环节发生障碍，均可引起缺氧。根据缺氧的原因和血氧变化的特点，可将缺氧分为四种类型。

一、低张性缺氧

低张性缺氧（hypotonic hypoxia）以动脉**血氧分压降低**，**血氧含量减少**，造成组织供氧不足为基本特征，又称**乏氧性缺氧**（hypoxic hypoxia）。

（一）原因和机制

1. 大气性缺氧　多见于海拔 3000 米以上的高原、高空或通气不良的矿井和坑道,由于吸入气 PO_2 降低,导致组织供氧不足。

2. 呼吸性缺氧　肺通气功能障碍可引起肺泡气 PO_2 降低;肺换气功能障碍使经肺泡扩散到血液中的氧减少,导致 PaO_2 降低和血氧含量降低。

3. 静脉血分流入动脉　常见于右向左分流的先天性心脏病患者,如室间隔或房间隔缺损伴有肺动脉高压,未经氧合的静脉血直接掺入左心的动脉血,导致 PaO_2 和血氧含量降低。

（二）血氧变化的特点

低张性缺氧的始动因素是进入血液的氧减少或者动脉血被静脉血稀释,PaO_2 **降低**,进而引起血氧饱和度降低和**血氧含量减少**,使单位体积血液弥散给组织利用的氧量减少,动-静脉血氧含量差亦减少。但慢性缺氧时,由于组织利用氧的能力代偿性增强,动-静脉血氧含量差也可变化不显著。血氧容量正常或因血红蛋白的代偿性增加而增加。

正常情况下,毛细血管中脱氧血红蛋白的浓度约为 2.6g/dl。低张性缺氧时,动脉血和静脉血中氧合血红蛋白含量降低,脱氧血红蛋白增多。当毛细血管血液中脱氧血红蛋白的浓度超过 5g/dl 时,皮肤和黏膜呈青紫色,称为**发绀**（cyanosis）。

二、血液性缺氧

由于**血红蛋白含量减少或质量改变**,导致血液携带氧的能力降低或与血红蛋白结合的氧不易释出而引起的缺氧称为血液性缺氧（hemic hypoxia）。由于此时物理溶解的氧量不变,PaO_2 **正常**,故又称**等张性缺氧**（isotonic hypoxia）。

（一）病因和机制

1. 贫血　严重贫血时血红蛋白含量减少,血液携氧量降低,供给细胞的氧不足,又称为**贫血性缺氧**。

2. CO 中毒　一氧化碳可与血红蛋白结合成为**碳氧血红蛋白**（HbCO）,其结合速率仅是氧与血红蛋白结合速率的 1/10,但 HbCO 的解离速度却为 HbO_2 的 1/2100,因而 CO 与血红蛋白的亲和力是氧的 210 倍。当吸入气中含 0.1% 的 CO 时,约 50% 的血红蛋白与 CO 形成 HbCO 而失去携带氧的能力。另外,CO 通过与血红蛋白分子结合和抑制红细胞内糖酵解,使 2,3-DPG 生成减少,引起氧离曲线左移,导致血红素对氧的结合力增强,血红蛋白中已结合的氧释放减少,进一步加重组织缺氧。

3. 高铁血红蛋白血症　血红蛋白中的 Fe^{2+} 在氧化剂的催化下氧化成 Fe^{3+},形成高铁血红蛋白。其 Fe^{3+} 与羟基牢固结合而失去携带氧的能力。正常高铁血红蛋白含量仅占血红蛋白总量的 1% ~2%。因此,大量摄入氧化性物质,如食用大量含硝酸盐的腌菜后,硝酸盐在肠道被细菌还原为亚硝酸盐,亚硝酸盐可使大量血红蛋白氧化成高铁血红蛋白而失去携带氧的能力;当血红蛋白分子的四个 Fe^{2+} 有一部分被氧化成 Fe^{3+} 后,剩余的 Fe^{2+} 虽能结合氧,但不易与氧解离,导致氧离曲线左移,向细胞释放氧减少。

4. 血红蛋白与氧的亲和力异常增高　某些因素可增加血红蛋白和氧的亲和力,使氧离曲线左移,氧不易释放,从而引起组织缺氧。如输入大量库存血时,血中 2,3-DPG 含量低,氧离曲线左移,血红蛋白释放氧减少,使组织缺氧。

（二）血氧变化的特点

单纯血液性缺氧时,呼吸功能正常,故 PaO_2 及血氧饱和度正常。贫血患者血红蛋白含量降低,CO 中毒的患者血液中 HbCO 增加,血氧容量和血氧含量均降低。但 CO 中毒时血红蛋白总量并未减少,血液在体外用氧充分饱和后,血红蛋白结合的 CO 为 O_2 取代,体外测得的血氧容量是正常的。贫血患者尽管 PaO_2、SaO_2 正常,但毛细血管床中的平均血氧分压较低,弥散到组织细胞的氧减少,动-静脉血氧含量差低于正常。CO 中毒和高铁血红蛋白血症时,由于动脉血氧含量明显减少和血红蛋白与氧的亲和力增加,结合的氧不易释放,动-静脉血氧含量差也低于正常。

严重贫血的患者皮肤、黏膜呈苍白色,其脱氧血红蛋白也不易达到 5g/dl,所以不会出现发绀。碳氧血红蛋白颜色鲜红,故 **CO 中毒**的患者皮肤黏膜呈现**樱桃红色**。高铁血红蛋白呈棕褐色,患者皮肤和黏膜呈咖啡色或类似发绀。因进食引起的高铁血红蛋白血症又称为肠源性发绀。

三、循环性缺氧

循环性缺氧(circulatory hypoxia)是指因**组织血流量减少**引起的组织供氧不足,又称为低动力性缺氧。

(一)病因和机制

1. 组织缺血　由于动脉血压降低或动脉阻塞造成的**组织灌注量不足**称为**缺血性缺氧**(ischemic hypoxia)。例如,休克和心力衰竭患者可造成全身组织供血不足;动脉血栓形成、动脉炎或动脉粥样硬化造成的动脉阻塞可引起所支配的局部器官和组织缺血性缺氧。

2. 组织淤血　静脉血液回流障碍引起的组织缺氧称为**淤血性缺氧**(congestive hypoxia)。休克引起全身广泛的毛细血管床淤血,而静脉血栓形成或静脉炎可引起局部静脉回流障碍,造成局部组织淤血性缺氧。

(二)血氧变化的特点

单纯循环性缺氧,PaO_2、血氧容量、动脉血氧含量和血氧饱和度均正常。缺血或淤血造成的血流缓慢使血液流经毛细血管时间延长,细胞从单位容量血液中摄取的氧量增多,造成静脉血氧含量降低,动-静脉血氧含量差增大。但由于供应组织的血液总量降低,弥散到组织细胞的总氧量仍不能满足细胞的需要而发生缺氧。在**缺血性缺氧**的患者,因供应组织的血量不足,皮肤可**苍白**。**淤血性缺氧**的患者,血液淤滞在毛细血管床形成了更多的脱氧血红蛋白,可出现**发绀**。

四、组织性缺氧

正常情况下,细胞内 80% ~90% 的氧在线粒体内参与由呼吸链电子传递和磷酸化相互偶联的生物氧化反应,并产生能量。其余的氧在羟化酶和加氧酶等的催化下,参与细胞核、内质网和高尔基体的生物合成、物质降解和解毒反应。在组织供氧正常的情况下,因**细胞不能有效地利用氧**而导致的缺氧称为组织性缺氧(histogenous hypoxia)或氧利用障碍性缺氧。

(一)病因和机制

1. 组织中毒　任何原因引起细胞氧化磷酸化障碍都会导致组织细胞利用氧能力降低。例如,各种氰化物如 HCN、KCN、NaCN 和 NH_4CN 等可经消化道、呼吸道或皮肤进入人体,分解出 CN^-。CN^- 迅速与氧化型细胞色素氧化酶的 Fe^{3+} 结合,生成氰化高铁细胞色素氧化酶,阻碍其还原为 Fe^{2+} 的还原型细胞色素氧化酶,使**呼吸链的电子传递无法进行**。砷化物、甲醛及许多药物和硫化物也能抑制呼吸链的酶类而影响氧化磷酸化过程。

2. 线粒体损伤　细菌毒素、严重缺氧、钙超载、大剂量放射线照射和高压氧等均可引起线粒体功能障碍或结构损伤,引起**细胞内呼吸障碍**。

3. 呼吸酶合成减少　维生素 B_1 是丙酮酸脱氢酶的辅酶成分,脚气病患者可因丙酮酸氧化脱羧障碍影响细胞有氧氧化过程。维生素 B_2 是黄素酶的辅酶成分,维生素 PP 是辅酶 I 和辅酶

Ⅱ的组成成分,均参与氧化还原反应。这些维生素严重缺乏可**影响氧化磷酸化**过程。

(二) 血氧变化的特点

组织性缺氧时,PaO_2、动脉血氧含量和血氧饱和度均正常。由于细胞生物氧化过程受损,不能充分利用氧,故**静脉血氧分压和血氧含量均高于正常**,动-静脉血氧含量差减小。

临床上所见的缺氧常为混合性缺氧。例如,大出血引起的休克主要表现为循环性缺氧和血液性缺氧,若合并肺损伤,又可发生低张性缺氧,细胞损伤引起组织性缺氧。下面对各型缺氧的血氧变化特点进行总结(表8-1)。

表8-1 四型缺氧的血氧变化特点

缺氧类型	动脉血氧分压	动脉血氧含量	动脉血氧容量	动脉血氧饱和度	动-静脉血氧含量差
低张性缺氧	↓	↓	N 或 ↑	↓	↓ 或 N
血液性缺氧	N	↓ 或 N	↓ 或 N	N	↓
循环性缺氧	N	N	N	N	↑
组织性缺氧	N	N	N	N	↓

注:↓降低,↑升高,N 不变

第三节 缺氧对机体的影响

缺氧可引起机体一系列的功能和代谢变化,这些变化包括机体对缺氧产生的代偿反应和缺氧引起的机体代谢和功能障碍。缺氧的后果取决于缺氧发生的原因、速度、程度和部位、持续时间以及机体的功能代谢变化。轻度缺氧以激发机体的代偿反应为主,而重度缺氧则可造成机体的功能和代谢障碍。急性缺氧时机体往往来不及充分发挥代偿作用,以损伤表现为主;而慢性缺氧时机体的代偿反应和缺氧的损伤作用并存。

不同类型的缺氧所引起的变化既有共性,又各具特性。下面以低张性缺氧为例说明缺氧对机体的影响。

一、呼吸系统的变化

(一) 代偿性反应

PaO_2 低于 60mmHg 可刺激颈动脉体和主动脉体的**外周化学感受器**,反射性地引起**呼吸加深、加快**。呼吸运动增强的代偿意义在于:①增加肺泡通气量和肺泡气 PO_2,使全肺有效通气量增加,从而增加 PaO_2 和 SaO_2;②胸廓运动增强使胸腔负压增大,促进静脉回流,使回心血量增加,进而增加心输出量和肺循环血流量,有利于氧的摄取和运输,进而提高组织供氧量。

肺通气量变化与低张性缺氧持续时间和程度有关。例如,初到高原的人,缺氧使肺通气量立即增加(约65%),数日后达到高峰(5~7倍);而久居高原后,肺通气量又逐渐下降,仅略高于平原水平(约15%)。呼吸性缺氧对肺呼吸的调节主要通过低氧对外周化学感受器的兴奋作用和缺氧对呼吸中枢的直接抑制作用,两种作用平衡后,决定肺通气量的变化。急性缺氧时,低氧对外周化学感受器的兴奋作用强于缺氧对呼吸中枢的直接抑制作用(PaO_2 在 30~60mmHg),故肺通气增加。但随着肺通气增加,CO_2 排出也增多,出现低碳酸血症和呼吸性碱中毒,从而抑制呼吸中枢,限制了肺通气量的明显增加。数日后,通过肾代偿性排出 HCO_3^-,使脑脊液 HCO_3^- 逐渐排出,脑组织 pH 逐渐恢复正常。解除对呼吸中枢的抑制作用,使缺氧对呼吸的兴奋作用得以充分发挥,肺通气量明显增加。居高原者肺通气量回降,可能是由于外周化学感受器的敏感性降低和肺通气反应减弱,这种呼吸的变化是一种慢性适应过程。肺通气量的增加是对急性缺氧最重要的代偿反应。

血液性缺氧、循环性缺氧和组织性缺氧的患者如果不合并 PaO_2 降低,呼吸系统的代偿不明显。

(二) 失代偿反应

少数人快速登上 2500 米以上高原后 1~4 天内可发生**高原性肺水肿**,表现为头痛、胸闷、咳嗽、呼吸困难、咳粉红色泡沫痰、皮肤黏膜发绀等,其发病机制可能与下列因素有关:①缺氧使外周血管收缩,回心血量和肺血流量增加;②缺氧性肺动脉收缩使肺循环阻力增加,可导致肺动脉高压,毛细血管内压增加;③缺氧直接或间接导致肺泡-毛细血管膜通透性增加,共同引起肺水肿。

严重的缺氧($PaO_2<30mmHg$)对呼吸中枢的直接抑制作用超过 PaO_2 降低对外周化学感受器的兴奋作用,发生中枢性呼吸衰竭。

二、循环系统的变化

(一) 代偿性反应

1. 心输出量增加　低张性缺氧时心输出量增加,可提高组织的供氧量,对急性缺氧有一定的代偿意义。心输出量增加主要是通过:①心率加快:PaO_2 降低兴奋外周化学感受器;呼吸运动增强,刺激肺的牵张感受器等,反射性地兴奋交感神经;②心肌收缩力加强:PaO_2 降低引起交感神经兴奋,儿茶酚胺释放增多,作用于心肌细胞 β-肾上腺素能受体,使心肌收缩力增强;③回心血量增多:心脏收缩活动增强和胸廓运动幅度增大促使回心血量增加,心输出量也增多。

2. 血流重新分布　缺氧刺激交感神经兴奋引起血管收缩,缺氧产生的乳酸、腺苷和 PGI_2 等代谢产物则使缺血组织血管扩张。由于不同组织血管神经分布不同,对于缺氧的反应性不同,急性缺氧时,皮肤、内脏、骨骼肌和肾的组织血流量减少,而心和脑供血量增多,血液的重新分布有利于保证重要生命器官的供氧。

3. 肺动脉收缩　当肺泡气 PO_2 降低时,可引起肺小动脉收缩,使血流转向通气充分的肺泡,这是肺循环独有的生理现象,称为**缺氧性肺动脉收缩**。急性缺氧引起的肺动脉收缩的机制与下列因素有关:①交感神经的作用:肺动脉 α-受体密度较高,交感神经兴奋时肺小动脉收缩;②体液因素作用:缺氧时肺血管内皮细胞、肺泡巨噬细胞、肥大细胞等产生多种血管活性物质,其中包括血管紧张素 Ⅱ(AngⅡ)、内皮素(endothelin, ET)和血栓素 A_2(TXA_2)等缩血管物质以及 NO 和 PGI_2 等扩血管物质。缺氧时以缩血管物质增多占优势,使肺小动脉收缩;③缺氧对肺动脉平滑肌的直接作用:缺氧使 K^+ 外流减少,Ca^{2+} 内流增加,引起肺动脉收缩。

4. 毛细血管增生　长期缺氧诱导细胞产生**血管内皮生长因子**(VEGF)增多,促使缺氧组织内毛细血管增生,密度增加,尤其是脑、心和骨骼肌的毛细血管增生明显。氧从血管内向组织细胞弥散的距离缩短,从而增加了对组织的供氧量。

(二) 失代偿反应

1. 肺动脉高压　长期慢性缺氧使肺小动脉持续收缩,导致肺循环阻力增加。除上述缩血管物质增多和交感神经兴奋外,血管平滑肌细胞和成纤维细胞的肥大和增生,血管壁胶原纤维和弹性纤维增多,使**动脉壁增厚变硬**,顺应性降低,形成持续的**缺氧性肺动脉高压**。肺动脉高压可增加右心室后负荷,导致右心肥大,发生右心衰竭。

2. 心肌舒缩功能降低　严重的心肌缺氧可使心肌舒缩功能降低,引起心肌能量代谢障碍和心肌收缩蛋白丧失,甚至引起心肌细胞变性、坏死和凋亡。

3. **心律失常** 严重缺氧可引起**窦性心动过缓**、**期前收缩**,甚至发生**心室纤颤**。严重的 PO_2 降低可经颈动脉体反射性地兴奋迷走神经,导致窦性心动过缓。而缺氧时细胞内 K^+ 减少,Na^+ 增多,静息电位降低,心肌兴奋性和自律性提高,传导性减低,易发生异位心律和传导阻滞。

4. **回心血量减少** 严重缺氧可直接抑制呼吸中枢,使胸廓运动减弱,回心血量减少。缺氧时细胞生成大量乳酸和腺苷等扩血管物质,使血液淤滞于外周血管,回心血量减少,降低心输出量,进一步减少组织的供血、供氧量。

三、血液系统的变化

(一) 代偿性反应

血液系统对缺氧的代偿是通过增加红细胞数量和氧离曲线右移实现的。

1. **红细胞和血红蛋白增多** 慢性缺氧时红细胞增多主要是由于肾生成和释放**促红细胞生成素**(erythropoietin,EPO)增加。久居高原者红细胞和 Hb 数量明显高于平原地区的居民,红细胞可达 $6×10^{12}$/L,Hb 可达 21g/dl。红细胞可升高血氧容量和动脉血氧含量,提高血液的携氧能力,增加组织供氧。

2. **红细胞向组织释放氧的能力增强** 2,3-DPG 是红细胞内糖酵解过程的中间产物(图 8-2),是一种不能透出红细胞膜的有机酸,它的增多可使红细胞内 pH 降低,通过 Bohr 效应及 2,3-DPG 与脱氧血红蛋白结合,使血红蛋白与氧的亲和力降低,氧离曲线右移,增加向组织释放氧。缺氧时 2,3-DPG 增多是由于:①氧合血红蛋白减少,脱氧血红蛋白增多,后者可结合 2,3-DPG(图 8-3),因此,红细胞内游离的 2,3-DPG 减少,对磷酸果糖激酶抑制作用减弱,使糖酵解加强,2,3-DPG 的生成增多;②缺氧时过度通气所致呼吸性碱中毒以及脱氧血红蛋白偏碱性,使 pH 升高,可激活磷酸果糖激酶使糖酵解增强,促使 2,3-DPG 合成增加和分解减少。

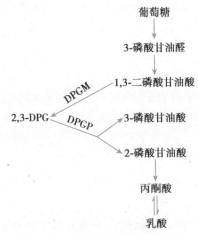

图 8-2 2,3-DPG 的生成与分解
DPGM:二磷酸甘油酸变位酶;DPGP:二磷酸甘油酸磷酸酶

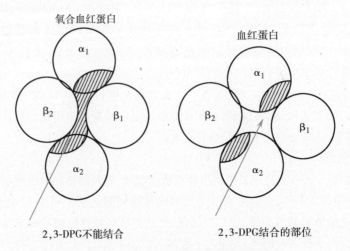

图 8-3 2,3-DPG 与血红蛋白结合示意图

当 PaO_2 在 80mmHg 以上时,因处于氧离曲线的平坦部分,血红蛋白与氧的亲和力降低,有利于向组织供氧,具有代偿意义;但当 PaO_2 降至 60mmHg 以下时,因处于氧离曲线陡直部分,血红蛋白与氧的亲和力降低,可使血液结合的氧明显减少,使其失去代偿作用。

(二) 失代偿反应

血液中红细胞过度增加,引起血液黏稠度增高,血流阻力显著增加。心脏的后负荷增大,是缺氧诱发心力衰竭的原因之一。在严重缺氧的情况下,红细胞内过多的 2,3-DPG 将妨碍血红蛋白与氧结合,使动脉血氧含量过低,供应组织的氧更加减少。

四、中枢神经系统的变化

脑重仅为体重的 2% ～ 3% ,但脑血流量约占心输出量的 15% ,耗氧量占总耗氧量的 23% 。脑的能量来源主要是葡萄糖有氧氧化,而脑内氧和葡萄糖的储备量很少,因此对缺氧最为敏感。急性缺氧可出现头痛、情绪激动,思维能力、记忆力、判断力降低或丧失以及运动不协调,严重者可出现抽搐、昏迷,甚至死亡。慢性缺氧时精神神经症状比较缓和,表现有注意力不集中、易疲劳、嗜睡及精神抑郁等症状。缺氧引起脑细胞水肿、坏死和脑间质水肿是中枢神经系统功能障碍的主要原因。

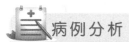 病例分析

　　某男,35 岁。因天冷在家中洗澡用煤炉取暖,后自觉头部胀痛、心悸、恶心,送医院就诊。查体:神志清楚,体温 37.2℃ ,心率 60 次/分,呼吸 23 次/分,血压 80/60mmHg。

　　患者为何出现上述症状,还需要做什么检查,应如何治疗?

五、组织细胞的变化

(一) 代偿性反应

缺氧时,组织细胞主要通过增强提高利用氧的能力和无氧酵解过程来获取维持生命活动所需的能量。

1. 细胞利用氧的能力增强　慢性缺氧时,细胞内线粒体的数目和表面积增加,有利于氧的弥散和利用;呼吸链中的酶如琥珀酸脱氢酶、细胞色素氧化酶含量增多,酶功能增强,使细胞利用氧的能力增强。

2. 糖酵解增强　磷酸果糖激酶是糖酵解的限速酶。缺氧时,ATP 生成减少,ATP/ADP 比值降低,可激活磷酸果糖激酶,使糖酵解增强,可在一定程度上补偿能量的不足。

3. 载氧蛋白增加　细胞中存在多种载氧蛋白,如广泛存在于肌细胞中的肌红蛋白 (myoglobin Mb)、脑组织中的脑红蛋白等。它们与氧的亲和力明显高于血红蛋白与氧的亲和力。当慢性缺氧时,载氧蛋白含量增多,组织、细胞对氧的摄取和储存能力增强。

4. 低代谢状态　缺氧时细胞的糖、蛋白质合成减少,离子泵功能受到抑制等,使细胞处于低代谢状态,减少能量的消耗,有利于在缺氧时生存。

肺通气及心脏活动增强是急性缺氧时主要的代偿方式,但这些代偿活动本身增加了能量和氧的消耗。红细胞增加和组织利用氧能力增加是慢性缺氧时的主要代偿方式,通过提高血液的携氧能力和更充分地利用氧,增加对缺氧的耐受性。

(二) 失代偿反应

严重而长时间的缺氧可造成细胞损伤,主要表现为细胞膜、线粒体及溶酶体的改变。

1. 细胞膜损伤　细胞膜通常是细胞缺氧最早发生损伤的部位。缺氧时 ATP 生成减少,细

胞膜离子泵功能障碍、膜通透性增加、膜流动性下降和膜受体功能障碍,出现 Na^+、Ca^{2+} 内流和 K^+ 外流,进而导致细胞内水、电解质及酸碱平衡紊乱,加重细胞损伤和功能障碍。

2. 线粒体损伤 轻度缺氧或缺氧早期,线粒体的呼吸功能代偿性增强。严重缺氧时,线粒体氧化磷酸化功能降低甚至线粒体结构损伤,表现为线粒体肿胀、嵴断裂崩解、钙盐沉积、外膜破裂和基质外溢等。

3. 溶酶体损伤 酸中毒和钙超载可激活磷脂酶,分解膜磷脂,使溶酶体膜的稳定性降低,通透性增高,严重时溶酶体膜可以破裂。溶酶体内蛋白水解酶逸出引起细胞自溶;溶酶体酶释放到细胞外,造成周围的细胞损伤。

缺氧也可引起肝、肾、胃肠道及内分泌等功能变化,严重缺氧可造成这些器官损伤。

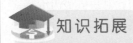

缺氧与氧自由基

研究证实,缺氧时导致生物氧化代谢功能紊乱,电子传递障碍,ATP 合成减少,氧自由基生成增多。氧自由基能破坏 DNA,损伤细胞膜,氧化修饰脂质蛋白等。正常人体内每一天,氧自由基对 DNA、各种酶类和蛋白质的损坏高达上千次,可使磷脂分子中不饱和脂肪酸氧化生成过氧化脂质,损伤细胞膜。过氧化脂质与蛋白质结合形成复合物,积累成棕褐色的色素颗粒,称为脂褐素,与细膜萎缩和老化有关。

第四节 氧疗和氧中毒

一、氧 疗

氧疗的主要原则是针对病因治疗和纠正缺氧。**吸氧是治疗缺氧的基本方法**,对各种类型的缺氧均有一定疗效,以**低张性缺氧氧疗效果最佳**。吸氧能提高肺泡气 PO_2,促进氧在肺中的弥散和交换,提高 PaO_2 和血氧饱和度,增加动脉血氧含量。高原肺水肿患者吸入纯氧具有特殊的疗效,吸氧后数小时至数日,肺水肿症状可显著缓解,肺部体征随之消失。对由**右至左分流**的患者,因吸入的氧无法与那些流入左心的静脉血起氧合作用,一般**吸氧对改善缺氧的作用较小**。

血液性缺氧、循环性缺氧和组织性缺氧的共同特点是 PaO_2 和动脉血氧饱和度正常。吸入高浓度氧可以提高 PaO_2,主要通过增加血液中溶解的氧量,改善组织供氧。对 CO 中毒患者,PaO_2 增高后,氧可与 CO 竞争与血红蛋白结合,从而加速 CO 从血红蛋白解离,有很好的疗效。

二、氧 中 毒

吸入 0.5 个大气压以上的纯氧有可能引起氧中毒,因此氧中毒的发生主要**取决于吸入气氧分压**而不是氧浓度。氧中毒的发生机制可能与**活性氧的毒作用**有关。在高气压环境以及长时间、高流量吸入纯氧容易发生氧中毒。氧中毒可分为肺型氧中毒和脑型氧中毒。

（一）**肺型氧中毒**

肺型氧中毒的主要临床特征是胸骨后疼痛、咳嗽、呼吸困难、肺活量降低、PaO_2 降低。肺部有炎性细胞浸润、充血、水肿、出血和肺不张。一般发生于吸入 1 个大气压的氧 8 小时以后,故又称为慢性氧中毒。

（二）脑型氧中毒

脑型氧中毒的主要临床特征是视觉和听觉障碍、恶心、抽搐、晕厥等神经症状,严重者可昏迷、死亡。高压氧疗时,应注意区别**脑型氧中毒**和缺氧性脑病,前者患者**抽搐时是清醒的**,后者患者抽搐时是昏迷的。脑型氧中毒在吸入高压氧(2～3个大气压以上)短时间内发生,故又称为急性氧中毒。

氧疗时应控制吸氧的浓度和时间,防止发生氧中毒,一旦发生应立即控制吸氧。

本章小结

　　缺氧在临床极为常见,脑、心脏等生命重要器官缺氧也是导致机体死亡的重要原因。缺氧常因空气中氧分压过低、外呼吸功能障碍、血红蛋白的减少或性质改变、血液循环障碍或组织利用氧障碍引起。临床常用血氧指标变化来检测组织供氧量和耗氧量的基本情况。根据缺氧的原因和血氧变化的不同特点,分为低张性缺氧、血液性缺氧、循环性缺氧和组织性缺氧四种类型。轻度缺氧仅出现代偿性反应,严重缺氧可导致组织代谢障碍甚至死亡。缺氧的治疗原则主要是消除病因和纠正缺氧。

　　缺氧有三个效应:**缺氧的即刻效应**是头痛、头晕、恶心、呕吐、呼吸困难。**缺氧的长期效应**是红细胞增多,血容量和黏稠度增大,加速脂质氧化、动脉硬化、组织老化和器官功能衰竭进程。**缺氧的损伤效应**是大脑的信息加工和学习记忆功能下降,血压、血脂和血糖升高,ATP生成减少,K^+敏感性通道开放,Na^+、Ca^{2+}内流超载,细胞膜受损及内皮细胞通透性增加导致水肿等。

（仇　容）

练 习 题

一、选择题

1. 缺氧是由于:

    A. 血液中的氧分压降低

    B. 吸入气中的氧含量减少

    C. 血氧容量降低

    D. 对组织氧供应不足和(或)组织利用氧障碍引起的病理过程

    E. 血氧含量降低

2. 决定血氧饱和度最主要的因素是:

    A. 血液 pH

    B. 血液温度

    C. 血液氧分压

    D. 红细胞内 2,3-DPG 的含量

    E. 血液 CO_2 分压

3. 静脉血分流入动脉引起的缺氧属于:

    A. 血液性缺氧　　　　B. 低张性缺氧　　　　C. 组织性缺氧

    D. 淤血性缺氧　　　　E. 缺血性缺氧

4. 下列哪种原因不属于血液性缺氧的原因:

    A. 高铁血红蛋白血症　　　　　　　　B. 煤气中毒

    C. 支气管痉挛　　　　　　　　　　　D. 严重贫血

    E. 大量输入库存血

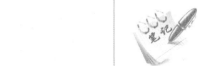

5. 氰化物中毒导致的缺氧属于:

    A. 乏氧性缺氧　　　　　B. 血液性缺氧　　　　　C. 循环性缺氧

    D. 组织性缺氧　　　　　E. 混合性缺氧

二、思考题

1. 缺氧的种类、常见病因及各型缺氧的特点。

2. 缺氧对机体的影响。

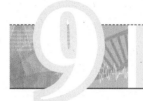

第九章

发　热

学习目标

1. 掌握发热、内生致热源的概念及发热的发病机制。
2. 熟悉发热时机体的功能代谢变化。
3. 了解发热的意义和治疗原则。
4. 具有对发热病人进行初步处理的能力。
5. 能与患者及家属沟通,讲解发热的相关知识及危害,指导其配合治疗。

人体具有相对稳定的体温,对维持正常的生命活动至关重要。这是因为人体具有完善的体温调节系统,使正常成人的体温维持在37℃左右,一昼夜上下波动范围不超过1℃。虽然有个体间差异,但差异很小。

第一节　发热概述

发热(fever)是由致热原的作用使体温调定点(set point,SP)上移而引起的调节性体温升高,一般超过正常体温0.5℃即称为发热。

体温调节的高级中枢位于视前区下丘脑前部(POAH),而延髓、脊髓等部位(OVLT)也对体温信息有一定程度的整合功能,被认为是体温调节的次级中枢所在。另外,大脑皮质也参与体温的调节。发热是体温调定点上移,调定点理论认为体温调节类似于恒温器的调节,体温调节围绕调定点来调节体温,在体温偏离调定点时,体温控制系统可通过效应器的产热和散热把温度维持在调定点水平。调定点的上移引起调节性体温升高(图9-1)。

$$体温升高\begin{cases} 生理性体温升高(月经前期、剧烈运动、应激等) \\ 病理性体温升高\begin{cases} 发热(调节性体温升高,与调定点相适应) \\ 过热(被动性体温升高,超过调定点水平) \end{cases} \end{cases}$$

图9-1　体温升高的分类

发热时体温升高,但并不是所有的体温升高都属于发热。人体体温升高可以分为生理性和病理性体温升高两类。①生理性体温升高:如剧烈运动、月经前期及心理性应激等;②病理性体温升高:包括两种情况,多数是调节性体温升高,即为发热;少数是因体温调节障碍(如体温调节中枢损伤)、散热障碍(如皮肤鱼鳞病、先天性汗腺缺乏、环境高温所致的中暑等)或产热异常(如甲状腺功能亢进)而产生,体温调节机构无法将体温控制在与调定点相适应的水平上,其本质不同于发热,是被动性体温升高,称为过热(hyperthermia)。

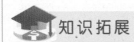

中 暑

中暑是在高温影响下体温调节功能紊乱,烈日暴晒或在高温环境重体力劳动所致的一组急症。中暑一般发生在气温超过34℃时。在同样的气温条件下,相对湿度增高更易引起中暑。中暑的患者除体温升高外,可有全身疲乏、四肢无力、头昏、胸闷、心悸及恶心、呕吐等不适症状,甚至可出现中暑衰竭或中暑痉挛,引起严重后果。

发热不是独立的疾病,而是很多疾病共有的病理过程和临床表现,也是疾病发生的重要信号。因此,了解发热的特点对判断病情、诊断疾病、评估疗效和预后,都有重要参考意义。

第二节 发热的病因和发病机制

体温中枢的调节方式和发热机制,目前以"调定点"学说来解释,发热的基本环节已基本明确。

一、发热激活物

发热激活物是指能激活内生致热原细胞产生和释放内生致热原(endogenous pyrogen,EP)的物质(又称EP诱导物),包括外源性发热激活物和体内产生的发热激活物。外源性发热激活物主要是各种微生物,体内产生的发热激活物则是抗原抗体复合物及机体代谢产物等(图9-2)。

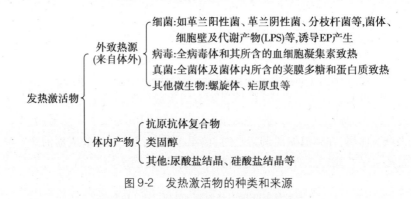

图9-2 发热激活物的种类和来源

二、内生致热原

产EP细胞在发热激活物的作用下,产生和释放能引起体温升高的物质,称之为内生致热原。内生致热原是由能够产生和释放EP的细胞如单核细胞、巨噬细胞、内皮细胞、淋巴细胞以及肿瘤细胞等,在发热激活物作用下产生和释放的,目前已明确的EP包括:

1. **白细胞介素-1** 早期发现的EP主要是白细胞介素-1(interleukin-1,IL-1)。IL-1是在发热激活物的作用下,由单核细胞、巨噬细胞、肿瘤细胞等释放的多肽类物质。IL-1受体广泛分布于脑内,但密度最大的区域在最靠近体温调节中枢的下丘脑外面。实验发现,给鼠、家兔等动物静脉内注射IL-1都能引起典型的发热反应。

2. **肿瘤坏死因子** 肿瘤坏死因子(tumor necrosis factor,TNF)是重要的EP之一,与IL-1具有相似的生物活性和致热活性。葡萄球菌、链球菌、内毒素等可诱导巨噬细胞、淋巴细胞等分泌TNF。将TNF给家兔、大鼠等动物静脉内注射能引起明显的发热反应。此外,TNF在体内和体外都可刺激 IL-1 的产生。

3. 干扰素　干扰素(interferon，IFN)是一种低分子量的抗病毒、抗肿瘤的糖蛋白，在病毒等因素作用下，由淋巴细胞或致敏淋巴细胞产生。用 IFN 治疗的病人多会出现发热，故发热成为 IFN 治疗的主要不良反应。

另外，IL-6、巨噬细胞炎症蛋白-1、IL-8 和内皮素也被认为是 EP 或可能与发热有一定的关系，但还缺乏系统的研究。

三、发热时的体温调节机制

体温"调定点"学说基本阐明了体温上升的机制。

(一) 体温调节中枢

体温调节中枢位于 POAH，该区含有温度敏感神经元，主导体温正向调节，为正调节中枢；而中杏仁核、腹中隔和弓状核等脑区则对发热时的体温产生负向调节，限制体温过度升高，为负调节中枢。体温调节还涉及中枢神经系统的其他多个部位，如大脑皮质、脑干等。正、负调节相互作用的结果决定调定点上移的水平以及发热的幅度和时程。因此，发热体温调节中枢是正、负调节中枢共同作用构成的复杂功能系统。

(二) 致热信号传入中枢的途径

EP 是大分子蛋白质，一般不易透过血脑屏障。目前认为 EP 进入脑内引起体温调节中枢"调定点"上移的可能途径有：①EP 通过血脑屏障转运入脑；②EP 通过终板血管器的有孔毛细血管入脑；③EP 通过迷走神经入脑。

(三) 发热中枢调节介质

无论以何种方式入脑，EP 本身并不是直接引起"调定点"上移的物质。它可能是首先作用于体温调节中枢，引起发热中枢体温介质的释放，继而引起调定点的改变。发热中枢体温调节介质可分为正调节介质和负调节介质两类。

1. 正调节介质　是一类介导体温"调定点"上移的物质，包括前列腺素 E(PGE)、Na^+/Ca^{2+} 比值、环磷酸腺苷(cAMP)、促肾上腺皮质激素释放素(CRH)、一氧化氮等。在发热的过程中，上述正调节介质水平升高。动物实验脑室中给予正调节介质可以引起实验动物体温升高，阻断或降低正调节介质则可以解热。

2. 负调节介质　是一类对抗体温升高或降低体温的物质，主要包括精氨酸加压素、黑色素细胞刺激素及膜联蛋白 A_1 和 IL-10 等。这些负调节介质具有明显的解热作用。正是由于这些介质的存在，使各种感染性疾病引起的发热极少超过 41℃。这种发热时体温升高被限定在一定范围的现象称为热限。这是机体的自我保护功能和自稳调节机制，对防止体温过度升高而导致对组织器官的损伤具有保护意义。

(四) 体温调定点与发热时相

调定点理论认为，体温调节中枢内有一个"调定点"，体温围绕着"调定点"上下波动。调定点的正常值在 37℃ 左右。当体温偏离调定点时，将通过反馈系统把偏差信息输送到体温控制系统综合处理，然后对效应器发出调节信号(散热或发热)，使身体的中心温度维持在与调定点相适应的水平。

发热时，来自体内外的发热激活物作用于产 EP 细胞，产生和释放 EP，EP 经血液到达颅内 POAH 和 OVLT 附近，引起中枢发热介质的释放，作用于相应的神经元后引起调定点上移。此时调定点高于中心温度，体温调节中枢出现产热和散热的调整，最终使体温升高到与调定点相适应的水平。发热持续一定时间后，随着负调节机制的激活，负调节介质限制调定点的上移和体温的上升，使体温调控至正常水平。这就是典型的发热过程(图9-3)，可大致分为三个时相。

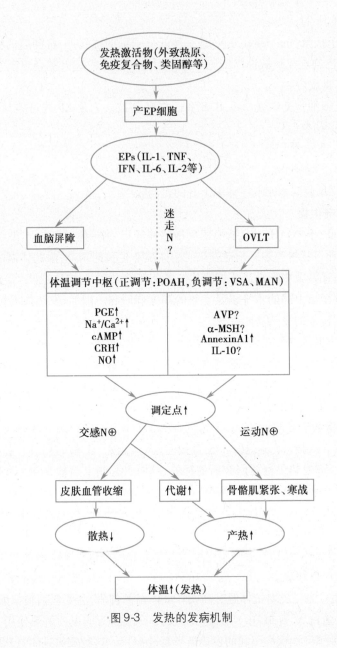

图 9-3 发热的发病机制

1. **体温上升期** 发热的开始阶段,体温调定点上移,正调节占优势,使原来正常的体温变成"冷刺激",体温调节中枢对"冷刺激"产生反应,出现皮肤血管收缩、血流减少(减少机体散热)和寒战及代谢增强等(增加机体产热),使体温升高。

2. **高温持续期** 当体温升高到与上移的调定点相适应时,体温调节中枢的"冷刺激"逐渐消失,寒战停止并出现散热。此期体温调节中枢在较高体温调定点水平,调节机体的产热和散热平衡,保持高体温。此时病人有酷热感,皮肤血管扩张、血流量增加,皮温高于正常。

3. **体温下降期** 经历高温持续期后,随着激活物被控制或消失,EP 及增多的介质被清除或降解,"调定点"恢复到正常水平,这时体温与"调定点"相比就是一个"热刺激",体温调节中枢对"热刺激"产生反应,则会发出增加散热(皮肤血管扩张)和减少产热的指令,使体温降低,恢复到与正常体温调定点相适应的水平。此期病人汗腺分泌增加,可大量出汗,严重者可导致脱水。

不同病因引起的发热时相是不同的,有些发热时相具有特征性,如稽留热、驰张热等,可以作为疾病临床诊断的依据之一。

第三节　发热时代谢与功能的变化

一、物质代谢变化

体温每升高1℃,基础代谢率提高13%,糖、蛋白质和脂肪的消耗增多,同时也会出现水、电解质及维生素的代谢变化。

(一)营养物质代谢变化

发热时由于产热的需要,能量消耗大大增加。糖的分解代谢加强,糖原储备减少,脂肪分解代谢也明显加强,加上发热病人食欲下降,营养摄入不足,机体会动员脂肪储备。蛋白质分解加强,尿氮比正常人增加2~3倍。尤其在寒战期消耗更大,无氧酵解增加,乳酸的产量大增。据粗略计算,肌肉剧烈活动时,从有氧氧化得到的能量只占糖酵解供给能量的1/5,因而产生大量乳酸,这也是发热患者出现肌肉酸痛的原因之一。

(二)水、电解质及维生素代谢变化

在发热的体温上升过程中,由于肾血流量减少,尿量也明显减少,Na^+、Cl^-排泄减少,但到了退热阶段又由于尿量恢复而大量排出。糖、脂肪和蛋白质分解代谢加强,各种维生素的消耗也增多,高温持续期的皮肤和呼吸道水分蒸发增加及退热期的大量出汗可导致水分的大量丢失,严重者可引起脱水。因此,发热患者应及时补充水、电解质、维生素和其他营养物质。

二、功能代谢变化

(一)中枢神经系统功能变化

发热会出现一系列中枢神经系统表现,如头痛、头晕等,**高热(40~41℃)**时,还可出现**烦躁**、**谵妄**、**幻觉**等,引起这些症状可能与发热使**神经系统兴奋性异常**和致热性细胞因子有关。小儿(6个月~4岁)高热比较容易引起全身或局部肌肉抽搐,即**热惊厥**,可能与小儿中枢神经系统尚未发育成熟有关。高热患者出现的**淡漠**、**嗜睡**等**神经系统抑制**状态可能与IL-1有关。

(二)循环系统功能变化

发热患者心率加快,**体温每上升1℃,心率约增加18次/分**,儿童可增加得更快。但也有例外,如伤寒患者,体温40℃,心率不加快,甚至减慢,称为相对缓脉。发热时心率加快与血温对窦房结的刺激、交感神经兴奋和代谢增强等有关。心率加快在一定范围内可增加心输出量以加强组织的血液供给,利于机体高代谢的需要;但也增加了心脏的负荷,特别是发热激活物直接引起心肌损伤时,或心脏有潜在病变的人,容易诱发心力衰竭,应特别注意。另外,发热的不同时相对循环系统的作用存在差异,如升温期(寒战),心率加快和外周血管的收缩可使血压轻度升高;高温持续期和退热期外周血管舒张,血压可轻度下降。

(三)消化功能的变化

发热时消化液分泌减少,各种消化酶活性降低,产生**食欲减退**、口干、胃肠蠕动减慢、**腹胀**、**便秘**等临床表现。其原因可能与交感神经兴奋、副交感神经抑制、水分蒸发以及致热因子如IL-1和TNF等有关。

(四)呼吸功能的变化

发热时,血温增高及高代谢产生的酸性物质使呼吸中枢对CO_2的敏感性增加,同时代谢加强,CO_2生成增多,可共同促使**呼吸加深**、**加快**,有利于热量从呼吸道散发。

(五)免疫系统的变化

内生致热原本身就是一些免疫因子,如IL-1、TNF、IL-6、INF等可刺激T、B淋巴细胞和自然杀伤细胞等免疫细胞增殖和活性增强,提高吞噬、杀菌和抗病毒能力。因此,**发热可以提高机体**

的总体**免疫功能**,表现为一种防御作用;另一方面,发热本身也可抑制细菌生长,如肺炎球菌、淋球菌和梅毒螺旋体等。但是**持续高热可造成免疫系统功能下降**,淋巴细胞、巨噬细胞等功能降低,使杀菌和抗病毒能力减弱。

急性期反应是机体在细菌感染和组织损伤时所出现的一系列急性时相的反应。EP 在诱导发热的同时,也引起急性期反应。急性期反应主要表现为蛋白质合成增多、血浆微量元素浓度改变、外周血白细胞计数增加及热休克蛋白表达增加等,是一种非特异性的整体防御反应。

第四节 发热的生物学意义及治疗原则

一、发热的生物学意义

发热的生物学意义表现在对机体的**防御作用**和**伤害作用**两方面。防御作用是提高机体的抗感染能力。近年研究发现,发热具有抑制或杀灭肿瘤细胞的作用,对肿瘤具有一定的抑制效果。该作用可能与发热时产生大量内生致热原(EP)如 IL-1、TNF、IFN 等对瘤细胞的杀伤和瘤细胞本身对高温更加敏感有关。发热对机体的不利或伤害表现在组织细胞的高代谢加重器官负担,如心脏负荷增加,诱发心力衰竭;高热直接导致细胞变性,引起多器官组织细胞损伤,如心、肝、肾等实质细胞变性;高热可引起小儿惊厥而导致脑损伤,妊娠妇女高热易引起胎儿发育不良等。

发热的生物学意义是引起一系列机体代谢功能改变,这些改变是由发热激活物、内生致热原及体温调节介质和体温升高共同引起的,而且所引起的后果也有利弊之分。处理治疗原则应为减少发热对机体的损伤,增强发热对机体的防御作用。

二、治 疗 原 则

(一) 病因治疗

对于发热激活物明确的发热,给予针对发热激活物的治疗,如针对细菌使用抗生素,可以达到清除发热激活物的效果,但应避免抗生素滥用。

(二) 发热的处理

一般性发热,即体温不过高的发热(<40℃),又不伴有其他严重疾病者,可不急于解热。特别是原因不明或存在潜在病灶的患者,除了发热以外,其他临床征象不明显(如传染病早期),若过早予以解热,会掩盖病情,会降低机体本身的免疫防御能力,造成原发病灶扩散和延误诊断,加重病情和延误正确治疗。因此,对于一般发热的病例,主要应针对物质代谢和水电解质代谢情况,补充足够的营养物质、维生素和水等。

 病例分析

男患儿,3 岁。因发热、咽痛 2 天,伴惊厥半小时入院。查体:体温 41.3℃,心率 152 次/分,呼吸 36 次/分;面红,口唇干燥,咽部充血,双侧扁桃体肿大、有脓苔,两肺呼吸音粗。实验室检查:WBC $17.3\times10^9/L$,N 82%。入院后立即予物理降温,输液,抗生素治疗。3 小时后大量出汗,体温开始下降,5 日后痊愈出院。

考虑该患儿是何原因引起的发热,发病机制如何,处理是否正确?

对于可能会加重病情,或威胁生命的发热病例,应及时解热治疗。特别是以下情况:

1. **高热(>40℃)病例** 尤其是达到 41℃者,中枢神经细胞和心脏可能受到较大的影响。

小儿高热,易诱发惊厥,可能导致脑损伤而影响小儿智力,更应及时解热。已有实验证明,正常动物在极度高热的情况下,可导致心力衰竭。高热引起谵妄、昏迷等中枢神经系统症状也是常见的。因此,对于**高热病例**,无论有无明显的原发病,都应**尽早解热**。

2. 心脏病患者 发热时机体的高代谢会促使机体对氧和各种营养物质的需求增加,机体通过心率加速、循环加快等方式满足机体代谢的需求,但同时也**增加心脏负担**,容易**诱发心力衰竭**。因此,对心脏病患者及有潜在的心肌损害者也须**及早解热**。

3. 妊娠期妇女 妊娠期妇女如有发热也应**及时解热**,理由如下:①已有临床研究报道,妊娠早期的妇女如患发热或人工过热(洗桑拿浴)有**致畸胎的危险**;②妊娠中、晚期,循环血量增多,心脏负担加重,发热会进一步增加心脏负担,有**诱发心力衰竭**的可能性。

三、常用的解热措施

(一) 药物解热

1. 化学药物 如水杨酸盐类,解热药理机制可能是阻断中枢体温调节介质合成,如 PGE。

2. 类固醇解热药 如糖皮质激素,解热药理机制可能是抑制 EP 的合成和释放、抑制免疫反应和炎症反应。

3. 中药 清热解毒中草药也有很好的解热作用,可适当选用。

(二) 物理降温

对高热或病情危急患者,可采用物理方法**辅助降温**。常用的方法有冰帽或冰带冷敷头部、在四肢大血管处用酒精擦浴以促进散热。

 本章小结

> 病理性体温升高分为发热和过热。发热是指在致热原作用下,体温调节中枢的调定点上移而引起的调节性体温升高(超过正常值 0.5℃)。发热激活物作用于产致热源细胞,使其产生和释放 EP。EP 作用于下丘脑体温调节中枢,在中枢发热介质的介导下,使体温调定点上移,引起机体产热增加和散热减少,从而引起发热。发热时体温调节功能仍正常,但由于调定点上移,体温调节在高水平上进行。发热在临床上通常经历体温上升期、高温持续期和体温下降期三个时相。发热是多种疾病所共有的病理过程和临床表现,机体会出现一系列功能代谢变化。针对发热发病学的基本环节,采取适当的解热措施。
>
> 过热又称非调节性体温升高,是由于体温调节障碍(如体温调节中枢损伤),或散热障碍(皮肤鱼鳞病和环境高温所致的中暑等)及产热器官功能异常(甲状腺功能亢进)等,体温调节机构不能将体温控制在与调定点相适应的水平上。此时,调定点未发生改变,是被动性体温升高。

(仇 容)

练 习 题

一、选择题

1. 关于发热的叙述,下列哪项是最正确的:

    A. 体温超过正常值 0.5℃
    B. 产热过程超过散热过程

    C. 由体温调节中枢调定点上移引起
    D. 由体温调节中枢功能障碍引起

    E. 是临床上常见疾病

2. 不产生内生致热源的细胞是:
  A. 单核细胞　　　　　　　　　B. 巨噬细胞
  C. 心肌细胞　　　　　　　　　D. 肿瘤细胞
  E. 内皮细胞

3. 下列哪种不属于内生致热源:
  A. IL-1　　　　　　　　　　　B. 干扰素
  C. 5-羟色胺　　　　　　　　　D. 肿瘤坏死因子
  E. 巨噬细胞炎症蛋白-1

4. 体温上升期热代谢特点:
  A. 散热减少,产热增加,体温升高
  B. 产热减少,散热增加,体温升高
  C. 产热散热在高水平相对平衡,体温保持高水平
  D. 散热减少,产热增加,体温保持高水平
  E. 产热减少,散热增加,体温下降

5. 体温调节中枢的高级部位是:
  A. 延髓　　　　　　　　　　　B. 脑桥
  C. 中脑　　　　　　　　　　　D. 视前区-下丘脑前部
  E. 脊髓

二、思考题

1. 比较发热与过热的异同。

2. 发热时机体有哪些代谢变化?

第十章

休 克

学习目标

1. 掌握休克的概念,休克代偿期的代偿意义,休克失代偿期对机体的影响。
2. 熟悉休克的病因、分类及发生机制,休克时各器官功能代谢的变化。
3. 了解休克的防治原则。
4. 能分析休克的症状和体征,初步具有判断分期和预后的能力。
5. 能针对休克给患者及其家属讲解诊疗问题和注意事项。

休克(shock)是临床常见的危重急症。目前认为休克是多病因、多发病环节、多种体液因子参与,以微循环功能紊乱、组织细胞灌注不足为主要特征,并可能引起多器官功能障碍甚至衰竭等严重后果的复杂的全身调节紊乱性病理过程。

第一节　病因和分类

一、休克的病因

引起休克的病因很多,常见的有:

1. **失血和失液**　常见于外伤大出血、上消化道大出血、肝脾破裂致腹腔内出血及产后大出血等。在短时间内,当失血量超过机体总血量的 20%～25% 时,即可发生失血性休克(hemorrhagic shock)。失液见于剧烈呕吐、腹泻和大量出汗等原因引起的大量体液丢失。

2. **创伤**　严重的创伤可因失血和疼痛等引起创伤性休克(traumatic shock)。

3. **烧伤**　大面积烧伤时,可因血浆大量丢失及疼痛引起烧伤性休克(burn shock),若合并感染可发展为败血症休克。

4. **严重感染**　细菌、病毒和立克次体等病原微生物感染均可引起感染性休克(infectious shock),以革兰阴性细菌感染引起的休克为常见,约占感染性休克的 70%～80%。细菌内毒素在此型休克中具有重要作用,故又称为内毒素性休克(endotoxic shock)。重症感染性休克常伴有败血症,故又称为败血症休克。

5. **心脏和大血管病变**　急性心肌炎、大面积急性心肌梗死、严重心律失常等心脏病变和肺栓塞、心包填塞等影响静脉回流和心脏射血的病变均可引起心输出量急剧减少而发生休克。

6. **过敏**　过敏体质的人在应用药物、血清制剂或疫苗等引发严重的 I 型超敏反应时,肥大细胞释放大量的组胺和缓激肽,可引起小血管扩张和毛细血管壁通透性增高,致使有效循环血量不足而引起过敏性休克(anaphylactic shock)。

7. **神经刺激**　剧烈的疼痛刺激、高位脊髓损伤和中枢镇静药物过量等可引起神经源性休克

（neurogenic shock）。

二、休克的分类

（一）按病因分类

这是目前临床常用的分类方法,分为低血容量性休克(包括失血性和失液性休克)、创伤性休克、烧伤性休克、感染性休克、心源性休克、过敏性休克和神经源性休克等。

（二）按休克发生的始动环节分类

1. 低血容量性休克（hypovolemic shock） 是指血容量减少引起的休克。常见原因有失血、失液和烧伤。由于循环血量减少,导致血压下降,使重要器官和外周组织微循环的灌流压降低,灌流量减少。临床可见中心静脉压、心输出量和动脉血压降低,总外周阻力增高。

2. 心源性休克（cardiogenic shock） 是指急性心脏泵血功能衰竭引起心输出量急剧减少,使有效循环血量不足而导致的休克。常见原因为心肌源性(如心肌梗死、心肌病和心律失常等),也可为非心肌源性(如急性心包填塞、气胸和肺动脉高压等)。

3. 血管源性休克（vasogenic shock） 是指由于血管活性物质的作用,小血管扩张,血管床容积扩大,导致血液分布异常,大量血液淤滞在舒张的小血管内,使有效循环血量减少所引起的休克,如过敏性休克和神经源性休克。

（三）按血流动力学特点分类

1. 低排高阻型休克 又称低动力型休克,其血流动力学特点是心输出量降低,外周血管阻力升高。由于皮肤血管收缩,血流量减少,使皮肤温度降低,又称为"**冷休克**"。常见于失血(失液)性休克、心源性休克和大多数感染性休克。

2. 高排低阻型休克 又称高动力型休克,其血流动力学特点是心输出量高,外周血管阻力低。由于皮肤血管扩张,血流量增多,使皮肤温度升高,又称为"**暖休克**"。常见于少数感染性休克及某些神经源性休克。

第二节 发生机制

一、微循环机制

以失血性休克为例,休克的发展过程根据微循环的变化大致可分为三个时期(图10-1)。

（一）休克代偿期

休克代偿期(compensatory stage of shock)是休克发展过程的早期阶段,也称休克早期、微循环缺血期,主要病理生理变化是组织缺血性缺氧和代偿作用。

1. 组织缺血性缺氧 当有效循环血量减少等休克病因作用于机体时,首先导致交感-肾上腺髓质系统兴奋,儿茶酚胺大量释放入血,使毛细血管前阻力增加,真毛细血管网关闭,真毛细血管网血流量减少,血流速度减慢;交感-肾上腺髓质系统兴奋,刺激 β 受体,血液流经直捷通路或经开放的动-静脉吻合支回流而直接进入微静脉。两方面共同作用致使微循环**少灌少流,灌少于流**,组织发生缺血性缺氧。微循环障碍学说称该期为缺血性缺氧期(ischemic anoxia phase)。

除儿茶酚胺外,休克时体内还可产生其他缩血管物质,如血管紧张素 II、血管加压素和血栓素 A_2 等。

2. 本期的代偿意义 上述的皮肤、内脏小血管明显收缩,使组织处于严重的缺血缺氧状态,但对整体却有一定的抗损伤或代偿意义。主要表现在以下几个方面:

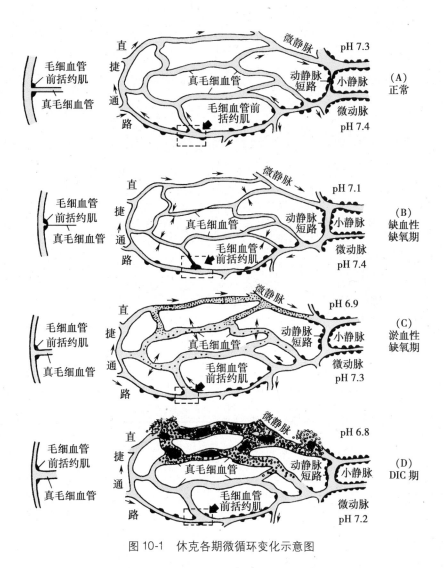

图 10-1　休克各期微循环变化示意图

（1）血液重分布有利于心脑血液供应：由于不同器官对儿茶酚胺的反应性不同，皮肤、腹腔内脏和肾脏血管α受体密度高，对儿茶酚胺的敏感性高，因而明显收缩；而冠状动脉和脑血管无明显变化，使有限的血液资源得到重分布，优先保证重要生命器官心、脑的血液供应。

（2）儿茶酚胺等缩血管物质大量释放时，微静脉、小静脉及肝脾血库收缩，迅速而短暂地增加回心血量，起到了"自身输血"的作用。

（3）由于微动脉、后微动脉、毛细血管前括约肌对儿茶酚胺敏感性高，使毛细血管前阻力高于后阻力，毛细血管流体静压降低，较多的组织间液进入毛细血管，使回心血量增加，起到"自身输液"的作用。

（4）交感-肾上腺髓质系统兴奋：心率加快，心肌收缩力增强和外周血管阻力升高均有利于动脉血压的调节和维持。

3. 临床表现　患者表现为面色苍白、四肢湿冷、脉搏细速和尿量减少；由于脑血流正常，患者神志清楚，由于应激可出现烦躁不安；血压可骤降，也可略降，甚至正常；脉压减小比血压下降更具有早期诊断意义（图 10-2）。

此期是休克的可逆期，也是临床上实施抢救的最好时期，如能及时消除病因，积极治疗，恢复有效循环血量，休克很快扭转。否则病情可发展至休克进展期。

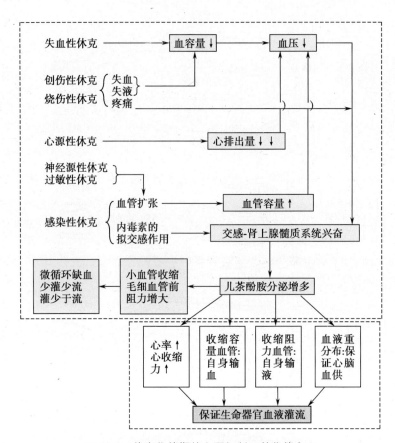

图 10-2　休克代偿期的主要机制及其代偿意义

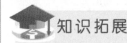知识拓展

对休克的认识

Shock 一词在医学上已有两百多年的历史。1731 年法国 Henry Francios Le Dran 用法语来描述枪弹伤后的全身变化,1743 年英国医生将法语翻译成英语 shock,原意是剧烈的震荡或打击,这是用休克来描述类似创伤休克综合征的开始。19 世纪末英国 Crile 对休克的临床表现进行了经典的描述:面色苍白或发绀、四肢湿冷、脉搏细速、脉压变小、尿量减少、表情淡漠、血压下降,并提出"血管运动中枢麻痹引起休克"理论。由此学术界把休克定位在循环系统功能急剧障碍。20 世纪 60 年代,Lillehei 通过大量实验研究,测定了不同类型休克发生时器官血流量和血流动力学,提出了休克的微循环障碍学说,从而使人们对休克的认识发展到微循环阶段。

(二)休克进展期

休克进展期(progressive stage of shock)是休克的可逆性失代偿期,也称休克中期、微循环淤血期,主要病理生理学变化是组织淤血性缺氧和失代偿。

1. 组织淤血性缺氧　随着休克代偿期的进一步发展,内脏微血管的自律运动现象首先消失,微动脉、后微动脉、毛细血管前括约肌对儿茶酚胺的反应性明显降低而扩张,微静脉持续收缩,致使毛细血管前阻力小于后阻力,微循环**多灌少流、灌大于流**,毛细血管血液淤滞,组织细胞严重淤血性缺氧。微循环障碍学说称该期为淤血性缺氧期(stagnant anoxia phase)。同时,微血管壁通透性增高,血浆外渗,血流速度缓慢,组织缺氧加剧。

2. 组织淤血性缺氧的机制　长时间缺血缺氧引起的酸中毒和多种扩血管活性物质的释放

134

是导致休克代偿期的重要原因。

（1）酸中毒：缺氧导致细胞无氧酵解增强，乳酸堆积引起代谢性酸中毒，从而导致血管平滑肌对儿茶酚胺的反应性降低而扩张。

（2）局部扩血管代谢产物的作用：长时间缺血缺氧、酸中毒刺激肥大细胞释放组胺增多，ATP分解腺苷堆积，激肽系统激活使激肽类物质产生增多等，可引起血管平滑肌舒张和毛细血管扩张。此外，细胞破坏时释出K^+增多，K^+外流增加可使Ca^{2+}通道抑制，Ca^{2+}内流减少，引起血管收缩性降低。

（3）血液流变学的改变：由于血流速度缓慢，大量血浆外渗，导致血液黏滞性增高等血液流变学的变化，造成血流受阻，毛细血管后阻力增加，进一步加重微循环障碍。黏滞并激活的白细胞可释放氧自由基和溶酶体酶，导致血管内皮细胞和其他组织细胞损伤。

（4）内毒素等的作用：革兰阴性菌感染，内毒素直接入血引起感染性休克；出血和创伤发生的非感染性休克引起胃肠道功能紊乱、肠道菌群失调，可发生肠源性内毒素血症。内毒素和其他毒素可通过激活巨噬细胞，通过NO生成增多等途径引起血管扩张，导致持续性低血压。

3. 失代偿改变

（1）由于内脏毛细血管血流淤滞，毛细血管流体静压升高以及组胺、激肽和前列腺素等的作用引起毛细血管通透性增高，不仅组织液进入毛细血管的"自身输液"停止，而且促使血浆渗出到组织间隙。

（2）由于酸性代谢产物和溶酶体水解产物等的作用，血浆外渗导致血液浓缩。大量的毛细血管开放及血管床容量增加，回心血量减少，"自身输血"停止。

（3）回心血量减少和血压持续性下降使交感-肾上腺髓质系统更加兴奋，血液灌流量进一步下降，组织缺氧更加严重，形成恶性循环。由于血液浓缩，促使红细胞聚集，导致有效循环血量进一步减少。

4. 临床表现 患者血压进行性下降，心搏无力、心音低钝，神志淡漠甚至昏迷，少尿甚至无尿，皮肤发绀，可出现花斑（图10-3）。

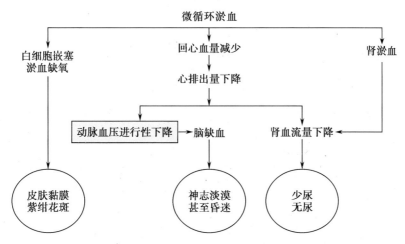

图10-3 休克进展期的临床表现及机制

此期仍处于"可逆性"阶段，只要得到及时正确的救治，患者可康复，否则病情持续恶化进入休克难治期。

（三）休克难治期

休克难治期（refractory stage of shock）是休克发展的晚期阶段，亦称休克晚期、微循环衰竭期，主要病理生理学变化是微循环衰竭和DIC。

1. **微循环衰竭** 微循环淤滞进一步加重,微血管对血管活性物质失去反应,呈麻痹性扩张状态。微循环**血流停止**,处于**不灌不流**状态,组织严重缺氧。

2. **合并 DIC** 由于血液进一步浓缩,血流速度缓慢,血液处于高凝状态;缺氧、酸中毒及内毒素损伤血管内皮细胞可激活内源性凝血系统;烧伤、创伤性休克等,组织因子释放入血,加上内毒素的作用,激活外源性凝血系统;血小板活化因子、TXA_2 等,可促进血小板聚集,加速 DIC 形成。

3. **临床表现** 患者血压进行性下降,且给予升压药难以恢复。脉搏细速,中心静脉压降低;由于白细胞嵌塞、血管内皮肿胀以及微血栓堵塞,即使大量输血、补液,血压回升后,有时仍不能恢复毛细血管血流,称为毛细血管无复流现象(no-reflow),这也是休克难治的原因之一;由于组织严重淤血和并发 DIC,导致细胞变性甚至死亡,使心、脑、肾、肺和肠等重要器官发生功能障碍甚至衰竭(图 10-4)。

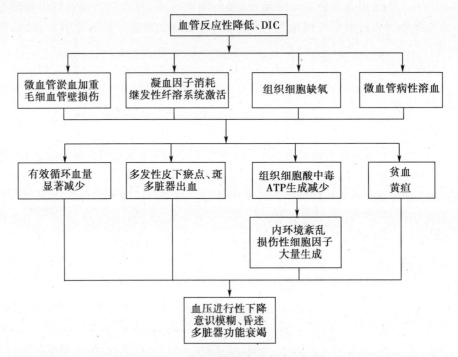

图 10-4 休克晚期的临床表现及机制

休克的分期只概括了休克发展过程的一般规律(表 10-1),不同类型休克由于病因不同也不是都依次经历上述三期的变化。如过敏性休克多始于休克进展期,一些重症感染性休克和严重烧伤性休克,可能很快就进入休克难治期。

表 10-1 休克各期的主要临床特点

	休克代偿期	休克进展期	休克难治期
皮肤黏膜	面色苍白、四肢湿冷	发绀、花斑	瘀斑
血压	正常、骤降略降,脉压变小	进行性下降	进行性下降
脉搏	细速	细弱	极弱
尿量	减少	少尿、无尿	无尿
神志	清楚,烦躁不安	淡漠、昏迷	模糊、昏迷
其他			器官功能障碍

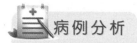**病例分析**

　　某男,65 岁,因交通事故受伤 1 小时就诊。神志淡漠,X 线片骨盆线形骨折,腹部有移动性浊音,腹腔穿刺抽出血液,血压 60/40mmHg,脉搏 140 次/分,立即快速输血,行剖腹探查见肝脏破裂,腹腔积血及血凝块共约 2500ml,施肝修补术。术中血压一度为零,给予快速输液及输全血 2000ml。术后输入 5% 碳酸氢钠溶液,给予静脉注射呋塞米等治疗,4 小时后血压回升到 90/60mmHg,尿量开始增多,次日患者病情稳定。

　　试分析患者发生休克的类型和机制,除输血输液外为何给予碳酸氢钠和呋塞米?

二、神经-体液机制

　　各种休克动因在休克的发展过程中,不仅引起交感-肾上腺髓质系统高度兴奋,下丘脑-垂体-肾上腺皮质、肾素-血管紧张素-醛固酮等系统的活性也增高,体内多种体液因子的水平可发生明显变化。神经-体液机制参与休克过程的体液因子数目众多,比较重要的有以下几类:

　　1. **血管活性胺**　包括儿茶酚胺、组胺和 5-羟色胺等。

　　(1) 儿茶酚胺:去甲肾上腺素和肾上腺素都能兴奋 α-受体,引起血管平滑肌收缩;而肾上腺素还能兴奋 β-受体,一方面使微循环的动-静脉吻合支大量开放,导致毛细血管网血液灌注量急剧减少,而肺内微循环的动-静脉吻合支大量开放,则使低氧静脉血直接进入左心引起 PaO_2 降低;另一方面,β-受体兴奋也使血管平滑肌舒张,血压降低。

　　(2) 组胺:休克时肥大细胞脱颗粒,释放大量组胺,引起小动脉、静脉扩张,毛细血管通透性增高,可导致血压下降、回心血量减少和血液黏稠度增加。

　　(3) 5-羟色胺:可引起微静脉强烈收缩,毛细血管通透性增高,血浆渗出,血液浓缩和血小板聚集,对休克时 DIC 的形成起促进作用。

　　2. **调节肽**　是指存在于神经系统作为神经递质和存在于内分泌细胞起激素作用的生物活性肽。

　　(1) 内皮素(endothelin,ET):缺血、缺氧、血小板聚集和肾上腺素等均可增加 ET 的合成和释放。心源性休克、感染性休克和失血性休克时,循环 ET 水平显著升高,且与组织损伤程度呈正相关,与血流动力学参数呈负相关。

　　(2) 血管紧张素Ⅱ(angiotensin Ⅱ,Ang Ⅱ):休克早期 Ang Ⅱ升高,具有代偿性保护作用;休克晚期抑制 Ang Ⅱ的过度分泌,具有明显的抗休克作用。

　　(3) 血管加压素(antidiuretic hormone,ADH):也称抗利尿激素,通过抗利尿和缩血管作用可能在休克早期起代偿作用。

　　(4) 心房钠尿肽(atrial natriuretic peptide,ANP):具有舒张血管、支气管平滑肌和抑制肾素释放的作用。休克时其血浆水平显著升高,可能有利于防止急性肺损伤的发生。

　　(5) 激肽(kinin):休克时血管内皮损伤,激活凝血因子Ⅻ,继而激活激肽释放酶原,水解体液中的高分子量激肽原,生成缓激肽。缓激肽的主要作用是扩张小血管(以微静脉最明显)、增加毛细血管壁通透性,促进水肿形成。

　　此外,还有血管活性肠肽(VIP)、降钙素基因相关肽(CGRP)、内源性阿片肽等调节肽,其种类繁多,功能复杂,多数具有保护和损伤的双重性。休克代偿期多数调节肽分泌增加,对组织器官起保护作用;失代偿期,也参与了休克发展的多个环节,共同导致细胞损伤和器官功能障碍,加重内环境紊乱,形成恶性循环,导致休克难治。

　　3. **炎症介质**　各种感染性与非感染性因子在引起休克的同时,往往直接或间接引起机体组织细胞损伤。活体组织对损伤的一系列反应中突出的表现之一是炎症反应。炎症启动的特征是炎细胞激活，炎细胞激活后能产生促炎介质，为防止过度的炎症反应对机体的损害，炎细胞还能产生抗炎介质。炎细胞激活产生的多种促炎细胞因子又可导致炎细胞活化，两者常互为因果，形成炎症瀑布反应。通过自我放大的级联反应，产生大量促炎介质进入循环，并在远隔部位引起全身性炎症，称之为全身炎症反应综合征(system inflammatory response syndrome，SIRS)，这些炎症介质，还可通过不同的途径对组织器官造成严重损伤，导致多器官功能障碍综合征，使休克恶化。

三、细胞分子机制

休克的原始动因可以直接损伤细胞，引起细胞的代谢、功能障碍和结构破坏。细胞损伤是器官功能障碍的基础。

1. 细胞损伤

（1）细胞膜损伤：细胞膜是休克时最早发生损伤的部位。缺氧、ATP 减少、高钾、酸中毒和溶酶体酶释放、自由基引起膜的脂质过氧化、炎症介质和细胞因子都会导致细胞膜的损伤，出现离子泵功能障碍，水、Na^+ 和 Ca^{2+} 内流，细胞内水肿和跨膜电位明显下降。

（2）线粒体损伤：休克初期线粒体 ATP 合成减少，细胞能量生成不足以致功能障碍。休克后期线粒体发生肿胀、致密结构和嵴消失等形态改变，钙盐沉积，最后崩解破坏。线粒体损伤后，能量物质进一步减少，导致细胞死亡。

（3）溶酶体损伤：休克时缺血、缺氧和酸中毒导致溶酶体酶释放，引起细胞自溶、消化基膜、激活激肽系统，形成心肌抑制因子(myocardial depressant factor，MDF)等毒性多肽。除酶性成分外，溶酶体的非酶性成分可引起肥大细胞脱颗粒释放组胺，增加毛细血管壁通透性和吸引白细胞。

休克时细胞损伤最终可导致细胞死亡，细胞死亡有坏死与凋亡两种形式，休克时以坏死为主。

2. 细胞代谢障碍

（1）物质代谢变化：休克时细胞内最早发生的代谢变化是从优先利用脂肪酸转向利用葡萄糖供能，代谢变化总的趋势为耗氧减少、糖酵解加强、脂肪和蛋白分解增加和合成减少。表现为一过性的高血糖和尿糖，血中游离脂肪酸和酮体增多，蛋白质分解增加，出现负氮平衡。

（2）能量不足：休克时，由于 ATP 产生减少使细胞膜 Na^+-K^+ 泵转运失灵，Na^+ 进入细胞内，K^+ 则外逸，导致细胞水肿，血钾升高。

（3）代谢性酸中毒：由于组织的严重缺氧，无氧酵解增强，乳酸生成增多，超过了肝脏代谢能力，造成代谢性酸中毒。再加上微循环障碍和肾功能损伤，酸性代谢产物不能被及时清除，也促进了酸中毒的发生。

第三节 休克时各器官系统功能的变化

一、肺功能的变化

休克早期，休克动因兴奋呼吸中枢，使呼吸增强，甚至通气过度，可引起低碳酸血症和呼吸性碱中毒。如果休克持续时间久，肺功能可出现障碍，轻者为急性肺损伤。重者可导致呼吸膜损伤，肺组织出现淤血、水肿、出血、局限性肺不张、血栓形成以及肺泡内透明膜形成等病理变化，称为急性呼吸窘迫综合征(acute respiratory distress syndrome，ARDS)。上述病理变化可导致严重的肺泡通气与血流比例失调和弥散障碍，临床上出现进行性低氧血症和呼吸困难，进而导致急性呼吸衰竭甚至死亡。

二、肾功能的变化

休克时肾脏最易最早受到损伤,各种类型休克常伴有急性肾衰竭。休克早期交感肾上腺髓质系统强烈兴奋,导致肾血管收缩,肾灌流量不足,GFR降低,而发生功能性肾衰竭。及时恢复有效循环血量,肾血流得以恢复,肾功能即可恢复。但若肾小管持续缺血缺氧或由于毒素的作用而发生坏死,则会发生器质性肾衰竭,除严重少尿外,有明显的氮质血症、高钾血症和酸中毒。由于肾小管上皮细胞坏死,重吸收功能障碍,尿液不能浓缩,尿渗透压和比重都较低。此时,即使肾血流恢复,也不能在较短时间内恢复肾功能,要待上皮细胞再生后方能恢复。肾功能的严重障碍加重了内环境紊乱,使休克进一步恶化,甚至可因严重的急性肾衰竭而死亡。

三、心功能的变化

除心源性休克外,在其他类型休克的早期,由于机体的代偿能够维持冠状动脉血流量,心泵功能一般无明显变化。但是,随着休克过程的发展,将会出现不同程度的心泵功能障碍,甚至发生心力衰竭。其主要机制有:①动脉血压降低和心率加快导致心室舒张期缩短,使冠状动脉血流量减少,心肌供血不足;心率加快和心肌收缩力加强,使心肌耗氧量增加,进一步加重了心肌缺氧。②休克时伴发的酸中毒和高钾血症,可抑制心肌收缩功能。③心肌抑制因子使心肌收缩力减弱。④心肌内DIC导致心内膜下出血和局灶性坏死。⑤细菌毒素特别是内毒素通过内源性介质,抑制心肌收缩。

四、脑功能障碍

在休克早期,由于血液重新分布和自身调节,保证了脑的血液供应,患者仅有应激引起的烦躁不安。随着休克的发展,血压进行性下降和DIC出现,脑组织出现严重的缺血、缺氧,患者表现为神志淡漠甚至昏迷。严重者可出现脑水肿和颅内压升高,甚至形成脑疝,导致死亡。

五、消化道和肝功能障碍

休克早期胃肠道及肝脏因血管痉挛而缺血、缺氧,继之发生淤血、微血栓形成和出血,使肠黏膜水肿,消化腺分泌减少,胃肠运动减弱,甚至黏膜糜烂形成应激性溃疡。肠黏膜屏障功能减弱,肠道内细菌毒素经肠黏膜大量吸收入血,发生肠源性内毒素血症。

肝缺血、淤血以及肝内微血栓形成而发生肝功能障碍,血中大量乳酸不能被转化为葡萄糖或糖原,加重酸中毒。同时肝脏单核-巨噬细胞系统功能降低,不能清除体内毒素,也成为休克时肠源性内毒素血症的另一个重要原因。因凝血因子合成减少可出现凝血功能障碍。

六、多器官功能障碍综合征

多器官功能障碍综合征(multiple organ dysfunction syndrome,MODS)是指在严重创伤、感染和休克时,原本无器官功能障碍的患者同时或在短时间内相继出现两个或两个以上器官系统的功能障碍,以致机体内环境的稳定必须靠临床干预才能维持的综合征。MODS是休克难治和致死的重要原因。在各类休克中,感染性休克时多器官功能衰竭发生率最高。MODS的发病机制比较复杂,可能与多种病理因素有关,如全身炎症反应失控、促炎-抗炎介质平衡紊乱、器官微循环灌注障碍、高代谢状态和缺血再灌注损伤等。

第四节　休克防治的病理生理学基础

休克的防治应在去除病因的前提下采取综合措施,以支持生命器官的血液灌流、防治细胞损害和最大限度地保护各器官系统功能。

一、病因学治疗

积极防治引起休克的原发病,去除休克的原始动因,如止血,镇痛,输血、输液,控制感染,防止和治疗败血症等。

二、发病学治疗

1. **补充血容量**　各种原因引起的休克均不同程度地存在着血容量绝对或相对不足。除心源性休克外,补充血容量是提高心输出量和改善组织灌流的根本措施,输液原则是"**需多少,补多少**"。特别在低血容量性休克进展期,血浆外渗,补液量应大于失液量。补液要及时和尽早,充分扩充容量。扩容时必须正确计算补液的总量,量需而入。如果输液过多过快可能导致肺水肿。动态观察静脉充盈度、尿量、血压和脉搏等指标,有条件的可监测肺动脉楔压和中心静脉压,以指导输液。

2. **纠正酸中毒**　休克过程中缺血缺氧可导致代谢性酸中毒,酸中毒能抑制心肌收缩,破坏生物膜,引起高钾血症,促进 DIC 形成,而且直接影响血管活性药物的疗效,故必须及时纠正。

3. **应用血管活性药物**　选用血管活性药物的目的是提高微循环血液灌流量,应在纠正酸中毒的基础上使用。一般情况下,休克早期宜选择性地舒张微血管,以缓解微血管因过度代偿而出现的强烈收缩。由于扩血管药可使血压一过性降低,故必须在充分扩容的基础上使用。休克后期可选用缩血管药,特别对肌性小静脉或微静脉起轻度选择性收缩作用,以防止容量血管过度扩张。对于特殊类型的休克,如过敏性休克和神经源性休克,使用缩血管药是最佳选择。

4. **防治细胞损伤**　对细胞功能的保护应予足够重视。休克时细胞损伤有的是原发的,有的是继发于微循环障碍。改善微循环是防止细胞损伤的措施之一。临床应用糖皮质激素治疗败血症及败血性休克有一定疗效,可能与糖皮质激素抑制细胞因子的合成和表达有关。此外,还可用细胞膜稳定剂、能量合剂、自由基清除剂等保护细胞功能,防治细胞损伤。

5. **防止多器官功能障碍和衰竭**　应积极预防 DIC 和缺血-再灌注损伤,必要时可使用细胞保护剂、小分子抗氧化剂和自由基清除剂。如一旦发生 MODS,除采取一般的治疗措施外,还应针对不同器官功能障碍采取不同的治疗措施。如出现急性心力衰竭,除减少和停止补液外,还应及时强心、利尿,并适当降低心脏的前后负荷;如出现 ARDS,则进行人工辅助呼吸,正压给氧,改善呼吸功能;如发生急性肾衰竭,应及早利尿、透析,以防止发生多器官功能衰竭。

本章小结

　　休克是以组织微循环血液灌流严重障碍为特征的急性全身性病理过程。休克的发生发展过程分为三个阶段。在休克代偿期,交感-肾上腺髓质系统兴奋,腹腔内脏和皮肤小血管收缩,组织缺血缺氧,但机体可通过自身输血、自身输液等代偿,从而保证心脑血液供应,增加回心血量,维持动脉血压;休克进展期的酸中毒使血管扩张、血液淤滞,回心血量和心输出量显著减少,机体处于越来越严重的低灌流状态;进一步发展到休克难治期,极易发生DIC 及多器官功能障碍综合征。

　　并非所有休克都会发生 DIC,但休克一旦出现 DIC 后病情必然更为严重,故为休克难治期。血压是休克病人病情的重要指标,但关键指标是微循环状态。临床上防治休克应在去除病因的前提下采取综合措施,以支持生命器官的血液灌流、防治细胞损伤和最大限度地保护各器官系统功能。防治休克的关键是改善微循环。

（翟同钧）

练 习 题

一、选择题

1. 休克的最主要特征是：

    A. 心输出量降低　　　　　B. 动脉血压降低　　　　　C. 组织微循环灌流量锐减

    D. 外周阻力升高　　　　　E. 外周阻力降低

2. 休克早期引起微循环变化最主要的体液因子是：

    A. 儿茶酚胺　　　　　　　B. 心肌抑制因子　　　　　C. 血栓素 A_2

    D. 内皮素　　　　　　　　E. 血管紧张素 II

3. 休克早期血流量基本不变的器官是：

    A. 心脏　　　　　　　　　B. 肝　　　　　　　　　　C. 肾

    D. 肺　　　　　　　　　　E. 脾

4. 休克早期微循环灌流的特点是：

    A. 少灌少流　　　　　　　B. 多灌少流　　　　　　　C. 不灌不流

    D. 少灌多流　　　　　　　E. 多灌多流

5. 休克中期微循环灌流的特点是：

    A. 多灌少流　　　　　　　B. 不灌不流　　　　　　　C. 少灌少流

    D. 少灌多流　　　　　　　E. 多灌多流

二、思考题

1. 休克进展期微循环变化的特点及其机制,休克为什么常并发 DIC?

2. 为什么在治疗休克的同时必须纠正酸中毒?

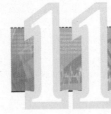

第十一章

弥散性血管内凝血

学习目标

1. 掌握 DIC 的概念、原因及发病机制,DIC 的功能代谢变化及临床表现。
2. 熟悉影响 DIC 发生、发展的因素,分期和分型。
3. 了解 DIC 的防治原则。
4. 能根据 DIC 的症状和体征判断分期和预后。
5. 能给家属讲解 DIC 的病情和注意事项。

弥散性血管内凝血(disseminated intravascular coagulation,DIC)是指在致病因子作用下,大量促凝物质入血,凝血因子和血小板被激活,引起微循环血管内广泛微血栓形成,同时或继发纤维蛋白溶解系统亢进,临床上出现出血、贫血、休克甚至多器官功能障碍的病理过程。

DIC 是临床常见的基本病理过程,可由多种疾病引起,以其中间发病环节或并发症的形式存在。一旦发生 DIC,将使原发病的病情进一步恶化,死亡率高达 50% ~ 60% 。

第一节 病因和发病机制

血液能够正常流动,既不出血,又不形成血栓,有赖于机体凝血和抗凝血两种机制的动态平衡。机体凝血机制可分为内源性和外源性凝血两个系统。机体抗凝血机制包括体液抗凝和细胞抗凝两方面,体液抗凝主要包括血浆抗凝血因子蛋白 C 系统和纤维蛋白溶解系统;细胞抗凝包括单核-巨噬细胞系统(MPS)和肝细胞的非特异性抗凝作用。

一、病　因

引起 DIC 的病因很多(表 11-1),其中最常见的是感染性疾病。

表 11-1　DIC 的常见病因

疾病类别	比　例	常见疾病
感染性疾病	31% ~ 43%	内毒素血症、败血症、细菌、病毒、真菌、螺旋体感染等
肿瘤性疾病	24% ~ 34%	消化系统、泌尿生殖系统等恶性肿瘤及白血病等
妇产科疾病	4% ~ 12%	胎盘早期剥离、宫内死胎、羊水栓塞、子宫破裂等
创伤及手术	1% ~ 5%	严重软组织创伤、挤压综合征、大面积烧伤及大手术等

二、发 病 机 制

DIC 始于**凝血系统被激活**,基本病理变化是在**微循环血管内形成微血栓**。因此,启动凝血过程的动因和途径是 DIC 发病的重要方面(图 11-1)。

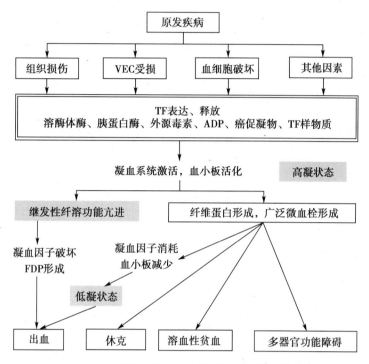

图 11-1　DIC 发生发展的机制及对机体的影响

1. 组织因子释放,启动外源性凝血系统　在严重创伤、烧伤、外科大手术、恶性肿瘤时,损伤和坏死组织可释放组织因子,启动外源性凝血系统。组织因子与血浆中的钙离子和凝血因子Ⅶ形成复合物,启动外源性凝血系统;同时,产生的凝血酶又可反馈激活凝血因子Ⅶ等因子,扩大凝血反应,引起 DIC。

2. 血管内皮细胞损伤,凝血、抗凝血调控失衡　血管内皮广泛受损,激活凝血因子Ⅻ,启动内源性凝血系统。细菌及其内毒素、病毒、缺氧和酸中毒等均可损伤血管内皮细胞,暴露基底膜胶原纤维,胶原和内毒素均为表面带负电的物质。当无活性的凝血因子Ⅻ接触胶原和内毒素后,即被激活为凝血因子Ⅻa。凝血因子Ⅻa 启动内源性凝血系统,促使血液凝固和微血栓的形成。另外,凝血因子Ⅻ在激肽释放酶、纤溶酶或胰蛋白酶等可溶性蛋白水解酶的作用下被激活,

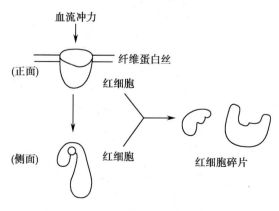

图 11-2　DIC 时红细胞碎片的形成机制

143

反过来，Ⅻa又激活激肽释放酶原变为激肽释放酶，后者可使因子Ⅻ进一步活化，从而加速内源性凝血系统的反应。激肽释放酶还可相继激活激肽、补体和纤溶系统，进一步促使DIC发展。

3. 血细胞破坏，血小板被激活 ①红细胞破坏：释放大量的ADP和红细胞素，ADP可激活血小板，而红细胞素有类似血小板释放因子Ⅲ的作用，从而促进凝血。红细胞破坏常见于异型输血、恶性疟疾等(图11-2)。②白细胞破坏：正常的中性粒细胞和单核细胞内有促凝物质，内毒素、肿瘤坏死因子等可使中性粒细胞合成和释放大量的组织因子，启动外源性凝血系统。另外，急性早幼粒细胞性白血病患者在化疗、放疗时白血病细胞大量破坏，释放组织因子样物质，也可促进DIC的发生。③血小板被激活：内毒素、免疫复合物、凝血酶等均可激活血小板。血小板被激活后与纤维蛋白原结合，促使其聚集。血小板损伤可释放多种血小板因子(如PF_3、PF_4)，PF_3是血液凝固必需的，PF_4既可增强PF_3的作用，又有中和肝素的作用，从而促进DIC的形成。在DIC中血小板多起继发作用。

4. 促凝物质入血，激活凝血系统 一定量的羊水、转移的癌细胞或某些大分子颗粒(如抗原抗体复合物、细菌等)进入血液，可以通过表面接触而激活因子Ⅻ，从而启动内源性凝血系统；动物毒素、蛇毒、蛋白水解酶等释放入血可促进凝血酶原转变成凝血酶从而直接激活凝血系统；急性坏死性胰腺炎时，大量胰蛋白酶入血，激活凝血酶原，促进凝血酶生成，导致DIC。

总之，在多数情况下，原发病因是通过多种机制引发DIC的，而凝血酶的大量生成是发生凝血的中心环节。

第二节 诱发和促进因素

除了以上各种原因能够激活凝血系统外，还有许多因素可以诱发DIC，并影响其进展速度及严重程度，应予高度重视。

一、单核-巨噬细胞系统功能受损

MPS具有清除循环血液中的凝血酶、纤维蛋白及内毒素等促凝物质的功能。这一功能在吞噬大量坏死组织、细菌或内毒素后以及酮症酸中毒时吞噬大量脂质后被"封闭"，从而促进DIC。如全身性Shwartzman反应时，由于第一次注入小剂量内毒素，使MPS功能被"封闭"，当第二次注入内毒素时则易发生DIC。糖皮质激素则通过抑制MPS功能而诱发DIC。

二、肝功能严重障碍

肝脏除了合成凝血酶原、纤维蛋白原、凝血因子Ⅴ、Ⅷ、Ⅸ、Ⅹ因子等外，还有灭活活化的凝血因子Ⅸ、Ⅹ、Ⅻ等的作用。此外，一些抗凝物质，如纤溶酶原蛋白C等也在肝脏合成。肝功能严重受损时，患者体内的凝血、抗凝血和纤溶系统的平衡状态发生紊乱，从而促进DIC的发生、发展。病毒、某些药物既可损害肝细胞，引起肝功能障碍，又可激活凝血因子，启动凝血系统。

三、血液的高凝状态

妊娠第3周开始，孕妇血液中某些凝血因子和血小板数量增多，同时血液中的纤溶酶原激活物减少，随着妊娠时间的增加，血液渐趋高凝状态，妊娠末期达到高峰。因此，发生羊水栓塞、胎盘早剥等产科意外时，DIC的发生率很高。

酸中毒可致血液高凝状态，还可损伤血管内皮细胞，启动凝血系统；血液pH降低，使凝血因子的酶活性升高，肝素的抗凝活性减弱；还可促进血小板的聚集，导致血液处于高凝状态，成为促进 DIC 发生、发展的重要因素。

四、微循环障碍

休克状态下的严重微循环障碍,常有血液淤滞、血细胞聚集,由此而导致内皮细胞的缺氧、酸中毒等,均可启动内源性凝血系统。血流在非轴流状态及低灌流状态下,凝血和纤溶产物清除受阻,亦可促使 DIC 的发生。

五、其 他 因 素

临床上不恰当地使用纤溶抑制剂等药物过度抑制了纤溶系统,造成血液黏稠度增高。另外,血脂升高也可成为 DIC 的发生因素。

第三节 分期和分型

一、分 期

根据 DIC 的发展过程,一般将 DIC 分为三期,即高凝期、消耗性低凝期和继发纤溶亢进期(表 11-2)。

表 11-2 DIC 的分期及实验室检查

	高 凝 期	消耗性低凝期	继发纤溶亢进期
发生机制	促凝物质入血 凝血酶被激活	凝血因子和血小板大量消耗,继发纤溶亢进	激活纤溶酶原,生成大量纤维蛋白降解产物
临床特点	血液高凝状态 微血栓广泛形成	血液低凝状态,出血倾向	明显出血症状、休克和器官功能衰竭
实验室检查	血小板黏附性增加 凝血和复钙时间缩短	血小板$<1\times10^5/mm^3$,血浆纤维蛋白原减少,出血、凝血、复钙时间延长	凝血酶原时间延长>25秒,血浆鱼精蛋白副凝试验(3P)阳性,优球蛋白溶解时间缩短

对于急性型 DIC 不容易发现高凝期,在慢性型则常可出现。另外,在 DIC 的发展过程中,消耗性低凝期与继发纤溶亢进期可有部分重叠或者交叉。随着 DIC 病理变化的进展,机体的血液系统、循环系统及其他器官的功能均发生变化。

二、分 型

(一)根据病情进展速度分型

1. **急性型** DIC 的发生在 1~2 天内形成,主要表现为休克和出血,分期不明显,病情恶化迅速。实验室检查结果显著异常。常见于各种严重感染、异型输血和严重创伤等。

2. **亚急性型** DIC 的发生在数天之内形成,表现介于急性型和慢性型之间,常见于恶性肿瘤转移、宫内死胎等患者。

3. **慢性型** DIC 的发生病程长,临床上表现不明显或者轻微,诊断困难。常常以某脏器功能不全为主要表现,或有时仅有实验室检查异常。常见于胶原病、慢性溶血性贫血和恶性肿瘤等。

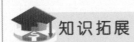知识拓展

3P试验

　　血浆鱼精蛋白副凝试验,又称3P试验,是检测纤维蛋白降解产物的一个较为古老的试验。硫酸鱼精蛋白可使纤维蛋白单体和纤维蛋白降解产物的可溶性复合物中的纤维蛋白单体再解离,纤维蛋白降解产物又自行聚合呈肉眼可见纤维状、絮状或胶冻状物,即反映了纤维蛋白降解产物的存在。根据发生纤溶类型不同,本试验可以得出不同的结果:阳性见于DIC的早期或中期、血栓性疾病、溶栓治疗期、血液高凝状态等,应排除假阳性;阴性见于正常人、DIC的晚期和原发性纤维蛋白溶解症。

(二)根据机体代偿情况分型

　　在DIC的发展过程中,血液凝血因子和血小板不断被消耗,而肝脏和骨髓则不断生成凝血因子和血小板起代偿作用。根据凝血物质消耗和代偿情况可把DIC分为失代偿型、代偿型和过度代偿型。

　　1. 失代偿型　患者凝血因子和血小板的消耗超过合成,实验室检查可见血小板、纤维蛋白原等凝血物质明显减少,临床上有明显的出血和休克,常见于急性型DIC。

　　2. 代偿型　患者凝血因子和血小板的消耗与合成基本维持动态平衡,实验室检查无明显异常,无明显临床表现,可有轻度的出血和血栓形成征象,易被忽视,可转化为失代偿型,常见于轻度DIC。

　　3. 过度代偿型　患者凝血因子和血小板的合成超过消耗,实验室检查有时可有纤维蛋白原等凝血因子暂时性升高,出血和栓塞症状不明显,在一定的条件下也可转化为失代偿型,主要见于慢性DIC和DIC恢复期。

第四节　临床表现和防治原则

一、临床表现

　　DIC的临床表现比较复杂,可多种多样,但以**弥散性微血栓形成**和**广泛性出血**最为突出。

　　1. 出血　出血常为DIC患者最初的表现,可有多个部位的出血倾向,皮肤瘀斑、牙龈和鼻出血、呕血和黑便、咯血、血尿和阴道出血等。轻者仅见伤口或注射部位渗血,严重者可同时多个部位大量出血。引起出血的机制有:①**血小板减少和凝血因子消耗**:由于广泛微血栓形成,导致血小板和凝血因子大量消耗,如果肝脏和骨髓的代偿功能不能足够补充所消耗的凝血物质,则血液转入低凝状态而引起出血;②**继发性纤溶功能亢进**:DIC后期,纤溶酶原受因子Ⅻa、凝血酶及纤溶酶原活化素作用而激活,使已形成的纤维蛋白被降解,导致出血;③**纤维蛋白降解产物的形成**:纤溶酶水解纤维蛋白和纤维蛋白原产生的各种片段统称为纤维蛋白降解产物(FDP),FDP可阻止纤维蛋白单体聚合,拮抗凝血酶及抑制血小板聚集,因而具有抗凝作用,可引起出血。它还可以使血管通透性增高,加重血液渗出。

　　2. 器官功能障碍　DIC时由于广泛微血栓形成,微循环障碍可导致缺血性器官功能障碍。常见受累器官有肾、肺、脑、心、胃肠和内分泌腺。其中肾脏最易受累,往往发生双侧肾皮质和肾小管坏死,表现为少尿、蛋白尿、氮质血症等急性肾衰竭的表现;肺内的微血栓广泛形成可出现呼吸困难、肺出血,导致呼吸衰竭;脑组织的多发小灶性坏死可引起谵妄、惊厥、嗜睡乃至昏迷。此外,DIC引起急性肾上腺坏死和出血,造成急性肾上腺功能衰竭,称为沃-弗综合征(Waterhouse-Friderichsen syndrome);累及垂体使腺垂体发生坏死,可导致席汉综合征(Sheehan'

syndrome)。

3. **休克**　急性 DIC 常伴发**休克**或者加重休克,**休克**也可伴发 DIC,两者**互为因果**,形成恶性循环。DIC 易发生休克的原因是广泛微血栓的形成,使循环通路受阻,直接引起组织灌流不足,回心血量减少;广泛或严重出血,引起血容量进一步减少;凝血因子Ⅻ的激活可相继激活激肽系统、补体系统和纤溶系统,产生一些血管活性物质如激肽、组胺等,后者可使微血管平滑肌舒张,通透性增高,导致外周阻力下降,回心血量减少;纤维蛋白原降解产物能够增强组胺和激肽的作用,促使休克发生;DIC 时,心肌由于缺血、缺氧或受毒素作用,收缩力减弱,可导致心排出量明显下降。这些因素均能使全身微循环障碍,促进休克的发生、发展。

4. **微血管病性溶血性贫血**　DIC 时可伴发一种特殊类型的贫血,称微血管病性溶血性贫血(microangiopathic hemolytic anemia)。这种贫血除了具有**溶血性贫血**的一般特点之外,外周血涂片中可发现一些呈盔形、葫芦形、星形、新月形、多角形、小球形等形态特殊的红细胞及红细胞碎片,它有助于 DIC 的诊断。这些红细胞的碎片也叫做**裂体细胞**(schistocyte)。DIC 时裂体细胞的产生主要是纤维蛋白网和红细胞之间互相作用的结果。由于血管内有广泛的纤维蛋白性**微血栓形成**,当循环中的红细胞流经由纤维蛋白丝构成的网孔时,会黏着或挂在纤维蛋白丝上,再加上血流的不断冲击,引起红细胞破裂(图 11-2,图 11-3)。

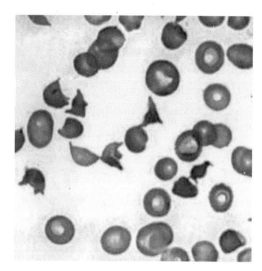

图 11-3　DIC 血涂片中的裂体细胞

病例分析

　　某女,26 岁,因停经 36⁺周,腹痛伴阴道流血 10 小时入院。查体:血压 80/50mmHg,贫血貌,下肢凹陷性水肿,胎位不清,无胎心。即行剖宫产术,术中见腹腔内血性液体约 1000ml,子宫下段前壁紫蓝色。切开子宫娩出一死胎,胎盘已剥离,下方大量血块,保留子宫。术前术中共约出血 2000ml,输血 640ml。术后 20 小时无尿,经用速尿等措施尿量渐增。术后 2 天病人突然呕血约 150ml,便血 400ml,并阴道出血约 200ml,伤口渗血不凝,胸部可见散在瘀点,查凝血酶原与凝血酶时间高于对照 6 秒,纤维蛋白原 115mg%(正常 250mg%),每日用肝素 50mg 静滴三天,加用其他止血措施,并输鲜血 600ml,两天后呕血、便血止,阴道出血明显减少,伤口血止,凝血功能趋于正常,继续治疗至痊愈。

　　请分析患者的诊断及诊断依据,治疗措施有哪些?

二、防　治　原　则

1. **防治原发病**　积极治疗原发病可预防和去除 DIC 的病因,这是防治 DIC 的根本措施。对于某些轻度病例,去除病因则可迅速恢复。例如,有效地控制感染、切除肿瘤等。

2. **改善微循环**　疏通被微血栓阻塞的微循环,改善重要器官和脏器的供血在 DIC 的防治中起重要作用,包括扩充血容量、解除血管痉挛、溶栓等。

3. **重建凝血和纤溶间的动态平衡**　DIC 时凝血系统和纤溶系统的变化往往交错,但主要应采取肝素抗凝治疗。还可酌情补充凝血因子和血小板,如患者进入继发纤溶亢进期,可合理应用纤溶抑制剂。

4. 密切观察患者的病情变化 DIC 是临床的危重症,应在 ICU 监测患者的生命体征。明显的器官功能障碍应当采用适当的人工辅助装置。反复进行实验室检查以观测病情,保持水、电解质平衡,及时纠正酸碱平衡紊乱。

📚 本章小结

DIC 是一种继发于基础疾病或病理过程、以凝血系统和纤溶系统相继激活、导致广泛微血栓形成及凝血功能障碍为病理特征的临床综合征。某些致病因子触发了机体的凝血过程,产生大量的纤维蛋白并引起血小板聚集,广泛地在微血管形成微血栓。该过程不但消耗了大量的凝血因子,并伴有血小板减少及继发性纤维蛋白溶解活性增强,导致凝血障碍和出血倾向。凡能促进血液凝固的因素均可诱发 DIC,DIC 的主要特征是凝血功能异常,即首先是凝血功能过高,而后凝血功能低下。

DIC 临床主要表现为出血、器官功能障碍、休克、微血管病性溶血性贫血。DIC 出血的特点是多部位、多器官、用原发疾病无法解释、用一般止血药物无效。DIC 与休克互为因果,可形成恶性循环。

临床上对于 DIC 的诊断主要依据原发疾病、临床表现和出血、凝血相关的实验室检查进行综合判断。去除原发病、维护器官功能和纠正凝血功能紊乱状态为 DIC 的防治原则。

(翟同钧)

练 习 题

一、选择题

1. DIC 的最主要特征是:

    A. 广泛微血栓形成   B. 凝血因子大量消耗

    C. 纤溶过程亢进   D. 凝血功能异常

    E. 严重出血

2. 大量组织因子入血的后果是:

    A. 激活内源性凝血系统   B. 激活外源性凝血系统

    C. 激活补体系统   D. 激活激肽系统

    E. 激活纤溶系统

3. DIC 时凝血功能障碍的特点是:

    A. 血液凝固性增高   B. 纤溶活性增高

    C. 先低凝后高凝   D. 先高凝后低凝

    E. 血液凝固性降低

4. 下列哪项不是 DIC 的病因:

    A. 细菌感染   B. 癌转移

    C. 单核-巨噬细胞系统功能抑制   D. 白血病

    E. 严重挤压伤

5. 临床上 DIC 的原发病中下列哪项最常见:

    A. 感染性疾病   B. 产科意外

    C. 严重创伤   D. 组织损伤

E. 过敏性疾病

二、思考题

1. 为什么严重感染容易发生 DIC？
2. 休克与 DIC 之间的相互关系及其机制。

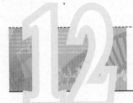

第十二章

心血管系统疾病

1. 掌握动脉粥样硬化的基本病变,动脉粥样硬化引起心、脑、肾的病理变化及临床病理联系;高血压病的基本病变,高血压病引起脑、心、肾的病理变化和临床病理联系;风湿病的基本病变和风湿性心脏病的病理变化及临床病理联系;心瓣膜病的病因、主要类型、病理变化及临床病理联系。

2. 熟悉动脉粥样硬化的病因和发病机制,心肌梗死的临床表现,高血压病的病因、发病机制,风湿病的病因及发病机制、风湿病心脏外病变,感染性心内膜炎的病因及临床病理联系。

3. 了解恶性高血压病的病变特点,心肌纤维化、心源性猝死的病因及临床表现,各型心肌病的病变特点,病毒性心肌炎的病变及临床病理联系。

4. 能够识别动脉粥样硬化、缓进型高血压及风湿病的主要病理变化。

5. 能够对高血脂、高血糖和高血压患者进行健康教育。

心血管系统疾病是对人类健康和生命构成极大威胁的一类疾病。世界范围内,在各类疾病的发病率和死亡率中,心血管疾病列在首位。在我国,心血管疾病在总死亡率中居第二位,仅次于恶性肿瘤。

第一节　动脉粥样硬化

动脉粥样硬化(atherosclerosis,AS)主要累及大、中动脉,以动脉内膜脂质沉积和粥样斑块形成为特征,导致管壁增厚变硬、管腔狭窄,引起组织器官的缺血性病变。特别是心、脑的动脉粥样硬化,严重时常危及生命。动脉粥样硬化是人类患病率最高的疾病之一,是一种慢性动脉疾病,始发于儿少时期,青年时期进展程度不一,通常在中年以后出现症状。

一、病因和发病机制

关于 AS 的病因和发病机制目前尚不完全清楚,与其多因交杂、机制复杂、发展缓慢、病程隐蔽和症状出现晚等有关。

(一) 发病因素

已知有多种因素与 AS 发生关系密切,这些因素被视为危险因素。

1. 可控性危险因素　这些因素能够通过健康生活方式和药物进行人为控制。

(1) **高脂血症**:血浆总胆固醇和(或)甘油三酯升高是 AS 的**最主要危险因素**。血浆中的脂质是以脂蛋白的形式转运的,包括乳糜微粒(CM)、低密度脂蛋白(LDL)、极低密度脂蛋白(VLDL)和高密度脂蛋白(HDL)。其中,**LDL、VLDL 是促进 AS 发生**的脂蛋白,尤其是被修饰的氧化型 LDL(OX-LDL)是**最重要的促发因子**。这类"坏脂蛋白"会引起动脉内膜损伤,利于血浆脂蛋白渗入内膜,吸引血液单核细胞和动脉中膜平滑肌细胞(SMC)移入内膜、活化血小板等;而 HDL 则是**防止 AS 发生**的脂蛋白,可通过胆固醇逆向转运机制清除动脉壁的胆固醇,还具有抗氧化作用以阻止 LDL 被氧化。可见,脂蛋白代谢紊乱与 AS 的发生极为密切,可谓"低(LDL)高危险、高(HDL)高益善",预防和治疗高脂血症对于防止 AS 的发生十分重要。

(2)**高血压**:高血压患者的 AS 发病率比正常人高 4 倍,而且**发病早**、病变**进展快**。主要由于高血压状态下,动脉血流对血管壁的侧压力增大,动脉内皮细胞易受损伤,利于血浆脂蛋白渗入内膜;其次还有激素体液因素和细胞间相互作用因素等,共同引起 AS。而 AS 所致的动脉壁变硬以及管腔变窄又可引起血压升高,二者之间互相影响,互相促进。因此,降压治疗能减少或减轻 AS 的发生及发展。

(3)**继发高血脂**:糖尿病、肾病综合征和甲状腺功能减退症等疾病均可导致继发性高脂血症,尤以**糖尿病**为首。糖尿病者 AS 患病率比无糖尿病者高 2 倍,患者血浆甘油三酯、胆固醇、LDL 明显升高,而 HDL 降低。肾病综合征和甲状腺功能减退症等均可引起高胆固醇血症,使血浆 LDL 升高。积极治疗这些疾病有助于预防 AS 的发生。

(4)**吸烟**:吸烟是冠心病的主要危险因素之一,而且是**心肌梗死**的**独立危险因素**。吸烟者的 AS 程度要比同龄不吸烟者严重得多,患病率和病变程度与吸烟量成正比。吸烟者年龄愈轻,对冠心病发病的影响愈大,并使心肌梗死的发病年龄大大提前,成为青年心肌梗死的第一危险因素。吸烟易使血浆 LDL 氧化为 OX-LDL,尼古丁和 CO 入血会引起动脉内皮细胞损伤,共同促进 AS 的发生及发展。

(5)**一般危险因素**:①**饮食**:食入过多的动物脂肪(饱和脂肪酸)和高胆固醇食物(如动物内脏、蛋黄等)易使血脂升高,促进 AS 的发生;而食用植物油(不饱和脂肪酸)可预防 AS 的发生;②**肥胖**:肥胖者易患高脂血症、高血压病和糖尿病,常引发 AS;③**行为**:缺乏体力活动、过度敌意、心理负担重和工作压力大等均与 AS 的发生有关。基于以上因素,人们认为多数人的 AS 是一种"不良生活习惯病"。因此,不吸烟、注意合理饮食、坚持适量运动、维持适宜体重、保持良好心态和舒缓工作压力能有效预防 AS 的发生。

2. **不可控性危险因素**　与 AS 关系密切的一些生物性自然因素似乎不能人为加以控制,但也不尽然。

(1)**遗传**:AS 的发生有家族聚集倾向,提示遗传因素是本病的危险因素。目前发现基因可影响脂质的摄取和代谢,从而导致高脂血症的发生。如家族性高胆固醇血症,由于 LDL 受体基因的突变而使其功能缺陷,导致血浆 LDL 水平极度升高,AS 发病早、病变重。对此类患者,目前虽然无法使基因恢复正常,但采取严格饮食和应用降血脂药物,完全可以有效延缓 AS 的发生及发展。

(2)**年龄**:AS 的发病率随年龄的增长而增加。

(3)**性别**:女性绝经期前 AS 的发病率低于同龄男性,其 HDL 水平高于男性,LDL 水平低于男性。但绝经期后,这种差别消失。可能与雌激素会影响血脂代谢,减少血浆胆固醇的量有关。

(二)发病机制

曾提出多种学说,但任何一种学说都不能全面解释 AS 的发病机制。现将目前的基本认识概要如下:高血脂等许多危险因素均会造成动脉内皮细胞损伤,一方面 OX-LDL 等血脂渗入内膜;另一方面 OX-LDL 刺激内皮细胞和 SMC 分泌单核细胞趋化因子,引起**血液单核细胞进入内膜**,并与黏集在胶原上的血小板共同释放 PDGF、EDGF 等生长因子,同时产生大量氧自由基,加速 OX-LDL 形成。OX-LDL 易被单核巨噬细胞表面的清道夫受体结合并摄取,成为**巨噬细胞源性泡沫细胞**,逐渐形成早期病变的**脂纹**。各种生长因子诱导 **SMC 增生**并**迁入内膜**后,既能吞噬脂质成为**平滑肌源性泡沫细胞**,又能合成细胞外基质,参与**纤维性斑块**的形成。生长因子还诱导成纤维细胞和毛细血管增生。OX-LDL另具有细胞毒作用,促使**两种泡沫细胞坏死崩解**,并与局部脂蛋白及其分解的脂质产物(如游离胆固醇)等共同**构成粥糜样坏死物质**,逐渐形成**粥样斑块**(图12-1)。

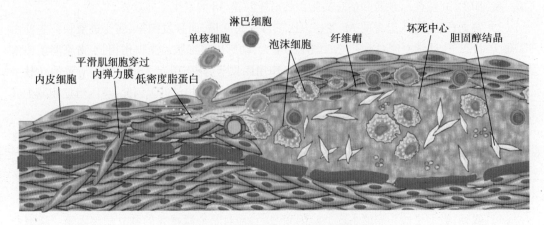

图 12-1　动脉粥样硬化发病机制模式图
单核细胞和平滑肌细胞迁入内膜及泡沫细胞形成

在 AS 的发病中,动脉**内皮损伤发生最早**,除以上危险因素外,还会受到病毒和细菌等毒性物质的攻击,因而免疫性T、B淋巴细胞也参与病变形成;血脂渗入内膜是个只有开始而没有结束的**持续过程**;血液单核细胞进入内膜是其**始动环节**;SMC 迁入内膜是其**关键环节**;白色血栓形成也**参与其中**。总之,AS 的发病是多种复杂因素相互作用的结果。

二、基本病理变化

动脉粥样硬化根据病变的发展过程可大致分为以下几个时期:

（一）脂纹

脂纹(fatty streak)是 AS 的早期病变。动脉内膜面可见黄色针头帽大小的斑点或长短不一、宽 1～2mm 的条纹,平坦或微隆起。病灶处内皮细胞下有大量胞质内含有脂质空泡的泡沫细胞聚集(图12-2)。这种病变最早出现于儿童期,对机体无明显影响,病因去除后病变可以消退。

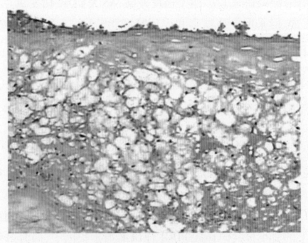

图 12-2　动脉粥样硬化
动脉内膜见大量泡沫细胞

（二）纤维斑块

纤维斑块（fibrous plaque）由脂纹进一步发展而来。动脉内膜面可见散在不规则、表面隆起的斑块，初为淡黄色或灰黄色，以后因斑块表层胶原纤维增多及玻璃样变而呈瓷白色，状如凝固的蜡烛油（图 12-3）。斑块可融合。斑块表层由大量胶原纤维、弹力纤维、蛋白聚糖及成纤维细胞和 SMC 形成纤维帽，胶原纤维可发生玻璃样变。纤维帽下方为多少不等的泡沫细胞、SMC、细胞外基质及淋巴细胞。

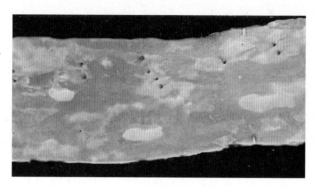

图 12-3　主动脉粥样硬化
内膜表面见散在隆起的淡黄色或瓷白色斑块

（三）粥样斑块

粥样斑块（atheromatous plaque）是纤维斑块下方大量泡沫细胞和深层组织发生坏死崩解，这些崩解物质与脂质混合而成为粥糜样物质，是 AS 的典型病变。在动脉内膜面有明显隆起的灰黄色斑块。在玻璃样变的纤维帽深部可见大量坏死物质，其中含有大量胆固醇结晶（HE 切片上为针状裂隙），可有钙化。坏死物质底部及周边可见肉芽组织、少量泡沫细胞和淋巴细胞。粥样斑块处的动脉中膜因受压而萎缩变薄（图 12-4）。

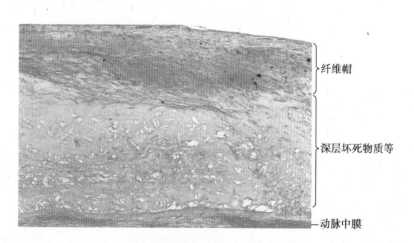

纤维帽

深层坏死物质等

动脉中膜

图 12-4　动脉粥样硬化
表面为纤维帽，其下可见散在的泡沫细胞，深层为一些坏死
物质、脂质和胆固醇结晶裂隙

（四）继发性病变

继发性病变多发生于粥样斑块，也可发生于纤维斑块。

1. 血栓形成　斑块表面的内皮损伤或斑块溃疡使内皮下胶原裸露，可继发血栓形成，导致动脉管腔阻塞，血流阻断，引起器官梗死。血栓可机化，也可脱落引起栓塞。

2. 斑块内出血　斑块边缘和底部有许多薄壁的新生血管，易破裂出血，或因纤维帽破裂，血

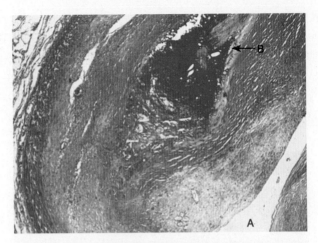

图 12-5　斑块内出血
A. 血管腔；B. 出血（箭头示）
斑块内血管破裂，形成血肿，致管腔进一步狭窄

液注入斑块内形成血肿，使斑块迅速增大，可导致管腔进一步狭窄甚至完全闭塞（图 12-5）。

3. **斑块破裂**　斑块表面的纤维帽破裂，粥样物质自裂口逸入血流，局部遗留斑块溃疡（粥瘤样溃疡）。进入血流的坏死物质和脂质形成胆固醇栓子，可引起栓塞。

4. **斑块钙化**　在斑块纤维帽和崩解坏死病灶内可见钙盐沉积，致使管壁进一步变硬、变脆。

5. **动脉瘤形成**　严重的粥样斑块底部的中膜可因受压而萎缩变薄和弹性下降，在血流压力的作用下，动脉壁局限性扩张、膨出，形成动脉瘤（aneurysm）（图 12-6）。此外，血流可从斑块破裂溃疡处进入动脉中膜，致使中膜撕裂，形成夹层动脉瘤。

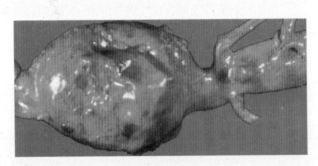

图 12-6　腹主动脉瘤
腹主动脉壁局部向外明显扩张，膨出

三、主要动脉的粥样硬化

（一）主动脉粥样硬化

主动脉粥样硬化最常见，好发于主动脉的后壁及其分支开口处，以**腹主动脉病变最为严重**，其次为胸主动脉、主动脉弓和升主动脉。由于主动脉管腔大，病变一般不引起血流阻塞，临床症状不明显。但病变严重者，因中膜萎缩及弹力板断裂，使管壁变得薄弱，可形成动脉瘤。**动脉瘤破裂则发生致命性大出血**。若**主动脉根部的夹层动脉瘤**破裂，血液流入心包，引起急性**心脏压塞**（心包填塞）而猝死。

（二）冠状动脉粥样硬化

冠状动脉粥样硬化（coronary atherosclerosis）是 AS 中对人类威胁**最大**的疾病，冠状动脉狭窄在 35～55 岁时发展较快，以左冠状动脉**前降支为最多见**，其余依次为右主干、左主干或左旋支、后降支。病变呈节段性，粥样斑块多位于心肌侧，横切面上呈新月形，使管腔呈不同程度的狭窄。根据管腔狭窄的程度可分为 4 级：Ⅰ级≤25%；Ⅱ级 26%～50%；Ⅲ级 51%～75%；Ⅳ级≥76%（图 12-7）。粥样斑块的继发性病变可加重狭窄的程度。由冠状动脉粥样硬化导致心肌缺血性缺氧而引起的心脏病称为冠状动脉粥样硬化性心脏病（详见第二节）。

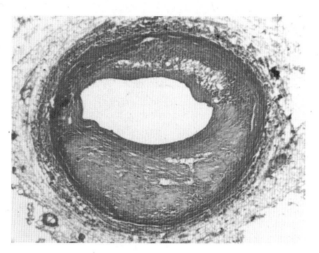

图 12-7　冠状动脉粥样硬化
内膜不规则增厚，粥样斑块形成，管腔狭窄程度Ⅲ级

（三）颈动脉和脑动脉粥样硬化

颈动脉和脑动脉粥样硬化要比冠状动脉粥样硬化发生晚，一般在 40 岁以后才出现。病变最常见于颈内动脉起始部、基底动脉、大脑中动脉和 Willis 动脉环（图 12-8）。纤维斑块和粥样斑块常导致动脉管腔的不同程度狭窄。由于脑动脉管腔狭窄，脑组织长期慢性供血不足而发生**脑萎缩**，表现为脑皮质变薄，脑回变窄，脑沟变宽。患者智力减退，甚至痴呆或精神失常。由于斑块处常继发**血栓形成**而导致管腔迅速阻塞，发生**脑梗死**（脑软化），可引起患者偏瘫、失语等定位体征，甚至死亡。脑动脉粥样硬化病变可继发小动脉瘤，患者血压突然升高时，可致**小动脉瘤破裂**而发生脑出血。

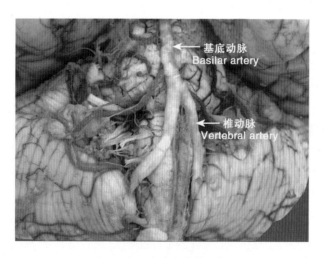

基底动脉
Basilar artery

椎动脉
Vertebral artery

图 12-8　脑动脉粥样硬化
肉眼从血管外即可见动脉粥样硬化斑块

（四）肾动脉粥样硬化

病变最常累及肾动脉开口处及主干近侧端，亦可累及叶间动脉和弓形动脉。斑块所致管腔狭窄，导致肾缺血，可引起肾性高血压；斑块继发血栓形成可致较大块**肾梗死**，梗死灶机化后形

成较大凹陷性瘢痕,多量瘢痕可使肾脏缩小,称为**动脉粥样硬化性固缩肾**。

(五) 四肢动脉粥样硬化

病变以下肢动脉为重,常发生在髂动脉、股动脉及胫动脉。当较大的动脉管腔狭窄时,可引起下肢供血不足,在行走中发生下肢疼痛,经休息后好转,即所谓**间歇性跛行**;当长期慢性缺血时,可引起肢体萎缩;当动脉管腔完全阻塞时,可导致足趾的**干性坏疽**。

第二节 冠状动脉粥样硬化性心脏病

冠状动脉粥样硬化性心脏病(coronary atherosclerotic heart disease,CAHD)简称冠心病,是由冠状动脉狭窄导致心肌缺血而引起的心脏病,也称**缺血性心脏病**。男性多在40岁后出现临床症状,女性多在绝经前后开始出现临床症状,但近年来有年轻化的趋势。冠心病的基本类型有心绞痛、心肌梗死、慢性缺血性心脏病和冠状动脉性猝死。

一、心 绞 痛

心绞痛(angina pectoris)是指由于冠状动脉供血不足和(或)心肌耗氧量骤增,导致**心肌急性暂时性缺血性缺氧**所引起的临床综合征。主要表现为阵发性胸骨后或心前区疼痛,有憋闷或压迫感,可放射至左肩、左臂等,持续数分钟。发作前可有明显诱因,如过度劳累、情绪激动、受寒、暴饮暴食等。运动引起的心绞痛用硝酸甘油或稍休息后症状可缓解,但随着病变的加重药效逐渐不明显。心绞痛的发生是由于心肌缺血性缺氧造成心肌内酸性代谢产物或多肽类物质蓄积,刺激心内交感神经末梢,使信号经1~5胸交感神经节和脊髓段传入大脑,产生位置模糊的痛觉。

二、心 肌 梗 死

心肌梗死(myocardial infarction,MI)是指冠状动脉**供血急剧减少或中断**,引起供血区持续缺血而导致的较大范围的**心肌坏死**。临床上常有剧烈而较持久的胸骨后疼痛,且用硝酸甘油或休息后症状不能完全缓解,常并发心律失常、休克或心力衰竭。多见于中老年人,近年青年心肌梗死时有发生。多在粥样斑块基础上继发血栓形成或冠状动脉持续痉挛而发病。部分患者在冠状动脉粥样硬化的基础上,由于某些诱因如过度劳累、心动过速等,造成心肌供血相对不足而发病。

(一) 病理类型

根据梗死灶的范围和深度可将MI分为心内膜下梗死和透壁性梗死两种类型。

1. 心内膜下梗死 梗死灶位于心室壁内侧1/3的心肌,可累及肉柱和乳头肌。常为多发性、小灶状(0.5~1.5cm)坏死,严重者可累及整个左心室内膜下心肌,形成环状梗死。

2. 透壁性梗死 又称区域性梗死,是典型MI的类型。梗死部位与闭塞的冠状动脉供血区相一致,梗死灶较大,累及心室壁全层或近于全层。最常见于**左前降支供血区**,即**左室前壁、心尖部和室间隔前2/3**,约占全部心肌梗死的50%;其次是右冠状动脉主干供血区,即左心室后壁、室间隔后1/3和右心室,约占25%;少数发生在左旋支供血区,即左心室侧壁。MI极少累及心房。

(二) 病理变化

心肌梗死属于贫血性梗死。其形态变化是一个动态的演变过程,冠状动脉闭塞后20~30分钟,坏死的细胞开始自溶,1~2小时出现细胞核坏死改变,心肌间质充血、水肿,有多量炎症细胞浸润。一般在梗死后4~6小时逐渐显现大体的凝固性坏死改变,梗死灶为**地图形**,由灰白色渐呈土黄色,周围有充血、出血带。1周左右**肉芽组织**从周边向梗死灶长入,3周左右可完成机

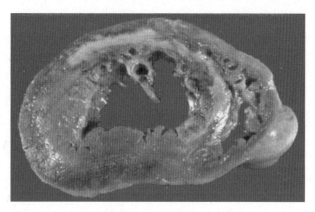

图 12-9　心肌梗死
左心室前壁及室间隔前 2/3 的梗死区被灰白色瘢痕组织代替

化,逐渐形成灰白色瘢痕组织(图 12-9)。

(三)临床病理联系

心肌梗死的典型症状是突然出现剧烈而持久的胸骨后疼痛,但有的患者可表现为上腹部疼痛、或左肩和左颈部疼痛、或背部疼痛等放射性疼痛为主的症状,易被误诊。心电图对 MI 既有诊断价值,又能指导是否适合溶栓治疗,还能够分析梗死灶定位,分为 ST 段抬高型和非 ST 段抬高型。梗死心肌的肌红蛋白从心肌细胞逸出入血,并经尿液排出,因此血液和尿中肌红蛋白增高。MI 发生后心肌细胞酶立刻释放入血,检测血清中的酶含量升高,其中 CPK 同工酶 CPK-MB 和 LDH 同工酶 LDH₁ 对心肌梗死的诊断特异性较高。MI 急性期病情凶险,变化快,特别在发病的第 1 周,应对患者进行严密监护,绝对卧床休息,稳定情绪,防止梗死灶扩大及并发症的发生。

(四)并发症

1. **心脏破裂**　是 MI 的严重并发症。多发生于梗死后的 1 ~ 2 周,由于梗死心肌和浸润的中性粒细胞释放大量蛋白水解酶,使梗死灶逐渐溶解变软,不能承受心脏收缩所升高的左室内压力而破裂。左室壁破裂,血液涌入心包腔造成急性心脏压塞而猝死;室间隔破裂,左室血液流入右室,导致急性右心功能不全。

2. **室壁瘤**　室壁瘤(ventricular aneurysm)常见于心梗的愈合期,也可见于急性期。多发生于左室前壁近心尖处,由于梗死心肌或机化的瘢痕组织在左室内压力的作用下,病变局部向外膨出而形成,易引起心功能不全和附壁血栓。

3. **附壁血栓形成**　多见于左心室,由于 MI 时心内膜损伤,或室壁瘤处的血液形成涡流等原因,易在局部形成附壁血栓,血栓可发生机化,亦可脱落引起栓塞。

4. **急性心包炎**　透壁性梗死后的 2 ~ 4 天,由于梗死累及心外膜,引起纤维素性心包炎。临床可闻及心包摩擦音。

5. **心力衰竭**　梗死灶波及二尖瓣乳头肌坏死,可导致二尖瓣关闭不全而发生急性左心衰竭。梗死灶心肌收缩力丧失,可引起左心衰竭、右心衰竭或全心衰竭。

6. **心源性休克**　梗死灶的面积大于 40% 时,心肌收缩力极度减弱,心输出量骤减,可发生心源性休克。

7. **心律失常**　梗死灶累及传导系统,或出现异常电兴奋,常出现各种心律失常,甚至室颤而导致心脏骤停。

三、慢性缺血性心脏病

慢性缺血性心脏病(chronic ischemic heart disease)是由中、重度冠状动脉粥样硬化性狭窄,引起心肌长期慢性缺血,心肌收缩力减弱而引起的进行性心功能不全。多数患者曾发生过心肌梗死或做过冠状动脉搭桥术。病变心脏增大,心腔扩张,心壁厚度可正常。心室肌有广泛、多灶性瘢痕组织,也称心肌纤维化。

四、冠状动脉性猝死

冠状动脉性猝死(sudden coronary death)是心脏性猝死中最常见的一种,多见于40~50岁成年人。可发生于某种诱因如饮酒、暴饮暴食、劳累、大量吸烟及剧烈运动后,患者突然昏倒、四肢抽搐、小便失禁,或突发呼吸困难、口吐白沫、意识不清。可立即死亡或在1小时至数小时后死亡,有的可在夜间睡眠中死亡。尸检时发现大多数患者冠状动脉有Ⅲ级以上粥样硬化性狭窄,常并发血栓形成或斑块内出血。但少数病例冠状动脉粥样硬化程度较轻,可能与冠状动脉痉挛有关。

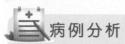 **病例分析**

某男,52岁,公务员。3年前出现心前区疼痛,有压迫感,并放射到左肩、左臂,多于劳累、饭后发作,休息或服用硝酸酯制剂后缓解。1天前因情绪激动,突发胸骨后持续性疼痛,用硝酸甘油不缓解,并出现呼吸困难,不能平卧,咳粉红色泡沫痰。查体:心率126次/分,律不齐,血压76/42mmHg,口唇发绀,双肺布满水泡音,心前区闻及心包摩擦音。

请做出初步诊断,根据是什么?还应做哪些检查以确定诊断,可能的检查结果会如何?

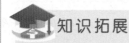 **知识拓展**

"放支架"与"搭桥"

心肌梗死的介入治疗是指在冠状动脉腔内通过导管及导丝,采用球囊挤压或放入"支架"支撑,以减轻血管的狭窄程度,并恢复血液供应的一种治疗方法。心肌梗死患者经过介入治疗,使闭塞的冠状动脉血流得以恢复,有助于缩小梗死面积,改善心肌功能,从而改善患者的长期预后,提高生存率。冠状动脉旁路移植术(CABG)也称为"冠脉搭桥术",是利用患者自身其他部位的血管(多为大隐静脉)在狭窄的冠状动脉旁边搭一根"桥",让血液通过这根桥到达冠状动脉狭窄之后的心肌组织,以代替狭窄的冠脉完成心肌供血。冠脉搭桥术是目前最彻底、最完整的心肌供血重建方式。

第三节 高血压病

高血压(hypertension)是以体循环动脉血压持续升高为主要特点的临床综合征,成年人收缩压≥140mmHg和(或)舒张压≥90mmHg被定为高血压。高血压分为原发性和继发性两大类。原发性高血压是一种原因未明的高血压,通称高血压病,占高血压患者的90%~95%。

继发性高血压是病因明确的高血压,当查出病因并有效去除或控制病因后,作为症状性高血压可被治愈或明显缓解。主要有肾性高血压、内分泌性高血压,还有其他如主动脉狭窄、睡眠呼吸暂停综合征和药物性高血压等少见的病因。

高血压病是我国最常见的心血管疾病之一,15岁以上人群患病率约12%,35岁以上人群患病率达27%,估算患者逾1.3亿,已成为单病种死因之首。高血压病是以细、小动脉硬化为基本病变的全身性疾病。多数病程较长,症状显隐不定,晚期引起脑、心、肾病变。

一、病因和发病机制

高血压病的病因和发病机制尚未完全清楚,目前认为是遗传因素和环境因素相互作用的结果。

(一) 发病因素

1. 遗传因素　高血压病具有明显的遗传倾向。双亲无高血压、一方有高血压和双亲均有高血压,其子女高血压病的发病概率分别为3%、28%和46%。高血压病被认为是一种多基因遗传病,某些基因的突变、缺失、重排和表达水平的差异,亦即多个"微效基因"联合缺陷是高血压病的发病基础。

2. 环境因素　多基因遗传仅是获得了遗传易感性,不足以引起高血压,必须有某些环境因素作用才能发病。膳食高盐和中度以上饮酒是已确定的与高血压发病密切相关的危险因素;强烈、反复、长时间的精神紧张、情绪激动和精神创伤,如愤怒、惊恐、焦虑、压抑、心理冲突等社会、心理因素也是重要发病因素;吸烟、肥胖和饮食摄入高钙、低镁、低铜、低锌等也与高血压发生有关。

(二) 发病机制

高血压的血流动力学特征主要是总外周血管阻力相对或绝对增高。

1. 交感神经活性亢进　许多因素可使大脑皮层下神经中枢功能发生紊乱,各种神经递质浓度与活性异常,包括去甲肾上腺素、肾上腺素、多巴胺、神经肽 Y、5-羟色胺、血压加压素、脑啡肽、脑钠肽和经典的肾素-血管紧张素系统,导致交感神经系统活性亢进,血浆儿茶酚胺浓度升高,使阻力动脉(细小动脉)收缩增强。可针对性应用镇静剂和 β-受体阻滞剂治疗。

2. RAAS 激活　在高血压发生和维持中均有肾素-血管紧张素-醛固酮系统(RAAS)的参与。血管紧张素-Ⅱ 是 RAAS 的最重要成分,通过强力收缩小动脉,或通过刺激肾上腺皮质球状带分泌醛固酮而扩大血容量,或通过促进肾上腺髓质和交感神经末梢释放儿茶酚胺,均可显著升高血压。可针对性应用血管紧张素转换酶抑制剂治疗。

3. 钠敏感与钠水潴留　钠可使阻力动脉收缩,但个体对钠盐的敏感性存在明显差异,由此可解释过多的钠盐仅使一部分人产生升压反应,称此为盐敏感性高血压。在高血压发病中有较多因素会引起肾性钠水潴留,例如交感活性亢进使肾血管阻力增加,肾脏排钠激素(前列腺素、激肽酶、肾髓质素)分泌减少,或者肾外排钠激素(内源性类洋地黄物质、心房肽)分泌异常,或者潴钠激素(18-羟脱氧皮质酮、醛固酮)释放增多等。各种因素引起肾性钠水潴留,机体为避免心输出量增加使组织过度灌注,会通过阻力动脉收缩增强进行调整。可针对性应用利尿剂治疗。

4. 阻力动脉重构　在各种血管活性物质和生长因子以及血压升高等因素共同参与下,阻力动脉会发生结构重建,主要特征有小动脉管壁增厚、壁腔比值增大、腔径减小、管壁僵硬度增加和脉波传导速度增快等,测定这些相关指标,有助于评估血管病变程度和降压治疗的效果。

二、类型和病理变化

高血压病分为缓进型高血压和急进型高血压两种。

(一) 缓进型高血压

缓进型高血压(chronic hypertension)又称良性高血压(benign hypertension),约占高血压病的95%,一般起病隐匿,进展缓慢,病程长,多见于中老年人。按病变发展过程分三期:

1. 动脉功能紊乱期　高血压病早期,主要是间断性全身细小动脉收缩,血压升高。临床上血压常有波动,血压升高后经过适当休息和治疗,血压可恢复正常。患者可有间歇性头痛、头晕等症状。

2. 细小动脉硬化期　高血压病的基本病变是细动脉和小动脉硬化。

（1）**细动脉玻璃样变性硬化**：是高血压病的**主要病变特征**，表现为全身细动脉（直径小于1mm）玻璃样变，致使管壁增厚、变硬，管腔狭窄，甚至闭塞。**脑的细动脉**（如豆纹动脉）、肾入球小动脉及（图12-10）脾中央动脉等玻璃样变性硬化在尸检时较易见到，而临床上唯一可见的是视网膜动脉玻璃样变性硬化。

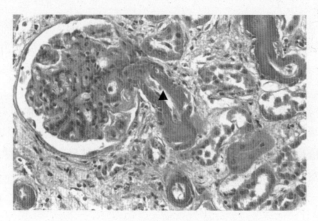

图12-10　高血压病肾入球小动脉玻璃样变
▲肾入球小动脉管壁增厚呈红色均质状，管腔狭窄

（2）**小动脉增生性硬化**：由于血压持续升高，使小动脉内膜胶原纤维及弹力纤维增生；中膜平滑肌细胞肥大、增生，细胞外基质增多，引起中膜增厚，致使小动脉管壁增厚变硬，管腔狭窄。主要累及肌型动脉，如脑的小动脉、肾小叶间动脉、肾弓形动脉等在尸检时较易见到。

高血压病患者常并发大中动脉粥样硬化，这并非高血压病本身的病变。

此期临床上高血压持续，休息后可减轻，但难以恢复到正常，多数需终生服用降压药。症状常有头痛、头晕、心悸、疲乏、健忘、注意力不集中等表现。

3. **器官病变期**　高血压病的后期，由于细小动脉硬化加重，终将引起脑、心、肾等重要器官的病变，发生相应并发症而致残、致死。

（1）**脑出血、微梗死**及**高血压脑病**：是高血压病最重要的并发症。

1）**脑出血**：是高血压病**最严重的**致残并发症，也是**最常见的死亡原因**。脑出血最常发生于**基底核、内囊**，其次为大脑白质、脑桥和小脑。多见于内囊、基底节区域，因为供应该区域的**豆纹动脉**从大脑中动脉呈直角分支，且直径较细（0.5mm），承受压力较高，易发生破裂。出血区脑组织完全破坏，常形成**血肿**（图12-11）。脑出血的原因，一是由于脑的细、小动脉硬化使**血管壁变脆**，血压突然升高时血管破裂；二是血管壁硬化导致弹性下降，可局部膨出形成**微小动脉瘤**，血压突然升高时，微小动脉瘤破裂。脑出血的后果和表现因出血量和出血部位的不同而异，内囊出血可引起对侧"三偏"，大量出血可破入侧脑室，患者转入昏迷；左侧脑出血常引起失语；脑桥出血可引起同侧面瘫和对侧偏瘫；延髓针尖大小的出血即可致死。脑出血可因血肿占位和脑水肿而引起颅内压升高，可并发脑疝形成。

2）**微梗死**：较常见，由于脑细小动脉硬化及持续痉挛，导致相应供血区域缺血而发生梗死，坏死组织溶解液化，形成质地疏松的筛网状病灶，通常为多发而很小的梗死灶，故称微梗死。坏死组织被吸收，由周围胶质细胞增生形成**胶质瘢痕**而修复。通常后果并不严重。

3）**高血压脑病**：少数患者由于脑的细小动脉硬化及痉挛，脑组织缺血，毛细血管通透性增高引起脑水肿和**颅内压升高**，导致以中枢神经系统功能障碍为主要表现的征候群，称为高血压脑病（hypertensive encephalopathy）。临床表现为血压显著升高，剧烈头痛、头晕、眼花、呕吐、抽搐甚至昏迷，无神经定位体征。经降压和降颅压治疗多可恢复。

（2）**高血压性心脏病**：由于长期血压升高而引起的左心室代偿性肥厚和扩张称为高血压性

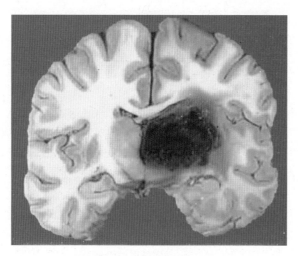

图 12-11 高血压病脑出血

内囊、基底节区脑组织被血凝块代替

心脏病(hypertensive heart disease)。由于血压持续升高,左室后负荷加重,左室心肌细胞代偿性肥大。**心脏体积增大**,重量可达 400g 以上(正常为 250g 左右),**左室壁显著增厚**可达 1.5 ~ 2.0cm(正常为 1.0cm),乳头肌和肉柱增粗,**心腔不扩张**,称向心性肥大(图 12-12)。久之,肥大的心肌因毛细血管相对密度下降而供血不足,转为失代偿,心肌收缩力降低,出现左心腔扩张,发生左心衰竭。随着心衰加重,左心腔高度扩张,称**离心性肥大**。

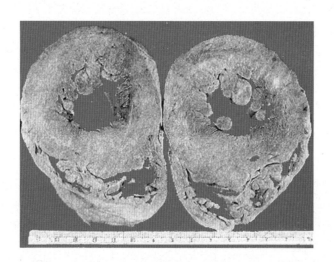

图 12-12 高血压病左心室向心性肥大

心脏横切面示左心室壁增厚,乳头肌显著增厚,心腔相对较小

(3)**高血压肾衰竭**:随着高血压病程迁延,患者必将发生肾脏病变。主要由于入球小动脉硬化、狭窄,导致肾小球缺血,越来越多的肾小球逐渐发生萎缩、纤维化和玻璃样变,相应的肾小管也萎缩、消失。肾间质可有纤维组织增生和淋巴细胞浸润。纤维化的肾小球和间质纤维组织收缩,使肾表面微凹陷。部分病变轻微的"健存"肾小球代偿性肥大,相应的肾小管也随之扩张,向肾表面微突起。萎缩与肥大的肾单位弥漫性交杂分布,致使双肾对称性缩小,重量减轻,质地变硬,表面呈均匀一致的细颗粒状,皮质萎缩变薄,皮髓质分界不清,形成**原发性颗粒性固缩肾**(primary granular atrophy of the kidney)(图 12-13),是高血压病肾脏病变的特征。早期,临床不出现明显症状,可有尿化验改变。晚期,大量肾单位荒芜,逐渐发生慢性肾衰竭及尿毒症,称为高血压肾衰竭(Hypertensive renal failure),需要持续性血液透析维持生命。

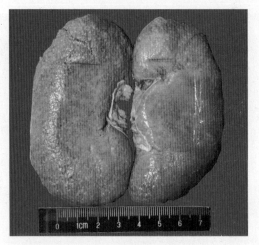

图 12-13 原发性颗粒性固缩肾

双侧肾对称性缩小,质地变硬,肾表面呈细颗粒状

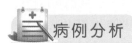 病例分析

　　某男,55 岁,工程师。今晨 4 时左右起床小便时,自觉右手、右脚软弱无力,不能支持而跌倒,神志清醒,剧烈头痛、呕吐。6 时左右出现右手痉挛,约 15 分钟后右下肢也发生阵发性抽搐,很快昏迷,小便失禁。体检:鼾睡,压眶无反应,对光反射消失,血压 180/120mmHg,口角向左歪斜,右侧肢体阵发性痉挛,眼底视网膜可见出血斑。腰椎穿刺见脑脊液呈红色,压力高。经抢救治疗,仍昏迷,左侧瞳孔散大,呼吸深快不规则,18 时呼吸心跳停止。

　　请作出诊断,并分析病变的因果关系及死因,解释主要临床表现。

(二) 急进型高血压

　　急进型高血压(accelerated hypertension)又称为恶性高血压(malignant hypertension),较少见,仅占高血压病的 5% 左右。多数发病即为急进型高血压,少数由缓进型高血压恶化而来。多见于青壮年,起病急,进展快,临床表现为血压显著升高,常超过 230/130mmHg。可发生高血压脑病,常有持续性蛋白尿、血尿和管型尿。本病病程短,预后差,多数患者在 1 年内迅速发展成**尿毒症**而死亡,也可因脑出血或心力衰竭而死亡。

　　急进型高血压的病变特点主要是**细动脉纤维素样坏死**,其次是增生性小动脉硬化。病变可累及全身各器官,但主要累及肾和脑,以肾脏的病变最为严重。

第四节 风 湿 病

　　风湿病(rheumatism)是一种与 A 组乙型溶血性链球菌感染有关的变态反应性炎性疾病。病变主要累及全身结缔组织,形成具有诊断意义的**风湿性肉芽肿**为其特征。最常累及**心脏**和**关节**,其次为皮肤、皮下组织、脑和血管等,以**心脏病变最为严重**,危害最大。急性期称为风湿热,临床上常出现多发性关节炎、心脏炎、皮下结节、环形红斑和小舞蹈症等,并伴有发热、外周血白细胞升高、血沉增快、血中抗链球菌溶血素"O"(ASO)滴度升高等表现。多次反复发作后,常造成轻重不等的心瓣膜器质性病变,形成**慢性心瓣膜病**。阴冷潮湿环境与罹患风湿病有一定关系,初次发病多在 5~15 岁,出现心瓣膜病常在 20~40 岁。

一、病因及发病机制

风湿病的发生与**咽部**(而非其他)**A 组乙型溶血性链球菌感染有关**。发病前 1~2 周患者常有咽峡炎、扁桃体炎等链球菌感染史,患者血中 ASO 升高,应用抗生素预防和治疗链球菌感染可减少风湿病的发生和复发。但风湿病为非化脓性炎症,并非链球菌直接感染所致。

风湿病的发病机制未完全明了,目前倾向于抗原抗体交叉反应学说,即链球菌细胞壁的 C 抗原(糖蛋白)刺激机体产生的抗体,与结缔组织(如心脏瓣膜及关节等)的糖蛋白之间存在交叉免疫反应,链球菌壁的 M 蛋白刺激机体产生的抗体可与心肌及血管平滑肌细胞的某些成分发生交叉反应,导致组织损伤。感染链球菌的人很多,但感染后发生风湿病者只有 1%~3%,说明机体抵抗力和反应性在发病中具有重要作用。

二、病理变化

(一) 基本病变

根据病变发展过程,风湿病大致可分为三期:

1. 变质渗出期　是风湿病的早期病变,病变部位结缔组织发生黏液样变和纤维素样坏死,并有少量浆液渗出和炎细胞浸润。此期持续约 1 个月。

2. 肉芽肿期　此期的**特征性病变**是形成**风湿小体**,也称 Aschoff 小体,对风湿病具有诊断意义。风湿小体是一种肉芽肿,多发生于心肌间质、心内膜下和皮下结缔组织。在纤维素样坏死的基础上,出现巨噬细胞增生和聚集,吞噬纤维素样坏死物质后演化为**风湿细胞**,又称阿少夫细胞(Aschoff cell),这些细胞聚集形成风湿小体(图 12-14)。此期持续 2~3 个月。

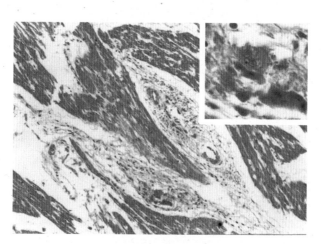

图 12-14　风湿性心肌炎
心肌间质血管旁可见聚集的风湿细胞形成的风湿小体,间质水肿。风湿细胞核大,核膜清晰,染色体聚集于核中央(右上图)

3. 瘢痕期　风湿小体中的纤维素样坏死物质逐渐被吸收,风湿细胞转变为成纤维细胞,风湿小体逐渐纤维化,最终形成**梭形小瘢痕**。此期持续 2~3 个月。

整个病变的自然经过为 4~6 个月,但由于反复发作,故不同时期的病变常同时并存。发生在浆膜的风湿病变多表现为浆液性或浆液纤维素性炎症。

(二) 心脏病变

风湿病的危害性就在于累及心脏,引起**风湿性心脏病**。可累及心内膜、心肌和心外膜,分别称为风湿性**心内膜炎**、风湿性**心肌炎**和风湿性**心外膜炎**,如病变累及心脏全层,则称为**风湿性全心炎**。

1. **风湿性心内膜炎**（rheumatic endocarditis）　病变主要累及心瓣膜,以**二尖瓣**受累**最多见**,其次为二尖瓣和主动脉瓣同时受累,三尖瓣和肺动脉瓣很少受累。此外,腱索和左心房内膜也可受累。病变早期,瓣膜发生黏液样变性和纤维素样坏死,浆液渗出和炎细胞浸润,偶见风湿小体,导致瓣膜肿胀增厚。病变瓣膜表面(特别是闭锁缘上)由于瓣膜关闭的机械碰撞,内皮细胞损伤,胶原裸露,血小板及纤维素在闭锁缘上聚积,形成单行排列、粟粒大小、灰白色的疣状**赘生物**,即**白色血栓**(图12-15)。血栓附着牢固,不易脱落。病变后期,赘生物机化,形成灰白色瘢痕。由于风湿病常反复发作,瘢痕形成越来越多,造成**心瓣膜变形**,瓣膜增厚、变硬、缩短或瓣叶彼此粘连;腱索增粗、融合、缩短,最终发展为**慢性心瓣膜病**。

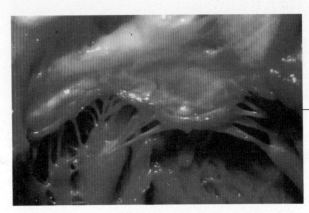

图 12-15　风湿性心内膜炎
二尖瓣闭锁缘可见细小赘生物

2. **风湿性心肌炎**（rheumatic myocarditis）　病变主要累及心肌间质的结缔组织。特征是在**心肌间质小血管**附近形成**风湿小体**(图12-14),晚期形成**梭形小瘢痕**。常见于左心室后壁、室间隔、左心房等处。病变较轻者,可无明显症状,如病变较重而广泛,可影响心肌收缩力,患者出现心率加快、第一心音低钝等。累及传导系统,可出现传导阻滞。成人较少发生心力衰竭。儿童的严重病例,渗出性病变特别明显者,心肌间质明显水肿,弥漫性炎细胞浸润,可发生急性心力衰竭。

3. **风湿性心外膜炎**（rheumatic pericarditis）　又称风湿性心包炎,病变为浆液或浆液纤维素性炎症。心包腔有大量浆液渗出,形成**心包积液**,限制心脏舒张,表现为心脏压塞症(或心包填塞症),叩诊心浊音界扩大,听诊心音遥远。当以**纤维素渗出为主**时即为**绒毛心**(图12-16),可闻及**心包摩擦音**。恢复期多数患者渗出的浆液和纤维素被吸收,少数由于纤维素渗出较多,未被完全吸收而发生机化粘连,可形成缩窄性心包炎。

（三）心脏外病变

1. **风湿性关节炎**　约75%的风湿热患者在疾病的早期出现风湿性关节炎。最常侵犯膝、踝、肩、肘等大关节,由于**先后受累**而呈**游走性疼痛**。关节局部出现红、肿、热、痛和功能障碍。关节腔内有浆液及纤维素渗出。急性期后,渗出物易完全吸收,一般**不留后遗症**。

2. **环形红斑**　多见于躯干和四肢皮肤,出现环形或半环形淡红色斑,边缘红,中央色泽正常。红斑处真皮浅层血管充血,周围水肿伴炎细胞浸润。1~2日可自行消退。

3. **皮下结节**　多见于肘、腕、膝、踝关节附近伸侧皮下,结节圆形或椭圆形,单个或多个,直径0.5~2cm,质硬、移动、无压痛。结节中央为纤维素样坏死,周围围绕风湿细胞和成纤维细胞,可视为放大的风湿结节,持续数周后消退。

4. **风湿性动脉炎**　可发生于冠状动脉、肾动脉、肠系膜动脉、脑动脉及肺动脉等。急性期动

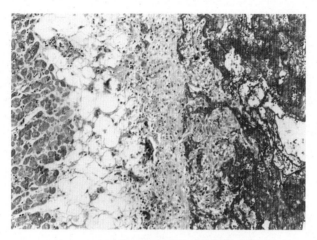

图 12-16　风湿性心外膜炎
心外膜表面有大量纤维素渗出,并已开始机化(右侧)

脉壁发生纤维素样坏死和炎细胞浸润,可有风湿小体形成。后期动脉管壁纤维化而形成瘢痕,致使管腔狭窄,有时并发血栓形成。

5. 风湿性脑病　多见于 5～12 岁儿童,女孩较多,主要病变为脑的风湿性动脉炎和皮质下脑炎,主要累及大脑皮质、基底核、丘脑及小脑皮质,发生神经细胞变性,胶质细胞增生及胶质结节形成。当**锥体外系受累**时,患儿出现面部及肢体的不自主运动,称为**小舞蹈症**。

第五节　感染性心内膜炎

感染性心内膜炎(infective endocarditis)是由病原微生物直接侵袭心内膜,尤其是心瓣膜而引起的炎症性疾病。其特征性病变为**心瓣膜表面形成含有病原微生物的赘生物**,常伴有**败血症和栓塞现象**。引起感染性心内膜炎的病原微生物有细菌、病毒、真菌和立克次体等,但以细菌最多见。心瓣膜病、人工瓣膜(机械和生物瓣膜)、静脉吸毒者以及应用免疫抑制剂等是感染性心内膜炎的主要诱因。分为急性和亚急性两类,其中亚急性远较急性多见。

一、急性感染性心内膜炎

急性感染性心内膜炎是一种化脓性炎症,常由致病力较强的**化脓菌**引起,金黄色葡萄球菌最常见,其次是溶血性链球菌、肺炎球菌等。通常病原菌先在身体某部位发生感染,当机体抵抗力降低时,细菌入血引起败血症并侵犯心内膜。也可发生在心脏、尿路或其他感染灶进行手术之后。本病多发生在**正常的心内膜**上,常单独累及主动脉瓣或二尖瓣,静脉吸毒者也可发生在三尖瓣,引起急性化脓性炎,受累的瓣膜组织发生坏死、脱落形成溃疡,在溃疡处由血栓、脓性渗出物、坏死组织和大量细菌团混合形成体积较大、灰黄或浅绿色、**质脆易脱落**的疣状赘生物。脱落的**赘生物**为含菌的血栓栓子,可引起器官梗死和**多发性小脓肿**。严重者,**瓣膜可发生破裂、穿孔**或腱索断裂,引起急性瓣膜功能不全。本病起病急,病程短,病情重,患者多在数日或数周内死亡。由于抗生素的广泛使用,其死亡率已明显下降,但瓣膜赘生物机化、形成瘢痕,可导致慢性心瓣膜病。

二、亚急性感染性心内膜炎

亚急性感染性心内膜炎(subacute infective endocarditis)约 75% 由毒力较弱的**草绿色链球菌**引起,少数由其他链球菌、肠球菌、真菌和立克次体等引起,故而可称为亚急性细菌性心内膜炎,简称"亚细"。这些病原体多从机体某处感染灶(如扁桃体炎、牙周炎、骨髓炎等)侵入血流;也可因拔牙、心脏手术、导尿、腹腔或血液透析等医源性感染进入血流,引起败血症,并侵犯心内膜。

（一）病理变化

亚细多数发生在**已有病变的瓣膜**上,如风湿性心瓣膜病或先天性心脏病或修补术后的瓣膜,形成大小不一、单个或多个、**污秽灰黄的赘生物**,特点是**质脆易碎**、**容易脱落**。严重者受累瓣膜可出现溃疡、穿孔。赘生物由血栓成分、细菌团、炎细胞和坏死组织组成（图 12-17）,底部有肉芽组织增生、淋巴细胞和单核细胞浸润。

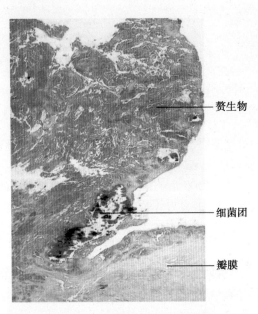

图 12-17　亚急性感染性心内膜炎
赘生物由血小板、纤维素、坏死组织、炎细胞、细
菌团组成

（二）临床病理联系

亚细起病较隐匿,病程较长,可迁延数月甚至 1~2 年。临床上除有心脏病的症状、体征外,还有长期发热、点状出血、栓塞症状、脾大及进行性贫血等表现。患者绝大多数可治愈,少数病例可出现如下并发症:①**瓣膜病变**:本病对瓣膜的破坏严重,常使已有病变的瓣膜进一步损毁,若瓣膜穿孔或腱索断裂,则可引起急性瓣膜功能不全;②**栓塞**:赘生物脱落可发生动脉栓塞,引起相应部位的梗死;③**变态反应**:由于病原菌引发的异常免疫反应可引起局灶性或弥漫性肾小球肾炎以及皮肤出现红色、微隆起、有压痛的小结节,称 Osler 小结。

第六节　心瓣膜病

心瓣膜病（valvular vitium of the heart）是指心瓣膜因后天性疾病或先天性发育异常造成的器质性病变,表现为**瓣膜口狭窄**和（或）**关闭不严**,二者可单独发生,也可合并存在,是最常见的慢性心脏病之一。心瓣膜病主要由风湿性心内膜炎和亚急性感染性心内膜炎引起,少数亦可由主动脉粥样硬化、梅毒性主动脉炎或先天发育异常所致。心瓣膜病**最常累及二尖瓣**,其次为主动脉瓣,右心瓣膜少见。一个瓣膜上既有狭窄又有关闭不全称为**瓣膜双病变**或瓣膜病。两个或两个以上瓣膜同时或先后受累则称为**联合瓣膜病**。心瓣膜病的主要危害是引起血流动力学紊乱,加重心脏的负荷,最后导致心功能不全,引起全身性血液循环障碍。

瓣膜狭窄（valvular stenosis）是指瓣膜在开放时不能充分张开,使瓣膜口缩小,造成血流通过障碍。其主要病变(或原因)是相邻**瓣膜相互粘连**,也可由瓣膜增厚、弹性减弱或瓣膜环硬化、缩窄等所致。

瓣膜关闭不全(valvular insufficiency)是指瓣膜在关闭时,不能完全闭合,致使关闭不严,造成部分血液发生反流。其主要病变(或原因)是**瓣膜短缩**、卷曲,其次是**腱索缩短**、增粗和粘连,亦可由感染性心内膜炎造成的瓣膜破裂、穿孔所致。

一、二尖瓣狭窄

正常成人二尖瓣口开放时面积约为 $5cm^2$,二尖瓣狭窄(mitral stenosis)严重时瓣口面积可缩小至 $1 \sim 2cm^2$。病变早期瓣膜轻度增厚、瓣叶粘连呈隔膜状,后期严重**瓣叶粘连**、增厚,使**瓣膜口缩小呈鱼口状**(图 12-18)。二尖瓣狭窄可引起一系列血流动力学和心脏变化。

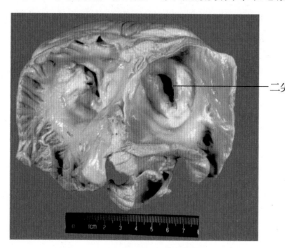

图 12-18 心瓣膜病
二尖瓣呈鱼口状狭窄

早期,由于二尖瓣口狭窄,舒张期左房流入左室的血流受阻,舒张末期仍有部分血液滞留于左房,加之肺静脉正常回流的血液,左房容量增多,引起**左房代偿性扩张**。左房加强收缩以克服狭窄瓣膜口的阻力把血液排入左室,引起**左房**代偿性**肥大**。久之失代偿,左房显著扩张,由于左房血液淤积,导致肺静脉回流受阻,引起**肺淤血、肺水肿**。同时由于**缺氧性肺动脉收缩**,发生持续性的**缺氧性肺动脉高压**。长期肺动脉压力负荷增大,引起**右室代偿性肥大**,继而代偿性**扩张**。由于右室扩张,导致三尖瓣环扩大,发生三尖瓣相对关闭不全,收缩期右室部分血液反流右房,右房容量负荷增加,引起**右房扩张、肥大**。此时,右室舒张期要接纳右房增量的血,右室容量负荷也增大,使得已经扩张的右室进一步加重扩张。当肥大和扩张超过代偿限度时,心肌收缩力减弱,发生失代偿,导致**右心衰竭**,引起**体循环淤血**。这个过程中,**左室**由于长期纳血减少,可不同程度**缩小**。

在心尖区可闻及舒张期隆隆样杂音。这是由于心室舒张期左房血通过狭窄口排入左室时形成漩涡所致。由于肺淤血、肺水肿,患者常出现呼吸困难、发绀、咳嗽和咳出粉红色泡沫痰等左心衰竭的症状。当发生右心衰竭时,由于体循环淤血,出现颈静脉怒张,肝肿大,下肢水肿以及浆膜腔积液。X 线显示心脏呈"三大一小"的"**梨形心**"。

二、二尖瓣关闭不全

单独发生者较少,多与狭窄合并发生。二尖瓣关闭不全(mitral insufficiency)时,在收缩期左室部分血液反流左房,加之肺静脉正常回流的血液,使左房容量负荷增大,引起**左房代偿性扩张、肥大**。当心室舒张时,左房的增量血排入左室,左室**前负荷**增大,导致**左室代偿性扩张、肥大**

（紧张源性扩张）。久之，左心失代偿，心腔扩张显著（肌源性扩张），发生**左心衰竭**，引起肺淤血、肺动脉高压、**右室肥大及扩张、右房扩张及肥大**。右心失代偿发生**右心衰竭**和体循环淤血。

心室收缩期，由于左室血经病变二尖瓣反流左房，在心尖区可闻及收缩期吹风样杂音。由于左房、左室、右室、右房均肥大、扩张，X线显示"**球形心**"。

三、主动脉瓣狭窄

主动脉瓣狭窄（aortic stenosis）时，在收缩期左室射血受阻，后负荷增大，左室向心性肥大。之后，左室代偿性扩张，由于二尖瓣环扩大、相对关闭不全、左室血反流左房，引起左房扩张、肥大。左室舒张期前负荷增大，扩张加重，久之，左心失代偿而发生左心衰竭，相继引起肺淤血、肺动脉高压、右室肥大及扩张、右房扩张及肥大、右心衰竭及体循环淤血。

左室射出的血液流经狭窄的主动脉瓣口时，产生主动脉瓣区收缩期喷射状杂音。X线显示左室显著肥厚并扩张，呈"**靴形心**"。严重狭窄者，心输出量明显减少，血压降低，冠状动脉供血不足，可出现心绞痛。

四、主动脉瓣关闭不全

主动脉瓣关闭不全（aortic insufficiency）时，在舒张期主动脉血液部分反流左室，左室前负荷增大，**左室代偿性扩张、肥大**，以扩张为主。由于左室扩张引起二尖瓣相对关闭不全的原因，左室舒张期既接纳增量的左房血，又接纳主动脉反流的血，左室前负荷不堪重负，致使**左室离心性肥大**。继左室衰竭之后，依次引起左房扩张及肥大、肺淤血、肺动脉高压、右室肥大及扩张、右房扩张及肥大、右心衰竭和体循环淤血。

由于舒张期主动脉部分血液反流，舒张压骤降，故脉压增大。在主动脉瓣区可闻及舒张期吹风样杂音。常出现颈动脉搏动增强、**水冲脉、血管枪击音、毛细血管搏动现象**等特殊体征。由于舒张压明显降低，冠状动脉供血不足，常出现心绞痛。

第七节　心　肌　病

心肌病（cardiomyopathy）是指原因不明的以心肌原发性病变为主的一类心脏病。也称为原发性心肌病或特发性心肌病。根据病变特点，心肌病可分为扩张性、肥厚性和限制性三类。

一、扩张性心肌病

扩张性心肌病（dilated cardiomyopathy）亦称充血性心肌病，约占心肌病的90%，多见于20～50岁。以**进行性心脏肥大**、**心腔高度扩张**和明显的**心肌收缩力降低**（充血性心力衰竭）为特征。主要病变为心脏体积增大，重量增加，可达500～800g或更重（诊断标准：男性>350g，女性>300g）。两心腔明显扩张，心室壁轻度增厚或正常，心尖变薄呈钝圆形（图12-19）。心内膜常见附壁血栓。肥大和萎缩的心肌细胞交错排列，心肌间质纤维化，可见多数小瘢痕。大多数患者血清中可查出抗心肌抗体，可能与病毒感染后诱导机体自身免疫应答有关。此外，也可能与遗传、代谢异常和中毒等因素有关。临床上常表现为进行性心力衰竭，部分患者可发生猝死。

二、肥厚性心肌病

肥厚性心肌病（hypertrophic cardiomyopathy）以**左室显著肥厚**、**室间隔显著不匀称肥厚**、舒张期充盈受限及**左心室流出道受阻**为特征（图12-20）。心肌细胞显著肥大，排列紊乱，心肌可见纤维化或大小不等的瘢痕。任何年龄都可发病，50%有家族史，呈常染色体显性遗传。多数患者因进行性心力衰竭而死亡，部分患者无自觉症状，可因猝死而被尸检发现。

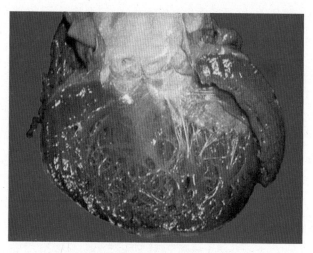

图 12-19　扩张性心肌病
左心室明显扩张,肉柱和乳头肌变扁平

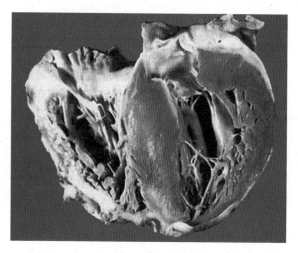

图 12-20　肥厚性心肌病
左室和室间隔明显肥厚,左心腔及左室流出道狭窄

三、限制性心肌病

限制性心肌病(restrictive cardiomyopathy)以心室充盈受限和舒张期容量降低为特点,此病少见。典型病变为心室内膜和内膜下心肌进行性纤维化,导致心室壁顺应性降低,心腔狭窄,因此亦称为心内膜心肌纤维化。常有附壁血栓形成。主要表现为心力衰竭和栓塞,少数可发生猝死。

第八节　病毒性心肌炎

病毒性心肌炎(viral myocarditis)是由亲心肌病毒感染引起的原发性心肌炎症。引起心肌炎的病毒很多,其中以**柯萨奇病毒 B** 组感染最为常见,埃可病毒、腺病毒、流感病毒、风疹病毒等引起的也较为多见。这些病毒可直接破坏心肌细胞,也可通过 T 细胞介导的免疫反应,在攻击杀伤病毒的同时造成心肌细胞损伤,引起心肌炎症。

一、病　理　变　化

病变早期可见**心肌细胞变性**、**坏死**,间质内多少不等的**淋巴细胞**、**巨噬细胞浸润**(图 12-21)。

严重者心肌细胞广泛溶解坏死,弥漫性大量淋巴细胞、巨噬细胞浸润,称重症病毒性心肌炎。有时可累及传导系统。晚期有明显的心肌间质纤维化,伴代偿性心肌肥大及心腔扩张。

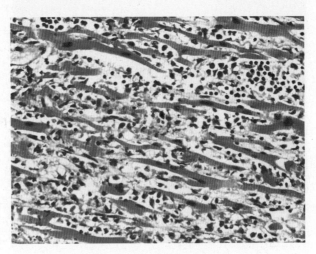

图 12-21　病毒性心肌炎
心肌间质大量淋巴细胞浸润,心肌细胞溶解性坏死

二、临床病理联系

临床表现主要取决于心肌损伤的程度,轻者症状不明显,重者死亡率高。多数患者有**心率加快**(与体温不符)和**心律失常**,出现异位心律和传导阻滞。一些患者会有心悸、气促以及劳力性呼吸困难等心功能不全的表现。多数预后较好,病变严重者及婴幼儿可并发病毒性心包炎和重度心力衰竭等。病毒性心肌炎是 40 岁以下心脏性猝死的主要原因之一,尸检发现临床误诊、漏诊者不少,提示临床医生对于"感冒样"患者,应仔细观察心率、心律和心功能三个方面的变化。

 本章小结

动脉粥样硬化的发生有高脂血症、高血压、继发高血脂、吸烟四大危险因素和饮食、肥胖、行为三个一般危险因素,除有明确的原发病危险因素外,多数人的 AS 是从少年开始、青年积累、中年发病的一种不良生活习惯病。主要以大、中动脉内膜脂质沉积(脂纹)、灶状纤维性增厚(纤维斑块)和粥样斑块形成为特征,逐渐引起动脉壁增厚变硬、管腔狭窄,常继发血栓形成、斑块内出血等导致动脉阻塞,引起心脑肾等器官缺血。冠心病是 AS 中威胁最大的疾病,四型中以心肌梗死为最致命的类型。脑 AS 以"大块"脑梗死最多见,其次是脑出血及局部性脑萎缩。

高血压病以成人≥140/≥90mmHg 为诊断线、治疗起始线和控制标准线。基本病变是细动脉玻璃样变性硬化(特征)和小动脉增生性硬化,晚期常引起脑、心、肾等器官病变。脑的并发症以脑出血为最常见的死因,其次是多发性微梗死和以脑水肿为主的高血压脑病。

风湿病是一种变态反应性疾病,病变累及全身结缔组织,以形成风湿性肉芽肿为特征。最常累及心脏,其次是关节等心脏外病变,以心脏病变危害最大,常造成心瓣膜器质性病变,瓣膜粘连造成瓣膜狭窄,瓣膜短缩和腱索缩短造成瓣膜关闭不全,引起心脏血流动力学改变。心室或心房容量负荷增大时先扩张、后肥大,压力负荷增大时先肥大、后扩张。

(于述伟)

练 习 题

一、选择题

1. 与动脉粥样硬化发病关系最为密切的血脂是：

　　A. HDL　　　　　B. CM　　　　　C. LDL　　　　　D. HDL-C　　　　　E. VLDL

2. 冠状动脉粥样硬化最常受累的冠状血管是：

　　A. 右冠状动脉主干　　　　　　　　B. 左冠状动脉旋支

　　C. 左冠状动脉主干　　　　　　　　D. 右冠状动脉后降支

　　E. 左冠状动脉前降支

3. 心肌梗死多发生在：

　　A. 左心室前壁　　　　　　　　　　B. 右心室前壁

　　C. 左心房　　　　　　　　　　　　D. 右心房

　　E. 室间隔后 1/3

4. 良性高血压时造成血压升高的主要病变是：

　　A. 脑细动脉纤维素样坏死　　　　　B. 颗粒性固缩肾

　　C. 全身细动脉玻变性硬化　　　　　D. 左心室肥大

　　E. 重要器官肌型动脉中膜及内膜增厚

5. 高血压性心脏病代偿期的主要特征是：

　　A. 左心室向心性肥大　　　　　　　B. 左心室扩张

　　C. 左心房扩张　　　　　　　　　　D. 弥漫性心肌纤维化

　　E. 右心室肥大

6. 高血压病脑出血最常见的部位是：

　　A. 大脑　　　　　　　　　　　　　B. 小脑

　　C. 丘脑　　　　　　　　　　　　　D. 桥脑

　　E. 内囊、基底节

7. 风湿病最具有诊断意义的病变是：

　　A. 心瓣膜纤维组织增生　　　　　　B. 心外膜纤维素性渗出

　　C. 风湿小体形成　　　　　　　　　D. 胶原纤维的纤维素样坏死

　　E. 心肌间质的黏液样变性

8. 下列风湿性病变中哪一项对机体危害最大：

　　A. 风湿性环形红斑　　　　　　　　B. 风湿性皮下结节

　　C. 反复发作的风湿性心内膜炎　　　D. 反复发作的风湿性关节炎

　　E. 风湿性动脉炎

9. X 线检查风湿病患者心脏呈"梨形"的心瓣膜病是：

　　A. 二尖瓣关闭不全　　　　　　　　B. 二尖瓣狭窄

　　C. 主动脉瓣狭窄　　　　　　　　　D. 主动脉瓣关闭不全

　　E. 二尖瓣狭窄并关闭不全

10. 二尖瓣狭窄与其他左心瓣膜病的心脏改变不同之处是：

　　A. 左心室萎缩　　　　　　　　　　B. 右心室肥大

　　C. 左心室肥大　　　　　　　　　　D. 右心房肥大

　　E. 左心房肥大

二、思考题

1. 高血压病与动脉粥样硬化之脑病变的差别及其临床联系。

2. 有哪些病变或原因会造成左心室肥大,机制如何?

3. 比较二尖瓣狭窄与关闭不全的瓣膜病变、血流动力学、临床及 X 线表现。

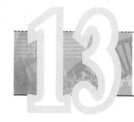

第十三章

心功能不全

 学习目标

1. 掌握心功能不全的概念及其发病机制。
2. 熟悉心功能不全的原因、诱因,心功能不全的代偿方式及意义,心功能不全时机体的主要功能、代谢变化。
3. 了解心功能不全的分类及防治原则。
4. 能针对心功能不全病例中出现的病理生理变化进行分析讨论。
5. 能运用心功能不全的知识指导心脏病患者预防心力衰竭的发生。

心脏的基本功能是泵功能,是维持血液循环的动力器官,心脏的节律性收缩和舒张推动血液在血管内循环流动。正常情况下心脏有强大的储备能力,在剧烈活动时心输出量可增加到静息时的 5~6 倍。在各种致病因素作用下,心脏的舒缩功能发生障碍,使心输出量绝对或相对减少,即心泵功能减弱,以致不能满足机体组织代谢需要的病理生理过程或临床综合征称为心功能不全(cardiac insufficiency),包括心脏泵血功能下降但尚未出现临床表现的完全代偿阶段直至失代偿而出现明显临床表现的整个过程。而心力衰竭(heart failure)则是心功能不全的失代偿阶段。心功能不全与心力衰竭本质相同,只是程度不同,临床上两者往往通用。

第一节 病因、诱因与分类

一、病 因

引起心功能不全的原因很多,可归为两类:

1. **原发性心肌舒缩功能障碍** 由心肌本身结构性和代谢性损害所致。如心肌炎、心肌梗死和心肌病时,心肌细胞变性、坏死和心肌组织纤维化;冠状动脉粥样硬化、严重贫血、维生素 B_1 缺乏时,心肌缺血性缺氧和能量代谢障碍,导致心肌舒缩功能降低。

2. **心脏负荷过度** 因心脏前负荷(容量负荷)或后负荷(压力负荷)增加而不堪重负。①**容量负荷过度**:左心室容量负荷过度常见于主动脉瓣和二尖瓣关闭不全。右心室容量负荷过度常见于室间隔缺损、肺动脉瓣和三尖瓣关闭不全。甲状腺功能亢进、严重贫血等高动力循环状态以及过量过快输液时,左、右心室的前负荷均加重。②**压力负荷过度**:左心室压力负荷过度常见于高血压、主动脉瓣狭窄等;右心室压力负荷过度常见于肺动脉高压、肺动脉瓣狭窄等。

二、诱 因

临床上约90%的心功能不全存在明显的诱发因素。常见的诱因有:

1. **感染**　感染是心功能不全最常见的诱因,尤其是呼吸道感染。感染诱发心功能不全的机制有:①发热可通过交感神经兴奋性和代谢率增加,使心率加快、心肌耗氧量和心脏负荷增加;②病原微生物及其产物直接损伤心肌;③心率加快,缩短心脏舒张期,影响冠状动脉血液灌流量;④呼吸道感染时,可因气体交换障碍引起缺氧,导致缺氧性肺动脉收缩、肺动脉压升高,加重右心的后负荷,还可因呼吸困难使机体耗氧量增加。

2. **心律失常**　心率过快(>150次/分)或过缓(<40次/分)、频繁的期前收缩和严重的房室传导阻滞等,均可因心肌耗氧量增加、心室充盈障碍等导致心输出量减少,诱发心功能不全。

3. **水、电解质和酸碱紊乱**　如高(低)钾血症、酸中毒等,可直接或间接抑制心肌舒缩功能,或引起心肌电生理异常而诱发心功能不全。

4. **妊娠和分娩**　妊娠期血容量增多,同时由于血浆量的增加超过红细胞的增加,出现生理性贫血,加重心脏前负荷;分娩时宫缩阵痛、精神紧张及腹内压升高等因素均可促使静脉回流增加和外周血管阻力升高,加重心脏的前、后负荷和心肌耗氧量。

另外,劳累、情绪激动、贫血、气温骤变、过多过快的输液、洋地黄中毒、创伤和手术等均可加重心脏负荷,或进一步使心肌缺血、缺氧而诱发心功能不全。

三、分　　类

常用的心力衰竭分类方法有:

1. **按发生的部位分类**　分为**左心**衰竭、**右心**衰竭和**全心**衰竭。

2. **按发生的速度分类**　分为**急性**心力衰竭和**慢性**心力衰竭。

3. **按严重程度分类**　分为轻度心力衰竭(心功能**一级**或**二级**)、中度心力衰竭(心功能**三级**)、重度心力衰竭(心功能**四级**)。

4. **按心输出量的高低分类**　①**低排出量性**心力衰竭:患者的心输出量低于正常群体的平均水平,常见于冠心病、高血压病、心瓣膜病和心肌炎等引起的心力衰竭。②**高排出量性**心力衰竭:常继发于代谢增高或心脏后负荷降低的疾病,如甲状腺功能亢进症、严重贫血、维生素 B_1 缺乏症和动-静脉瘘等。这类心力衰竭发生时,心输出量虽较心力衰竭前有所降低,不能满足上述病因造成的机体高水平代谢的需求,但其绝对值仍高于或等于正常群体的平均水平,故称为高排出量性心力衰竭。

5. **按收缩与舒张功能障碍分类**　①**收缩性**心力衰竭:临床标志是左心室射血分数减少,常见于冠心病和心肌病等。②**舒张性**心力衰竭:由于心室的松弛性和顺应性降低,需要充盈压高于正常水平才能充盈心室。常见于肥厚性心肌病、心包填塞及缩窄性心包炎等。

第二节　机体的代偿反应

心肌受损或心脏负荷过度时,并不一定立即发生心力衰竭,这是由于机体内存在一系列功能和形态结构的代偿活动。目前认为神经-体液调节机制激活是心功能不全时调节心内与心外代偿和适应的基本机制,但也是导致心功能不全发生和发展的关键途径。

一、神经-体液调节机制激活

在心肌损伤初期,患者循环血液或组织中的一些体液因子如去甲肾上腺素、血管紧张素Ⅱ、醛固酮和肿瘤坏死因子等含量增加或活性升高,不仅可以启动功能性代偿,还可以引起缓慢持久的结构性代偿。但是,神经-体液调节机制的持续失衡可逐渐显现其有害作用,成为加重心肌损伤的重要因素。

1. **交感-肾上腺髓质系统激活**　心功能不全时,心输出量减少可激活交感-肾上腺髓质系统,交感神经兴奋,血中儿茶酚胺浓度升高,使心肌收缩性增强、心率加快和心输出量增加。还可以使腹腔内脏的阻力血管收缩,有助于维持动脉血压,保证重要器官的血液灌流。但长期过度地激活交感神经,则会出现负面效应,成为心功能不全加重的重要因素。

2. **RAAS 激活**　心输出量减少可激活 RAAS。血管紧张素 II 具有强大的缩血管作用,还可直接促进心肌肥大和非心肌细胞增殖,导致心室重塑。醛固酮除引起钠水潴留外,还可以作用于心肌间质的成纤维细胞,促进胶原合成及心室重塑,成为促进心功能不全发展的体液因子。

此外,心功能不全还会激活心房尿钠肽和肿瘤坏死因子等炎症介质的释放,引起内皮素和一氧化氮等血管活性物质的改变,这些因素都不同程度地参与了心功能的代偿和失代偿过程。

二、心脏本身的代偿反应

1. **心率加快**　心率加快是一种快速代偿反应,主要是交感-肾上腺髓质系统兴奋、儿茶酚胺释放增加引起的。其发生机制是:①心输出量减少,对压力感受器的刺激减弱,使交感神经兴奋性增强,心率加快;②心输出量减少,使心室舒张末期容积和压力增高,可刺激右心房和腔静脉容量感受器,引起交感神经兴奋,心率加快;③缺氧可刺激化学感受器,反射性地引起心率加快。

心率加快在一定范围内可提高心输出量,对维持动脉血压和保证心、脑的血液灌流有积极意义。但心率加快的代偿是有限度的,超过其代偿限度会产生负面效应。这是因为:心率过快增加心肌的耗能、耗氧;心率过快(成人超过 180 次/分),心脏舒张期明显缩短,不仅影响冠状动脉的血液灌流,还可导致心室充盈量减少,使心输出量更加减少。此时,心率过快不但失去代偿作用,反而会促进或加重心功能不全的发生及发展。

2. **心肌收缩力增强**　可有心脏紧张源性扩张,亦可出现调节性的心肌收缩力增强。

(1) **心脏紧张源性扩张**:根据 Frank-Starling 定律,心肌收缩力和心搏出量在一定范围内与心肌纤维初长度或心室舒张末期容积成正比。心肌受损或负荷过度能激活神经-体液调节机制,引起容量血管收缩,增加回心血量,使心室舒张末期容积增大,心肌纤维初长度增加,心肌收缩力增强和心搏出量增多。这种伴有心肌收缩力增强的心腔扩张称为**紧张源性扩张**,具有积极的代偿作用。若前负荷过大,舒张末期容积或压力过高,心肌纤维过度被拉长,使肌节长度超过 $2.2\mu m$ 时,心肌的收缩力反而降低,这种不伴有心肌收缩力增强的心脏扩张称为**肌源性扩张**,已丧失代偿意义。

(2) **调节性心肌收缩力增强**:指不依赖于心脏前后负荷变化的心肌本身的收缩特性,主要受神经-体液因素的调节。心输出量减少时,由于交感-肾上腺髓质系统兴奋,儿茶酚胺增加,激活 β-肾上腺素能受体,增加胞质 cAMP 浓度,激活蛋白激酶,促进肌膜钙通道蛋白磷酸化,导致心肌兴奋后胞质 Ca^{2+} 的浓度升高而发挥正性肌力作用。

3. **心室重塑**(ventricular remodeling)　是心室在长期容量和压力负荷增加时,通过改变心室的结构、代谢和功能而发生的慢性代偿适应性反应,包括心肌肥大、细胞表型改变和非心肌细胞及细胞外基质的变化。

(1) **心肌肥大**(myocardial hypertrophy):是指心肌细胞体积增大并伴有间质增生的心脏重量增加。它是心脏长期负荷过度逐渐形成的一种慢性代偿机制,能够增加心肌的收缩力,还可以降低室壁张力,使心肌耗氧量减少。心肌肥大主要表现为向心性肥大和离心性肥大两种形式。如果长期压力负荷过度,如高血压病,主动脉狭窄等,由于收缩期室壁张力持续增加引起心肌纤维中肌节并联性增生,使肌纤维增粗,室壁增厚,心腔无明显扩大,称为**心肌向心性肥大**;如果长期容量负荷过度,如二尖瓣或主动脉瓣关闭不全,可引起舒张期室壁张力持续增加,引起心肌纤维中肌节串联性增生,导致肌纤维长度增加,心腔明显扩大,称为**心肌离心性肥大**。

如果病因持久存在,心肌就会过度肥大,可因微血管和线粒体数目相对不足,能量生成和利用障碍等因素使心功能由代偿转为失代偿。目前认为,代偿性肥大是一种不平衡的生长方式,这种不平衡的生长可分别表现在器官、组织、细胞、分子等不同水平上,成为心肌肥大转为功能降低而发生心功能不全的基础。

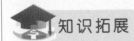 **知识拓展**

心肌肥大的不平衡生长

心肌肥大的不平衡生长是指过度肥大的心肌(成人心脏重量≥500g)其重量的增加与心功能的增强不成比例。①心肌重量的增加超过心交感神经元轴突的增长,去甲肾上腺素含量减少;②心肌线粒体数量不能随心肌肥大成比例增加;③毛细血管数量相对不足,肥大心肌相对缺血缺氧;④肥大心肌的肌球蛋白 ATP 酶活性下降;⑤肥大心肌肌浆网 Ca^{2+} 处理能力下降。因此,过度肥大的心肌其收缩力反而降低。

（2）**心肌细胞表型改变**:由于心肌合成蛋白质的种类改变导致心肌细胞"质"的变化,如成年心肌细胞中处于静止状态的胎儿期基因被激活(包括心房钠尿肽基因和 β-肌球蛋白重链基因等),合成胎儿型蛋白质增加;或某些功能基因的表达被抑制,表现为同工型蛋白之间的转换。表型改变的心肌细胞可通过分泌细胞因子和局部激素的变化,使细胞器(如线粒体、肌浆网、细胞膜和肌原蛋白等)在蛋白质水平上发生变化。

（3）**非心肌细胞及细胞外基质的变化**:细胞外基质指细胞间隙、肌束之间及血管周围的结构糖蛋白、蛋白多糖和糖胺聚糖的总称,最主要是Ⅰ型和Ⅲ型胶原纤维。许多促心肌肥大的因素能通过对胶原合成和降解的调控使胶原网络结构发生变化,如Ⅲ型胶原纤维增多,有利于肥大心肌肌束组合的重新排列及心室的结构性扩张;Ⅰ型胶原纤维增多可提高心肌的抗张力强度。但是,不适当的非心肌细胞增殖及基质的重塑会降低心室壁的顺应性,还会影响心肌细胞之间的信息传递和舒缩的协调性,影响心肌细胞的血氧供应,导致心肌细胞凋亡和纤维化。

三、心脏以外代偿反应

心输出量减少时,机体一方面动员心脏本身的代偿机制,另一方面启动心脏以外的各种代偿和适应机制。

1. 血容量增加 血容量增加是慢性心功能不全的主要代偿方式,是钠水潴留的结果。其机制为:

（1）**肾小球滤过率降低**:有效循环血量减少使交感-肾上腺髓质系统兴奋,肾血流量减少。同时 RAAS 被激活,血管紧张素Ⅱ增多,引起肾动脉强烈收缩,肾小球滤过率降低。

（2）**肾小管对钠、水的重吸收增多**:①在交感神经兴奋或血管紧张素Ⅱ作用下,肾内血流重新分布,大量肾血流从皮质肾单位转入近髓肾单位,使钠、水重吸收增加;②肾小球滤过分数(肾小球滤过率/肾血浆流量)增加,可导致肾小管周围毛细血管内压下降、胶体渗透压增高,使近曲小管对钠、水的重吸收增加;③RAAS 被激活,醛固酮分泌增多,加上肝脏对 ADH 灭活减少,促进远曲小管和集合管对钠、水重吸收增加;④抑制水、钠重吸收的激素减少,如利钠激素、PGE_2 合成和分泌减少。

一定范围的血容量增多可提高心输出量和组织灌流量,但长期过度的血容量增加可加重心脏负荷,使心输出量下降,加重心功能不全。

2. 血流重新分配 心功能不全时,交感-肾上腺髓质系统兴奋,外周血管选择性收缩,全身血流重新分布,以保证重要器官(心、脑)的血液供应,并防止血压下降,对急性或轻度心功能不全有重要的代偿意义。但是,其他器官长期供血不足可导致该器官功能减退。同时,外周血管长期收缩可引起心脏后负荷增大,心输出量减少。

3. 红细胞增多 心功能不全时,体循环淤血及血流速度减慢、肺淤血和肺水肿等都可引起缺氧,刺激肾脏合成促红细胞生成素增多,促进骨髓造血,使血液中红细胞及血红蛋白增多,以提高血液携氧能力,改善组织缺氧。但红细胞过多可引起血液黏稠度增大,加重心脏后负荷。

4. 组织利用氧的能力增强 当心输出量持续降低时,对周围组织的供氧减少,组织细胞可通过自身功能、结构、代谢的调整来加以代偿。例如,线粒体数量增多,呼吸酶的活性增强,使组织利用氧的能力增强。

综上所述,心功能不全时,在神经-体液调节机制的作用下,机体会动员心脏本身和心脏以外的多种机制进行代偿(图 13-1),这种代偿贯穿于心功能不全的全过程,决定着心功能不全是否发生以及发生的快慢和程度。

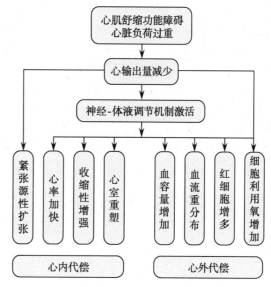

图 13-1 心功能不全时机体的代偿

第三节 发病机制

心功能不全的发病机制比较复杂,是多种机制共同作用的结果。不同原因引起的心力衰竭及其发展的不同阶段,其发病机制均有所不同,但**心肌舒缩功能障碍**是引起心力衰竭的基本发病机制。

一、心肌收缩功能降低

心肌收缩功能降低是造成心脏泵血功能减退的主要原因,由心肌收缩相关蛋白改变、心肌能量代谢障碍和心肌兴奋-收缩耦联障碍分别或共同引起。

1. 心肌收缩相关蛋白改变 ①心肌细胞数量减少:当发生心肌损害时,可导致心肌细胞坏死或凋亡而使有效收缩的心肌细胞数量减少;②心肌结构紊乱:主要指病理性心肌细胞肥大、细胞外基质过度纤维化等所造成的心脏的不均一性;③心室扩张:心力衰竭时的心室扩张与代偿时的心腔扩大和心室肥厚不同,此时的心腔扩大伴随着室壁变薄,属于心力衰竭的表现。心室扩张可造成功能性的二尖瓣反流,导致心室收缩功能进一步降低。

2. 心肌能量代谢障碍 心肌收缩是一个主动耗能过程,Ca^{2+} 的转运和肌丝的滑动都需要 ATP。①能量生成障碍:心肌活动所需的能量几乎全部来自有氧氧化。临床上引起心肌能量生成障碍最常见的原因是心肌缺血、缺氧(如冠心病、严重贫血和过度心肌肥大等)。缺血、缺氧使能源物质氧化障碍,ATP 的产生迅速减少,可从多个方面影响心肌的收缩性。②能量储备减少:心肌内的肌酸在磷酸肌酸激酶的催化下与 ATP 之间发生高能磷酸键转移生成磷酸肌酸而储存能量。肥大的心肌不仅产能减少,而且磷酸肌酸激酶同工酶发生转换,使磷酸肌酸激酶活性下降,储能形式的磷酸肌酸含量减少。③能量利用障碍:心肌细胞内氧化磷酸化过程中所产生的 ATP 经肌球蛋白头部 Ca^{2+}-Mg^{2+}-ATP 酶的作用而水解,为心肌收缩提供能量。过度肥大的心肌肌球蛋白头部 Ca^{2+}-Mg^{2+}-ATP 酶的活性下降,利用 ATP 供能障碍。

3. 心肌兴奋-收缩耦联障碍 在心肌兴奋-收缩耦联过程中,Ca^{2+} 发挥了关键性的中介作用。任何影响 Ca^{2+} 转运和分布的因素都会影响心肌兴奋-收缩耦联而引起心力衰竭。①肌浆网摄取、储存和释放 Ca^{2+} 障碍:心肌收缩的 Ca^{2+} 主要来自肌浆网。在心力衰竭和过度肥大的心肌中,肌浆

网 Ca^{2+} 释放蛋白的含量减少或活性降低,向胞质中释放 Ca^{2+} 减少;肌浆网 Ca^{2+}-ATP 酶含量或活性降低导致心肌复极化时肌浆网摄取、储存 Ca^{2+} 减少,肌浆网向胞质中释放供给心肌收缩的 Ca^{2+} 不足,导致心肌收缩性下降。②胞质 Ca^{2+} 内流障碍:过度肥大的心肌细胞上 β-肾上腺素能受体密度相对减少,加上心肌内去甲肾上腺素含量下降,Ca^{2+} 内流受阻;酸中毒时,H^+ 可降低 β-肾上腺素能受体对去甲肾上腺素的敏感性;在高钾血症时,K^+ 可竞争性阻止 Ca^{2+} 的内流,导致细胞内 Ca^{2+} 浓度降低。③ Ca^{2+} 与肌钙蛋白结合障碍:Ca^{2+} 与肌钙蛋白结合是心肌兴奋-收缩耦联的关键。当心肌细胞兴奋时,胞浆内 Ca^{2+} 浓度迅速升高,与肌钙蛋白结合,引起兴奋-收缩耦联。但在心肌缺血、缺氧合并酸中毒时,H^+ 与 Ca^{2+} 竞争性的与肌钙蛋白结合,H^+ 占据了肌钙蛋白上 Ca^{2+} 的结合位点,这时即使胞浆内 Ca^{2+} 浓度已上升到"收缩阈值"(10^{-5} mol/L),也无法与肌钙蛋白结合,心肌的兴奋-收缩耦联受阻,心肌收缩性减弱。

二、心室舒张功能异常

心脏的射血功能不仅取决于心脏的收缩性,还取决于心室的舒张功能和顺应性。临床上约有 30% 的心力衰竭与心室舒张功能异常有关。导致心室舒张功能异常的机制主要有:

1. **钙离子复位延缓** 心力衰竭时,由于 ATP 供应减少和肌浆网或心肌细胞膜上 Ca^{2+}-ATP 酶泵活性降低,使 Ca^{2+} 的复位(移至细胞外或被重新摄入肌浆网)延缓,胞质中 Ca^{2+} 浓度不能迅速降至正常水平,以致 Ca^{2+} 难以与肌钙蛋白解离,导致心肌舒张延缓和不完全。

2. **肌球-肌动蛋白复合体解离障碍** 心力衰竭时,由于 ATP 不足或肌钙蛋白与 Ca^{2+} 的亲和力增加,Ca^{2+} 难以脱离,使肌球-肌动蛋白复合体解离困难,影响心室的舒张和充盈。

3. **心室舒张势能减少** 心室舒张的势能来自心室的收缩。心室收缩末期由于心室几何结构的改变可产生一种促使心室复位的舒张势能。舒张势能减少常见于心肌肥大、冠状动脉狭窄、冠状动脉血栓形成、室壁张力过大和心室内压过高(高血压、心肌病)等。

4. **心室顺应性降低** 心室顺应性(ventricular compliance)是指心室在单位压力变化下所引起的容积改变(Dv/dp)。常见于心肌肥大引起的室壁增厚、心肌的炎症、水肿、纤维化和间质增生等。

三、心脏各部分舒缩活动不协调

为保持心功能的稳定,心房、心室各区域,心房、心室之间的舒缩活动处于高度协调的工作状态。如果心房、心室舒缩活动的协调性被破坏,将因心泵功能紊乱而导致心输出量下降。最常见的原因是各种类型的心律失常。

总之,心力衰竭的发生、发展往往是多种机制共同作用的结果(图 13-2)。

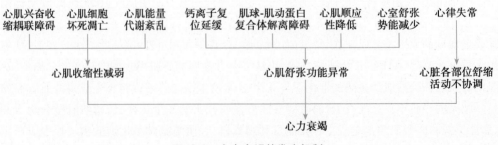

图 13-2 心力衰竭的发生机制

第四节 临床表现

心功能不全的临床表现可归纳为低排出量、肺循环淤血和体循环淤血综合征(图 13-3)。

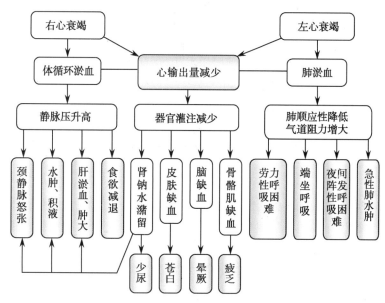

图 13-3 心功能不全的临床表现及机制

一、低排出量综合征

心输出量减少在临床上表现为低排出量综合征。

1. 心脏泵血功能降低 心功能降低是心功能不全的根本变化,心力储备降低是各种心脏疾病导致心功能降低时最早出现的改变。心力储备反映心脏的代偿能力。

(1) **心输出量减少及心脏指数降低**:正常成人心输出量(cardiac output, CO)为 3.5~5.5L/min,心脏指数(cardiac index, CI)为 2.5~3.5L/(min·m²)。低排出量性或高排出量性心力衰竭时,CO 和 CI 都有绝对或相对降低。多数患者 CO 低于 3.5L/min, CI 低于 2.2L/(min·m²)。

(2) **射血分数降低**:射血分数(ejection fraction, EF)是指搏出量占心室舒张末期容量的百分比,能反映心肌收缩能力的变化。其正常值为 0.56~0.78。心功能不全特别是急性心功能不全时, EF 降低。

(3) **心室充盈受损**:由于 EF 降低,心室射血后剩余血量增加和心肌舒张性能降低或心室充盈受限,心功能不全早期阶段即可有心室充盈压升高。通常以肺毛细血管楔压(pulmonary capillary wedge pressure, PCWP)及中心静脉压(central venous pressure, CVP)分别反映左心房压、左心室舒张末压及右心房压、右心室舒张末压。PCWP 正常值为 6~12mmHg, CVP 正常值为 5~12cmH₂O。

(4) **心率加快**:心悸是心功能不全**最早**和**最明显**的症状之一,这表明在心功能不全的早期,患者即有明显的心率加快,这与交感神经兴奋有关。随着心输出量的逐渐下降,心输出量的维持对心率的依赖程度也在增大。但心率过快可使心输出量转而降低,亦可造成心肌缺血、缺氧,加重心肌损害。

2. 心输出量不足 发生心输出量不足后,机体可出现一系列表现。

(1) **动脉血压的变化**:急性心功能不全时,因心输出量急剧减少,可使动脉血压下降,甚至发生心源性休克。慢性心功能不全时,机体通过外周小动脉收缩、心率加快以及血容量增多等代偿活动,可使动脉血压维持在正常水平,有利于心、脑的血液供应,但也加重了心脏负荷。

(2) **皮肤苍白或发绀**:由于心输出量不足加上交感神经兴奋,皮肤血管收缩,患者皮肤苍白、皮温降低和出冷汗等。严重时,患者肢端皮肤呈现斑片状或网状青紫,即发绀。如果患者同时有肺循环淤血,影响呼吸功能,使血中脱氧血红蛋白不能充分氧合,会使发绀加重。

（3）**疲乏无力、失眠、嗜睡**：心力衰竭时，脑血流量下降，导致对缺氧十分敏感的中枢神经系统功能紊乱。亦可出现肌肉缺血症状。

（4）**尿量减少**：心力衰竭时，由于心输出量下降，加上交感神经兴奋使肾动脉收缩，肾血流量减少，GFR 下降，肾小管重吸收功能增强，尿量减少。心功能改善时，尿量增加。

（5）**心源性休克**：轻度心功能不全时，由于代偿作用，虽然心输出量有所下降，但动脉血压仍可维持相对正常。急性、严重心功能不全（如急性心肌梗死、心肌炎等）时，由于心输出量急剧减少，动脉血压也随之下降，组织的灌流量显著减少，机体陷入休克状态。

二、肺循环淤血

左心衰竭时，可引起不同程度的**肺循环淤血**，主要表现为各种形式的**呼吸困难**（dyspnea）和**肺水肿**。呼吸困难是指患者主观感到呼吸费力或"喘不过气"，还可伴有呼吸肌用力，呼吸频率、幅度以及呼气与吸气时间比等各种临床表现的变化。

1. **呼吸困难的机制** 呼吸困难的发生是肺淤血、肺水肿所致，其机制与以下因素有关：①肺淤血、肺水肿使肺顺应性降低：患者要吸入与正常同量的气体，呼吸肌需做更大的功或消耗更多的能量，故呼吸费力；②当肺毛细血管淤血、肺泡壁间质水肿时，可刺激肺泡毛细血管旁感受器（J-感受器），经迷走神经传入中枢，反射性引起呼吸运动增强，出现浅快呼吸；③肺淤血、肺水肿时，支气管黏膜充血、肿胀及气道内分泌物增多导致呼吸道阻力增加。

2. **呼吸困难的表现形式** 由于肺淤血、肺水肿的严重程度不同，呼吸困难可有不同的表现形式。

（1）**劳力性呼吸困难**：轻度心功能不全患者仅在体力活动时出现呼吸困难，休息后消失，称为劳力性呼吸困难（dyspnea on exertion）。其发生机制与活动时血液循环速度加快，回心血量增加及心率加快、耗氧量增加引起肺淤血和缺氧加重有关。

（2）**端坐呼吸**：患者在静息时已出现呼吸困难，平卧时尤甚，故被迫采取端坐位或半卧位，以减轻呼吸困难的程度，称为端坐呼吸（orthopnea）。其发生机制为：①坐位可使身体上部血液部分地转移到腹腔脏器和下肢，以致回心血量减少，肺淤血减轻；②坐位使膈肌下降，胸腔容积增大，有利于呼吸，从而增加肺活量；③坐位时下肢水肿液吸收减少，使血容量降低，减轻肺淤血。

（3）**夜间阵发性呼吸困难**：为左心衰竭患者夜间突然发生的呼吸困难。患者夜间入睡后，因突感气闷而被惊醒，在坐起咳嗽和喘息后有所缓解，称为夜间阵发性呼吸困难（paroxysmal nocturnal dyspnea），是左心衰竭造成严重肺淤血的典型表现。其发生机制可能是由于：①卧位使静脉回心血量增加，肺淤血加重；②卧位时膈肌上抬，肺活量减小；③睡眠时迷走神经兴奋性增高，使支气管平滑肌收缩，口径缩小，气道阻力增大；④熟睡时中枢神经系统敏感性降低，只有当肺淤血、肺水肿比较严重，PaO_2 降到一定水平时，方能刺激呼吸中枢，使患者感到呼吸困难而惊醒。若患者在气促咳嗽的同时伴有哮鸣音，则称为**心源性哮喘**（cardiac asthma）。

重症急性左心衰竭时，由于肺毛细血管内压力升高，使毛细血管壁通透性增高，血浆渗出到肺间质和肺泡腔而引起**急性肺水肿**。患者可出现**发绀、气促、端坐呼吸、咳粉红色泡沫痰**和**双肺布满水泡音**等表现。

三、体循环淤血

体循环淤血是**右心衰竭**或**全心衰竭**的结果，主要表现为体循环静脉系统过度充盈，压力升高，相应器官淤血、水肿等。

1. **静脉淤血和静脉压升高** 由于右心衰竭，静脉回流障碍，使体循环静脉系统有大量血液淤积，充盈过度。临床上表现为**颈静脉怒张**、臂-肺循环时间延长、**肝-颈静脉反流征阳性**等。造成静脉淤血的主要原因是:①右心房压升高,静脉回流受阻;②钠水潴留、血容量增多。

2. **水肿**　全身性水肿是全心衰竭,特别是右心衰竭的主要表现之一。严重时可发生**浆膜腔积液**。钠水潴留和体循环静脉压升高是心性水肿最主要的原因和机制(图13-4)。

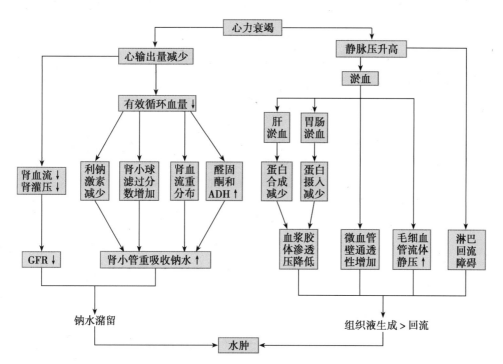

图13-4　心性水肿的发生机制

3. **肝肿大及肝功能障碍**　由于右心房压升高和体循环静脉系统淤血,使肝静脉压升高,肝小叶中央区淤血、肝窦扩张、出血及周围水肿,导致肝肿大,有压痛。长时间右心衰竭可引起肝小叶纤维化,造成淤血性肝硬化。由于肝细胞变性、坏死,患者可出现转氨酶增高和黄疸。

4. **胃肠功能变化**　因胃肠淤血、水肿而致消化、运动、排空功能减退,表现为消化不良、食欲减退等,有时也可出现恶心、呕吐和腹泻等。

病例分析

　　某女30岁,患风湿性心脏病10余年。近3月来出现心悸、气促,伴水肿、腹胀,不能平卧。查体:重病容,半坐卧位,颈静脉怒张,呼吸36次/分,两肺底可闻湿啰音。心界向左右两侧扩大,心率130次/分,血压110/80mmHg。心尖部可闻及杂音,肝右肋下4cm,有压痛,腹部有移动性浊音,骶部及下肢明显凹陷性水肿。

　　试分析患者发生了哪些病理生理变化,其形成机制如何?

第五节　防治原则

　　为阻止和延缓心室重塑,防止心肌损害进一步加重,降低死亡率,提高运动耐量,改善生活质量,目前主要采取长期的修复性策略。

1. **防治原发病和消除诱因**　①防治原发性心脏疾病:如解除冠状动脉狭窄、控制高血压等;②消除诱因:如控制感染,避免过度紧张和劳累,合理补液,纠正水、电解质和酸碱平衡紊乱,限制钠盐摄入等。

2. 调整神经-体液失衡及干预心室重塑　调整神经-体液系统失衡并且阻断心室重塑是治疗心力衰竭的关键。临床上从心脏尚处于代偿期而无明显症状时,即开始给予血管紧张素转换酶抑制剂(angiotensin conversing enzyme inhibitor,ACEI)的干预治疗,可以明显改善心力衰竭远期预后,降低死亡率。不能耐受 ACEI 者,可改用血管紧张素Ⅱ受体阻滞剂,如氯沙坦等。

3. 改善心脏的舒缩功能　①改善心肌的收缩性:主要适用于因收缩性减弱而发生的心力衰竭,可选用适当的正性肌力药物如洋地黄类、非洋地黄类正性肌力药物如磷酸二酯酶抑制剂(氨力农、三联吡啶酮)、拟交感胺类药物如多巴胺、多巴酚丁胺等,提高心肌的收缩性,使心输出量增加;②改善心肌舒张顺应性:主要适用于室壁顺应性降低和心室舒张不全所致的心力衰竭,可合理选用钙拮抗剂、β 受体阻断剂、硝酸酯类等药物以改善心肌舒张功能。

4. 减轻心脏负荷　①降低心脏后负荷:选用合适的动脉血管扩张剂,如 ACEI、血管紧张素Ⅱ受体拮抗剂、钙离子拮抗剂等。应用动脉血管扩张剂降低外周阻力,使平均动脉压适当降低,不仅可降低心肌耗氧量,而且可在每搏做功不变的情况下使搏出量增加。②调整心脏前负荷:对有液体潴留的患者,应适当限制钠盐摄入,严格控制输液的量和速度。当前负荷过重时,可用静脉扩张剂(如硝酸甘油、硝苯地平)减少回心血量,使肺循环淤血减轻和心肌耗氧量降低,并可增加冠状动脉的血流量。还可应用利尿药、β 受体阻断剂和 ACEI 等。

5. 其他　①改善患者缺氧状况:吸氧是临床上常用的治疗措施,尤其伴有呼吸困难者。②控制水肿及纠正水、电解质和酸碱紊乱:应用利尿药控制水肿并降低血容量。心力衰竭时出现的水、电解质和酸碱平衡紊乱,可加重心力衰竭并妨碍其治疗效果,故应及时纠正。③防治感染:心力衰竭患者易合并肺感染,应积极防治。

 本章小结

心功能不全是在各种病因作用下,心脏的舒缩功能发生障碍,使心输出量绝对或相对减少,以致不能满足机体组织代谢需要的病理生理过程或临床综合征。心功能不全的原因包括原发心肌的舒缩障碍和心脏负荷过度。心功能不全早期机体主要通过神经-体液机制,动员心脏本身的储备功能(心率加快、心肌收缩力增强、心肌肥大)和心脏以外的代偿活动(血容量增加、红细胞增多、组织利用氧能力增强等),提高心输出量以满足机体的需要,使心功能在一定范围内处于代偿期。约90%患者多在感染、心律失常、电解质及酸碱平衡紊乱、妊娠分娩等诱因作用下,加重心脏的负荷或心肌的损伤,超出机体的代偿而发展为心力衰竭。

心力衰竭的临床表现主要有:肺循环淤血引起的呼吸困难和急性肺水肿;体循环淤血引起静脉压增高、肝脏淤血及胃肠淤血、心性水肿等;心排出量不足引起的动脉血压下降和各脏器缺血缺氧的表现。

(崔茂香)

练 习 题

一、选择题

1. 下列疾病中最易发生心脏向心性肥大的是:

    A. 甲状腺功能亢进　　　　　　　　　　B. 严重贫血

    C. 维生素 B_1 缺乏症　　　　　　　　　D. 高血压病

    E. 主动脉瓣关闭不全

2. 下述哪项原因会导致心脏容量负荷增加：

    A. 主动脉狭窄   B. 肺动脉狭窄

    C. 二尖瓣关闭不全   D. 高血压

    E. 主动脉瓣狭窄

3. 维生素 B_1 缺乏引起心力衰竭的机制主要是：

    A. 心肌能量生成障碍   B. 心肌能量利用障碍

    C. 兴奋-收缩偶联障碍   D. 心肌收缩蛋白破坏

    E. 心肌能量储存障碍

4. 左心功能不全时发生呼吸困难的主要机制是：

    A. 肺动脉高压   B. 肺淤血、肺水肿

    C. 深睡眠时迷走神经紧张性增高   D. 平卧位使静脉回流加速

    E. 平卧位使胸腔容积减小

5. 左心衰竭病人出现右心衰竭时表现出：

    A. 肺淤血加重   B. 肺水肿消失

    C. 肺淤血减轻   D. 肺循环和体循环都恢复正常

    E. 以上都不对

二、思考题

1. 左心衰竭时最早出现的症状是什么？简述其机制。

2. 心肌舒缩性减弱引起心力衰竭的机制。

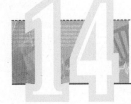

第十四章

呼吸系统疾病

 学习目标

1. 掌握慢性支气管炎、肺气肿的概念及病理变化,肺气肿的类型及对机体的影响,大叶性肺炎的病因、病理变化及并发症,小叶性肺炎的病因、病理变化及并发症,肺癌的病因、类型、病理变化和扩散途径。

2. 熟悉各种慢性阻塞性肺疾病的基本病变,间质性肺炎的病变,硅肺的概念、基本病变、病因及发病机制,慢性肺源性心脏病的概念和心脏病变,鼻咽癌的主要病因、组织学类型和扩散途径。

3. 了解支气管哮喘的发病机制,硅肺的分期和并发症,早期肺癌的概念。

4. 具有区别典型大叶性肺炎和小叶性肺炎的能力,能够用慢性支气管炎、支气管扩张症、肺气肿、大叶性肺炎和小叶性肺炎的病变特点解释其临床表现。

5. 能够依据呼吸系统疾病的常见病因及发病机制开展疾病预防工作。

呼吸系统是人体与外界相通的主要门户,呼吸道管壁的纤毛柱状上皮细胞、杯状细胞和腺体构成纤毛-黏液排送系统,使呼吸道具有自净和防御功能。黏膜表面的黏液中含有溶菌酶、补体、干扰素和分泌型 IgA 等免疫活性物质,与支气管黏膜和肺巨噬细胞共同构成强有力的防御系统。当机体防御功能下降或致病因素超出局部防御能力时,可导致呼吸系统疾病的发生。

第一节　慢性阻塞性肺疾病

慢性阻塞性肺疾病(chronic obstructive pulmonary disease,COPD)是一组因小气道和肺实质受损,导致以慢性气道阻塞、呼气阻力增加和肺功能不全为共同特征的肺疾病总称。包括慢性支气管炎、支气管哮喘、支气管扩张症和肺气肿等疾病。

一、慢性支气管炎

慢性支气管炎(chronic bronchitis)是以支气管慢性非特异性炎症为主的慢性气道阻塞性疾病,简称"慢支"。是一种常见病、多发病,中老年人群的患病率达15%～20%。临床上以反复发作的咳嗽、咳痰或伴有喘息为主要症状。若咳、痰、喘症状每年至少持续3个月,连续2年以上即可诊断为慢性支气管炎。常于冬季或感冒后加重,北方多于南方。病情持续多年可并发慢性阻塞性肺气肿和慢性肺源性心脏病。

(一)病因及发病机制

慢性支气管炎的发病是多种因素长期综合作用的结果,主要包括:

1. 感染因素　病毒和细菌感染是导致慢支发生和发展的重要因素。病毒感染导致支气管黏膜上皮损伤,局部防御能力降低,为细菌感染创造了条件。常见的病毒有鼻病毒、流感病毒、腺病毒和呼吸道合胞病毒等,呼吸道常驻寄生菌如流感嗜血杆菌、肺炎球菌、奈瑟球菌和甲型链球菌是主要的致病菌。

2. 理化因素　吸烟者比不吸烟者的患病率高 2 ～ 10 倍,吸烟时间越久、日吸烟量越大,患病率越高。烟雾中的焦油、一氧化碳等有害物质可削弱呼吸道黏膜的免疫功能。大气污染和职业粉尘与慢支之间存在明显的因果关系,粒径小于 10 微米的可吸入颗粒物反复刺激,会引起支气管黏膜损伤。冷空气可引起呼吸道黏液分泌增多、纤毛运动减弱。这些因素均可导致呼吸道防御功能下降,为病毒和细菌的入侵创造条件。

3. 过敏因素　过敏与慢支的发病有关,如喘息型患者多有过敏史,且以脱敏为主的综合治疗可取得较好的治疗效果。

4. 其他因素　机体抵抗力降低、自主神经功能紊乱和内分泌功能失调等可致呼吸系统防御功能减弱,也与慢支的发病有关。

（二）病理变化

慢支是气道的一般慢性炎症,各级支气管均可受累,主要病变有:

1. 黏膜上皮病变　首先受损的是黏液-纤毛排送系统。由于炎性渗出和黏液分泌增多,使纤毛粘连、倒伏乃至脱落,纤毛柱状上皮发生变性、坏死。上皮可再生修复。若反复损伤,可出现杯状细胞增多和鳞化(图 14-1)。

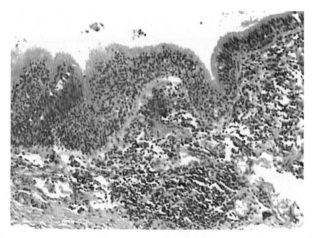

图 14-1　慢性支气管炎
纤毛柱状上皮增生并伴鳞化,支气管壁大量慢性炎细胞浸润

2. 腺体病变　黏液腺增生肥大,浆液腺化生为黏液腺。后期,黏膜变薄,腺体萎缩、消失。

3. 管壁病变　管壁充血、水肿,淋巴细胞和浆细胞浸润。后期平滑肌束、弹力纤维和软骨萎缩,管壁发生纤维化、钙化,甚至骨化。

慢支反复发作,病变逐级向纵深发展,可引起细支气管炎和细支气管周围炎,这是并发慢性阻塞性肺气肿的病变基础。

（三）临床病理联系

患者因支气管黏膜炎性渗出、杯状细胞增多、黏液腺增生和浆液腺黏液化而使分泌物增多,出现**咳嗽、咳痰**症状。痰液一般为白色黏液泡沫状,较黏稠而不易咳出。当继发细菌感染时痰量增多,转为黏液脓性痰。支气管痉挛狭窄及黏液和渗出物阻塞可引起**喘息**,出现哮鸣音。有的慢支后期患者,因黏膜变薄,腺体萎缩、消失,分泌黏液减少而少痰或无痰。由于管壁组织的炎性破坏,弹性减弱,加之长期慢性咳嗽,使局部支气管吸气时被动扩张,呼气时不能充分回缩,久之可形成支气管扩张。小、细支气管腔内的炎性渗出物产生干、湿啰音。长期小气道狭窄及阻塞可引起阻塞性通气障碍,呼气阻力增加,久之可并发慢性阻塞性肺气肿,进而发展成慢性肺源性心脏病。此外,患者多为年老体弱者,机体抵抗力低下,易并发支气管肺炎,重者可危及生命。

二、支气管哮喘

支气管哮喘(bronchial asthma)是以支气管变态反应性炎症为主的慢性气道阻塞性疾病,简称哮喘。以支气管的**可逆性**、**发作性痉挛**为特征,表现为反复发作性喘息、伴有哮鸣音的呼气性呼吸困难、胸闷和咳嗽等症状。儿童多于成人。

(一) 病因及发病机制

哮喘的病因与多基因遗传有关,并与环境相互作用。环境因素主要作为激发因素,如花粉、尘螨、动物毛屑、真菌、某些食品及药物等,这些过敏原主要经呼吸道吸入,但也可通过消化道或其他途径进入体内。过敏原可刺激局部 T 淋巴细胞分化为 Th_1 和 Th_2 细胞,释放多种白细胞介素(IL),如 Th_2 释放 IL-4 及 IL-5。IL-4 可促进 B 淋巴细胞分化并产生 IgE,刺激肥大细胞活化。致敏的肥大细胞被 IgE 包被,并与抗原发生反应。IL-5 则促使嗜酸性粒细胞活化并与抗原发生反应。

(二) 病理变化

主要病变为气道炎症和气道重塑:①**气道炎症**:黏膜上皮局部坏死脱落,杯状细胞肥大、增生,黏膜充血水肿,嗜酸性粒细胞、单核细胞、淋巴细胞和浆细胞浸润。支气管腔内可见黏液栓,黏液栓中常出现由嗜酸性粒细胞崩解形成的尖棱状夏科-雷登(Charcot Leyden)晶体。②**气道重塑**:支气管基底膜增厚和玻璃样变性,管壁平滑肌增生、肥大,气道管壁增厚、管腔狭窄。

(三) 临床病理联系

哮喘发作时,因细支气管痉挛和黏液栓阻塞,引起**伴有哮鸣音**的**呼气性呼吸困难**、咳嗽、胸闷等症状。可自行或经治疗后缓解,发作间歇期可完全无症状。长期反复的哮喘发作可导致慢性阻塞性肺气肿及慢性肺源性心脏病,有时可并发自发性气胸。偶有哮喘持续状态致死病例。

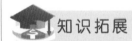
知识拓展

PM2.5

PM(particulate matter)2.5 是指悬浮于每立方米空气中直径≤2.5μm 的可吸入细颗粒物的含量。PM2.5 值可代表空气污染程度,PM2.5 值越高,表示空气污染越严重。PM2.5 被吸入人体后可进入肺组织,不仅可引发哮喘、支气管炎和心血管病等疾病,这些颗粒还可以进入血液,其中的有害气体、重金属等溶解在血液中,损伤机体健康,同时有的 PM2.5 还可成为细菌和病毒的载体,导致机体受病原微生物的感染。更重要的是,2013 年国际癌症研究机构(IARC)已把大气污染确定为致癌物,主要是 PM2.5,这种可吸入肺细颗粒物易吸附很多致癌物,随呼吸直达肺泡中沉积,肺癌首当其冲。

三、支气管扩张症

支气管扩张症(bronchiectasis)是指小支气管因管壁结构破坏而持久性扩张的慢性炎症性疾病。扩张的支气管常因分泌物潴留继发化脓菌感染。临床表现为慢性咳嗽、大量脓痰及反复咯血等症状。

(一) 病因及发病机制

支气管壁的炎症破坏和支气管阻塞是本病发生的主要原因。**支气管壁的炎症破坏**,如慢性支气管炎、麻疹和百日咳后的支气管肺炎或肺结核病时,因反复感染和炎症损坏了支气管壁的平滑肌和弹力纤维。吸气时,支气管壁因受外向性牵拉作用而扩张,呼气时管壁因弹性降低不能充分回缩。加之支气管周围肺组织炎性纤维化的牵拉以及咳嗽时管腔内压的升高,逐渐发展为持久性支气管扩张。**支气管阻塞**,如肿瘤、异物、黏液栓引起腔内阻塞,或管外肿大的淋巴结、肿瘤压迫,可使其远端肺不张和胸腔负压牵拉而使支气管扩张。支气管先天性发育障碍也可导致支气管扩张。

(二) 病理变化

病变主要发生于Ⅲ、Ⅳ级支气管及细支气管,左肺下叶多见。病变支气管呈**管状**或**囊状扩张**,可单发或多发(图14-2)。管腔内含有黏液脓性渗出物,有时为血性渗出物。支气管黏膜损伤及溃疡,杯状细胞和黏液腺增生,柱状上皮可发生鳞化;管壁平滑肌、弹力纤维和软骨破坏、减少,甚至完全消失,管壁为纤维组织取代,有淋巴细胞和浆细胞或有中性粒细胞浸润。周围肺组织有不同程度的萎陷、纤维化和肺气肿。

(三) 临床病理联系

支气管长期扩张或合并感染,炎性渗出物和黏液分泌均增多,临床表现为长期咳嗽、大量脓痰,常因继发腐败菌感染而带臭味。尤其在患者体位改变时,贮积在扩张部位的痰液引流刺激会引起剧烈阵咳。当损伤支气管壁血管时可引起痰中带血或大量咯血,严重的大咯血可因血凝块阻塞呼吸道造成窒息而死亡。由于患者多有肺部化

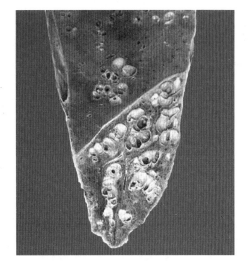

图 14-2　支气管扩张症
肺切面可见支气管呈囊状扩张

脓,且可合并肺脓肿、脓胸和脓气胸等,可引起发热、盗汗、食欲减退、消瘦等全身症状。部分患者由于病变广泛而长期呼吸困难,存在慢性缺氧,可发生杵状指(趾)。晚期可并发慢性肺源性心脏病。

四、肺 气 肿

肺气肿(pulmonary emphysema)是指终末细支气管以远的末梢肺组织永久性扩张并伴有肺泡间隔破坏的慢性肺疾病。不论病因为何,其共性特点是**末梢肺组织弹力纤维减少**,致使肺弹性降低而过度膨胀、充气,导致**肺容积增大**。肺气肿是常见而重要的COPD,也是其他支气管和肺疾病的常见并发症。主要症状是呼气性呼吸困难,最初仅发生于过重体力劳动,以后逐渐加重。久之将发展为慢性肺源性心脏病。

(一) 病因及发病机制

肺气肿的病因和发病机制至今尚未完全阐明,一般认为是多种因素协同作用形成的。肺气肿常继发于其他COPD,其中以慢支最常见。因此,引起慢支的各种因素均可引起肺气肿,其中吸烟可成为肺气肿的后天性独立因素,吸烟者肺气肿患病率比不吸烟者高10倍。肺气肿的先天性独立因素则是先天性 α_1-抗胰蛋白酶缺乏。肺气肿的发病机制主要有:

1. 小气道阻塞性通气障碍　慢性细支气管炎时,小气道管壁破坏塌陷或管腔内黏液栓阻塞致使管腔狭窄,可产生"活瓣"作用,吸气时,细支气管扩张,空气进入肺泡;呼气时,管腔缩小及黏液栓阻塞,使空气不能充分排出。加之炎症等因素,导致肺组织弹力纤维减少,末梢肺组织过度充气,肺泡壁断裂,肺泡腔融合成囊泡,形成肺气肿。因此,**小气道阻塞性通气障碍**就成为阻塞性肺气肿发病的**关键环节**。

2. 弹性蛋白酶与其抑制因子失衡　α₁-抗胰蛋白酶对包括中性粒细胞、巨噬细胞所分泌的弹性蛋白酶在内的多种蛋白水解酶有抑制作用,从而保护弹力纤维免遭破坏。吸烟和炎症均能一方面促使 α₁-抗胰蛋白酶氧化失活,另一方面促使中性粒细胞和巨噬细胞产生大量的弹性蛋白酶,因而过多地降解肺组织中的弹性蛋白、Ⅳ型胶原和蛋白多糖,造成肺的微细结构破坏,引起肺气肿。由此,也就不难理解先天性 α₁-抗胰蛋白酶缺乏者,肺气肿的患病率高,并且发病早而重。

（二）类型和病理变化

肺气肿的分类方法不一,通常按解剖组织学部位将肺气肿分为肺泡性肺气肿和间质性肺气肿两种类型。

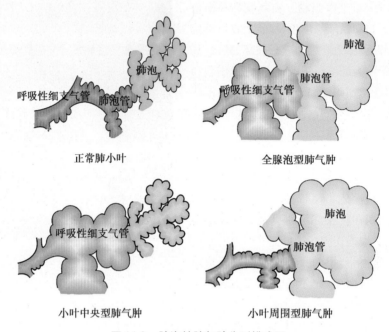

图 14-3　肺泡性肺气肿分型模式图

1. 肺泡性肺气肿（alveolar emphysema）　病变发生于肺小叶内,常伴有小气道阻塞性通气障碍,故也称为**阻塞性肺气肿**（obstructive emphysema）。按部位和范围分为三型（图 14-3）:①**小叶中央型**:病变特点是小叶中央区的呼吸性细支气管呈囊状扩张,肺泡管、肺泡囊变化不明显。最常见,多见于慢支患者或多年吸烟者。②**小叶周围型**:肺泡管和肺泡囊扩张,呼吸性细支气管变化不明显。③**全小叶型**:整个小叶受累。重症者,气肿囊腔可融合成直径超过 2cm 的肺大泡,常位于胸膜下。多见于青壮年先天性 α₁-AT 缺乏者。

病变肺组织多呈弥漫性,肺显著膨大,切面可见扩大的肺泡囊腔（图 14-4）。镜下,末梢肺组织膨胀,肺泡扩张,间隔变窄、断裂,相邻肺泡融合,形成较大囊腔（图 14-5）。细小支气管可有慢性炎症改变。肺泡壁毛细血管床减少,肺小动脉内膜呈纤维性增生、增厚。

2. 间质性肺气肿（interstitial emphysema）　是因细支气管或肺泡间隔破裂,使空气进入肺间质所致。在肋骨骨折、胸壁穿透伤、哮喘或因剧烈咳喘使

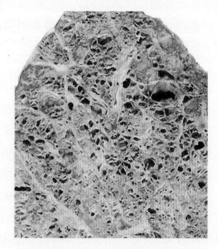

图 14-4　肺气肿（大体）
肺切面可见扩大的肺泡囊腔

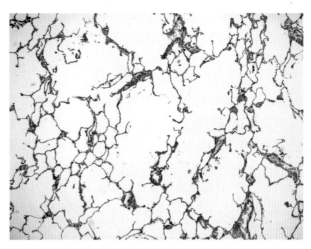

图 14-5 肺气肿（HE 染色×100）
部分肺泡间隔断裂，相邻肺泡融合，形成较大囊腔

肺泡内压急骤升高时发生。气体在**小叶间隔**形成**囊状小气泡**，分布在肺表面胸膜下者，沿小叶间隔呈串珠状排列。气体也可沿支气管和血管周围组织间隙扩展至肺门、纵隔。甚至可达颈部、胸部皮下组织形成**皮下气肿**，触诊有捻发感。

另外，代偿性肺气肿和老年性肺气肿由于无明显的肺泡间隔破坏，属于非真性肺气肿。代偿性肺气肿（compensatory emphysema）是实变病灶周围的肺组织（灶旁肺气肿）或肺叶切除后剩余肺组织发生的肺泡过度膨胀；老年性肺气肿（senile emphysema）则是由于老年人肺组织弹性降低，弹性回缩力减弱，呼气时肺泡不能充分回缩，残气过多而形成的肺气肿。

（三）临床病理联系

肺气肿患者因肺活量减少、残气量增加而导致肺功能降低，动脉血氧不足，会出现**呼气性呼吸困难**、气短甚至发绀等症状。严重者，由于肺内残气量明显增多，肺显著膨大，使肋骨上举、肋间隙增宽、胸廓前后径加大、膈肌下降，形成**桶状胸**。叩诊呈**过清音**，心浊音界缩小或消失，肝浊音界下降。触诊语音震颤减弱。听诊时呼吸音减弱，呼气延长。X 线示两侧肺野透亮度增加。当肺泡间隔毛细血管床减少时，患者严重缺氧，引起缺氧性肺动脉压高压而形成**慢性肺源性心脏病**。在肺膜下有肺大泡形成者，剧烈咳嗽或过度用力时，**肺大泡破裂**引起**自发性气胸**。

第二节　肺　炎

肺炎（pneumonia）是指肺的急性渗出性炎症。是呼吸系统的常见病、多发病，可以是原发的独立性疾病，也可以是其他疾病的并发症。肺炎可按病因（感染或理化因素）、病变性质、病变部位及范围进行分类，根据病原体类型可分为细菌性肺炎、病毒性肺炎、支原体性肺炎、真菌性肺炎和寄生虫性肺炎等，根据理化因素可分为放射性肺炎、类脂性肺炎、吸入性肺炎和过敏性肺炎等，根据病变性质可分为浆液性、纤维素性、化脓性、出血性、干酪性和肉芽肿性肺炎等，根据炎症的部位和范围可分为大叶性肺炎、小叶性肺炎和间质性肺炎。

一、大叶性肺炎

大叶性肺炎（lobar pneumonia）是主要由肺炎链球菌感染引起的一个肺段乃至整个肺叶的急性纤维素性炎症。细菌侵入局部肺泡，炎症迅速蔓延，使病变肺组织包括各级支气管充满**纤维素为主**的渗出物而不含气体，即**肺实变**。大叶性肺炎多见于青壮年，起病急骤，以寒战、高热开始,继而胸痛、咳嗽、咳铁锈色痰,外周血白细胞增多。严重者出现呼吸困难和发绀。本病呈自限性病程,一般经过 7～10 天,患者体温下降,症状消失。

(一)病因及发病机制

大叶性肺炎 90% 以上是由毒力较强的肺炎链球菌感染所引起,故又称**肺炎链球菌性肺炎**。其他病原菌如肺炎杆菌、溶血性链球菌、流感嗜血杆菌、铜绿假单胞菌及变形杆菌也可引起,但较少见。正常情况下,肺炎链球菌可少量存在于鼻咽部黏膜中,故机体对该菌处于致敏状态。当过度疲劳、受寒、麻醉、酗酒和胸部外伤时,或因患有某些慢性疾病、免疫功能缺欠时,呼吸道防御功能减弱,细菌侵入肺泡并迅速繁殖,引起肺组织的急性变态反应。表现为肺泡间隔毛细血管扩张充血、通透性增高,浆液和**纤维素大量渗出**。细菌随炎性渗出物沿肺泡间孔或呼吸性细支气管迅速向邻近肺组织蔓延,从而波及部分或整个**肺大叶**。细菌还可以随渗出物经叶支气管播散,引起数个肺大叶的病变。

(二)病理变化及临床病理联系

大叶性肺炎多见于左肺下叶。在未使用抗生素治疗的情况下,病变可呈现典型的自然发展过程,即充血水肿期、红色肝样变期、灰色肝样变期和溶解消散期。

1. **充血水肿期** 发病的第 1～2 天,细菌蔓延之处,肺泡壁上皮细胞变性、坏死,并迅速引起肺泡壁毛细血管**扩张充血**,肺泡腔内较多**浆液渗出**,其中可有少数红细胞、中性粒细胞和巨噬细胞。病变肺叶轻度肿胀,颜色淡红。

临床上,患者因毒血症而表现为寒战、高热和外周血白细胞增高,咳嗽、咳痰。因细支气管和肺泡内仍有气体进出,故听诊可闻及湿啰音。X 线呈片状云絮状阴影,渗出物中常可检出病原菌。

2. **红色肝样变期** 发病第 3～4 天,肺泡壁毛细血管仍扩张充血,肺泡腔内**大量纤维素渗出**及**红细胞漏出**,夹杂少量中性粒细胞和巨噬细胞。纤维素连接成网,可穿过肺泡间孔与相邻肺泡中的纤维素网相连。病变肺组织充满渗出物和红细胞,**质实如肝**,加之肺间质充血,使病变肺叶肿胀明显,**颜色暗红**,故称红色肝样变。

临床上,由于肺泡腔内的红细胞被巨噬细胞吞噬,形成含铁血黄素细胞混入痰中,患者咳出具有特征性的**铁锈色痰**;出现典型的**肺实变体征**,叩诊呈浊音,语颤增强,听诊正常呼吸音消失,可闻及管状呼吸音。当病变波及胸膜时可引起纤维素性胸膜炎,患者出现胸痛,可闻及胸膜摩擦音。由于快速流经实变肺叶的静脉血未经气体交换,致使患者动脉血氧分压降低,可出现**呼吸急促**、**重者发绀**等缺氧症状。X 线呈大片致密阴影,痰中仍能检出病原菌。

3. **灰色肝样变期** 发病的第 5～6 天,**纤维素继续渗出**,肺泡腔内的纤维素网更加致密,同时**中性粒细胞渗出**大量增加。随着渗出物的增多,肺泡壁**毛细血管受压**、甚至闭塞,肺泡腔内不再有红细胞漏出。已漏出的红细胞被巨噬细胞吞噬、处理(图 14-6)。病变肺叶逐渐变为**灰白色**,肿胀更明显,**质实如肝**(图 14-7),故称灰色肝样变。其后随着中性粒细胞吞噬杀灭细菌并释出蛋白水解酶,纤维素会逐渐减少。

临床上,肺泡虽仍不能充气,但由于流经病变肺组织的血流量显著减少,因而缺氧症状有所缓解。由铁锈色痰逐渐转为黏液脓性痰。痰中的细菌被中性粒细胞吞噬消灭,故不易检出细菌。肺实变体征和 X 线阴影与红色肝样变期基本相同。

4. **溶解消散期** 发病后 1 周左右,随着机体的特异性免疫增强和炎细胞的吞噬作用,细菌被消灭,病变进入恢复期。肺泡腔内中性粒细胞吞噬细菌后变性、坏死,释放大量蛋白溶解酶,将**纤维素溶解**。溶解物由呼吸道咳出或经淋巴管、血管吸收。肺泡壁解除受压,毛细血管恢复血流,肺泡恢复气体进入,**实变消失**,肺质地变软。由于肺泡壁结构损伤较轻,基底膜仍完整,坏死的肺泡上皮细胞可完全再生,肺组织的结构和功能可完全恢复正常。

临床上,患者症状和体征逐渐减轻、消失,肺泡重新充气,又可闻及湿啰音。X 线阴影变淡

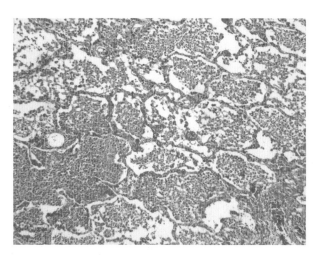

图 14-6　大叶性肺炎灰色肝样变期(HE 染色, ×100)
肺泡腔内大量中性粒细胞渗出,红细胞明显减少

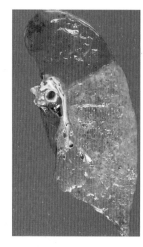

图 14-7　大叶性肺炎灰
色肝样变期
病变肺叶灰白色,质实如肝

并逐渐恢复正常。此期历时 1 ~ 3 周。

大叶性肺炎的上述病理变化是一个连续的过程,病变各期并无绝对界限,即使在同一肺叶的不同部位,其病变可呈现为不同阶段。由于抗生素的有效治疗,干预了本病的自然经过,使其病程缩短,病变局限。

（三）并发症

大叶性肺炎的并发症目前已不常见。如果治疗不及时或病原菌毒力强,导致病变肺组织坏死、化脓而形成**肺脓肿**;化脓性炎症累及胸膜可形成**脓胸**;细菌入血大量繁殖并释放毒素可引起**败血症**;细菌和毒素入血引起微循环衰竭可导致**感染性休克**,为大叶性肺炎**最严重的并发症**。若病变累及胸膜引起纤维素性胸膜炎,可导致**胸膜增厚及粘连**。另外,还有一种称为肺肉质变的并发症,对机体的影响虽小但很有影像学意义。

肺肉质变(pulmonary carnification) :由于肺泡内**纤维素渗出多**,中性粒细胞渗出少,蛋白水解酶不足以将纤维素完全溶解吸收,而由**肉芽组织机化**(图 14-8),病变肺组织变成**褐色肉样纤维组织**,伴随终生。在病变肺叶 X 线会遗留**永久性片状阴影**。

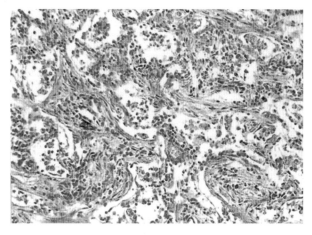

图 14-8　肺肉质变(HE 染色, ×100)
肺泡腔内大量渗出物已被纤维组织取代

二、小叶性肺炎

小叶性肺炎(lobular pneumonia)是主要由化脓菌感染引起的以细支气管为中心蔓延至所属肺小叶的多灶状散布的**急性化脓性炎症**。病变起始于细支气管,又称**支气管肺炎**。可以是原发性独立疾病,也可以是其他疾病的并发症。原发者多见于小儿、老人、体弱或久病卧床者。冬春寒冷季节发病增多。临床主要表现为发热、咳嗽、咳痰等症状,肺部可闻及分散的湿啰音。

(一)病因及发病机制

小叶性肺炎常见的病原菌在小儿和成人有所不同,小儿以致病力较弱的肺炎链球菌和流感嗜血杆菌为多,成人则以葡萄球菌和链球菌为多,肺炎杆菌、铜绿假单胞菌和大肠杆菌等也可引起,常为多种病菌混合感染。病原菌多经呼吸道侵入肺组织,也有极少数在败血症时经血道感染引起。这些病原菌通常是口腔或上呼吸道内的常驻寄生菌,当患传染病(流感、麻疹等)或恶病质、麻醉、昏迷以及"老幼弱卧"等,机体抵抗力低下,呼吸道防御功能下降,细菌侵入细支气管而引起小叶性肺炎。

长期卧床患者,由于肺下叶或背侧的坠积性淤血,病原菌易于在该处生长繁殖而引起小叶性肺炎,称坠积性肺炎;全身麻醉或昏迷患者、溺水者和新生儿等,误将上呼吸道分泌物、呕吐物及羊水等吸入肺内引起的吸入性肺炎亦属于小叶性肺炎。

(二)病理变化

病灶肺小叶的细支气管黏膜上皮变性、坏死、脱落,**管壁结构破坏**和**中性粒细胞浸润**,管腔内充满中性粒细胞、脓细胞、崩解的上皮碎片和浆液等**脓性渗出物**。细支气管所属**小叶肺泡腔内充满脓性渗出物**,纤维素相对较少(图14-10)。病灶周围的肺组织炎性充血、水肿,可有肺泡扩张呈代偿性肺气肿。炎症消退后局部可形成小瘢痕。

通常两肺同时受累,以下叶及背侧较为严重。肺内出现许多**散在分布的小化脓性实变病灶**,直径约为1cm(相当于肺小叶范围),色暗红或带黄色,质实(图14-9)。病变较重者,常见病灶融合,形成融合性小叶性肺炎。

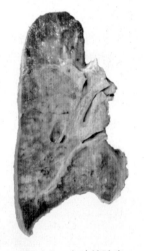

图 14-9　小叶性肺炎病变肺叶可见多个散在的灰白色小实变病灶

(三)临床病理联系

小叶性肺炎由于炎性渗出物刺激支气管黏膜,患者常有咳嗽、咳痰,常为黏液脓性痰。因病灶小且散在分布,除融合性支气管肺炎外,肺实变的体征一般不明显。病灶周围受波及的肺组织有炎性水肿也有气体进出,故听诊可闻及散布的湿啰音。X线呈散在灶状阴影。若及时治疗大多数能够治愈。但"老幼弱卧"者,特别是并发于其他严重疾病者,预后不良。

(四)并发症

小叶性肺炎较大叶性肺炎并发症多、危害性大,常见并发症有心力衰竭、呼吸衰竭以及肺脓肿、脓胸、脓气胸、脓毒败血症等。支气管壁破坏严重并能通气,可导致支气管扩张。

三、间质性肺炎

间质性肺炎(interstitial pneumonia)是主要发生在小叶间隔、肺泡壁及细支气管周围组织的急性渗出性炎症。肺泡腔内渗出较轻微,多由病毒和肺炎支原体引起。

(一)病毒性肺炎

病毒性肺炎(viral pneumonia)是病毒感染上呼吸道向下蔓延所引起的间质性肺炎。引起肺炎的病毒主要有流感病毒、腺病毒、副流感病毒、呼吸道合胞病毒、巨细胞病毒、鼻病毒、冠状病

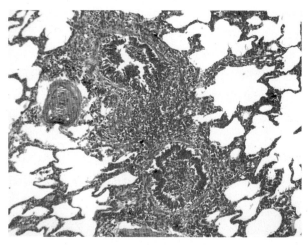

图 14-10 小叶性肺炎（HE 染色，×100）
细支气管管腔内充满中性粒细胞，其周围肺泡腔内充满脓性渗出物

毒及麻疹病毒等，其中以**流感病毒**最多见。病毒主要通过呼吸道传播，多发于冬春季节，可散发或暴发流行，患者多为**儿童**，成人相对少见。

1. **病理变化** 病变为弥漫性间质性肺炎。**小叶间隔、肺泡壁和细支气管壁**充血、水肿，**淋巴细胞、单核细胞**浸润，肺泡**间隔**明显**增宽**，肺泡腔内无炎性渗出物或仅有少量浆液渗出（图 14-11）。严重病例，炎症可波及肺泡，渗出的浆液浓缩及受空气的挤压，在肺泡腔面形成一层红染的膜状物，称为**透明膜**。见到**病毒包涵体**则更具有诊断意义。在某些重症者，还可出现坏死性支气管炎和坏死性支气管肺炎的改变。

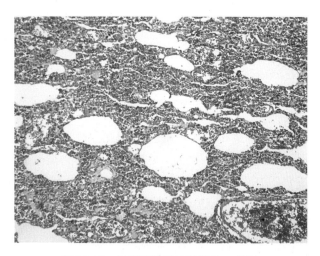

图 14-11 间质性肺炎（HE 染色，×100）
肺泡壁充血、水肿，淋巴细胞、单核细胞浸润；肺泡间隔明显增宽，肺泡腔内无炎性渗出物或仅有少量浆液渗出

2. **临床病理联系** 因病毒血症出现发热、纳少、萎靡等症状。支气管、细支气管受炎症刺激可出现剧烈咳嗽，少痰。由于肺泡间隔增宽，气体交换障碍，**呼吸困难**及**发绀**等缺氧症状较**明显**。早期，由于肺泡腔内渗出物少，肺部不出现啰音及实变体征；重症或合并细菌感染者，可合并心力衰竭、呼吸衰竭和中毒性脑病。

（二）支原体肺炎

支原体肺炎（mycoplasma pneumonia）是由肺炎支原体感染引起的急性间质性肺炎。肺炎支原体经飞沫由呼吸道吸入感染，儿童和青少年易感。

1. **病理变化**　病变常先累及气道,发生气管、支气管和细支气管炎,肺部病变多为节段性分布的片状间质性肺炎,主要为淋巴细胞、浆细胞和单核细胞浸润,重者炎症延及肺泡可引起以单核细胞为主的渗出,并可产生灶性肺不张和肺实变。

2. **临床病理联系**　起病较缓,多有低热、咽痛、头痛、倦怠、肌肉酸痛等感染中毒症状。最突出的表现是支气管和细支气管的急性炎症引起的阵发性剧咳,初为干咳,以后咳黏液痰。由于肺泡内渗出物较少,故肺部体征很少。支原体性肺炎预后良好。呼吸道分泌物中,肺炎支原体检测可呈阳性。

第三节　肺硅沉着病

长期吸入有害职业粉尘可引起肺组织损伤、纤维化及肺功能损害。职业性尘肺可按粉尘的化学性质分为无机尘肺和有机尘肺两大类。无机尘肺中常见的有肺硅沉着病、石棉肺、煤工尘肺等。有机尘肺是因吸入各种具有抗原性的有机尘埃引起,如农民肺、棉尘肺等。

肺硅沉着病(silicosis)是因长期吸入大量含游离二氧化硅(SiO_2)的粉尘微粒而引起的以硅结节形成和弥漫性肺间质纤维化为病变特征的一种职业病,简称硅肺(旧称矽肺)。其本质是一种慢性肉芽肿性炎。约有70%的岩石含有SiO_2,石英中SiO_2的含量高达97%～99%。长期从事采石、开矿、坑道作业以及在石英粉厂、玻璃厂、陶瓷厂和耐火材料厂等场所作业的工人,如不采取有效防护措施,均可引起硅肺。

一、病因及发病机制

游离的SiO_2是硅肺的致病因子。是否发病取决于吸入SiO_2的数量、大小和作用时间。一般认为小于$5\mu m$(尤其是$1～2\mu m$)的硅尘颗粒随吸气直达肺泡,被巨噬细胞吞噬后引起病变。患者在脱离硅尘作业后,肺部病变仍然会继续发展。硅肺的发病机制尚未完全清楚,目前认为可能是肺巨噬细胞吞噬SiO_2微粒后,引起溶酶体膜损伤和释放致纤维化因子及炎症介质,刺激成纤维细胞增生,导致肺硅结节形成和间质纤维化。

二、病理变化

硅肺的基本病变是**硅结节形成和肺组织弥漫性纤维化**。

硅结节(silicotic nodule)直径可为2～5mm,呈圆形或椭圆形,境界清楚、质硬,触之有沙砾感。其形成过程大致可分三个阶段:①**细胞性结节**:由吞噬硅尘的巨噬细胞局灶性聚集而成;②**纤维性结节**:细胞性结节发生纤维化,由成纤维细胞、纤维细胞和胶原纤维构成同心圆状排列的纤维性结节;③**玻璃样结节**:纤维性结节发生玻璃样变(图14-12)。相邻的硅结节可融合成较大的结节或团块。肺门淋巴结可因硅结节形成而肿大、变硬。

病变肺组织同时还会发生肺间质的纤维结缔组织弥漫性增生、纤维化和玻璃样变性。晚期病例纤维化范围可达肺组织的2/3以上。此外,胸膜也因纤维组织增生而增厚,严重时可达1cm以上。

三、并　发　症

1. **肺结核**　肺结核病是硅肺**最常见**的并发症,越是晚期,并发率越高,常是其直接死因。可能是因SiO_2微粒对巨噬细胞的损害,使机体对结核杆菌的防御功能降低有关。

2. **肺感染**　硅肺患者抵抗力降低,加之肺弥漫性纤维化造成支气管狭窄,引流不畅,易引起细菌和病毒感染。肺感染易诱发呼吸衰竭。

3. **自发性气胸**　硅肺患者常并发阻塞性肺气肿,因肺膜下肺大疱形成,可发生自发性气胸。

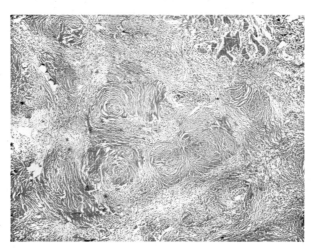

图 14-12　硅肺(HE 染色,×100)

硅结节由呈同心圆状或旋涡状排列的玻璃样变的胶原纤维构
成,肺间质纤维结缔组织弥漫性增生、纤维化和玻璃样变性

4. 肺源性心脏病　晚期硅肺患者常并发慢性肺源性心脏病。主要因弥漫性肺间质纤维化
等病变引起的肺动脉高压所致,严重者可因右心衰竭而死亡。

第四节　慢性肺源性心脏病

慢性肺源性心脏病(chronic cor pulmonale)是由肺和肺动脉等疾病引起肺循环阻力增加导致
的以肺动脉高压和右心室肥大为特征的心脏病,简称肺心病。我国肺心病的发病率较高,北方
高于南方,农村高于城市。

一、病因及发病机制

1. 原发性肺疾病　COPD、硅肺、慢性纤维空洞型肺结核等疾病是引起肺心病的主要原因。
这些疾病一方面因部分肺血管床破坏,使肺动脉血流受阻,引起肺动脉高压;另一方面因肺阻塞
性通气障碍,引起肺缺氧性肺动脉收缩(肺小动脉反射性痉挛),使肺循环阻力增大,加重肺动脉
高压,造成右心室后负荷加重,逐渐发生右心室肥大。

2. 限制性肺疾病　胸膜纤维化、胸廓和脊柱畸形及胸廓成形术后等疾病不仅能导致肺的伸
展或胸廓运动受限而引起限制性通气障碍,同时又使支气管和肺血管发生扭曲,导致肺循环阻
力增加,引起肺动脉高压。

3. 肺动脉疾病　见于原发性肺动脉高压症、慢性血栓栓塞性肺动脉高压。

二、病 理 变 化

肺心病的病变涉及肺组织、肺血管和心脏的变化。

1. 肺组织病变　肺心病多是各种慢性肺疾病的晚期并发症,这些肺疾病均以弥漫性肺纤维
化或肺气肿为共同结局,形成不可逆性肺部病变。

2. 肺血管病变　肺血管病变主要表现为肺泡壁毛细血管数目(毛细血管床)显著减少,肺
小动脉硬化时管壁增厚、管腔狭窄,使肺循环阻力增加而引起肺动脉高压。

3. 心脏病变　**右心室**因肺动脉高压而发生代偿性**肥厚**,这是肺心病最重要的病理**形
态标志**。心脏体积增大,肺动脉圆锥显著膨隆,心尖钝圆(图 14-13)。右心室肥厚,后期右
心室扩张。通常以肺动脉瓣下 2cm 处**右心室壁厚度超过 0.5cm**(正常为 0.3 ~ 0.4cm)作

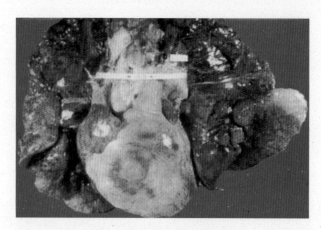

图 14-13 慢性肺源性心脏病

心脏体积增大,肺动脉圆锥显著膨隆,心尖钝圆

为诊断肺心病的病理标准。

三、临床病理联系

慢性肺源性心脏病临床经过比较缓慢,可持续数年,除原有肺疾病的临床表现外,患者主要有呼吸困难、气急、发绀等肺功能不全表现,逐渐出现颈静脉怒张、肝大、下肢水肿及浆膜腔积液等右心衰竭的体征。此时,如伴有呼吸道感染可并发呼吸衰竭,患者因缺氧和二氧化碳潴留而引起肺性脑病。**肺性脑病**是肺心病的**首要死因**。

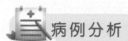 病例分析

> 某男,68 岁。反复咳嗽、咳痰 20 余年,伴气促和心悸 5 年,下肢水肿 2.5 年,腹胀 1 个月。查体:体温 37.8℃,血压 120/70mmHg,呼吸 30 次/分,脉率 110/分;口唇和指甲发绀,颈静脉怒张,桶状胸;胸部叩诊呈过清音,心浊音界缩小,肝浊音界右锁骨中线第六肋间;肝肋下 3.6cm,腹部移动性浊音(+);听诊双肺有散在的干性和湿性啰音;X 线双肺野透光度增强,肺纹理增强。
>
> 请分析该患者有哪些疾病,诊断依据是什么,是怎样发生发展的,发生机制如何?

第五节 常见恶性肿瘤

一、肺 癌

肺癌(lung cancer)是起源于支气管黏膜上皮、腺上皮和肺泡上皮的恶性肿瘤。近年其发病率和死亡率增长迅速,是我国的第一大癌症,其死亡人数占八大癌症死亡总数的 20%。40 岁以上发病占 90%,男女比例为 1.5:1。

(一)发病因素

1. **吸烟** 吸烟是肺癌的重要危险因素。开始吸烟的年龄越轻,日吸烟量越大,患肺癌的危险性越大,戒烟后患肺癌的危险性随戒烟时间的延长而逐渐降低。烟雾中含多种有害化学物质,如 3,4-苯并芘等多环芳烃化合物在酶的作用下,转变为环氧化物,成为终致癌物。

2. **大气污染** 近年肺癌发病率增长迅速,与大气污染直接相关。2013 年国际癌症研究机构(IARC)确定大气污染为致癌物,其中具体的危害物即是 PM2.5。

3. **职业因素**　工矿环境致癌物质如石棉、铬、铬酸盐、镍和羟基镍等,长期吸入会发生肺癌。

4. **基因改变**　上述致癌因子可使机体正常基因改变而发生肺癌。目前研究发现肺癌患者中有20余种原癌基因突变或抑癌基因失活。

（二）病理变化

1. **大体类型**　根据肺癌的发生部位及大体形态特点将其分为三个类型,这种分型与临床X线分型是一致的。①**中央型**:最多见。始自主支气管或叶支气管黏膜,在肺门部形成肿块。癌组织常破坏支气管向周围浸润,以致在肺门或其附近逐渐形成形态不规则的灰白色巨大肿块,无包膜(图14-14)。②**周围型**:较多见。起自肺段及肺段以下支气管黏膜,肿块位于肺叶的周边部,呈境界不甚清楚的结节状或球形,无包膜,直径多在2～8cm,可侵犯胸膜(图14-15)。③**弥漫型**:少见。癌组织起源于末梢肺组织的上皮,沿肺泡呈弥散性、浸润性生长,很快侵犯肺大叶的一部分或整个肺大叶,甚至一侧肺,形成多数粟粒大小结节,易与肺转移癌混淆。

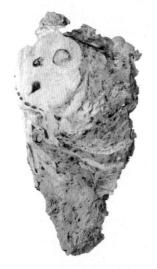

图14-14　中央型肺癌
肺门叶支气管旁可见灰白色巨大肿块,
周围有卫星灶

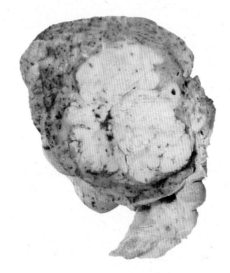

图14-15　周围型肺癌
在肺叶周边部,可见境界不清的结节状肿块

早期肺癌:中央型早期肺癌,是指癌组织仅局限于支气管管壁内生长,包括管内型和管壁型,后者未侵犯支气管外的肺组织,尚无淋巴结转移;周围型早期肺癌,是指肺组织内结节状肿块直径小于2cm,且无淋巴结转移。

隐性肺癌:临床及X线检查阴性,但痰脱落细胞学检查癌细胞阳性,手术切除标本经病理证实为原位癌或早期浸润癌而无淋巴结转移。

2. **组织学类型**　根据WHO关于肺癌的分类,分为鳞状细胞癌、腺癌、腺鳞癌、小细胞癌、大细胞癌、肉瘤样癌、类癌和唾液腺癌等八种类型。下面主要介绍常见的四种类型。①**鳞状细胞癌**:为肺癌中**最常见**类型,多为**中央型**。在致癌物长期作用下,支气管黏膜经鳞状上皮化生、不典型增生和原位癌等阶段发展成浸润癌。患者多有吸烟史。癌肿生长缓慢、转移较晚。依据癌组织的分化程度可分为高分化(图14-16)、中分化和低分化鳞癌。②**腺癌**:发生率仅次于鳞癌,多为**周围型**。女性多见,可能与被动吸烟有关。肺腺癌亦可分为高、中、低分化。肺泡细胞癌是肺腺癌的特殊类型,肉眼上可为弥漫型或多结节型,镜下高分化腺癌可见肺泡管及肺泡异常扩张,内壁被覆单层或多层柱状癌细胞,形似腺样结构,其中大部分肺泡间隔仍保存(图14-17)。肺腺癌临床治疗效果及预后较鳞癌差。③**小细胞癌**:又称小细胞神经内分泌癌,较腺癌少见,多为中央型,好发于中老年男性,与吸烟关系密切。癌细胞小呈短梭形或小圆形,核浓染,胞质稀少形似裸核。有的癌细胞一端稍尖,形如燕麦,又称燕麦细胞癌(图14-18)。小细胞癌**恶性度极**

高,生长快,转移早,多数存活期不超过 1 年。因多有早期转移,一般不适合手术切除,但对化疗及放疗敏感。④**大细胞癌**:肺大细胞癌属于未分化癌,其主要特点为癌细胞体积大,胞质丰富,癌细胞具有显著异型性,可见多量瘤巨细胞(图 14-19)。此型生长迅速,恶性度高,容易早期侵入血管发生远处转移。

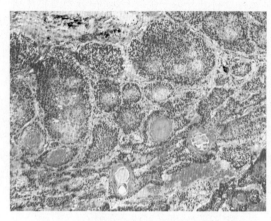

图 14-16 鳞状细胞癌(HE 染色,×100)
肿瘤实质与间质分界较清楚,癌巢中多有角化珠形成

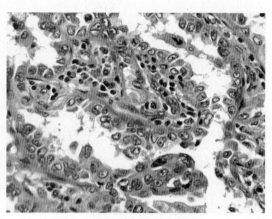

图 14-17 肺高分化腺癌(HE 染色,×400)
癌细胞沿肺泡壁生长,形似腺样结构

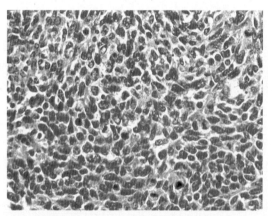

图 14-18 肺小细胞癌(HE 染色,×400)
癌细胞小呈短梭,核浓染,胞质稀少形似裸核

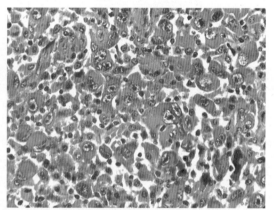

图 14-19 肺大细胞癌(HE 染色,×400)
癌细胞体积大,胞质丰富,异型性明显

（三）扩散

1. 直接蔓延 中央型肺癌常直接侵犯纵隔、心包及周围血管,或沿支气管壁蔓延。周围型肺癌可直接侵犯胸膜并可长入胸壁。

2. 转移 肺癌发生转移较早、且速度快。沿淋巴道转移时,首先到达支气管肺门淋巴结,再转移至纵隔、锁骨上淋巴结及颈淋巴结。血道转移常见于脑、肾上腺、骨、皮肤以及肝、肾、胰和甲状腺等处。临床上常有患者先被发现转移癌,之后才诊断出肺癌。

（四）临床病理联系

肺癌早期因症状不明显而易被忽视。患者可有咳嗽、痰中带血及胸痛等症状,咯血是最易引起注意而就医的症状。

中央型肺癌临床症状出现较早,由于肿瘤起始于大支气管内,造成对气管的刺激、阻塞或压迫,并侵犯管壁周围组织,患者表现为呛咳、痰中带血和胸痛等。癌肿压迫或阻塞支气管可引起远端肺组织的化脓性炎及脓肿形成。癌组织侵犯喉返神经可引起声音嘶哑;侵及食管可引起支气管食管瘘;侵及胸膜引起癌性胸膜炎及胸腔积液;侵犯纵隔可压迫上腔静脉引起面颈部水肿及颈、胸部静脉曲张(上腔静脉综合征)。肺尖部肿块易侵犯交感神经引起病侧眼睑下垂、瞳孔缩小和胸壁皮肤无汗等交感神经麻痹综合征,又称 Horner 综合征。有异位内分泌的肺癌,尤其是小细胞肺癌可因 5-羟色胺分泌过多而引起类癌综合征,表现为支气管哮鸣样痉挛、阵发性心动过速、水样腹泻及皮肤潮红等。此外,患者还可有肺性骨关节病、肌无力综合征和类库欣综合征等副肿瘤综合征的表现。

肺癌的早期诊断尤为重要,可根据临床早期表现、X 线检查、痰细胞学检查和纤维支气管镜检查等确诊。

二、鼻 咽 癌

鼻咽癌(nasopharyngeal carcinoma)是起源于鼻咽黏膜上皮的恶性肿瘤。在大多数国家为少见的肿瘤,但在我国却属较常见的恶性肿瘤之一,尤以广东、广西、四川、福建及台湾等地更为多见。发病年龄多在 40 ~ 50 岁,男性多于女性。患者早期可有涕血、头痛、鼻塞、耳鸣及听力减退等症状,但亦可无任何症状即出现颈部淋巴结转移。

(一) 发病因素

鼻咽癌与病毒、环境化学致癌物质和遗传等因素有关。

1. **病毒感染** 鼻咽癌的发生与 EB 病毒感染密切相关。研究发现癌细胞中有 EB 病毒基因,癌细胞核内有该病毒的基因产物 EB 抗原,97% 以上患者血清中可检出高效价的抗 EB 病毒抗体。但 EB 病毒导致鼻咽癌的发病机制尚不清楚。

2. **环境因素** 有些化学物质如多环芳烃类、亚硝胺类、微量元素镍等与鼻咽癌有一定关系。我国学者曾用亚硝胺诱发大鼠鼻咽癌,建立了此癌的动物模型,提示这类环境致癌物质可能是鼻咽癌的病因之一。

3. **遗传因素** 鼻咽癌患者不仅有明显的地域性,部分病例有一定的家族性。高发区居民移居外地或国外,其后裔发病率也远远高于当地居民,提示本病可能与遗传因素有关。

(二) 病理变化

鼻咽癌最多见于鼻咽顶部,其次为外侧壁和咽隐窝,发生于前壁者最少,同时占据两个部位(如顶部和侧壁)者也颇多见。早期表现为局部黏膜粗糙或呈颗粒状,或隆起于黏膜形成小结节。癌继续发展可形成结节型、菜花型、黏膜下浸润型及溃疡型。

鼻咽癌绝大多数起源于鼻咽黏膜柱状上皮的储备细胞,少数起源于鼻咽黏膜鳞状上皮的基底细胞。组织学一般分为鳞癌、腺癌和未分化癌三型。鳞癌分为高分化和低分化两型,低分化最常见。腺癌有高、低分化两型,均少见。未分化癌主要有**泡状核细胞癌**和小细胞癌两个亚型,恶性度均较高。

(三) 扩散

1. **直接蔓延** 肿瘤呈侵袭性生长,向上蔓延可破坏颅底骨,以卵圆孔处被破坏最为多见;向下可侵犯梨状隐窝、会厌和喉上部;向前可侵入鼻腔和眼眶;向后侵犯颈椎和脊髓;向外侧可侵犯耳咽管至中耳。

2. **淋巴道转移** 癌细胞早期经淋巴道转移,先至咽后淋巴结,然后至颈上深淋巴结,极少转移到颈浅淋巴结。**颈淋巴结转移**多在同侧,其次为双侧,只转移到对侧者极少。临床上,一般多在颈上部胸锁乳突肌上端内侧出现无痛结节,继而向下沿淋巴流向转移。多个肿大的淋巴结可互相粘连,形成颈部大而硬的肿块,可压迫Ⅳ~Ⅵ对脑神经和颈交感神经而引起相应症状。

3. **血道转移** 晚期以肝、肺、骨转移为常见,亦可转移至肾、肾上腺和胰腺等处。

(四) 临床病理联系

鼻咽癌早期症状多不明显,且原发癌病灶小,不易被发现,常被漏诊或误诊。当症状明显时多已进入晚期,治愈率极低,故早期诊断极为重要。60% 以上的患者以**颈部肿块**为**首发症状**,对有涕血、耳鸣、鼻塞等症状的患者要做详细的鼻咽部检查。对高发区人群要常做肿瘤普查工作。必要时做血清学检查,EB 病毒壳抗体(VCA-IgA)有一定的诊断价值。鼻咽癌对放射治疗比较敏感,疗效显著,其中以泡状核细胞癌最为敏感,其次为低分化鳞状细胞癌。

本章小结

　　慢性阻塞性肺疾病是一组因肺实质和小气道受损,导致以慢性气道阻塞、呼气阻力增加和肺功能不全为共同特征的肺疾病总称。慢性支气管炎是一种支气管的慢性非特异性炎症。支气管扩张症是以小支气管持久性扩张为特征的慢性炎症,常因分泌物潴留继发化脓菌感染。肺气肿是末梢肺组织因持续性含气量过多并伴有肺泡间隔破坏,导致肺容积增大、通气功能降低的一种肺疾病。

　　肺炎分为大叶性肺炎、小叶性肺炎和间质性肺炎。大叶性肺炎是主要由肺炎链球菌引起的以肺泡内弥漫性纤维素渗出为主要特征的急性炎症。自然病程可分为充血水肿期、红色肝样变期、灰色肝样变期和溶解消散期,铁锈色痰和肺实变为其典型临床表现。小叶性肺炎是以细支气管为中心的急性化脓性炎症,又称为支气管肺炎。间质性肺炎是发生于小叶间隔和肺泡壁及细支气管周围组织的炎症,主要是淋巴细胞和单核细胞浸润,肺泡腔内渗出较轻微。

　　肺癌是我国最常见的恶性肿瘤,大体类型有中央型、周围型和弥漫型,组织学常见类型有鳞癌、腺癌、小细胞癌和大细胞癌,以鳞癌最多、小细胞癌最恶。鼻咽癌常见的组织学类型有鳞癌、腺癌和泡状核细胞癌,后者恶性度最高。

（陈振文）

练 习 题

一、选择题

　　1. 慢性支气管炎患者咳痰的病变基础是:

　　　　A. 支气管黏膜上皮细胞变性、坏死

　　　　B. 支气管壁腺体肥大、增生,浆液腺的黏液化生

　　　　C. 软骨萎缩、钙化或骨化

　　　　D. 支气管壁充血、水肿和以淋巴细胞为主的慢性炎细胞浸润

　　　　E. 支气管壁瘢痕形成

　　2. 引起支气管扩张症最主要的病变基础是:

　　　　A. 先天性支气管发育畸形　　　　　　　B. 支气管壁因炎症遭到破坏

　　　　C. 肺不张和肺实变　　　　　　　　　　D. 肺纤维化

　　　　E. 支气管相关淋巴组织显著增生

　　3. 引起肺气肿的最重要原因是:

　　　　A. 吸烟　　　　　　　　　　　　　　　B. 空气污染

　　　　C. 小气道感染　　　　　　　　　　　　D. 慢性阻塞性细支气管炎

　　　　E. 肺尘埃沉着病

　　4. 关于大叶性肺炎下列描述不正确的是

　　　　A. 病变多累及一个大叶　　　　　　　　B. 纤维素性炎

C. 常由化脓性炎并发肺脓肿　　　　　　　D. 可发生肺肉质变

E. 多由肺炎链球菌引起

5. 有关肺源性心脏病的描述,下列哪项是错误的:

　　A. 肺淤血　　　　　　　　　　　　　　B. 持续性肺动脉高压是发病基础

　　C. 体循环淤血　　　　　　　　　　　　D. 多由慢性阻塞性肺气肿引起

　　E. 肺肌型小动脉壁增厚

6. 有关小叶性肺炎的叙述不正确的是:

　　A. 严重者形成融合性支气管肺炎　　　　B. 细支气管和肺泡的化脓性炎

　　C. 肺上叶多见　　　　　　　　　　　　D. 病灶周围肺组织充血

　　E. 可并发肺脓肿

7. 有关病毒性肺炎说法不正确的是:

　　A. 以中性粒细胞渗出为主　　　　　　　B. 间质性肺炎

　　C 流感病毒引起者多　　　　　　　　　D. 上皮细胞内可见病毒包涵体

　　E. 透明膜形成

8. 鼻咽癌最常好发的部位:

　　A. 前壁和咽隐窝　　　　　　　　　　　B. 咽隐窝

　　C. 前壁　　　　　　　　　　　　　　　D. 顶部

　　E. 外侧壁

9. 早期硅结节中的细胞是:

　　A. 大量巨噬细胞　　　　　　　　　　　B. 大量淋巴细胞

　　C. 大量浆细胞　　　　　　　　　　　　D. 大量嗜酸性粒细胞

　　E. 大量肥大细胞

10. 关于肺腺癌的发生部位,下列哪项是正确的:

　　A. 发生于 I 型肺泡上皮细胞　　　　　　B. 周围型多见

　　C. 弥漫型多见　　　　　　　　　　　　D. 中央型多见

　　E. 可发生于胸膜

二、思考题

1. 比较大叶性肺炎与小叶性肺炎的区别。

2. 慢性阻塞性肺气肿的发病机制、病变特点和临床病理联系。

3. 慢性肺源性心脏病的原因、心脏病变特点和临床表现。

第十五章

呼吸功能不全

 学习目标

1. 掌握呼吸衰竭的概念、发生机制、机体功能代谢的变化。
2. 熟悉呼吸衰竭的病因及分类。
3. 了解呼吸衰竭的防治原则。
4. 初步具有分析判断是否发生呼吸衰竭的能力。
5. 能指导呼吸系统慢性病患者预防呼吸衰竭的发生。

呼吸是机体摄取氧并排出二氧化碳的过程,包括外呼吸、气体运输和内呼吸三个环节。外呼吸包括肺通气和肺换气两个过程,肺通气是指肺泡内气体与外界气体交换,肺换气是指肺泡内气体与血液之间的气体交换。

呼吸功能不全(respiratory insufficiency)是指由于外呼吸功能障碍,以致机体在静息状态下不能维持足够的气体交换,导致动脉血氧分压(PaO_2)降低,或伴有动脉血二氧化碳分压($PaCO_2$)增高的病理生理过程。呼吸衰竭(respiratory failure)是呼吸功能不全的严重阶段,指因外呼吸功能严重障碍,导致在海平面静息呼吸状态下,成人 PaO_2 低于 60mmHg,伴有或不伴有 $PaCO_2$ 高于 50mmHg,并出现一系列损害的临床综合征。

第一节 病因、诱因与分类

一、病因

凡能引起机体外呼吸功能障碍的疾病均可能导致呼吸衰竭。

1. **呼吸中枢损伤或抑制** 脑外伤、脑血管意外、脑炎、脑肿瘤、电击等可直接损伤呼吸中枢,过量使用中枢镇静剂、麻醉剂、安眠药和毒品等可抑制呼吸中枢。

2. **周围神经疾病** 脊髓损伤、多发性神经炎、脊髓灰质炎等支配呼吸肌的神经病变,引起呼吸肌活动障碍。

3. **呼吸肌疾病** 重症肌无力、多发性肌炎、呼吸肌麻痹或萎缩、进行性肌营养不良、低钾血症等可使呼吸肌收缩力减弱,引起肺通气障碍。

4. **气道狭窄或阻塞** 喉头水肿、喉癌、COPD、气管异物、受压或肿瘤等引起气道狭窄或阻塞,导致肺通气障碍。

5. **肺部疾病** 肺炎、肺不张、肺淤血、肺水肿、肺气肿、肺纤维化、肺结核、硅肺等引起肺通气和(或)肺换气障碍。

6. **肺血管疾病** 肺动脉栓塞、肺动脉炎、肺动脉痉挛、肺弥散性血管内凝血等引起肺泡血流不足,通气血流比例失调,使肺换气功能障碍。

7. **胸膜疾病**　胸膜炎、胸膜粘连、胸膜纤维化、胸腔积血、积液或气胸等使肺扩张受限。

8. **胸廓疾病**　严重胸廓畸形、脊柱侧凸、多发性肋骨骨折等使胸廓活动受限。

二、诱　因

有上述疾病的患者,某些因素可诱发或促进呼吸衰竭的发生,如剧烈活动、发热、感染、手术、甲状腺功能亢进等使呼吸负荷加重,或者缺氧、酸中毒等均可成为呼吸衰竭的诱因。

三、分　类

呼吸衰竭有以下四种分类:

1. **按血气变化特点分类**　分为Ⅰ型呼吸衰竭($PaO_2<60mmHg$,$PaCO_2$降低或正常,又称低氧血症型呼吸衰竭)和Ⅱ型呼吸衰竭($PaO_2<60mmHg$,同时伴有 $PaCO_2>50mmHg$,又称高碳酸血症型呼吸衰竭)。

2. **按原发病所在部位分类**　分为**中枢性**呼吸衰竭和**外周性**呼吸衰竭。

3. **按病程发展快慢分类**　分为**急性**呼吸衰竭和**慢性**呼吸衰竭。

4. **按发病机制分类**　分为**通气障碍型**呼吸衰竭和**换气障碍型**呼吸衰竭。

第二节　发 病 机 制

外呼吸功能障碍包括肺通气功能障碍和肺换气功能障碍两个方面。

一、肺通气功能障碍

肺通气功能障碍是指肺泡内气体与外界气体交换障碍,包括限制性和阻塞性通气障碍(图15-1)。

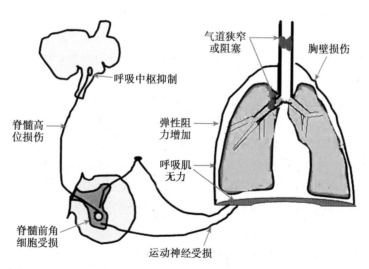

图 15-1　肺通气障碍常见原因模式图

（一）限制性通气障碍

限制性通气障碍(restrictive hypoventilation)指肺泡扩张受限引起肺泡通气不足。常见原因有:①**呼吸肌活动障碍**:呼吸中枢损伤、支配呼吸肌的周围神经疾病、呼吸肌疾病均使呼吸肌活动障碍;②**胸廓顺应性降低**:胸廓或胸膜疾病可增加胸廓弹性阻力和肺通气阻力,限制胸廓和肺泡扩张;③**肺顺应性降低**:肺淤血、肺水肿使肺泡表面活性物质减少,肺表面张力增大以及肺部疾病如肺炎、肺纤维化、肺不张等均可降低肺顺应性。

（二）阻塞性通气障碍

阻塞性通气障碍（obstructive hypoventilation）指气道狭窄或阻塞使气道阻力增大而引起肺泡通气不足。影响气道阻力最主要的因素是气道内径，当呼吸道管壁肿胀、纤维化、痉挛，或管腔被黏液栓、异物、肿瘤、渗出物阻塞，或肺组织弹性降低对管壁的牵引力减弱时，均使气道内径变窄或不规则，气流阻力增加，引起阻塞性通气障碍。通常按阻塞部位不同，分为中央性和外周性气道阻塞（图 15-2）。

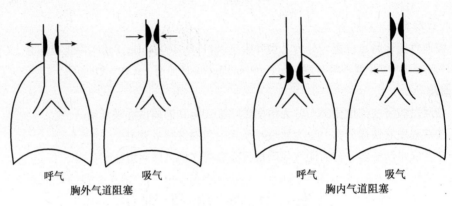

呼气　　　　吸气　　　　　　　　呼气　　　　吸气

胸外气道阻塞　　　　　　　　　　胸内气道阻塞

图 15-2　不同部位气道阻塞呼吸困难的特征

1. **中央性气道阻塞**　指气管分叉处以上的气道阻塞。当喉头水肿、喉癌、声带麻痹等疾病引起的气道阻塞时，其阻塞部位常位于**胸腔外**，吸气时因气道内压低于外界大气压，气道狭窄加重；呼气时气道内压高于外界大气压而使气道狭窄减轻，因此患者表现为**吸气性呼吸困难**。若阻塞位于**胸腔内**的中央气道，如异物吸入，吸气时由于胸内压降低，气道内压高于胸内压，阻塞减轻；呼气时气道内压低于胸内压，气道受压使气道狭窄加重，患者表现为**呼气性呼吸困难**。临床工作中可根据患者呼吸困难的形式判断其气道阻塞的部位，以便及时采取不同的治疗措施。

2. **外周性气道阻塞**　指气道内径小于 2mm 的细小支气管阻塞，常见于慢性阻塞性肺病。因细小支气管管壁薄，支气管软骨不完整，与周围的肺泡紧密相连，其内径可随呼吸运动而扩大和缩小。**慢性阻塞性肺病**可引起细小支气管壁炎性充血水肿、纤维组织增生使管壁增厚、弹性降低、管壁平滑肌痉挛、管腔黏液栓阻塞等使细小气道不完全阻塞。吸气时随着肺泡扩张，细小支气管受周围弹性组织牵拉，气道口径可稍增大使阻塞有所减轻；呼气时，细小支气管弹性回缩，加上其内黏液栓阻塞或管壁增厚，气道狭窄程度加重，气道阻力增加，患者表现为**呼气性呼吸困难**。此时肺泡内气体排出受阻，残余气逐渐增多，不仅使肺泡有效通气量进一步减少，通气功能障碍，而且肺泡残余气过多也会压迫肺毛细血管床使肺换气功能障碍。

无论是限制性还是阻塞性通气不足，肺泡通气量均减少，导致肺泡内气体不能进行充分交换，PaO_2 降低同时伴有 $PaCO_2$ 升高，引起 II 型呼吸衰竭。

二、肺换气功能障碍

肺换气功能障碍是指肺泡内气体与血液之间的气体交换障碍，包括弥散障碍、肺泡通气与血流比例失调、解剖分流增加。

1. **弥散障碍**　氧与二氧化碳通过呼吸膜进行交换的过程发生障碍称为弥散障碍，原因有：①**肺泡表面积减少**：正常成人肺泡总表面积约为 $80m^2$，储备量大，只有当肺泡表面积减少至一半以上时,才会发生换气功能障碍。肺叶切除、肺不张、肺实变等使肺泡表面积严重减少。②**弥散距离增大**:弥散距离是气体交换必须经过的路径,由呼吸膜(即肺泡表面液体层、肺泡上皮细胞和基膜、毛细血管基膜和内皮)以及血管内血浆、红细胞膜共同构成,总厚度1~4μm,故正常气体交换很快。肺水肿、肺泡透明膜形成、间质性肺炎、肺纤维化、肺泡壁毛细血管扩张等可使弥散距离增大。③**血液流经肺泡壁毛细血管时间过短**:正常静息时,血液流经肺泡壁毛细血管的时间约为0.75秒,而血液氧分压和肺泡气氧分压达到平衡的时间只需要0.25秒。当肺泡表面积减少或弥散距离增大时,虽然弥散速度减慢,但在静息时气体交换仍可在0.75秒内达到血气和肺泡气的平衡,而不至于发生弥散障碍。只有在体力活动、感染、发热时心输出量增加、肺血流加快、血液流经肺泡壁毛细血管时间过短的情况下,才会出现气体交换不充分而发生低氧血症。

由于CO_2在水中的溶解度比O_2大,其弥散速度也比O_2快,故单纯弥散障碍常引起I型呼吸衰竭,仅有低氧血症,$PaCO_2$一般正常。

2. **肺泡通气与血流比例失调** 肺换气功能的效率还与肺泡通气量与血流量的比值有关。正常成人在静息状态下,肺泡每分通气量(VA)约为4L,每分钟肺血流量(Q)约为5L,两者的比例(VA/Q)约为0.8,此时肺换气效率最高,若肺泡通气量与血流量比例失调,则发生气体交换障碍,引起呼吸衰竭。①**部分肺泡通气不足引起功能性分流**:各种肺部疾病如慢性阻塞性肺病、肺纤维化、肺水肿等引起阻塞性或限制性通气障碍使部分肺泡通气明显减少,而血流未相应减少,使VA/Q比值显著降低,以致流经这部分肺泡的静脉血未经充分氧合便掺入到动脉血,导致PaO_2降低,这种情况类似于动-静脉短路,故称功能性分流,又称静脉血掺杂(图15-3)。②**部分肺泡血流不足而引起死腔样通气**:各种肺血管疾病如肺动脉栓塞、肺动脉炎、肺血管收缩等使部分肺泡血流不足而通气正常,VA/Q比值显著增高,病变肺泡内的气体不能充分与血液内气体进行交换,肺泡通气属于无效通气,故称死腔样通气,此时肺换气效率显著下降,导致PaO_2降低(图15-3)。

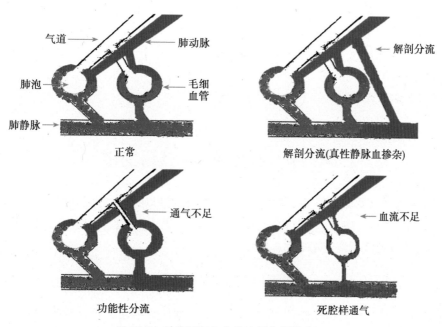

图15-3 肺泡通气与血流比例失调模式图

肺泡通气与血流比例失调引起的血气变化特点为PaO_2降低,而$PaCO_2$可正常、降低或升高,这取决于PaO_2降低时反射性引起肺组织代偿通气的程度,若肺代偿性通气正常,$PaCO_2$则正常;若肺代偿性通气过强,CO_2排出过多,$PaCO_2$则低于正常,此时均为I型呼吸衰竭;若肺组织病变广泛,肺代偿性通气严重不足,PaO_2降低的同时伴有$PaCO_2$升高,则为Ⅱ型呼吸衰竭。

3. 解剖分流增加 生理情况下,肺内有少量静脉血未经肺泡氧合而直接通过肺动-静脉吻合支或经支气管静脉-肺静脉交通支直接流入肺静脉,这种静脉血掺杂入动脉血,因确实有血管交通支的存在而称为解剖分流,又称真性分流,以此来区别上述因部分肺泡通气不足而引起静脉血掺杂入动脉血之功能性分流。正常情况下解剖分流的血流量仅占心输出量的2%~3%,不至于对PaO_2产生影响。但严重创伤、休克、肺DIC、肺栓塞或肺细小动脉收缩等使肺内动-静脉短路开放,或者先天性肺动脉瘘,使解剖分流大量增加,导致PaO_2降低(图15-3)。

此外,肺叶严重病变,如大叶性肺炎红色肝样变、肺不张时,病变肺叶通气完全停止,但血液仍流经病变肺泡,静脉血未经氧合便掺杂入动脉血中,这种情况也类似于解剖分流增加(图15-3)。此类分流一般仅有PaO_2降低,属于Ⅰ型呼吸衰竭。解剖分流时,吸入纯氧并不能显著提高PaO_2,但功能性分流时,吸入纯氧可迅速提高PaO_2,改善缺氧。

在呼吸衰竭的发病机制中,单纯的通气不足、单纯的弥散障碍或者单纯的通气血流比例失调均较少见,往往是多种机制同时或相继发生引起的综合结果。

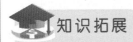
知识拓展

急性呼吸窘迫综合征(ARDS)

ARDS是指原无心肺疾病的患者,因急性弥漫性肺泡毛细血管壁损伤,以进行性呼吸困难和难治性低氧血症为主要特征的急性呼吸衰竭综合征。常由休克、烧伤、败血症、肺冠状病毒感染、肺挫伤、放射性损伤、吸入毒气、烟雾等引起。发生机制是弥漫性肺泡上皮、毛细血管内皮受损及炎症介质的作用,使毛细血管通透性增高,继而出现肺水肿、肺出血、肺透明膜形成、肺不张、支气管痉挛、肺血管收缩及微血栓形成等病变。肺水肿、肺出血、肺透明膜形成引起弥散障碍,肺不张、支气管痉挛使肺通气障碍和功能性分流,严重肺不张还可出现解剖性分流,肺血管收缩及微血栓形成引起死腔样通气,最终导致PaO_2降低,引起Ⅰ型呼吸衰竭。若极端严重的患者肺部广泛病变,肺总通气量减少,$PaCO_2$增高,可由Ⅰ型呼吸衰竭加重为Ⅱ型呼吸衰竭。

第三节 机体的功能代谢变化

呼吸衰竭所致的低氧血症和高碳酸血症,早期机体可以通过改善组织供氧、调节酸碱平衡和改善组织器官代谢与功能来进行代偿,但病情严重时,机体代偿失调,则出现酸碱平衡及电解质紊乱、各系统功能代谢紊乱甚至危及生命。

一、酸碱平衡及电解质代谢紊乱

Ⅰ型和Ⅱ型呼吸衰竭均有低氧血症,均可引起代谢性酸中毒。Ⅱ型呼吸衰竭因有高碳酸血症可出现代谢性酸中毒合并呼吸性酸中毒,此时若人工呼吸机使用不当,通气过度,CO_2排出过多,原来代偿性增多的HCO_3^-又不能及时排出,还可出现代谢性碱中毒等混合性酸碱平衡紊乱。

1. 代谢性酸中毒 可见于各型呼吸衰竭,因严重缺氧,糖酵解增强,导致乳酸等酸性产物生成增多,若患者合并肾功能不全,酸性代谢产物由尿排出减少,大量酸性代谢产物堆积,引起代谢性酸中毒。此时可伴有高血钾和高血氯,因细胞内外 H^+-K^+ 交换增强,大量细胞内 K^+ 转移到细胞外,而肾泌 H^+ 增加、排 K^+ 减少,故血 K^+ 升高;代谢性酸中毒时 HCO_3^- 降低,使肾排 Cl^- 减少,血 Cl^- 升高。

2. 呼吸性酸中毒　常见于 II 型呼吸衰竭,因大量 CO_2 潴留,血浆 H_2CO_3 浓度原发性升高,引起呼吸性酸中毒。此时可伴有高血钾和低血氯,因血浆中潴留的 CO_2 可弥散入红细胞内与 H_2O 结合生成 H_2CO_3,解离成 H^+ 和 HCO_3^-,HCO_3^- 与血浆 Cl^- 交换增加,血 Cl^- 降低。同时因严重缺氧并发代谢性酸中毒,可出现高血钾。

3. 呼吸性碱中毒　I 型呼吸衰竭时 PaO_2 降低可刺激化学感受器,反射性兴奋呼吸中枢,使呼吸加深加快,肺代偿性过度通气,CO_2 排出过多使血浆 H_2CO_3 浓度减少,引起呼吸性碱中毒,并伴有低血钾和高血氯。

二、呼吸系统变化

呼吸衰竭时呼吸系统的变化不仅与 PaO_2 降低和(或)$PaCO_2$ 升高对呼吸中枢和化学感受器的刺激有密切关系,还与引起外呼吸功能障碍的原发病有关,常表现为呼吸幅度、频率、节律的变化和呼吸困难。

呼吸衰竭时 PaO_2 降低和(或)$PaCO_2$ 升高也可共同调节呼吸活动。PaO_2 在 30 ~ 60mmHg 之间时,可刺激颈动脉体和主动脉体外周化学感受器,反射性地兴奋呼吸中枢,使**呼吸加深加快**,肺通气量增大;但 **PaO_2 低于 30mmHg** 时,则抑制呼吸中枢,使**呼吸减慢减弱**。$PaCO_2$ **升高**主要作用于中枢化学感受器,使呼吸中枢兴奋,**呼吸加深加快**,但当 $PaCO_2$ **超过 80mmHg** 时则**抑制呼吸中枢**,此时呼吸活动主要靠低 PaO_2 对血管外周化学感受器的刺激得以维持。因此,当 $PaCO_2$ 超过 80mmHg 时,**吸氧浓度以 30% 的氧为宜**,不可过高,以免完全纠正缺氧后出现呼吸抑制,使高碳酸血症加重,病情恶化。

中枢性呼吸衰竭常表现为**呼吸频率浅而慢**,甚至出现潮式呼吸、间歇呼吸、抽泣样呼吸、叹气样呼吸等节律紊乱,其中**潮式呼吸最为常见**。潮式呼吸是指因呼吸中枢兴奋过低引起呼吸暂停,从而使血中 CO_2 浓度逐渐增多,$PaCO_2$ 升高达到一定程度使呼吸中枢兴奋,恢复呼吸运动,使 CO_2 排出,$PaCO_2$ 浓度降低到一定程度又导致呼吸暂停,如此形成的周期性呼吸运动。**阻塞性通气障碍**引起的呼吸衰竭常表现为**呼吸频率深而慢**,甚至呼吸困难,如胸外气道阻塞表现为**吸气性呼吸困难**,胸内气道阻塞表现为**呼气性呼吸困难**。胸廓和肺顺应性降低引起的呼吸衰竭常表现为**呼吸频率浅而快**。

三、循环系统变化

低氧血症和高碳酸血症对循环系统的影响有协同作用,一定程度的 PaO_2 降低和 $PaCO_2$ 升高可兴奋心血管运动中枢,使心率加快、心肌收缩力增强,外周血管收缩和呼吸运动增强,使静脉回流增加,心输出量增加。**严重的缺氧和 CO_2 潴留**则可直接**抑制心血管中枢**,导致血压下降、心肌收缩力减弱和心律失常等。

肺部疾病引起的呼吸衰竭常因心肌损害和肺动脉高压而并发肺源性心脏病,甚至右心衰竭。心肌损害主要与缺氧、酸中毒、高钾血症有关。**呼吸衰竭引起肺动脉高压**的机制主要有:①缺氧和酸中毒使肺细小动脉收缩;②肺小动脉长期收缩和缺氧使管壁平滑肌增生肥大,管壁增厚,管腔狭窄;③肺小动脉炎、肺动脉栓塞、肺毛细血管床减少等使肺动脉压力增高;④长期缺氧引起代偿性红细胞增多,使血液黏稠度增高,肺血流阻力增加。

207

四、中枢神经系统变化

中枢神经系统对缺氧最敏感,故最易受损。**呼吸衰竭**引起**中枢神经系统功能紊乱**,出现一系列神经精神症状的病理过程统称为**肺性脑病**,主要由**缺氧**、CO_2**潴留**和**酸中毒**引起。PaO_2在60mmHg左右时可出现智力和视力减退;PaO_2在40～50mmHg以下时出现头痛、烦躁不安、定向障碍、嗜睡、抽搐甚至昏迷等一系列神经精神症状;PaO_2低于20mmHg几分钟内,神经细胞发生不可逆性损伤。CO_2潴留引起的中枢神经系统功能障碍又称**二氧化碳麻醉**,当$PaCO_2$超过80mmHg时,可出现头痛、头晕、烦躁不安、言语不清、扑翼样震颤、精神错乱、昏迷、抽搐等严重表现。

肺性脑病的发病机制主要有:①缺氧、酸中毒直接引起神经细胞变性、坏死;②缺氧使神经细胞ATP生成减少,Na^+-K^+-ATP酶功能障碍,钠水潴留导致神经细胞水肿;③缺氧、CO_2潴留、酸中毒使脑血管扩张、血管通透性增高,使脑间质水肿,颅内压升高;④CO_2潴留可使脑脊液pH显著降低,神经细胞酸中毒,细胞内抑制性递质γ-氨基丁酸生成增多,抑制中枢神经系统。

五、肾功能变化

呼吸衰竭时缺氧和CO_2潴留引起交感神经兴奋,肾血管收缩,肾血流量减少,GFR降低,可出现不同程度肾功能损害,轻者出现蛋白尿、血尿、管型尿等,重者出现少尿、氮质血症甚至尿毒症等急性功能性肾衰竭的表现。

六、消化系统变化

缺氧和CO_2潴留引起交感神经兴奋使胃肠血管收缩,胃肠黏膜上皮细胞因缺血、缺氧而变性、坏死,黏膜糜烂、出血和溃疡形成,患者可出现恶心、呕吐、消化不良、食欲不振、腹痛、便血等消化道症状。

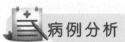 病例分析

> 某男,75岁。咳嗽、咳痰伴喘息20余年。20多天前感冒后气喘加剧,不能平卧,咳白色泡沫痰,近两日痰呈黄色、黏稠、不易咳出,夜间烦躁,不眠,白天嗜睡。问诊答非所问。查体:体温36.9℃,心率110次/分,呼吸28次/分,血压150/80mmHg;半卧位,发绀,结膜轻度水肿;桶状胸,肺部叩诊呈过清音,两肺散在哮鸣音,肺底有水泡音;肝大肋下3.0cm,脾未及,腹水征(-),下肢水肿。实验室检查:血WBC $12.0×10^9$/L,血pH 7.24,PaO_2 40mmHg,$PaCO_2$ 82mmHg。
>
> 患者发生了哪型呼吸衰竭,病因是什么,发生机制如何?心脏病变和心功能如何?

第四节　防治原则

1. **防治原发病和去除诱因**　针对引起呼吸衰竭的原发病进行积极防治。对气道异物或胸腔外伤应尽快治疗。对慢性阻塞性肺病患者,呼吸道感染是加重或诱发呼吸衰竭的重要因素,因此,预防和控制感染、去除诱因尤为重要。

2. **纠正缺氧提高PaO_2**　对于呼吸衰竭的患者应尽快吸氧提升PaO_2,Ⅰ型呼吸衰竭的患者

只有缺氧而无 CO_2 潴留,可吸入浓度在 **50% 左右的氧**;**Ⅱ 型呼吸衰竭**的患者宜吸入浓度在 **30% 左右的氧**,流速控制在 $1 \sim 2L/min$,这样既能提升 PaO_2,又能维持一定程度的缺氧对呼吸中枢的刺激。若治疗不当,吸入高浓度氧则可能抑制呼吸中枢,引起呼吸骤停。

3. 改善通气降低 $PaCO_2$　对于 **Ⅱ 型呼吸衰竭**的患者**改善通气**是首要任务,常用方法有:①畅通呼吸道:如清除气道异物、吸痰、解除支气管平滑肌痉挛、气管切开等;②增强呼吸动力:如使用呼吸中枢兴奋剂,改善呼吸肌的功能;③辅助通气:合理使用呼吸机或者人工辅助通气。

4. 预防并发症　纠正酸碱平衡紊乱和电解质紊乱,防治右心衰竭、肺性脑病和肾衰竭,补充营养和热能,防止呼吸肌疲劳。

本章小结

　　呼吸衰竭是因外呼吸功能严重障碍,成人 PaO_2 低于 60mmHg,伴有或不伴有 $PaCO_2$ 高于 50mmHg,并出现一系列损害的临床综合征。若无外呼吸功能障碍而 PaO_2 低于 60mmHg,则仅能说明缺氧,因此缺氧和呼吸衰竭既有联系又有区别。

　　凡引起外呼吸障碍的原因皆可引起呼吸衰竭。外呼吸包括肺通气和肺换气两个过程,参与此过程的器官有呼吸中枢、周围神经、呼吸肌、气道、肺、肺血管、胸廓、胸膜等,这些器官疾病即为呼吸衰竭的病因。呼吸衰竭的发生机制包括肺通气和肺换气障碍。通气障碍有限制性和阻塞性通气障碍,常引起 Ⅱ 型呼吸衰竭。按阻塞部位不同可表现为吸气性或呼气性呼吸困难,临床根据呼吸困难的形式可判断气道阻塞的部位,以便及时治疗;换气障碍包括弥散障碍、通气/血流比例失衡、解剖分流增加,常引起 Ⅰ 型或 Ⅱ 型呼吸衰竭。

　　呼吸衰竭与缺氧对机体的影响基本近似,可出现酸中毒、高钾血症及循环、呼吸、泌尿等系统损害,严重时可并发右心衰竭、肺性脑病等多器官衰竭。在临床工作中要以防治原发病、改善通气、纠正缺氧和预防并发症作为呼吸衰竭的治疗原则。

(鲜于丽)

练 习 题

一、选择题

1. 下列哪项不引起气体弥散障碍:
    A. 大叶性肺炎　　　　　B. 间质性肺炎　　　　　C. 一侧肺叶切除
    D. 肺组织纤维化　　　　E. 胸腔积液

2. 神经肌肉麻痹所致呼吸衰竭时血气变化的特点是:
    A. PaO_2 和 $PaCO_2$ 均升高　　　　　B. 单纯 PaO_2 降低
    C. PaO_2 和 $PaCO_2$ 均降低　　　　　D. PaO_2 降低和 $PaCO_2$ 升高
    E. 单纯 $PaCO_2$ 升高

3. 多发性肋骨骨折可引起:
    A. 阻塞性通气障碍　　　B. 弥散障碍　　　　　　C. 肺换气障碍
    D. 气体运输障碍　　　　E. 限制性通气障碍

4. 某患者肺泡动脉氧分压为 55mmHg,吸纯氧 10 分钟后无改善,最可能属哪种异常:
    A. 弥散障碍　　　　　　B. 功能性分流增加　　　C. 解剖性分流增加

D. 通气障碍　　　　　E. 以上都不是

5. 一肺不张患者,肺泡气 PaO_2 102mmHg,动脉血 PaO_2 60mmHg,说明有:

    A. 阻塞性通气障碍　　B. 限制性通气障碍　　　　C. 肺泡膜厚度增加

    D. 弥散障碍　　　　　E. 以上都不是

二、思考题

1. 肺泡通气血流比例失调的表现形式、原因及其血气变化。

2. 比较呼吸衰竭与缺氧对机体功能代谢的影响有何异同。

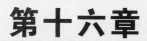

第十六章

消化系统疾病

学习目标

1. 掌握溃疡病的病因、病理变化及并发症,病毒性肝炎的病因、基本病理变化、临床病理类型及病变特点,门脉性肝硬化的病理变化及临床病理联系,原发性肝癌的病理类型及病理变化,早期胃癌和早期肝癌的概念。

2. 熟悉慢性胃炎的类型及病变特点,溃疡病的发病机制及临床病理联系,病毒性肝炎的传播途径,肝硬化的病因,酒精性肝病临床病理类型及其病变特点,食管癌、胃癌、结直肠癌的大体分型和组织学类型。

3. 了解慢性胃炎、酒精性肝病的病因及机制,消化系统常见肿瘤的扩散途径。

4. 会描述慢性萎缩性胃炎、溃疡病、病毒性肝炎、肝硬化、胃癌、食管癌、结直肠癌、原发性肝癌的病理变化特点。

5. 能解释常见消化系统疾病的主要临床表现,能对相应患者进行健康教育。

病从口入,是消化系统疾病多发的根源。胃炎、溃疡病、病毒性肝炎、酒精性肝病和肝硬化都是常见病、多发病。肝癌、胃癌、食管癌、结直肠癌依次列为我国八大癌症的第 2~5 位。

第一节 慢 性 胃 炎

慢性胃炎(chronic gastritis)是胃黏膜的慢性非特异性炎症。其发病率居胃病之首。

一、病因及发病机制

慢性胃炎的发病与以下因素有关:①**幽门螺杆菌感染**(HP);②**自身免疫性损伤**,部分患者血中抗壁细胞抗体和抗内因子抗体阳性;③**长期慢性刺激**,如长期吸烟、酗酒和喜食辛辣、热烫及刺激性食物、滥用水杨酸类药物、急性胃炎反复发作等;④十二指肠液反流对胃黏膜的破坏。

二、类型及病理变化

(一) 慢性浅表性胃炎

慢性浅表性胃炎(chronic superficial gastritis)又称慢性单纯性胃炎,是胃黏膜最常见的疾病,**胃窦部**最常受累。病变主要位于**黏膜浅层**(黏膜上 1/3),有充血、水肿、点状出血,浅表上皮坏死脱落,并见淋巴细胞、浆细胞浸润。胃腺体无明显异常。胃镜下,病变胃黏膜充血、水肿,呈淡红色,可伴有点状出血或糜烂,表面覆盖灰黄色或灰白色黏液性渗出物。

(二) 慢性萎缩性胃炎

慢性萎缩性胃炎(chronic atrophic gastritis)以胃黏膜固有腺体萎缩伴肠上皮化生为特点。分为 A、B 两型（表 16-1），我国 B 型为主。

表 16-1　A 型与 B 型慢性萎缩性胃炎的比较

	A 型	B 型
病变好发部位	胃底、胃体部	胃窦部
病因及发病机制	自身免疫性疾病	HP 感染、酗酒、吸烟、滥用药物等
胃黏膜分泌	分泌明显减少	分泌减少
与癌变关系	不明显	密切
血清抗内因子自身抗体	+	−
血清抗壁细胞自身抗体	+	−
恶性贫血	有	无
VitB$_{12}$ 吸收障碍	有	无

病变累及**胃黏膜全层**：①黏膜固有**腺体萎缩**：腺体数目不同程度地减少，可呈囊性扩张，胃小凹变浅；②固有膜内"**慢性炎细胞**"浸润，病程长者可有淋巴细胞聚集或淋巴滤泡形成；③**肠上皮化生**：胃窦部增生的黏膜上皮中出现杯状细胞、潘氏细胞和肠吸收细胞，形态结构与肠黏膜相似（图 16-1）。另外，胃体和胃底部壁细胞和主细胞消失，被类似幽门腺的黏液细胞所取代，称为假幽门腺化生。目前认为肠上皮化生的胃黏膜易发生癌变。胃镜下，病变部胃黏膜失去正常的橘红色而呈灰色，黏膜变薄，皱襞变浅甚至消失，黏膜下血管清晰可见。

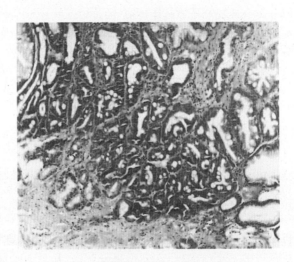

图 16-1　慢性萎缩性胃炎伴肠上皮化生

慢性萎缩性胃炎因胃腺体萎缩，壁细胞和主细胞减少或消失，导致胃酸和胃蛋白酶分泌减少，患者可出现食欲减退、上腹部不适、腹胀和疼痛等症状。

第二节　溃　疡　病

溃疡病（ulcer disease）是以胃或十二指肠黏膜形成慢性炎性溃疡为特征的常见胃病。在 HP 被发现之前，认为胃液的自我消化作用是其最重要因素，故又称**消化性溃疡**，沿用至今。**十二指肠溃疡较胃溃疡多见**，前者约占 70%，后者占 25%，另外约 5% 为胃和十二指肠同时发生的**复合性溃疡**。溃疡病多发生在 20～50 岁，男性多于女性。本病易反复发作，呈慢性经过。临床上，患者有节律性上腹部疼痛、反酸、嗳气等症状。

一、病因及发病机制

溃疡病的病因与下列因素有关。

1. 幽门螺杆菌感染　近年来发现 HP 感染与溃疡病发生的关系十分密切。在 70% ～ 100% 的溃疡病患者胃黏膜中可检出 HP。HP 能降低黏膜的防御功能，引起炎症，促使黏膜毛细血管内血栓形成，导致胃和十二指肠黏膜缺血、坏死等，从而促进溃疡形成。

2. 胃液的自我消化　长期以来，人们一直认为溃疡病的形成是胃或十二指肠黏膜被胃酸和胃蛋白酶自我消化的结果。临床上，胃酸分泌增加的患者易发生溃疡病。正常胃和十二指肠黏膜有防御屏障功能，包括黏液屏障、细胞屏障以及上皮细胞再生能力强可保障屏障完整，能够抵抗胃液的消化。当饮酒、吸烟、服用水杨酸类等药物以及胆汁反流时，可使黏膜屏障受到破坏。

3. 神经-内分泌功能失调　溃疡病患者常有精神过度紧张、忧虑、迷走神经功能紊乱等现象。精神因素可以引起大脑皮层及皮层下中枢功能紊乱，使胃酸分泌增多，导致溃疡形成。十二指肠溃疡患者迷走神经兴奋性往往增高，可促使胃酸分泌增多，增强了胃液的自我消化作用。而胃溃疡患者胃酸分泌增多，是由于迷走神经兴奋性降低，胃蠕动减弱，食物潴留在胃内刺激胃窦部，通过胃泌素分泌增加，刺激胃酸分泌旺盛所致。各种原因使肾上腺皮质激素释放增多，也可使胃酸分泌增加、黏液分泌减少。

二、病 理 变 化

胃溃疡多发生在小弯侧，越近幽门越多见，尤其是胃窦部，在胃底或大弯侧极为罕见。溃疡通常只有一个，少数可有 2 ～ 3 个；溃疡呈圆形或椭圆形，直径多在 2cm 以内；溃疡边缘整齐、底部平坦，可深达肌层甚至浆膜层；溃疡周围的黏膜皱襞呈放射状向溃疡集中（图 16-2）；切面有时呈斜漏斗状，贲门侧较深、边缘耸直，幽门侧较浅、为阶梯状。十二指肠溃疡多发生在球部的前壁或后壁，溃疡较小，直径多在 1cm 以内，溃疡较浅，易于愈合。

溃疡底的**组织结构**由表及深大致分四层（图 16-3）：①**渗出层**：为表面的少量纤维素和中性粒细胞；②**坏死层**：由红染、无结构的坏死组织构成；③**肉芽层**：为新生的肉芽组织；④**瘢痕层**：由肉芽组织成熟而来的瘢痕组织构成。

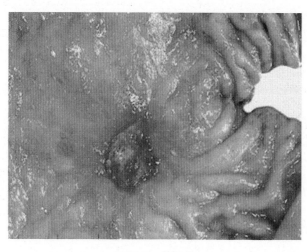

图 16-2　胃溃疡

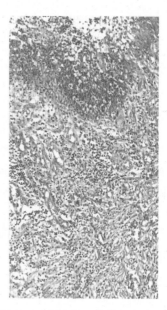

图 16-3　胃溃疡（HE 染色，×100）

三、临床病理联系

1. **节律性上腹部疼痛** 是溃疡病患者的主要临床表现。疼痛常与进食有明显关系,并且胃溃疡与十二指肠溃疡患者的疼痛呈现不同的节律。胃溃疡患者的疼痛多出现在餐后半小时至一小时内,下次餐前减轻或消失。可能是进食后促使胃泌素分泌亢进,使胃酸分泌增多,刺激溃疡周边神经末梢以及壁平滑胃肌收缩或痉挛而引起疼痛,待胃排空后,疼痛即缓解。十二指肠溃疡的疼痛常发生在空腹或夜间,进餐后减轻或消失。这是因为夜间和饥饿时,迷走神经兴奋性增高,胃酸分泌增多刺激溃疡周边神经末梢,引起疼痛。进食后将胃酸中和,疼痛即缓解。

2. **反酸、嗳气、呕吐** 由于胃幽门括约肌痉挛及胃逆蠕动,使酸性胃内容物向上反流引起反酸、呕吐。胃内容物排空受阻,滞留在胃内的食物发酵产气,则出现嗳气和上腹部饱胀感。

3. **X线检查** 溃疡处可见钡剂龛影。

四、结局及并发症

(一) 愈合

当溃疡不再发展,底部渗出物及坏死组织逐渐被吸收、排除,肉芽组织增生填补缺损,进而逐渐纤维化形成瘢痕。同时周围黏膜上皮再生覆盖而愈合。

(二) 并发症

1. **出血** 是溃疡病最常见的并发症,发生率约为35%。溃疡底部毛细血管破裂,便潜血阳性。若溃疡底部较大血管被侵蚀破裂,发生**上消化道大出血**,患者出现黑便及呕血,严重者可发生失血性休克。

2. **穿孔** 由于溃疡底部组织不断被侵蚀,使溃疡穿透胃或十二指肠壁而发生穿孔,是最危险的并发症,约见于5%的患者。如果胃或十二指肠内容物经穿孔处进入腹腔,引起**急性弥漫性腹膜炎**,称为急性穿孔。除腹部压痛尤其是反跳痛外,**气腹征**是胃肠道穿孔的最直接证据。当溃疡波及浆膜层并与邻近器官(脾、肝、胰、大小网膜)粘连后发生的穿孔为慢性穿孔,常形成局限性腹膜炎或脓肿。

3. **幽门狭窄** 约占3%。经久的溃疡易形成大量瘢痕,由于瘢痕组织收缩可造成幽门狭窄,严重者导致幽门梗阻,使胃内容物通过困难,患者出现反复呕吐,呕吐物含有宿食和胃的强蠕动波是其特点。可引起脱水、电解质及酸碱平衡紊乱。

4. **癌变** 经久不愈的胃溃疡可癌变,癌变率不超过1%。十二指肠溃疡几乎不发生癌变。

第三节 病毒性肝炎

病毒性肝炎(viral hepatitis)是由肝炎病毒引起的以肝细胞变性、坏死为主要病变的常见传染病。已知的肝炎病毒类型有甲型(HAV)、乙型(HBV)、丙型(HCV)、丁型(HDV)、戊型(HEV)和庚型(HGV)六种。我国乙型肝炎最多见,其次是丙型和甲型。其中,乙型、丙型肝炎与肝硬化、肝癌的发生有密切关系,甲型肝炎均为急性。病毒性肝炎是一种严重危害人类健康的传染病,患病不分年龄和性别。我国属于HBV高流行区,人群中HBsAg阳性率平均达10%左右,地区间差异较大。

一、病因及发病机制

各型肝炎病毒的传播途径和危害不尽相同(表16-2),引起肝细胞损伤的机制也有所不同。

表 16-2　各型肝炎病毒的特点

病毒类型	病毒性质	传播途径	潜伏期（周）	转成慢性肝炎	重型肝炎	肝细胞癌
HAV	单链 RNA	消化道	2～6	无	0.1%～0.4%	无
HBV	DNA	血液、垂直、性接触	4～26	5%～10%	>1%	有
HCV	单链 RNA	血液、密切接触	2～26	>70%	极少	有
HDV	缺陷性 RNA	同上	4～7	共同感染<5%	共同感染3%～4%；重叠感染80%	与 HBV 相似
HEV	单链 RNA	消化道	2～8	无	合并妊娠20%	不详
HGV	单链 RNA	输血、注射	不详	无	不详	无

注:共同感染:指 HDV 与 HBV 同时感染;重叠感染:指在慢性 HBV 感染的基础上感染 HDV

　　一般认为 HAV 和 HDV 是在肝细胞内繁殖直接引起肝细胞损伤。HBV 是通过细胞免疫反应而引起损伤。HBV 侵入人体,在肝细胞内复制后释放入血,在肝细胞表面留下病毒抗原成分,并与肝细胞膜结合,使肝细胞表面的抗原性发生改变。进入血液中的病毒刺激机体免疫系统,致敏的淋巴细胞释放淋巴毒素或经抗体依赖性细胞毒作用杀伤病毒,同时亦损伤了含有病毒抗原信息的肝细胞。

　　由于个体的免疫反应和感染的 HBV 数量与毒力不同,引起肝细胞损伤的程度也不相同,从而表现出不同的临床病理类型:①免疫功能正常,感染病毒数量较少、毒力较弱时,引起急性(普通型)肝炎;②免疫功能过强,感染病毒数量多、毒力强时,则发生重型肝炎;③免疫功能不足,部分病毒未被杀灭,在肝细胞内反复复制,则造成慢性肝炎;④免疫功能缺陷或耐受时,病毒与宿主共存,受感染的肝细胞不受损伤,宿主成为无症状病毒携带者。

二、基本病理变化

　　各型病毒性肝炎均属于**变质性炎**症,以肝细胞变性、坏死为主,有不同程度的炎细胞浸润、肝细胞再生和纤维组织增生。

　　（一）肝细胞变质

　　1. 肝细胞变性

　　（1）**细胞水肿**:肝细胞肿大,胞质疏松化,进一步发展为气球样变。

　　（2）**嗜酸性变**:单个肝细胞胞质水分脱失、浓缩,肝细胞体积缩小,部分胞质红染(嗜酸性增强)。

　　另外,丙型肝炎时肝细胞脂肪变性比较明显。

　　2. 肝细胞坏死

　　（1）**溶解性坏死**:气球样变继续发展,肝细胞崩解、消失。按坏死的范围和程度不同,可分为四种:①点状坏死(spotty necrosis):指肝小叶内几个相邻肝细胞的坏死;②碎片状坏死(piecemeal necrosis):指肝小叶周边界板的肝细胞灶状坏死;③桥接坏死(bridging necrosis):指连接中央静脉与汇管区之间、或两个汇管区之间、或两个中央静脉之间的条带状坏死;④大块坏死(massive necrosis):指几乎波及整个肝小叶的大范围坏死。

　　（2）**嗜酸性坏死**:嗜酸性变继续发展,胞质进一步浓缩,核固缩或消失,最后形成深红色球形小体,称为**嗜酸小体**。

　　（二）炎细胞浸润

　　在肝小叶坏死灶和汇管区有炎细胞浸润,主要为淋巴细胞和单核细胞,坏死灶内可有中性粒细胞。

（三）增生

1. 肝细胞再生　在坏死的肝细胞周围常出现肝细胞再生。再生的肝细胞体积较大，可见双核。肝脏是否能够恢复正常结构取决于网状支架是否完整，如果坏死较重或反复坏死，网状支架塌陷，再生的肝细胞则形成结构紊乱的细胞团，称为肝细胞结节状再生。

2. 间质反应性增生和小胆管增生　间质反应性增生有：①Kupffer 细胞增生，突出于窦壁并可脱入肝窦内，成为游走的巨噬细胞；②间叶细胞和成纤维细胞增生，参与损伤的修复。慢性或亚急性重型肝炎，在汇管区或较大坏死灶内可见小胆管增生。

三、临床病理类型

（一）急性（普通型）肝炎

临床最常见，根据患者是否出现黄疸，分为黄疸型和无黄疸型两种。我国以**无黄疸型**肝炎多见，且主要为乙型肝炎，部分为丙型肝炎。**黄疸型**肝炎病变略重，多见于甲型、丁型和戊型肝炎。

1. 病理变化　肝小叶结构完好，肝细胞**广泛变性**，主要为胞质疏松化和气球样变，但丙型肝炎脂肪变性也较明显；肝窦受压变窄，肝细胞内可有淤胆现象；肝细胞**坏死轻微**，可见散在点状坏死和嗜酸性小体；坏死灶和汇管区有轻度炎细胞浸润（图 16-4）。黄疸型坏死略重，毛细胆管内常有淤胆和胆栓形成。肝脏肿大，质地较软，表面光滑。

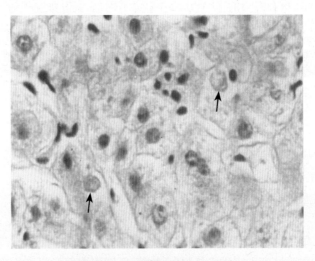

图 16-4　急性普通型肝炎（镜下）

2. 临床病理联系　由于肝细胞广泛变性，肝脏肿大并可触及，包膜紧张牵拉神经末梢，引起肝区疼痛和压痛。肝细胞坏死细胞内酶释放入血，血清谷丙转氨酶（SGPT）升高，肝功能异常。病变较重者，胆红素代谢障碍，可出现肝细胞性黄疸。由于胆汁形成障碍，患者出现食欲减退、厌油腻食物以及恶心、呕吐等症状。

3. 结局　多数患者在 6 个月内可治愈。但乙型、丙型肝炎往往恢复较慢，其中乙型肝炎约 5%～10%、丙型肝炎约 70% 可迁延为慢性肝炎。

（二）慢性肝炎

病毒性肝炎病程持续半年以上即为慢性肝炎。致使肝炎慢性化的因素有感染病毒的类型、免疫因素、治疗不当、营养不良、伴有其他传染病、长期饮酒或服用肝毒性药物等。

1. 病理变化　根据肝细胞坏死、炎症、纤维化程度，将慢性肝炎分为轻度、中度和重度三种（表 16-3），其中**桥接坏死**是慢性肝炎的重要特点。

表 16-3 三种慢性肝炎病变比较

	轻度	中度	重度
肝细胞坏死	点状坏死,偶见轻度碎片状坏死	中度碎片状坏死,有桥接坏死	重度碎片状坏死,有明显桥接坏死
炎细胞浸润	有	明显	明显
纤维化程度	轻度	中度,纤维间隔初形成	重度,纤维间隔分割肝小叶
肝小叶结构	保存	大部分保存	破坏

2. 临床病理联系 慢性肝炎的常见临床表现为肝大及肝区疼痛,重度者还可伴有脾大。实验室检查结果是诊断的重要依据,如患者血清 SGPT、胆红素可有不同程度升高,白蛋白降低或白蛋白与球蛋白比值下降,凝血酶原活性下降等。

3. 结局 轻度慢性肝炎可以痊愈或病变相对静止。重度慢性肝炎晚期,肝小叶结构紊乱,假小叶形成趋势明显,逐渐发展为肝硬化。

（三）重型肝炎

根据其发病急缓和病变程度不同,分为急性重型肝炎和亚急性重型肝炎。病情严重,临床较少见。

1. 急性重型肝炎 起病急,病程短,病情凶险,死亡率高,故有暴发型肝炎之称。

（1）**病理变化**:肝细胞**弥漫**性**大块**溶解性**坏死**,坏死面积超过肝实质的 2/3,仅在小叶周边残存少许变性的肝细胞;肝窦明显扩张充血甚至出血,Kupffer 细胞增生肥大,吞噬活跃,汇管区可见少量炎细胞浸润;残存的肝细胞无明显再生现象。**肝脏**体积明显**缩小**,以左叶为甚,重量可减轻至 600～800g(正常成人为 1300～1500g),肝脏呈黄色或红褐色,因而又称"急性黄色肝萎缩"或"急性红色肝萎缩"(图 16-5)。

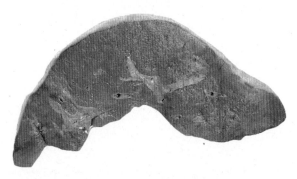

图 16-5 急性重型肝炎

（2）**临床病理联系**:大量肝细胞溶解性坏死,可导致:①胆红素大量入血引起重度黄疸;②凝血因子合成障碍导致皮肤、黏膜出血;③肝衰竭,解毒功能障碍,导致肝性脑病。此外,由于毒血症和出血等因素,使肾脏血管强烈持续收缩,肾血液供应严重不足,可促发急性肾衰竭,称为肝肾综合征。

（3）**结局**:本型肝炎预后极差,大多数在短期内死于肝性脑病、消化道大出血、肝肾综合征和 DIC 等。少数可迁延为亚急性重型肝炎。实施"人工肝"治疗可延缓死亡,积极进行肝移植。

2. 亚急性重型肝炎 多数由急性重型肝炎迁延而来,少数由急性(普通型)肝炎恶化进展而来。起病较急性重型肝炎缓和,病程较长,达数周至数月。

（1）**病理变化**:既有肝细胞**亚大块坏死**,又有肝细胞**结节状再生**;小叶内外可见明显炎细胞浸润,小叶周边有小胆管增生;较陈旧的病变区有明显的纤维组织增生。肝脏体积缩小,重量减轻,肝脏变形,左叶萎缩明显,表面可见大小不等的结节,质地略硬(图 16-6)。

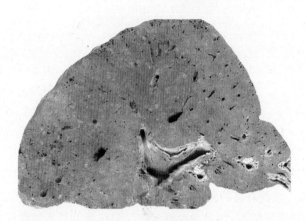

图 16-6 亚急性重型肝炎

（2）**结局**：治疗及时得当，病变有停止进展的可能，但多数发展为坏死后性肝硬化。

第四节 酒精性肝病

酒精性肝病（alcoholic liver disease）是因酒精及其毒性代谢产物所引起的肝脏疾病。近年来，在我国其发病率呈明显上升趋势。

一、病因及发病机制

酒精性肝病为慢性酒精中毒的主要表现之一。肝脏是酒精代谢的主要场所，酒精对肝脏有直接损伤作用。其机制有：①酒精在肝脏中先转变为乙醛，乙醛再转变为乙酸，后一反应消耗辅酶Ⅰ（NAD），从而抑制肝细胞线粒体中的生物氧化过程，使肝细胞对脂肪酸的氧化能力降低，导致脂肪在肝细胞内堆积而发生脂肪肝；②生物氧化障碍使乳酸增多；③酒精在代谢过程中产生的自由基具有损伤作用；④酒精中间代谢产物乙醛具有强烈的脂质过氧化反应和毒性作用，可破坏肝细胞结构，并诱导自身免疫。

二、病 理 变 化

酒精性肝病有脂肪肝、酒精性肝炎和酒精性肝硬化三种病变。三者可以单独出现，也可先后或同时存在。

（一）脂肪肝

脂肪肝是最常见的酒精性肝病，分为轻、中、重度，B超和CT能协助诊断。长期中、重度脂肪肝可进展为酒精性肝炎及酒精性肝硬化。单纯脂肪肝常无症状，重度者可有肝功能异常。特别严重者肿大的肝细胞胞质几乎被一个大脂肪滴所占据，胞核被挤向一侧，似脂肪细胞。如果患者肝区受到猛烈撞击，可致肝细胞破裂，大量游离脂肪滴经肝窦进入肝静脉，可造成脂肪栓塞。

（二）酒精性肝炎

酒精性肝炎（alcoholic hepatitis）常出现三种病变：①肝细胞**脂肪变性**；②在肝细胞胞质中常有**酒精透明小体**（Mallory 小体）；③肝细胞灶状坏死伴有**中性粒细胞浸润**。中性粒细胞浸润为酒精性肝炎坏死灶的特点。

（三）酒精性肝硬化

一般认为，在酗酒前提下，脂肪肝、酒精性肝炎和酒精性肝硬化（alcoholic cirrhosis）三种病变之间存在连续递进的关系。酒精性肝炎时肝小叶中央区**肝细胞**发生**坏死**，首先在小叶中央静脉周围形成纤维化，继续发展为**广泛纤维化**。相邻肝小叶的纤维化条索相互连接，导致肝小叶的正常结构被分割，加之**肝细胞结节状再生**，发展成**假小叶**，形成酒精性肝硬化。

三、临床病理联系

因酒精性肝病的程度和病变不同,临床上可由无症状性肝大、或肝大伴轻度肝功能异常,逐渐发展到门静脉高压及肝衰竭。

第五节　肝　硬　化

肝硬化(liver cirrhosis)是由多种原因引起的肝细胞弥漫性变性坏死、纤维组织增生(广泛纤维化)和肝细胞结节状再生,**三种病变反复交替**进行,造成肝小叶正常结构被分割破坏而形成假小叶、肝内血液循环被改建,这**两种后续病变**导致**肝脏变形、变硬**。肝硬化是临床上常见的肝脏疾病。

我国目前仍采用病因、病变特点和临床表现相结合的分类法,分为**门脉性**、坏死后性、胆汁性、淤血性、寄生虫性和色素性,其中以门脉性肝硬化**最常见**。

一、门脉性肝硬化

门脉性肝硬化(portal cirrhosis)是指以门静脉压升高(门静脉高压)为主要表现的肝硬化。发病年龄多在 20～50 岁。早期可无明显症状,后期出现门脉高压症和肝功能障碍。

(一)病因及发病机制

1. 病毒性肝炎　慢性病毒性肝炎是我国肝硬化**最常见**的病因,尤其是**乙型**和**丙型**与肝硬化关系密切,可称为肝炎后肝硬化。有研究报导,肝硬化患者 HBsAg 阳性率高达 75%。

2. 慢性酒精中毒　长期酗酒是我国门脉性肝硬化的另一个**常见**病因。在欧美一些国家由此引起的肝硬化高达 70%,居肝硬化病因之首。

3. 营养缺乏　若食物中长期缺乏胆碱和蛋氨酸等营养物质时,可引起脂肪肝并逐渐发展为肝硬化。

4. 肝毒性物质　许多化学物质如黄曲霉毒素、四氯化碳、辛可芬等对肝脏有较大的毒性损害,长期作用可引起肝硬化。

上述各种因素引起反复的肝细胞变性、坏死及炎症反应,继发肝内广泛纤维化和肝细胞结节状再生。**肝纤维化**的胶原纤维来源:①**网状纤维胶原化**;②**贮脂细胞分泌胶原纤维**;③**汇管区成纤维细胞增生**并分泌胶原纤维。肝细胞结节状再生是由于肝小叶网状支架塌陷,再生的肝细胞未能规则排列,形成结构紊乱的再生性肝细胞团。增生的胶原纤维形成纤维间隔,不断分割正常肝小叶和再生性肝细胞团,形成假小叶,使肝脏结构破坏和血液循环途径被改建,形成肝硬化。

(二)病理变化

肝小叶正常结构被破坏,形成假小叶(pseudolobule)。**假小叶**是由广泛增生的纤维组织分割包绕肝小叶或再生性肝细胞结节,所形成的大小不等、圆形或椭圆形排列紊乱的肝细胞团(图16-8),是肝硬化的重要形态学标志。假小叶具有以下特点:①肝细胞排列紊乱,既有变性、坏死的肝细胞,又有再生肝细胞;②中央静脉偏位、缺如或有两个以上;③有时可见汇管区也被包在假小叶内。包绕假小叶的纤维间隔比较窄而且较一致,内有少量淋巴细胞和单核细胞浸润,并伴有小胆管增生和无管腔的假胆管。

门脉性肝硬化早期,肝脏体积和重量正常或略增大,质地正常或稍硬。后期肝脏体积明显缩小,重量可减轻至 1000g 以下,硬度增加。表面呈结节状,**结节大小相仿**,直径多在 0.1～0.5cm 之间,一般不超过 1cm,弥漫分布(图

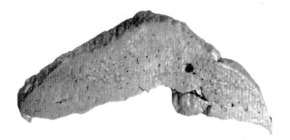

图 16-7　肝硬化

16-7)。切面布满圆形或类圆形岛屿状结节，其大小与表面结节一致，结节间被灰白色纤维组织包绕，形成窄而均匀的纤维间隔。

（三）临床病理联系

门脉性肝硬化早期由于肝功能代偿，患者可无或仅有较轻的临床症状，表现为乏力、食欲减退以及轻度肝大。随着病变发展，由于肝脏正常结构遭破坏和肝内血液循环途径被改建，肝脏代偿功能逐渐丧失，患者出现门静脉高压和肝功能障碍。

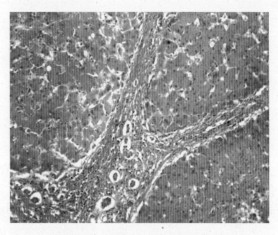

图 16-8　肝硬化（HE 染色，×100）

1. 门静脉高压　门脉性肝硬化时，患者门静脉压力可升高至 25.5cmH$_2$O 以上（正常为 8～12cmH$_2$O）。其发生机制有：①肝小叶中央静脉及肝窦周围纤维组织增生，使门静脉血进入肝窦受阻，此为**窦性阻塞**；②假小叶压迫小叶下静脉，使肝窦内血液流出受阻，进而妨碍门静脉血入肝，此为**窦后性阻塞**；③肝动脉与门静脉的小分支在汇入肝窦前形成异常吻合，压力高的肝动脉血进入门静脉，使门静脉压力增高，此为**窦前性阻塞**（图 16-9）。

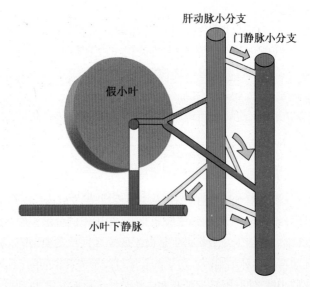

图 16-9　肝动脉与门静脉小分支在汇入肝窦前形成异常吻合

由于门静脉高压，使其所属器官的静脉血液回流受阻（图 16-10），发生脾大、胃肠道淤血水肿、腹水和侧支循环形成等临床表现，称为**门脉高压症**。

（1）**脾大**：有 70%～85% 的肝硬化患者由于脾静脉回流受阻，脾脏因慢性淤血而肿大。脾窦扩张淤血，窦内皮细胞增生，脾小体萎缩，红髓内纤维组织增生，部分可见含铁结节形成。脾脏重量可增加到 400～500g（正常 140～180g），甚至可达 1000g。脾大患者可伴有脾功能亢进，出现贫血、血小板减少和白细胞减少等。

（2）**胃肠道淤血水肿**：由于门静脉高压，胃肠静脉回流受阻，导致胃肠壁淤血、水肿，因而引起消化吸收功能障碍，患者出现食欲减退、腹胀、腹泻、消化不良等症状。

（3）**腹水**：腹腔积液多出现在肝硬化晚期，腹水量达 500ml 以上腹部叩诊呈移动性浊音，通常腹水量都很大，以致腹部明显膨隆。腹水为淡黄色、清亮透明的漏出液。其形成的机制为：①门静脉高压，门静脉系统淤血，毛细血管流体静压升高，液体漏入腹腔；②肝合成白蛋白的功能降低，致使血浆胶体渗透压下降；③窦性或窦后性阻塞，使肝窦内压升高，液体经肝被膜漏入腹腔;④肝脏对醛固酮和抗利尿激素的灭活功能降低,使其在血中水平升高,导致钠水潴留。同时腹水使肾血流量减少,RAAS被激活,醛固酮分泌增多。

(4)**侧支循环形成**:门静脉压升高后,门静脉和腔静脉吻合支开放,形成侧支循环(图16-10),使部分门静脉血经由侧支循环绕过肝脏直接回到右心。其侧支循环的途径、失代偿的表现及其引起的并发症有:①**食管下段静脉丛曲张**:是门静脉高压**最直接的证据**,门静脉血经由胃冠状静脉、食管下段静脉丛、奇静脉进入上腔静脉回右心,曲张的食管下段静脉丛在胸腹压升高或粗糙食物磨损时,极易破裂,引起致命性**上消化道大出血**并发症,是肝硬化患者常见死因之一;②**直肠静脉丛曲张**:门静脉血经由肠系膜下静脉、直肠静脉丛、髂内静脉进入下腔静脉回右心,引起直肠静脉丛曲张,形成**痔**,破裂可出现**便血**;③**脐周静脉丛曲张**:门静脉血经由副脐静脉、脐周静脉网,分别流向上、下腔静脉,引起脐周静脉丛曲张,形成"**海蛇头**"现象。

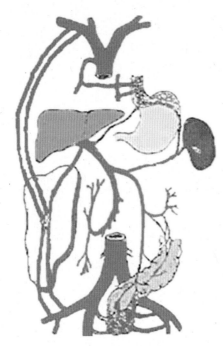

图16-10 肝硬化时侧支循环模式图

2. 肝功能障碍 因肝细胞数量减少和肝小叶结构毁损致使肝功能显著下降。

(1)**蛋白质合成障碍**:因肝脏合成白蛋白减少,血浆白蛋白与球蛋白比值下降甚至倒置。

(2)**出血倾向**:肝脏合成凝血因子减少以及脾功能亢进血小板破坏增多,患者常出现牙龈、鼻及皮下出血。

(3)**黄疸**:由于肝细胞损伤和胆汁淤积等,使肝细胞对胆红素的摄取和排泄障碍,患者可出现肝细胞性黄疸。

(4)**雌激素灭活障碍**:肝脏对雌激素的灭活作用减弱,男性可出现乳腺发育和睾丸萎缩;女性可表现为月经紊乱。雌激素还使小血管扩张,常在面、颈、胸和前臂出现"蜘蛛痣",常有手掌潮红即"肝掌"。

(5)**肝性脑病**:是肝硬化最严重的后果,也是死亡的又一重要原因。由于肝衰竭,患者出现以意识障碍为主的神经精神综合征。

(四)结局及合并症

早期,如能消除病因和积极正确治疗,病情可相对稳定或有所减轻,肝功能得到改善。若病变继续发展,**晚期**患者常死于**肝性脑病**、**上消化道大出血**,或**合并感染**以及发生**肝癌**而死亡。

二、坏死后性肝硬化

坏死后性肝硬化(postnecrotic cirrhosis)是在肝细胞亚大块坏死的基础上形成的肝硬化。

坏死后性肝硬化的主要原因:①病毒性肝炎:多由**亚急性重型肝炎**迁延而来。慢性肝炎反复发作坏死严重时,也可发展为坏死后性肝硬化;②药物及化学物质中毒:抗真菌、抗寄生虫、抗结核、抗癌药等许多药物及某些化学物质可引起肝细胞广泛坏死,继而肝细胞结节状再生和纤维组织增生而发展为坏死后性肝硬化。

肝脏体积缩小,以左叶为甚,重量减轻,质地变硬,表面及切面有较大且**大小不等的结节**,最大直径可达6cm,呈黄绿色或黄褐色,切面**纤维间隔宽**,且**薄厚不均**。镜下,假小叶大小不一、形态不规则;小叶内的肝细胞坏死较重,有不同程度的胆色素沉积;纤维间隔较宽且薄厚不均,其内有显著炎细胞浸润和小胆管增生。

坏死后性肝硬化因肝细胞坏死较重,肝功能障碍明显并且出现较早,而门静脉高压较轻且出现晚。**癌变率较门脉性肝硬化高。**

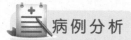

病例分析

　　某男,59岁。20年前起经常右上腹痛,伴食欲下降、乏力。经治疗,时好时发。近1个月来症状加重并出现牙龈出血、腹胀、黄疸。查体:慢性病容,皮肤巩膜黄染,腹部膨隆,全腹无压痛,移动性浊音(+),脾肋下3厘米。实验室检查:HBsAg(+);总胆红素157.3μmol/L(正常参考值1.7~17.2μmol/L)、结合胆红素98.2μmol/L(0~6.8μmol/L);γ-谷氨酰转肽酶111U/L(11~50U/L)、天门冬氨酸氨基转移酶278U/L(8~40U/L)、丙氨酸氨基转移酶177U/L(8~35U/L)、白/球蛋白32/25(40~55/20~30g/L);B超:肝脏弥漫小结节。

　　请作出诊断,提出主要依据,为了确诊还应做哪些检查,病变是如何发展的?

第六节　常见恶性肿瘤

一、食　管　癌

　　食管癌(carcinoma of esophagus)是由食管黏膜上皮或腺体发生的恶性肿瘤。我国是世界上食管癌高发地区之一,列八大癌症的第4位,并呈明显的**地域性**,太行山区、苏北地区、大别山区、川北地区以及闽粤地区等为高发区。男多于女,发病年龄多在40岁以上。食管癌的典型症状为**哽噎感**和进行性**咽下困难。**

　　(一)发病因素

　　1. 化学和生物因素　在高发区的膳食、饮水、酸菜中亚硝酸盐含量较高,另外,高发区居民食物常被真菌(如白色念珠菌)污染,可促使亚硝胺及其前体的形成。

　　2. 微量元素缺乏　高发区土壤中缺乏钼、锌、铜等微量元素,可能是引起食管癌的间接原因,特别是钼的缺乏,可使硝酸盐在植物体内蓄积。

　　3. 饮食和卫生因素　长期饮烈性酒、吸烟,食物过硬、过热及进食过快,引起慢性刺激、炎症、创伤,或口腔不洁、龋齿等均可能与食管癌的发生有关。

　　4. 遗传因素　食管癌有明显的地域性,并有家族聚集现象,可能与遗传易感性有关。

　　(二)病理变化

　　食管癌90%以上为**鳞癌**,其发生、发展是一个多阶段、渐进性的连续过程,起源于食管鳞状上皮的基底细胞,经过单纯性增生、不典型增生、原位癌、早期浸润癌等阶段演变而来。其他组织学类型有腺癌、未分化癌、腺棘皮癌等,均少见。

　　食管癌常发生在食管的三个生理狭窄处,**中段最多见**(约占50%),下段次之(约占30%),上段最少(约占20%)。根据癌组织浸润的范围,将食管癌分为早期食管癌和中晚期食管癌。

　　1. 早期食管癌　病变局限,多为原位癌或黏膜内癌,未侵犯肌层,无淋巴结转移。病变黏膜无明显异常或黏膜粗糙,或轻度糜烂,或呈细颗粒状、微小乳头状。X线检查管壁基本正常或仅见轻度局限性僵硬。

　　2. 中晚期食管癌　大体类型有髓质型、蕈伞型、溃疡型和缩窄型(图16-11)。

　　(三)扩散

　　1. 直接蔓延　癌组织在食管壁内浸润性生长,穿透管壁直接侵入邻近组织器官。癌组织所发生的部位不同,累及的范围及器官也不同。食管上段癌可侵入喉、气管和颈部软组织;中段癌可侵入支气管、肺;下段癌可侵入贲门、膈肌、心包等处。直接蔓延除导致肿瘤范围扩大外,受浸润的器官还可发生相应的并发症,如食管气管瘘、大出血及脓肿等。

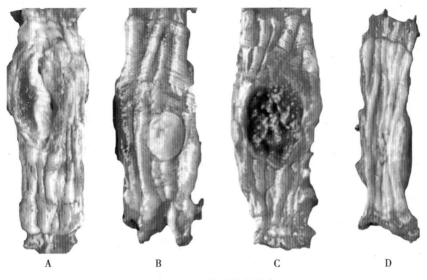

图 16-11　中晚期食管癌

2. 淋巴道转移　食管淋巴管非常丰富,所以癌细胞常常沿着食管淋巴引流途径转移。上段癌常转移到颈部及上纵隔淋巴结,中段癌可转移至食管旁及肺门淋巴结,下段癌常转移到食管旁、贲门旁及腹腔上部淋巴结。晚期各段癌均可转移到左锁骨上淋巴结。

3. 血道转移　晚期食管癌可经血道转移至肝和肺等。

（四）临床病理联系

早期食管癌症状常不明显,但在吞咽粗硬食物时可能有不同程度的不适感觉,包括咽下食物**哽噎感**,胸骨后烧灼样、针刺样或牵拉摩擦样疼痛。食物通过缓慢,并有停滞感或异物感。哽噎停滞感常通过喝水而缓解消失。症状时轻时重,进展缓慢。

中晚期食管癌典型的症状为**进行性咽下困难**,先是难咽干的食物,继而是半流质食物,最后水和唾液也难以咽下。晚期患者因进食困难,加上肿瘤的侵蚀消耗,出现恶病质,最后因全身衰竭而死亡。

（五）预后

早期食管癌治疗后 5 年生存率达 90% 以上。中晚期食管癌术后 5 年生存率仅为 10% ~ 30%。

二、胃　癌

胃癌(carcinoma of stomach)是由胃黏膜上皮发生的恶性肿瘤。列我国八大癌症的第 3 位,但在某些地区,特别是农村,其发病率和死亡率可居癌症首位。好发年龄为 40 ~ 60 岁,男女之比为 2 ~ 3∶1。

（一）发病因素

1. 饮食因素　大量食用一些过期食物或熏烤食品,所含二级胺及亚硝酸盐在胃酸的作用下变成具有致癌作用的亚硝胺。日本过去胃癌高发可能与居民食用经滑石粉(含有致癌作用的石棉纤维)处理的稻米和熏烤食物有关。近 30 年来,日本人改变了这种饮食习惯,现在其胃癌的发病率已与亚洲其他国家无异。

2. HP 感染　流行病学调查提示,HP 感染与胃癌的发生密切相关。慢性萎缩性胃炎伴有肠上皮化生的患者易于发生胃癌。

3. 环境因素　胃癌的发生有一定的地理分布特点,移民调查证实,从高发区移民到低发区,或从低发区移民到高发区,其下一代胃癌的发生率也相应降低或升高,提示胃癌的发生与环境因素有关。

（二）病理变化

胃癌主要起源于胃腺颈部和胃小凹底部的成体干细胞,它具有多向分化的潜能,再生修复异常活跃,在致癌物的长期作用下,干细胞异常增生而癌变。胃癌发生分子机制的研究认为,胃癌的发生也是一个经肠上皮化生、非典型增生、癌变的多步骤过程。

胃癌好发于胃窦部,尤其是胃小弯侧多见(约占75%),胃体和胃底部较少见。根据癌组织浸润范围分为早期胃癌和中晚期胃癌。

1. **早期胃癌** 是指癌组织局限于黏膜层及黏膜下层,未达肌层。胃镜下可分为隆起型、表浅型和凹陷型(图16-12)。

2. **中晚期胃癌** 又称进展期胃癌,癌组织浸润深度深达肌层甚至浆膜层。大体类型可分为三型:①息肉型或蕈伞型:癌组织向黏膜表面生长,呈息肉状或蕈伞状突向胃腔,表面可有深浅不等的溃疡(图16-13);②溃疡型:癌组织部分坏死脱落形成溃疡,溃疡一般较大,边缘隆起,如火

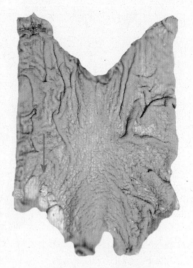

图 16-12　早期胃癌

山口状,底部凹凸不平,此型胃癌应注意与胃溃疡鉴别(表16-4,图16-14);③浸润型:癌组织在胃壁内呈局限性或弥漫性浸润,与周围正常组织分界不清。当大范围胃壁增厚变硬、皱襞消失、胃腔缩小时,似皮革制成的囊袋,称革囊胃(linitis plastica)(图16-15)。

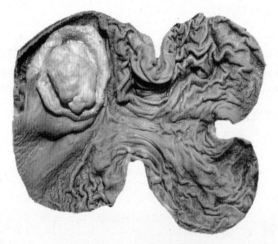

图 16-13　胃癌-蕈伞型

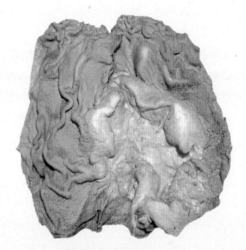

图 16-14　胃癌-溃疡型

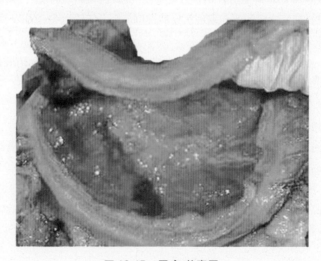

图 16-15　胃癌-革囊胃

表 16-4　胃溃疡与溃疡型胃癌的肉眼形态鉴别

	胃溃疡	溃疡型胃癌
外形	圆形或卵圆形	不整形,皿状或火山口状
大小	溃疡直径一般<2cm	溃疡直径一般>2cm
深度	较深	较浅
边缘	整齐,不隆起	不整齐,隆起
底部	较平坦	凹凸不平,有坏死,出血明显
周围黏膜	黏膜皱襞呈放射状向溃疡集中	黏膜皱襞中断,该处呈结节状肥厚

WHO 将胃癌的组织学类型分为乳头状腺癌、管状腺癌、黏液腺癌、印戒细胞癌和未分化癌。

（三）扩散

1. **直接蔓延**　癌组织可穿透胃壁,直接蔓延至邻近器官和组织,如肝、胰腺及大网膜等。

2. **淋巴道转移**　是胃癌的主要转移途径。首先转移到胃冠状静脉旁及幽门下的局部淋巴结,进而可转移到腹主动脉旁、肝门、胰头上方及肠系膜根部等处的淋巴结。晚期经胸导管转移至左锁骨上淋巴结。

3. **血道转移**　胃癌晚期,癌组织常经门静脉转移至肝,也可远处转移至肺、骨及脑等器官。

4. **种植转移**　癌组织侵至浆膜面,癌细胞脱落种植于腹壁及盆腔器官表面,形成转移瘤,如黏液癌发生种植性转移,常在双侧卵巢形成转移性黏液癌,称 Krukenberg 瘤。

（四）临床病理联系

早期胃癌患者症状不明显。随病变进展及继发肿瘤出血、坏死,可出现上腹部不适、疼痛、食欲减退、消化不良、便潜血、消瘦等一系列临床表现。位于贲门及幽门部肿块可引起梗阻,出现吞咽困难或呕吐。癌组织侵蚀胃壁大血管可引起上消化道大出血,出现黑便及呕血。癌细胞种植于腹壁时可出现血性腹水。晚期上腹部可触及肿块,发生恶病质。

（五）预后

早期胃癌术后 5 年生存率高达 80% ~ 90%,小胃癌及微小癌术后 5 年存活率达 100%。进展期胃癌预后较差,术后 5 年生存率为 10% ~ 20%。癌组织浸润越深,预后越差。

📋 病例分析

　　某女,60 岁。4 个月前出现上腹疼痛,伴食欲下降、乏力和消瘦,近 10 天开始呕吐,呕吐物有宿食。查体:上腹部压痛,左锁骨上触及肿块。X 钡餐检查见胃小弯有堤坝样充盈缺损。B 超发现肝脏多发性占位性病变,双侧卵巢肿大,表面呈结节状。
　　该患者最可能的诊断是什么,哪些是转移病灶,转移途径又如何?

三、大　肠　癌

大肠癌(carcinoma of large intestine)是大肠黏膜上皮发生的恶性肿瘤,又称结直肠癌。列我国八大癌症第 5 位,发病年龄范围较大,发病高峰在 40 ~ 50 岁,男性多于女性。

（一）发病因素

1. **饮食因素**　在高营养低纤维饮食的人群中,大肠癌发病率较高。这可能是由于此类高营养而少残渣的食物不利于有规律地排便,延长了肠黏膜与食物中可能含有的致癌物的接触时间。

2. **遗传因素**　家族性腺瘤性结肠息肉病患者 50 岁前几乎 100% 恶变,在患者的基因中,发现有一种单基因(抑癌基因 APC)突变体,后者对息肉的恶变有易感性,说明大肠癌的发生与遗传有关。

此外,一些发生在大肠的疾病或病变,如大肠绒毛状腺瘤、慢性溃疡性结肠炎及结肠血吸虫病,经久不愈可发生癌变。

(二)病理变化

大肠癌好发部位依次为直肠、乙状结肠、盲肠以及升结肠、横结肠和降结肠。主要以高分化管状腺癌和乳头状腺癌多见,其次有黏液腺癌、印戒细胞癌和未分化癌等。肛门附近可发生鳞状细胞癌和腺鳞癌。根据大体形态特点,按多见与否依次为溃疡型、隆起型、缩窄型和胶样型。

(三)扩散

1. 直接蔓延　当癌组织浸润到浆膜层后,可直接蔓延到邻近器官,如膀胱、前列腺及腹膜等处。

2. 淋巴道转移　随着癌组织在肠壁浸润的深度,淋巴道转移率明显升高。转移从局部淋巴结再到达远处淋巴结,偶尔经胸导管转移至左锁骨上淋巴结。

3. 血道转移　晚期癌组织可血道转移至肝、肺、骨等处。

4. 种植转移　癌细胞穿破浆膜后,可脱落播散到直肠膀胱陷凹和直肠子宫陷凹等处。

(四)临床病理联系

大肠癌的临床表现因发生部位和累及范围不同而异。

1. 右侧大肠癌　因右侧大肠肠腔较宽,不易引起肠梗阻,但肿瘤多为隆起型,体积较大,故常在右下腹触及包块。因癌组织质脆,易破溃、出血或继发感染,患者常有贫血及发热等全身症状。

2. 左侧大肠癌　左侧大肠肠腔较小且肿瘤多呈环形生长,可导致肠腔狭窄,引起不全肠梗阻,出现腹痛、腹胀、便秘等表现,如肿瘤破溃出血时,大便可带鲜血。

(五)分期及其预后

大肠癌的预后与其浸润的深度、有无淋巴结转移(即分期)有关(表 16-5)。

表 16-5　大肠癌分期及预后

分期	肿瘤生长范围	5 年生存率(%)
A	癌组织限于黏膜层(上皮内瘤变)	100
B1	癌组织侵及肌层,无淋巴结转移	67
B2	癌组织穿透肌层,但无淋巴结转移	54
C1	癌组织未穿透肌层,有淋巴结转移	43
C2	癌组织穿透肠壁,并有淋巴结转移	22
D	远隔脏器转移	极低

四、原发性肝癌

原发性肝癌(primary carcinoma of liver)是由肝细胞或肝内胆管上皮细胞发生的恶性肿瘤,简称肝癌。列我国八大癌症第 2 位,东南沿海一带为高发区。发病年龄多在中年以后,在高发区有发病年龄提前的趋势,男性多于女性。

(一)发病因素

1. 肝炎病毒　肝炎病毒尤其是 HBV 和 HCV 与肝癌的发生关系密切。资料表明,在肝癌高发区,60% ~ 90% 的肝癌患者由 HBV 感染。肝癌患者 HBV 基因整合到肝癌细胞的 DNA 中,HBV 基因组中的 X 蛋白能够与抑癌基因 P53 结合并使其失活,还能够活化原癌基因,诱导肝癌发生。在日本约有 70% 的肝癌者 HCV 抗体阳性。

2. 肝硬化 在我国肝癌与肝硬化有密切关系,约 84.6% 的肝癌患者合并肝硬化,尤其是坏死后性肝硬化导致肝癌者居多。由于我国肝硬化的主要原因是病毒性肝炎,所以一般认为病毒性肝炎、肝硬化、肝癌三者之间有非常密切的关系,是肝脏疾病中最具悲剧性的三步曲。

3. 黄曲霉素 B_1 是最强的致癌物,多存在于发霉的谷物,尤其是花生。

4. 亚硝胺类 长期摄入含亚硝胺类化合物较多的食物可引起肝癌。在肝癌高发区的土壤中硝酸盐和亚硝酸盐的含量显著高于低发区。

5. 寄生虫感染 华支睾吸虫感染可引起胆管细胞癌。慢性血吸虫病患者易发生肝细胞癌。

6. 慢性酒精中毒 酒精性肝病的肝癌发生率也较高。

（二）病理变化

根据肿瘤的大小及数目分为早期肝癌和中晚期肝癌。

1. 早期肝癌 指瘤结节不超过 2 个且瘤结节直径总和不超过 3cm 的原发性肝癌,瘤结节呈球形,与周围组织分界清楚,无出血、坏死,又称**小肝癌**。

2. 中晚期肝癌 大多数患者就诊时已是中晚期。

（1）**组织学类型**:①肝细胞癌:最常见;②胆管细胞癌:较少见;③混合细胞癌:具有肝细胞癌和胆管细胞癌两种成分,很少见。

（2）**大体类型**:①**巨块型**:较常见,多位于肝右叶,瘤体呈巨大肿块,直径可超过 10cm。肿瘤内常见出血坏死,周围常有卫星状小癌结节(图 16-16)。此型肝硬化背景相对较少。②**结节型**:最多见,肿瘤形成多个圆形或椭圆形的结节,散在分布,结节大小不等,直径多不超过 5cm,也可互相融合成大结节(图 16-17)。此型通常有肝硬化背景。③**弥漫型**:很少见,癌结节较小或无明显结节形成,弥漫分布在肝内。多在肝硬化基础上发生。

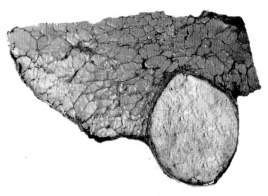

图 16-16 肝癌-巨块型

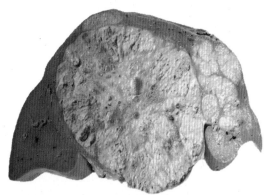

图 16-17 肝癌-结节型

（三）扩散

1. 肝内播散 原发性肝癌首先在肝内浸润蔓延,肿瘤范围不断扩展,并且癌细胞可沿门静脉分支播散,在肝内形成多个转移癌结节,还可逆行至肝外门静脉主干,形成癌栓,阻塞管腔,引起门静脉高压。

2. 淋巴道转移 癌细胞侵入淋巴道转移至肝门、上腹部及腹膜后淋巴结。

3. 血道转移 可较早通过肝静脉转移至肺以及肾上腺、脑、肾等处。

4. 种植转移 浸润到肝表面的癌细胞脱落后,可直接种植在腹腔脏器或腹膜上。

（四）临床病理联系

早期肝癌一般无明显症状和体征,当患者就诊时,多数已到晚期。晚期患者常出现肝大、肝区疼痛、黄疸、腹水、消瘦等表现。通过检测血清甲胎蛋白(AFP)的含量,对肝癌诊断具有重要意义。

（五）预后

原发性肝癌预后极差，尤其晚期肝癌临床进展快，多数在半年内死亡。死亡原因有肝衰竭、恶病质、肿瘤破裂或侵蚀大血管导致大出血等。

本章小结

慢性胃炎分为浅表性和萎缩性，萎缩性 A 型与自身免疫有关，病变弥漫，伴有难治性贫血；B 型与 HP 感染等有关，病变在胃窦，与癌变关系密切。溃疡病又称消化性溃疡，在胃和十二指肠形成慢性溃疡，溃疡底可分为渗出、坏死、肉芽和瘢痕四层，胃溃疡多位于胃小弯近幽门部，十二指肠溃疡多发生于十二指肠球部，十二指肠溃疡主要为餐前痛和夜间痛，而胃溃疡常餐后疼痛。出血、穿孔、幽门狭窄和癌变是溃疡病可能的并发症，但十二指肠溃疡不癌变。

我国是乙型肝炎大国。急性病毒性肝炎虽感染病毒类型不同，但都是以肝细胞变性、坏死为主要病变的变质性炎症。慢性病毒性肝炎最终可导致肝细胞反复变性坏死、肝细胞结节状再生和纤维组织增生，形成假小叶，并使肝内血液循环被改建，最终导致肝脏变形、变硬，形成肝硬化，甚至发生癌变。门脉性肝硬化以门静脉压显著升高为特点，同时有肝功能障碍的表现。

食管癌、胃癌、肝癌和结肠癌均列在我国危害最严重的八大恶性肿瘤之中。食管癌以食管中段多发，鳞癌多见。胃癌以腺癌多见，应注意胃癌的溃疡型与胃溃疡在大体上的区别。肝癌以肝细胞癌多见。结肠癌多由腺瘤恶变而来，组织学上可有多种类型的腺癌。

（高凤兰）

练 习 题

一、选择题

1. 符合 B 型慢性萎缩性胃炎的是：

　　A. 胃体弥漫性病变　　　　　　　　B. 伴有恶性贫血

　　C. 与幽门螺杆菌感染有关　　　　　D. 维生素 B_{12} 吸收障碍

　　E. 血清胃壁细胞抗体阳性

2. 溃疡病最多见的部位是：

　　A. 胃大弯近幽门部　　　B. 十二指肠球部　　　C. 胃小弯近幽门部

　　D. 胃体及胃窦　　　　　E. 胃体及胃底部

3. 关于溃疡底的组织结构，下列哪项不正确：

　　A. 渗出层　　　　　　　B. 坏死层　　　　　　C. 肉芽肿层

　　D. 肉芽组织层　　　　　E. 瘢痕层

4. 胃溃疡的常见并发症中不包括：

　　A. 恶变　　　　　　　　B. 出血　　　　　　　C. 幽门狭窄

　　D. 穿孔　　　　　　　　E. 幽门梗阻

5. 某男，26 岁，汽车司机，半月来上腹疼痛，进食半小时后疼痛加重，空腹时减轻。今晨起黑便，量较多，并出现头晕，血压 80/50mmHg。最可能是：

　　A. 胃癌　　　　　　　　B. 肝硬化　　　　　　C. 慢性胃炎

　　D. 胃溃疡　　　　　　　E. 胆囊癌

6. 下列哪项不是溃疡型胃癌的特点：
    A. 形状不整齐，火山口状   B. 直径常>2cm   C. 较深
    D. 边缘隆起   E. 周围黏膜皱襞中断

7. 病毒性肝炎的基本病变中，肝细胞最常见的变性是：
    A. 细胞水肿   B. 嗜酸性变   C. 胆色素沉积
    D. 脂肪变性   E. 玻璃样变性

8. 一患者起病急，黄疸，很快进入昏迷，B超见肝体积显著缩小，应诊断为：
    A. 急性普通型肝炎   B. 轻度慢性肝炎   C. 中度慢性肝炎
    D. 重度慢性肝炎   E. 急性重型肝炎

9. 下列哪项符合门脉性肝硬化的病变：
    A. 结节大小不等   B. 结节大小相仿   C. 炎细胞浸润明显
    D. 纤维间隔较宽   E. 肝内散在多个大结节

10. 肝硬化时蜘蛛状血管痣发生的主要原因是：
    A. 侧支循环形成   B. 凝血机制障碍   C. 低蛋白血症
    D. 血管内压增高   E. 雌激素增多

二、思考题

1. 假小叶是怎样形成的，其结构特点如何？

2. 门脉性肝硬化时引起门脉高压症的原因及其临床表现。

3. 比较早期食管癌、早期胃癌、早期肝癌的特点，如何能够早期发现？

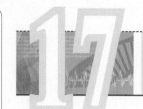

第十七章

肝 性 脑 病

　　肝是人体最大的消化腺,承担着消化、代谢、解毒、分泌及免疫等多种生理功能。肝功能不全(hepatic insufficiency)是指各种因素引起肝脏代谢、分泌、合成、解毒与免疫功能障碍,机体出现黄疸、出血、继发感染和重要器官功能紊乱的病理生理过程。肝功能衰竭(hepatic failure)属于肝功能不全的晚期,是指肝功能严重障碍引起的一系列临床综合征,主要表现为肝性脑病和肝肾综合征。大多数肝功能衰竭患者都以肝性脑病而告终。

　　肝性脑病(hepatic encephalopathy)是指在排除其他已知脑疾病前提下,继发于肝功能障碍的一系列严重的神经精神综合征,临床表现从人格改变、行为异常、扑翼样震颤到出现意识障碍、昏迷直至死亡。临床上按神经精神症状的轻重将肝性脑病分为四期:一期又称前驱期,有轻微的性格、行为改变,昼夜颠倒,轻微扑翼样震颤;二期又称昏迷前期,出现语言和书写障碍、嗜睡、淡漠、人格障碍、行为异常和明显的扑翼样震颤等;三期又称昏睡期,以昏睡能唤醒、语无伦次、明显精神错乱为主;四期又称昏迷期,病人完全丧失神志,昏迷不能唤醒,对疼痛刺激无反应。

知识拓展

肝肾综合征

　　肝肾综合征(hepatorenal syndrome,HRS)又称肝性功能性肾衰竭,指肝硬化失代偿期或急性重型肝炎时,继发于肝功能衰竭基础上的可逆性功能性肾衰竭,但若病情持续时间长或伴有肠源性内毒素血症,肾小管也可急性坏死而发生器质性肾衰竭。临床上将 HRS 分为 I、II 两型,I 型起病急,2 周内发生肝肾衰竭,常伴有黄疸和肝性脑病;II 型起病慢,常伴有顽固性腹水。HRS 发病机制是因急慢性肝疾病引起的门脉高压使血液回流阻力增加,外周血管床扩张,血液淤积,加之肝性腹水等因素均使有效循环血量减少,激活 RAAS,导致肾血管收缩,肾血流量减少,GFR 降低,肾小管重吸收增加,引起 HRS 的发生。

第一节 病因和分型

现在临床上按照肝脏病变、神经病学的症状和体征及病程将肝性脑病分为 A、B、C 三型：A 型为急性肝衰竭相关肝性脑病，B 型为无内在肝病的门体旁路相关性肝性脑病，C 型为肝硬化伴门脉高压或门体分流相关的肝性脑病。

1. **A 型肝性脑病** 起病急，病情凶险，无明显诱因，常由急性重型病毒性肝炎、急性中毒性肝病、急性药物性肝病所致，因肝细胞广泛坏死，肝功能急剧下降，患者迅速发生昏迷，预后差。

2. **B 型肝性脑病** 少见，纯粹由门-体静脉分流术引起，肝结构正常且无器质性肝病。

3. **C 型肝性脑病** 最常见，常继发于各种慢性肝病，如肝炎后肝硬化、血吸虫性肝硬化、酒精性肝硬化、营养不良性肝硬化、慢性药物性肝病、原发性肝癌、肝豆状核变性等，可分为间歇型、持续型、轻微型三个亚型。

第二节 发 病 机 制

肝性脑病的发病机制尚不完全清楚，虽然最近有研究发现肝性脑病存在某些特异性神经病理学改变，如星形胶质细胞肿胀或局部增生、脑间质水肿等，但目前普遍认为这些病变多为继发性变化。肝性脑病的发病机制主要是由于氨中毒、假性神经递质、血浆支链氨基酸与芳香族氨基酸比例失衡、γ-氨基丁酸或其他神经毒质引起脑组织的功能代谢障碍，每种机制都能从一定角度解释肝性脑病的发生发展，并为临床治疗提供理论依据，但并不能解释全部。

一、氨 中 毒

临床上约 80% 肝性脑病患者的血及脑脊液中氨水平升高，且降血氨治疗有效。正常情况下，人体氨的生成和清除之间维持着动态平衡，血氨含量不超过 $59\mu mol/L$。当氨生成过多而清除不足时，血氨升高，过量的氨通过血脑屏障进入脑内，作为神经毒素引起肝性脑病。氨中毒学说是目前解释肝性脑病发病机制的中心环节。

（一）血氨升高的原因

血氨的来源：主要来源于肠道产氨，肠道细菌释放的氨基酸氧化酶分解氨基酸产氨，尿素酶分解经肠-肝循环弥散入肠的尿素产氨，正常时肠道每天产氨约 4 克；其次肾小管上皮细胞水解谷氨酰胺产氨；肌肉收缩时腺苷酸分解代谢增强也可产氨。血氨的去路：绝大部分氨在肝脏经鸟氨酸循环合成尿素，再从肾脏排出或经肠壁渗入肠腔，通常肝脏每合成 1 分子尿素可清除 2 分子氨，同时消耗 4 分子 ATP；少部分氨与谷氨酸合成谷氨酰胺。若氨清除不足和/或产生增多，血氨水平就会升高。

1. **氨清除不足** ①肝功能障碍时，由于肝内酶系统受损、ATP 供给不足、鸟氨酸循环的各种底物缺失等均可使鸟氨酸循环障碍，尿素合成减少导致氨清除不足；②门-体侧支循环建立，见于肝硬化门静脉侧支循环和门-体静脉分流术后，来自肠道的氨部分或大部分未经肝清除而直接进入体循环，引起血氨升高。

2. **氨产生增多** ①当肝功能严重障碍时，门静脉回流受阻、肠黏膜淤血水肿、胆汁分泌减少、肠蠕动减慢等使食物消化、吸收障碍，未经消化吸收的蛋白质在肠道潴留，同时肠内细菌生长活跃，释放的氨基酸氧化酶和尿素酶增多，使肠道产氨增多，如果合并上消化道出血，血液蛋白质在肠内细菌作用下更使产氨增多；②肝硬化晚期常并发功能性肾衰竭引起氮质血症，大量尿素弥散至胃肠道，经肠内细菌尿素酶作用而产生大量氨；③肝性脑病患者常有躁动不安等神经精神症状而致肌肉活动增强,使肌肉中腺苷酸分解代谢增强而产氨增多,④肠道中氨的吸收率与肠道 pH 有密切关系,当肠道处于酸性环境时,NH_3 与 H^+ 结合成不易吸收的 NH_4^+ 而随粪便排出体外。反之,当肠道处于碱性环境时,肠道吸收氨增多,促使血氨升高。因而临床上常采用口服乳果糖,被肠道细菌分解产生乳酸、醋酸,可降低肠腔 pH,减少氨的吸收。

(二) 氨对脑的毒性作用

氨属于弱碱性,正常时血中仅有 1%,氨可以通过血脑屏障而进入脑内。当细胞因子、自由基等使血脑屏障通透性增高时,即使血氨不增高,进入脑内的氨也会增多。氨可产生以下毒性作用:

1. 氨使脑内神经递质发生改变 脑内氨水平升高可直接影响脑内神经递质的水平及神经传递。①干扰脑内兴奋性递质谷氨酸的浓度及谷氨酸能神经的传递,肝性脑病早期氨可使脑内谷氨酸生成增多,患者表现为兴奋性增强,后期脑内氨进一步增加,一方面抑制丙酮酸脱氢酶系和 α-酮戊二酸脱氢酶系的活性,使三羧酸循环受抑制,另一方面使谷氨酸与氨结合生成谷氨酰胺增多,两者均使脑内兴奋性递质谷氨酸减少,神经传递障碍;②使丙酮酸氧化脱羧障碍,乙酰辅酶 A 生成减少,中枢兴奋性递质乙酰胆碱生成减少;③使抑制性递质如 γ-氨基丁酸、谷氨酰胺等增加,导致抑制性神经元活动增强(图 17-1)。

2. 干扰脑细胞的能量代谢 脑内能量主要来源于葡萄糖的生物氧化。脑细胞的正常代谢是保持意识清醒和精神正常的基本条件。氨入脑增多可干扰葡萄糖的生物氧化过程,影响能量代谢,使 ATP 生成减少,消耗过多,其具体作用环节包括:①氨与三羧酸循环中的 α-酮戊二酸结合生成谷氨酸,消耗大量 α-酮戊二酸,而血液中的 α-酮戊二酸又不易通过血脑屏障进入脑组织,导致三羧酸循环速度减慢,ATP 生成减少;②消耗了大量还原型辅酶 Ⅰ(NADH)而妨碍了呼吸链的递氢过程,使 ATP 生成不足;③氨抑制丙酮酸脱氢酶系及 α-酮戊二酸脱氢酶系(αKGDH)的活性,从而影响三羧酸循环过程,使谷氨酸和 ATP 均生成减少;④氨与谷氨酸结合生成谷氨酰胺增多,ATP 大量消耗。因此,进入脑内的氨使脑细胞完成各种功能所需的 ATP 严重不足,不能维持中枢神经系统的兴奋活动,从而发生功能紊乱乃至昏迷(图 17-1)。

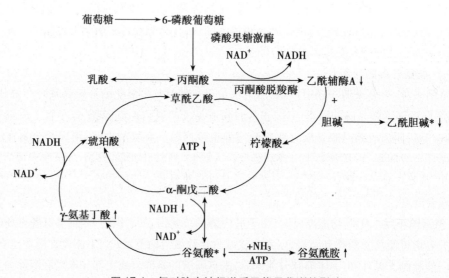

图 17-1 氨对脑内神经递质及能量代谢的影响

3. 干扰神经细胞膜的离子转运 血氨升高可干扰神经细胞膜 Na^+-K^+-ATP 酶的活性,影响细胞内外 Na^+、K^+ 的分布,氨可与 K^+ 竞争进入细胞内造成细胞内缺钾,神经细胞膜内外 Na^+、K^+ 的异常分布直接影响膜电位、细胞的兴奋传导活动。

二、假性神经递质增多

脑干网状结构上行激动系统的主要功能是保持清醒状态或维持唤醒功能,去甲肾上腺素和多巴胺是脑干网状结构中传递冲动的主要递质,当这些递质被假性神经递质所取代,这一系统的唤醒功能将不能维持。

正常食物中蛋白质在肠内分解成氨基酸,其中芳香族氨基酸如苯丙氨酸、酪氨酸和色氨酸等经肠道细菌释放的脱羧酶作用,分别被分解为苯乙胺和酪胺,这些胺由肠壁吸收入肝,可被单胺氧化酶氧化分解而清除。当肝功能障碍或门-体侧支循环形成时,它们未被分解或绕过肝,进入体循环到达脑组织,在神经细胞内经 β-羟化酶的羟化作用,生成苯乙醇胺和羟苯乙醇胺(图17-2)。苯乙醇胺和羟苯乙醇胺在化学结构上与正常神经递质去甲肾上腺素和多巴胺极为相似,但生理效应极弱,被称为假性神经递质(false neurotransmitter)。当脑干网状结构中**假性神经递质增多**,可取代去甲肾上腺素和多巴胺被神经元摄取,并贮存在突触小泡中,但其被释放后的生理效应极其微弱,从而阻断了正常神经冲动传递功能,致使脑干网状结构上行激动系统**唤醒功能丧失**,大脑功能被抑制,出现意识障碍乃至昏迷。

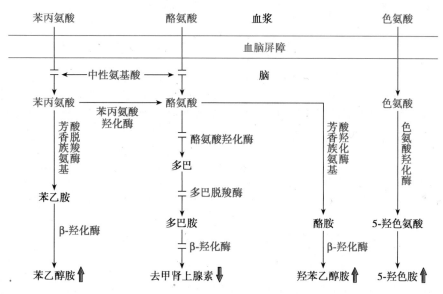

图 17-2　脑内假性神经递质的产生过程

假性神经递质学说建立的主要依据是:①肝性脑病患者脑内的多巴胺和去甲肾上腺素等神经递质减少;②应用左旋多巴可以明显改善肝性脑病患者的状况,左旋多巴进入脑内可转变为多巴胺和去甲肾上腺素,使正常神经递质增多,与假性神经递质竞争,使神经传导功能恢复,促进患者苏醒。但假性神经递质学说仍有明显局限性,尚不能充分解释肝性脑病的发生机制,还需要进一步探索和研究。

三、血浆氨基酸失衡

血浆中的支链氨基酸(主要有缬氨酸、亮氨酸和异亮氨酸等)与芳香族氨基酸的正常比值为 3~3.5。肝性脑病患者常有**支链氨基酸减少,芳香族氨基酸增多**,二者比值可降低到 0.6~1.2。

1. **血浆氨基酸失衡的原因**　血浆芳香族氨基酸增多的原因:①肝功能障碍对激素的灭活能力减弱,血浆中胰岛素和胰高血糖素浓度增高,其中胰高血糖素致使蛋白质分解代谢增强,大量芳香族氨基酸由肝和肌肉释放入血;②芳香族氨基酸主要在肝内降解,肝功能严重障碍时,芳香族氨基酸的降解能力降低;③肝糖异生途径障碍,使芳香族氨基酸转化为糖的能力降低。这些均使芳香族氨基酸在血液中的浓度升高。

血浆支链氨基酸减少的原因:①肝功能障碍使血浆胰岛素浓度增高,胰岛素促进肌肉和脂肪组织对支链氨基酸的摄取和利用增多;②肝功能障碍时血氨水平升高,支链氨基酸的氨基通过转氨基作用与 α-酮戊二酸结合生成谷氨酸,再与氨结合生成谷氨酰胺而发挥解毒作用,此时,大量支链氨基酸因提供氨基而转化为相应的酮酸,造成血浆中支链氨基酸的浓度降低。

2. **氨基酸失衡与肝性脑病**　在生理情况下,芳香族氨基酸与支链氨基酸同属电中性的氨基酸,借同一载体转运系统通过血脑屏障并被脑细胞摄取。因此它们在通过血脑屏障时可相互竞争,当血浆芳香族氨基酸增多而支链氨基酸减少时,必然使芳香族氨基酸尤其是苯丙氨酸和酪氨酸进入脑细胞增多。正常情况下,神经细胞内的苯丙氨酸在苯丙氨酸羟化酶作用下生成酪氨酸,酪氨酸在酪氨酸羟化酶作用下生成多巴,多巴在多巴脱羧酶作用下生成多巴胺,多巴胺在 β-羟化酶作用下生成去甲肾上腺素。

当进入神经细胞内的苯丙氨酸和酪氨酸过多时,高水平的苯丙氨酸可抑制酪氨酸羟化酶的活性,使酪氨酸不能合成正常神经递质去甲肾上腺素和多巴胺;增多的苯丙氨酸在芳香族氨基酸脱羧酶和 β-羟化酶的作用下生成假性神经递质苯乙醇胺;增多的酪氨酸在芳香族氨基酸羟化酶和 β-羟化酶的作用下生成羟苯乙醇胺(图 17-2)。因此,**血浆氨基酸失衡使脑内产生大量假性神经递质**,同时**抑制了正常神经递质的合成**,最终导致昏迷。

临床上,对肝性脑病患者补充支链氨基酸仅能缓解部分患者的神经精神症状,却不能改变患者的生存率,由此可见,血浆氨基酸失衡学说虽是**假性神经递质学说的补充**和发展,但两种学说尚需要更深入的研究和验证。

四、γ-氨基丁酸的抑制作用

γ-氨基丁酸属于体内抑制性神经递质,γ-氨基丁酸能神经元活动变化与肝性脑病的发生发展有密切关系。γ-氨基丁酸主要储存在突触前神经元的囊泡中,当突触前神经元兴奋时,γ-氨基丁酸从囊泡中释放出来,与突触后神经元胞膜上的 γ-氨基丁酸受体结合,引起突触后膜对 Cl^- 的通透性升高,由于细胞外的 Cl^- 浓度比细胞内高,Cl^- 由细胞外进入细胞内,产生超极化,发挥**突触后抑制**作用;当 γ-氨基丁酸作用于突触前的轴突末梢时,也可使轴突膜对 Cl^- 通透性升高,由于轴质内的 Cl^- 浓度比轴突外高,Cl^- 由轴质内流向轴突外,进而产生去极化,使末梢在冲动到来时,释放神经递质的量减少,发挥**突触前抑制**作用。

当肝功能不全时,血脑屏障通透性增高使血浆中 γ-氨基丁酸入脑增多,并大量与 γ-氨基丁酸受体结合,使 γ-氨基丁酸能神经元突触前或突触后抑制性活动增强,导致中枢神经系统的功能障碍。

五、其他神经毒质的毒性作用

研究发现许多神经毒质可能参与肝性脑病的发生发展过程,如硫醇、脂肪酸、锰等。含硫的蛋氨酸经肠道细菌作用后产生毒性较强的**含硫化合物**,正常时可被肝脏解毒,肝功能严重障碍时,则可产生毒性作用;**硫醇**可抑制尿素合成而干扰氨的解毒,并抑制线粒体的内呼吸过程;肝功能严重障碍导致脂肪代谢障碍,使血中**短链脂肪酸**增多,从而抑制脑能量代谢,影响神经冲动的传导。锰正常情况下由肝胆管排出,当肝解毒功能障碍时**血锰升高**甚至中毒,导致星形胶质细胞病变,影响谷氨酸摄取及能量代谢。此外,酚、吲哚、甲基吲哚等均与肝性脑病的发生有一定关系。

总之,肝性脑病的发病机制较为复杂,每一种学说都不能单独解释肝性脑病的全部发病机制。随着研究的深入,诸多因素间的内在联系及相互作用得以揭示,氨中毒学说已经成为解释肝性脑病发病机制的中心环节,与其他学说有密切关系。脑内氨增高可使 γ-氨基丁酸入脑增多,并大量与 γ-氨基丁酸受体结合,发挥抑制作用,导致中枢神经系统的功能障碍;高血氨可引起血浆氨基酸比例失衡等。

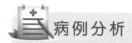 **病例分析**

　　患者男,48 岁,因"便血、神志恍惚 2 天"入院。有乙肝病史 13 年,近 1 年食欲减退、腹胀、疲乏、消瘦。2 个月来腹胀、乏力、消瘦加快,2 天前开始柏油样便,神志恍惚,不应答或答非所问。查体:消瘦,皮肤、巩膜黄染。腹部膨隆,有移动性浊音,腹壁浅静脉曲张,肝未触及,脾大位于肋下 3cm,双下肢轻度水肿。实验室检查:红细胞 3.0×10^{12}/L,血小板 80×10^9/L,便潜血(+++),血清总蛋白 50g/L,清蛋白 26g/L,球蛋白 38g/L,血清总胆红素 38μmol/L,丙氨酸氨基转移酶 130u。X 线钡餐:食管下段静脉曲张。

　　请作出诊断,是否有肝性脑病,发生机制如何,还应做哪些检查? 解释临床表现。

第三节　诱因和防治原则

一、诱　发　因　素

　　1. 氮负荷增加　氮负荷增加是诱发肝性脑病最常见的原因,尤其是肝硬化患者上消化道出血、过量蛋白饮食、输血等外源性氮负荷增加,使血氨升高,易诱发肝性脑病。而感染、碱中毒、氮质血症、尿毒症、便秘等内源性氮负荷过重,也会诱发肝性脑病。

　　2. 血-脑屏障通透性增高　正常时神经毒质一般不能通过血脑屏障,但当脑内能量代谢障碍、严重肝病、饮酒等使血脑屏障通透性增高,神经毒质则可穿过血脑屏障参与肝性脑病的发生。

　　3. 脑敏感性增高　严重肝病患者体内各种毒性物质增多,脑对药物或氨等毒性物质的敏感性增高,因此,当使用止痛药、麻醉剂、镇静剂、氯化铵等药物时,易诱发肝性脑病;而感染、缺氧、电解质紊乱等也可增强脑对毒性物质的敏感性,易诱发肝性脑病。

二、防　治　原　则

　　1. 治疗原发病　肝性脑病通常是由严重肝功能障碍引起,首先应针对原发病如肝炎、肝硬化等进行积极治疗。

　　2. 防止诱因　在肝性脑病的发生过程中,诱发因素具有重要作用,避免诱发因素的作用可有效防止肝性脑病的发生。①减少氮负荷:严格控制蛋白质的摄入量,每天不宜超过 40g,减少组织蛋白质的分解;②避免进食粗糙质硬的食物,防止上消化道大出血;③灌肠或导泻清除肠内积食,防止便秘,减少肠道有毒物质进入体内;④注意预防因利尿、放腹水、低血钾等情况诱发肝性脑病;⑤由于患者血脑屏障通透性增高,脑敏感性增高,须慎用止痛药、镇静剂和麻醉剂,防止诱发肝性脑病。

　　3. 降低血氨　①口服乳果糖等使肠道 pH 降低,抑制肠道细菌,减少肠道产氨和利于氨的排出;②应用门冬氨基鸟氨酸制剂降血氨;③口服新霉素、卡那霉素等,抑制肠道菌群,减少氨的产生;④纠正水、电解质和酸碱平衡紊乱,尤其注意纠正碱中毒。

　　4. 纠正递质　为了补充正常神经递质,临床上常用左旋多巴,其在脑内可转变为多巴胺和去甲肾上腺素,使脑内正常神经递质增多,与假性神经递质竞争,从而恢复正常神经冲动的传导,促进患者清醒。还可口服或注射支链氨基酸混合液,纠正血浆氨基酸失衡。

本章小结

　　肝性脑病是肝功能衰竭的临床主要表现,最常继发于肝炎后肝硬化等所致的肝衰竭,称 C 型肝性脑病,我国最多见;也可继发于急性重症肝炎、肝中毒等引起的爆发型肝衰竭,称 A 型肝性脑病;B 型相对少见。患者可表现为人格改变、行为异常、扑翼样震颤甚至出现意识障碍、昏迷和死亡。

　　肝性脑病的主要发生机制是氨中毒,由氨产生增多而清除不足所致。血氨升高的关键毒性是干扰脑细胞的能量代谢,其次也可改变脑内神经递质及神经细胞膜的离子转运产生毒性。假性神经递质苯乙醇胺和羟苯乙醇胺增多、血浆芳香族氨基酸增多而支链氨基酸减少、γ-氨基丁酸入脑增多及其他神经毒质等机制也参与发病。氮负荷增加是肝性脑病最常见的诱因,尤其是上消化道出血、过量摄入蛋白饮食、输血等可增加外源性氮负荷;感染、碱中毒、尿毒症、便秘等可增加内源性氮负荷,因而诱发肝性脑病。

　　临床治疗主要围绕发病机制来进行,可口服乳果糖酸化肠道、口服抗生素杀菌、应用门冬氨基鸟氨酸制剂等均可降低血氨,饮食上严格控制蛋白质摄入、避免粗糙质硬的食物、适当灌肠或导泻防止便秘等减少氮负荷可降低血氨,用左旋多巴补充正常神经递质,用支链氨基酸纠正氨基酸失衡等综合措施进行治疗。

（鲜于丽）

练 习 题

一、选择题

1. 正常人体血氨的主要来源是:
   　A. 肠腔尿素分解产氨　　　　　　　　B. 肾小管上皮细胞产氨
   　C. 蛋白质在肠道内分解产氨　　　　　D. 人体组织蛋白分解产氨
   　E. 肌肉收缩时腺苷酸分解产氨

2. 血氨升高引起肝性脑病的主要机制:
   　A. 影响大脑皮质的兴奋传导过程　　　B. 使乙酰胆碱产生过多
   　C. 干扰大脑能量代谢　　　　　　　　D. 使脑干网状结构不能正常活动
   　E. 使去甲肾上腺素作用减弱

3. 肝性脑病患者采用酸性溶液灌肠的目的是:
   　A. 纠正酸中毒　　　　　　　　　　　B. 使肠腔 pH 升高
   　C. 抑制肠道细菌生长　　　　　　　　D. 有利于 H^+ 反渗入肠黏膜
   　E. 减少胃肠道黏膜对氨的吸收

4. 患者,男,32 岁,慢性乙型肝炎病史 20 年,半年前被诊断为晚期肝硬化,今以大量黑便一天,浅昏迷入院,查体:病人面色苍白,神志不清,血压 90/60mmHg,呼吸 23 次/分,肝功能明显异常。临床以肝性脑病收入院,该患者属于哪种因素诱发的肝性脑病:
   　A. 镇静剂　　　　　　　B. 放腹水　　　　　　　C. 上消化道出血
   　D. 情绪激动　　　　　　E. 感染

5. 张某,临床诊断为肝性脑病昏迷前期,对该患者最不宜使用的食物是:
   　A. 稀粥,烧饼　　　　　B. 米饭,什锦菜　　　　C. 果汁,蛋糕

D. 肉末蛋羹,拌菠菜　　　E. 炒米饭,蘑菇汤

二、思考题

1. 血氨升高的机制及其对脑的毒性作用。

2. 某肝硬化患者,近期常烦躁不安、黑白颠倒、睡眠障碍,能否给予一些安眠药帮他改善睡眠,为什么?

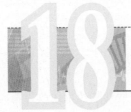

第十八章

泌尿系统疾病

 学习目标

1. 掌握肾小球肾炎的类型、病理变化及临床病理联系,肾盂肾炎的病理变化及临床病理联系。

2. 熟悉肾小球肾炎、肾盂肾炎的病因和发病机制。

3. 了解肾癌、膀胱癌的病理变化特点。

4. 能用显微镜识别急性弥慢性增生性肾小球肾炎与慢性硬化性肾小球肾炎、急性与慢性肾盂肾炎的病理变化。

5. 能应用肾小球肾炎和肾盂肾炎的基本理论知识,使患者了解泌尿系统疾病的防治措施。

泌尿系统由肾、输尿管、膀胱和尿道组成。每个肾脏约有一百多万个肾单位。肾单位包括肾小体和肾小管,肾小体由肾小球和肾小囊组成。肾小球所属的肾小管分为近端小管、细段和远端小管。肾小球毛细血管壁有三层结构,中间为基膜,内侧衬有内皮细胞,外侧被覆肾小囊脏层上皮细胞(足细胞)。毛细血管袢之间充填有系膜细胞和系膜基质,构成毛细血管球的轴心,系膜基质由系膜细胞产生(图 18-1)。

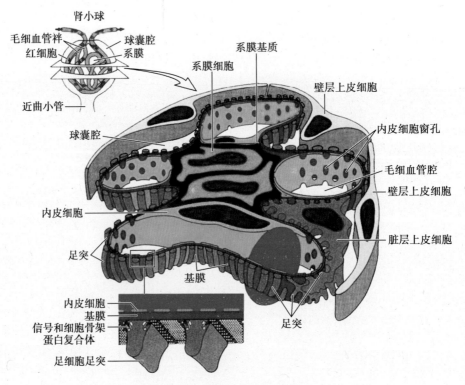

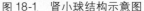

图 18-1　肾小球结构示意图

肾小球足细胞伸出足状突起,紧贴在基底膜外侧,足突之间有一裂隙,宽约25nm,称裂孔,裂孔上有厚约4~6nm的膜,称裂孔膜。正常基底膜厚约250nm。通常将有孔的内皮细胞、基底膜和足细胞的裂孔膜三层结构称为滤过膜或滤过屏障(图18-2)。滤过膜表面带有大量负电荷,阻挡带负电荷的小分子白蛋白等物质通过,此为电荷屏障。

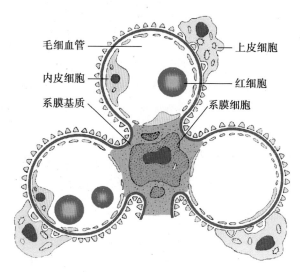

图 18-2　肾小球毛细血管模式图

第一节　肾小球肾炎

肾小球疾病(glomerular disease)是以肾小球损害和改变为主的一组疾病,可分为原发性肾小球疾病、继发性肾小球疾病以及遗传性肾小球疾病(表18-1)。原发性肾小球疾病是指原发于肾脏的独立性疾病,多数类型是抗原抗体反应引起的免疫性疾病。继发性肾小球疾病是继发于其他疾病或全身性疾病的一部分。本节主要介绍原发性肾小球疾病,通称肾小球肾炎(glomerulonephritis)。

表 18-1　肾小球疾病

原发性肾小球疾病	继发性肾小球疾病	遗传性肾小球疾病
急性弥漫性增生性肾小球肾炎	狼疮性肾炎	Alport 综合征
快速进行性(新月体性)肾小球肾炎	糖尿病性肾病	Fabry 病
膜性肾小球肾炎	淀粉样物沉积症	足细胞/滤过膜蛋白突变
膜增生性肾小球肾炎	肺出血-肾炎综合征	
系膜增生性肾小球肾炎	显微型多动脉炎	
轻微病变性肾小球病	Wegener 肉芽肿病	
局灶性节段性肾小球硬化	过敏性紫癜	
IgA 肾病	细菌性心内膜炎相关性肾炎	
慢性硬化性肾小球肾炎		

一、病因及发病机制

肾小球肾炎的病因及发病机制大都与体液免疫有关，主要是免疫复合物形成。

1. 循环免疫复合物沉积 循环免疫复合物的抗原可以是**外源性抗原**，如细菌、病毒、异种蛋白、药物等；也可以是**内源性抗原**，如 DNA、甲状腺球蛋白、肿瘤抗原等。抗原刺激机体**产生相应抗体**，抗原与抗体**在血液循环中结合**成免疫复合物（抗原抗体复合物）。各种免疫复合物是否沉积在肾小球内，引起肾小球损伤，取决于免疫复合物的大小、溶解度和携带电荷的种类等。通常认为大分子不溶性免疫复合物和小分子可溶性免疫复合物均不引起肾小球肾炎。只有当抗原稍多于抗体或抗原与抗体等量时，所形成的**中等分子免疫复合物**在血液中保存时间较长，随血液循环流经肾脏时，**沉积在肾小球**而引起肾小球肾炎（图 18-3，图 18-4）。

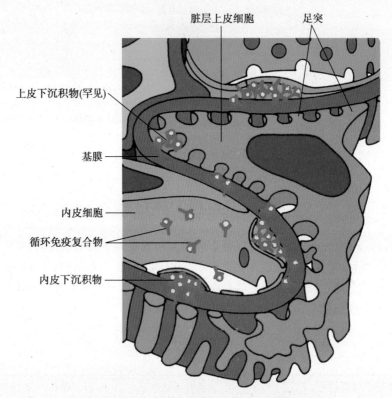

图 18-3 循环免疫复合物沉积示意图

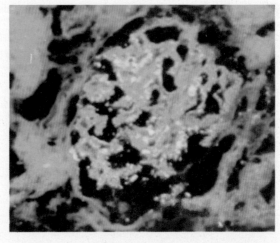

图 18-4 免疫荧光法显示免疫复合物沉积

2. **原位免疫复合物形成**　肾小球本身的固有成分在某种情况下成为抗原，或非肾小球抗原与肾小球某一成分结合，形成植入性抗原，两者均可刺激机体产生相应抗体。血液中的抗体在肾小球内，与抗原结合成免疫复合物，称原位免疫复合物，引起肾小球肾炎。

（1）**肾小球固有成分成为抗原**：①抗肾小球基底膜性肾小球肾炎和肺出血-肾炎综合征的肾小球基底膜抗原，包括层粘连蛋白、胶原的α链、蛋白聚糖等；②上皮细胞抗原成分诱发膜性肾小球肾炎；③系膜基质抗原、细胞表面抗原等诱发系膜增生性肾小球肾炎；④抗内皮细胞抗原，如血管紧张素转换酶抗原等。

（2）**植入性抗原**：细菌、病毒和寄生虫等产物和某些药物等进入机体，首先与肾小球某一成分结合成植入抗原，刺激机体产生相应抗体。

肾小球内免疫复合物形成或沉积，激活补体，产生 C3a 和 C5a，可刺激细胞释放组胺等血管活性物质，使毛细血管通透性增高，C5a 又是趋化因子，吸引白细胞。补体的激活可使细胞溶解破坏。中性粒细胞、巨噬细胞、淋巴细胞和血小板等可产生多种蛋白溶解酶、血管活性物质等，参与肾小球肾炎的变质、渗出和增生等病理变化过程。此外，肾小球固有细胞（系膜细胞、内皮细胞和上皮细胞）受刺激后，分泌白细胞介素（IL-1、IL-6、IL-8 等）和多种细胞因子（上皮细胞生长因子、转化生长因子、肿瘤坏死因子等），促进增生和肾小球硬化。

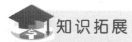

知识拓展

细胞免疫与肾小球肾炎

研究发现，有的肾小球肾炎不见免疫复合物，如轻微病变性肾小球肾炎，可能与细胞免疫有关。在人类和实验动物性肾小球肾炎的肾小球内可见激活的巨噬细胞、T 细胞，这些细胞的产物导致肾小球损伤。淋巴细胞和巨噬细胞释放的细胞因子可刺激系膜细胞增生，使系膜基质增加，引起肾小球硬化。

二、基本病理变化

1. **变质**　各种蛋白溶解酶和细胞因子的作用导致基底膜通透性增高、肾小球固有细胞变性乃至纤维素样坏死等。

2. **渗出**　常有白细胞渗出，主要是中性粒细胞和单核细胞。渗出的中性粒细胞释放蛋白水解酶，破坏内皮细胞、上皮细胞以及基底膜，引起滤过膜通透性增高，导致红细胞漏出，肾小囊内有时可见纤维素渗出。

3. **增生**　肾小球内细胞数目增多，系膜细胞、内皮细胞、肾小囊脏层或壁层上皮细胞均可增生。晚期系膜基质增多，导致肾小球硬化。

肾小球的病变根据其分布特点分为弥漫性与局灶性、球性与节段性。病变累及 50% 以上的肾小球称弥漫性（diffuse）；病变仅累及少部分肾小球称局灶性（focal）。病变累及整个或几乎整个肾小球称球性（global）；病变仅累及肾小球的一小部分称节段性（segmental）。

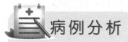

病例分析

某女，10 岁。2 周前患上呼吸道感染，近 3 天眼睑水肿，晨起时明显，尿量 350ml/24h。体检：上眼睑水肿，咽红，扁桃体肿大；心肺未见异常，血压 130/95mmHg。尿常规：红细胞（++），尿蛋白（++）。B 超：双肾增大。

请作出初步诊断，发病机制和病变如何？解释临床表现。

三、临床病理联系

1. 尿变化

（1）**少尿或无尿**：24 小时尿量少于 400ml 为少尿，少于 100ml 为无尿。当肾小球内细胞明显增生挤压毛细血管和肾小囊腔、形成新月体、肾小球结构破坏或硬化，均可造成 GFR 下降，出现少尿或无尿。

（2）**多尿、夜尿和等比重尿**：24 小时尿量超过 2500ml 为多尿。肾小球肾炎晚期，大部分肾单位破坏，有效肾单位减少，肾单位浓缩原尿功能下降，因而尿量增多，夜尿增多，尿比重恒定在 1.008～1.012（正常为 1.002～1.035）。

（3）**血尿**：尿沉渣镜检，每高倍视野（400×）超过 **1 个红细胞称镜下血尿**。每 100ml 尿中混有血液大于 1ml，尿呈洗肉水样，称**肉眼血尿**。由于肾小球毛细血管壁严重损伤和断裂，红细胞通过裂口时被挤压及肾小管内渗透压的影响，**红细胞变成畸形**，与非肾性血尿不同。

（4）**蛋白尿**：尿中蛋白量大于 **0.15g/24 小时称蛋白尿**，由肾小球毛细血管通透性增高引起。大于 **3.5g/24 小时称大量蛋白尿**。

（5）**管型尿**：管型由蛋白质、细胞或细胞碎片等在肾小管内凝聚而成，是一种以蛋白质为基本成分的**肾小管铸型**。管型所含的成分不同，形态和性质不一，有透明管型（白蛋白构成）、颗粒管型（细胞碎片构成）、上皮细胞管型（上皮细胞及碎片构成）、红细胞管型（红细胞及碎片构成）、白细胞管型（白细胞及碎片构成）等。尿沉渣镜检，见有透明管型或其他管型则称管型尿。说明肾小球或肾小管有病变。**肾小球病变**时，**透明管型和颗粒管型多见**。

2. 全身性变化

（1）**肾性水肿**：由肾功能异常导致的血浆胶体渗透压下降（尿蛋白长期大量流失）和钠水潴留而引起水肿。肾性水肿的特点是**组织疏松部位明显**，主要表现为**眼睑及颜面水肿**，严重时可发生腹水、胸水等。

（2）**肾性高血压**：由肾功能异常导致的高血压称肾性高血压。引起肾性高血压的原因：①肾小球内皮细胞和系膜细胞严重增生，肾小球结构破坏和硬化，肾小球毛细血管受挤压闭塞乃至消失，导致肾小球缺血，肾素分泌增多导致高血压，又称**肾素依赖性高血压**；②肾功能异常，体内钠水潴留，有效循环血量增多导致高血压，又称**钠依赖性高血压**。

（3）**肾性贫血和肾性骨病**：肾功能严重受损时，促红细胞生成素减少，电解质紊乱，**钙磷代谢失调**，从而导致贫血和骨质疏松。

3. 肾小球肾炎临床综合征

根据临床表现、病程经过和其他检查结果，肾小球肾炎可有下列临床综合征：

（1）**急性肾炎综合征**：发病急，主要表现为血尿、蛋白尿和少尿，常伴有高血压和轻度水肿。常见病理类型是**急性弥漫性增生性**肾小球肾炎。

（2）**快速进行性肾炎综合征**：发病急，表现为血尿、蛋白尿和贫血，快速进展为肾功能不全。常见病理类型是**新月体性**肾小球肾炎。

（3）**慢性肾炎综合征**：多缓慢发展，临床上是指蛋白尿、血尿、水肿和高血压等肾小球肾炎症状迁延不愈超过半年或一年以上。可见于**多种病理类型**的肾小球肾炎。

（4）**肾病综合征**：临床表现为**大量蛋白尿**、**低蛋白血症**、**高度水肿**和**高脂血症**。主要见于**轻微病变性**肾小球肾炎、**膜性**肾小球肾炎，还可见于膜增生性肾小球肾炎、系膜增生性肾小球肾炎和局灶性节段性肾小球硬化等。

（5）**反复发作性或持续性血尿**：发病急或缓，主要表现为肉眼血尿或镜下血尿，一般无其他症状，常见病理学类型是 **IgA 肾病**。

（6）**隐匿性肾炎综合征**：患者无症状，仅有**镜下血尿**或**蛋白尿**，常见病理类型是**系膜增生性肾小球肾炎**。

（7）**肾功能不全**：患者血肌酐和尿素氮升高、高血压、少尿、无尿或多尿，**血肌酐浓度**是**判断肾功能损伤程度极有价值**的**指标**。各种病理类型的肾小球肾炎均可发生肾功能不全。

（8）**尿毒症**：是严重**肾功能不全**导致的**自身中毒状态**。由于体内毒性物质的刺激和水、电解质紊乱，使**多系统出现病变**，如毒性物质刺激引起纤维素性心包炎、胸膜炎、腹膜炎、肠炎等，伴有肾性贫血、肾性骨病以及电解质和酸碱平衡紊乱等。

四、常见病理类型

1. **急性弥漫性增生性肾小球肾炎**（acute diffuse proliferative glomerulonephritis） 多在上呼吸道感染 1~2 周后发病，尤其与 A 组乙型溶血性链球菌感染有关，又称**链球菌感染后肾小球肾炎**。病变特点是**系膜细胞和内皮细胞增生**。儿童、青少年多发，临床称**急性肾炎**。双肾肿大，被膜紧张可致疼痛，表面充血，可有散在出血点，故有大红肾或蚤咬肾之称。镜下，弥漫性肾小球增大，细胞数目显著增多，系膜细胞、内皮细胞增生明显，可见多少不等的中性粒细胞和单核细胞浸润。增生的细胞使毛细血管腔狭窄，甚至闭塞（图18-5）。电镜下，**基底膜外侧或上皮下有驼峰状电子致密物沉积**。免疫荧光显示 IgG 和补体 C3 呈粗颗粒状沉积在肾小球毛细血管壁。临床表现为**急性肾炎综合征**，多数预后良好。

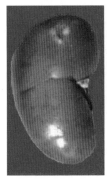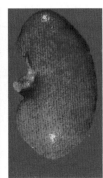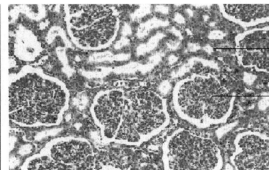

近曲小管上皮细胞变性

肾小球体积增大，细胞数增多

大红肾　　　　蚤咬肾

图 18-5 急性弥漫性增生性肾小球肾炎

2. **新月体性肾小球肾炎**（crescentic glomerulonephritis） 以肾小囊壁层上皮细胞增生形成新月体为特征。根据其临床表现又称**快速进行性肾小球肾炎**（rapidly progressive glomerulonephritis）。镜下，肾小球毛细血管壁断裂、出血和大量纤维素进入肾小囊腔，纤维素刺激**壁层上皮细胞增生形成新月体**。早期新月体成分是增生的壁层上皮细胞，其间混有单核细胞、中性粒细胞和纤维素，这种以细胞成分为主的新月体称**细胞性新月体**。进而增生的细胞转化为成纤维细胞，并产生胶原纤维，形成细胞和纤维共存的**细胞纤维性新月体**（图18-6）。后期，细胞成分完全被纤维组织代替，形成**纤维性新月体**或硬化性新月体。电镜下，肾小球基底膜不规则增厚、断裂缺损。免疫荧光显示 IgG 和 C3 沿肾小球毛细血管壁呈**线状沉积**。临床表现为**快速进行性肾炎综合征**。有新月体的肾小球不超过全部肾小球的 50% 者预后较好；超过 50% 者预后较差，导致肾功能不全，需要血液透析和肾移植治疗。

3. **膜性肾小球肾炎**（membranous glomerulonephritis） 特点是**弥漫性基底膜增厚**，又称**膜性肾病**（membranous nephropathy）。中老年人多见。双肾肿大，色苍白，故称大白肾。镜下，在沉积的**免疫复合物**之间有新生的**基底膜样物质**形成**钉状突起**。晚期基底膜显著增厚，毛细血管腔

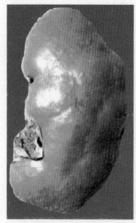

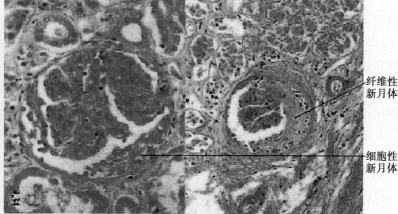

纤维性
新月体

细胞性
新月体

肾脏体积增大,表面光滑,
颜色灰白

图 18-6　新月体性肾小球肾炎

变窄。电镜下,上皮下电子致密物沉积,上皮细胞足突融合,基底膜增厚。免疫荧光显示 IgG 和
C3 沿毛细血管壁呈颗粒状沉积。临床表现**肾病综合征**,为**非选择性蛋白尿**。约半数患者发病后
10 年左右进展至硬化性肾小球肾炎。

4. **膜增生性肾小球肾炎**(membranoproliferative glomerulonephritis)　以弥漫性重度**系膜
细胞增生伴基质增多并插入内皮细胞与基底膜之间**,致基底膜增厚为特征。多见于青少年。镜
下,镀银染色或 PAS 染色基底膜呈双层改变,即**双轨征**,肾小球呈分叶状。免疫荧光显示 IgG 和
补体 C3 呈颗粒状和团块状沉积于毛细血管壁和系膜区(图 18-7)。临床表现为**肾病综合征**或**慢
性肾炎综合征**,也可表现为**无症状性血尿**。呈慢性进行性,50% ~70% 病例在 10 年内进展至硬
化性肾小球肾炎。

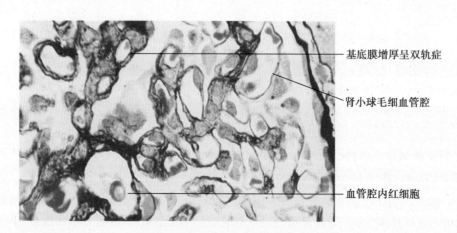

基底膜增厚呈双轨症

肾小球毛细血管腔

血管腔内红细胞

图 18-7　膜增生性肾小球肾炎

5. **系膜增生性肾小球肾炎**(mesangial proliferative glomerulonephritis)　病变以弥漫性**系
膜细胞增生伴基质增多**,致系膜区增宽为特征,毛细血管严重受压。电镜下,系膜细胞增生和系
膜基质增多,系膜区电子致密物沉积。免疫荧光显示 IgG 和 C3 沉积在系膜区。临床主要表现
隐匿性肾炎综合征,部分表现为**蛋白尿**或**肾病综合征**。重度系膜增生者可损害肾功能,发展至
硬化性肾小球肾炎。

6. **IgA 肾病**(IgA nephropathy)　是我国常见的临床慢性肾炎类型,病因不清,青年和儿童
多发。特点是 **IgA 伴有 C3 大量沉积于系膜区**,最终导致**节段性硬化**。电镜下,系膜区电子致密
沉积物。免疫荧光显示系膜区大量 IgA 沉积。重者可有节段性坏死,肾功能迅速恶化,预后不

良。临床表现**复发性血尿**、**伴轻度蛋白尿**,极少有肾病综合征,可有高血压,血清 IgA 可升高。儿童患者预后较好,成人较差。IgA 肾病是**我国肾功能不全的主要原因之一**。

7. **轻微病变性肾小球肾炎**(minimal change glomerulonephritis)　因光镜下肾小球无明显改变或病变轻微而得名。但肾小管上皮细胞脂肪变性很明显,又称**脂性肾病**,并使肾肿大,皮质增厚,呈黄白色条纹状。其**病变特征**是电镜下脏层上皮细胞足突融合、消失,故又称**足突病**。发病可能与细胞免疫异常有关。是**儿童肾病综合征**最常见的病理类型,尿内蛋白成分主要是小分子白蛋白,属于**选择性蛋白尿**。90% 以上患者对**皮质激素敏感**,治疗效果好,少数病例可发生肾功能不全。

8. **局灶性节段性肾小球硬化**(focal segmental glomerulonephritis)　是指肾小球硬化呈局灶性、节段性,仅累及少数或部分肾小球,或者病变局限于肾小球的部分毛细血管节段。病变**局灶分布**,肾小球节段性系膜增宽、硬化、玻璃样变。免疫荧光显示肾小球病变处出现免疫球蛋白和补体沉积,主要是 IgM 和 C3。患者约 80% 表现为**肾病综合征**,而且**多伴有血尿**,常有**高血压**。多为**非选择性大量蛋白尿**。患者对**皮质激素不敏感**,治疗效果不明显,病变继续发展可进展为硬化性肾小球肾炎。

9. **硬化性肾小球肾炎**(sclerosing glomerulonephritis)　是**许多类型**肾小球肾炎的**终末阶段**,即临床上的**慢性肾炎晚期**。两侧肾脏对称性固缩,表面呈细颗粒状,称之为**继发性颗粒性固缩肾**。镜下,**大量肾小球纤维化、玻璃样变而硬化**,所属肾小管萎缩、消失。少数残存肾单位呈代偿性肥大,即肾小球体积增大,肾小管扩张。间质纤维组织增生并有大量淋巴细胞、浆细胞浸润。间质内小动脉硬化,管壁增厚,管腔狭窄(图 18-8)。免疫荧光和电镜检查,多无特异性发现。临床表现**多尿**、**夜尿**、**低比重尿**和**氮质血症**,由慢性肾功能不全发展为**尿毒症**。

知识拓展

人　工　肾

是根据膜平衡原理,将尿毒症病人血液与含有一定化学成分的透析液同时引入透析器内,在透析膜的两侧流过,两侧可透过半透膜的分子作跨膜移动,达到动态平衡,从而使尿毒症病人体内蓄积的毒素得以清除。

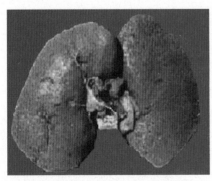

肾脏体积缩小,表面呈弥漫性细颗粒状
(肉眼观)

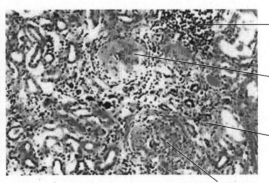

慢性炎症
细胞浸润

肾小球
玻璃样变

间质纤
维增生

肾小球纤维化

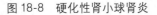

图 18-8　硬化性肾小球肾炎

表 18-2 常见肾小球肾炎病理类型的比较

肾炎类型	光镜	电镜	免疫荧光	临床表现	预后
急性肾小球肾炎	系膜细胞、内皮细胞增生	上皮下有驼峰状电子致密物	毛细血管壁粗颗粒状沉积	儿童、青少年多发,急性肾炎综合征	多数预后较好
新月体性肾炎	壁层上皮细胞增生成新月体	基底膜不规则增厚、断裂缺损	IgG 和 C3 沿毛细血管壁呈线状沉积	快速进行性肾炎综合征	新月体越多、预后越差
膜性肾小球肾炎	弥漫性基底膜增厚,钉状突起	足突融合,基底膜增厚	IgG、C3 沿毛细血管壁呈颗粒状沉积	成人肾病综合征	慢性肾功能不全
膜增生性肾小球肾炎	系膜细胞和系膜基质重度增生、插入,双轨型	呈双轨状	IgG 和补体 C3 呈颗粒状沉积在毛细血管壁和系膜区	肾病综合征或慢性肾炎综合征	慢性肾功能不全
系膜增生性肾小球肾炎	系膜细胞、基质增多	系膜细胞、基质增多	IgG 和 C3 沉积在系膜区	隐匿性肾炎综合征	系膜硬化和肾小球硬化
IgA 肾病	IgA、C3 沉积系膜区	系膜区电子致密沉积物	系膜区大量 IgA 沉积	复发性血尿,常伴上呼吸道感染	儿童预后较好,成人较差
轻微病变性肾小球肾炎	近曲小管上皮细胞脂肪变	脏层上皮细胞足突融合、消失	阴性	儿童肾病综合征	皮质类固醇治疗效果好
局灶性节段性肾小球硬化	毛细血管萎缩,系膜增宽、硬化、玻璃样变		肾小球病变部位 IgM 和 C3 沉积	肾病综合征	肾功能不全
硬化性肾小球肾炎	肾小球硬化、玻璃样变	多无特异性发现	多无特异性发现	多尿、夜尿、低比重尿	肾功能不全

第二节 泌尿系统感染

一、病因及发病机制

泌尿系统感染主要由革兰阴性细菌引起,**大肠杆菌**最多见,其他还有变形杆菌、副大肠杆菌、葡萄球菌等。感染途径有上行性感染和血源性感染。

1. **上行性感染** 病原菌多为革兰阴性菌,首先引起**尿道炎**或**膀胱炎**,细菌沿输尿管或输尿管周围的淋巴管上行到肾盂,引起**肾盂、肾小管**和**肾间质**的炎症。病变可累及一侧或两侧肾。

正常情况下,排尿对泌尿道有冲洗、自净作用,膀胱黏膜白细胞及产生的抗体具有抗菌作用,细菌不易在泌尿道繁殖,呈无菌状态。当泌尿道结石、前列腺增生等引起尿道阻塞时,可致尿流不畅、尿液潴留,有利于细菌感染、繁殖;导尿、膀胱镜检查及其他尿道手术引起的泌尿道损伤,为细菌感染提供了条件;女性较男性尿道短,易发生上行性感染。

2. **血源性感染** 细菌从身体某处感染灶侵入血流到达肾,引起急性肾盂肾炎,病原菌多为葡萄球菌,两侧肾同时受累。

二、泌尿系统感染性疾病

（一）肾盂肾炎

1. **急性肾盂肾炎**（acute pyelonephritis） 是肾盂、肾小管和肾间质的急性**化脓性炎症**。任何年龄均可发病，女性约比男性高 10 倍。

（1）**病理变化**：上行性感染者肾盂黏膜和肾间质充血、水肿，大量中性粒细胞浸润和肾小管上皮细胞坏死、崩解（图 18-9），形成**脓肿**或**条索状化脓灶**。肾小管管腔内见中性粒细胞和脓细胞，肾小球常无病变。**血源性感染**主要在皮质**肾小球内形成小脓肿**，可见细菌团。肾体积增大、充血，表面散在大小不等的黄白色脓肿，脓肿周围是紫红色充血带。肾盂黏膜表面有脓性渗出物覆盖，可见小出血点。

（2）**临床病理联系**：发病急骤，寒战、发热，外周血中性粒细胞升高等全身症状。肾肿大被膜紧张引起腰痛和肾区叩击痛。化脓性病灶破入肾小管，中性粒细胞、脓细胞和细菌等从尿中排出，因而尿中可查出白细胞、脓细胞和细菌，可见白细胞管型。上行性感染引起的炎症对膀胱和尿道黏膜产生刺激，出现尿频、尿急、尿痛等膀胱刺激征。

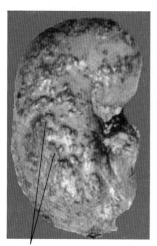
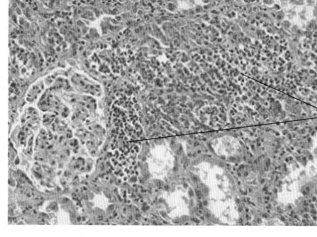

肾间质大量中性粒细胞浸润并破坏肾小管

散在黄白色脓肿

图 18-9 急性肾盂肾炎

（3）**结局**：急性肾盂肾炎及时治疗**多可痊愈**，治疗不彻底或尿路阻塞未解除，脓性渗出物不能排出，可形成**肾盂积脓**；还可导致化脓性炎症侵破肾被膜，蔓延至肾周围组织，形成**肾周围脓肿**；病程迁延、反复发作可转为**慢性肾盂肾炎**。

2. **慢性肾盂肾炎**（chronic pyelonephritis） 多为急性肾盂肾炎反复发作逐渐迁延而来；也有临床上急性肾盂肾炎表现不明显，隐性进展至慢性肾盂肾炎。

（1）**病理变化**：单侧或双侧性，肾体积缩小、变硬，表面凸凹不平，有不规则凹陷性瘢痕。切面肾被膜增厚，皮髓质界限不清，肾乳头萎缩，肾盂、肾盏变形，肾盂黏膜增厚、粗糙。镜下，肾间质大量慢性炎细胞浸润，淋巴滤泡形成，间质纤维化。部分肾小管萎缩、消失。常有肾小球囊壁纤维组织增生。部分肾单位代偿性肥大，肾小管扩张，管腔内充满红染的胶样管型，形似甲状腺滤泡。晚期，肾小球发生萎缩、纤维化、玻璃样变（图 18-10）。

（2）**临床病理联系**：病程较长，反复发作。临床表现腰痛、发热、脓尿、菌尿等。肾小管浓缩功能降低，多尿、夜尿等症状出现早而明显，蛋白尿较轻。可因 RAAS 激活，引起肾性高血压。

（3）**结局**：晚期肾小球广泛硬化，最终导致肾功能不全。

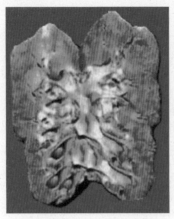
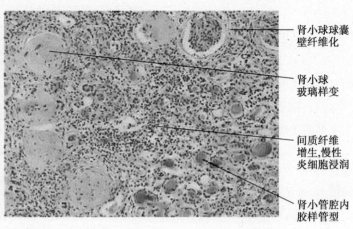

肾脏体积缩小,表面凹陷性瘢痕

肾小球球囊壁纤维化

肾小球玻璃样变

间质纤维增生,慢性炎细胞浸润

肾小管腔内胶样管型

图 18-10　慢性肾盂肾炎

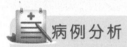 病例分析

　　患者女,35 岁。4 天前寒战、发热,尿频、尿急、尿痛,右侧腰痛。体检:体温 39℃,脉搏 112 次/分,血压 120/80mmHg;心、肺未见异常,右肾区有叩击痛,无水肿;尿化验:脓细胞(+++),蛋白(++)。

　　考虑诊断什么疾病,根据是什么? 解释临床表现。

（二）膀胱炎

　　膀胱炎(cystitis)通常是指非特异性膀胱炎(特异性指膀胱结核),系由大肠杆菌、副大肠杆菌、变形杆菌、金黄色葡萄球菌感染所致,根据临床表现分为急性膀胱炎和慢性膀胱炎。

　　1. 急性膀胱炎(acute cystitis)　　女性常见。病理变化为膀胱黏膜充血、水肿、溃疡、出血及中性粒细胞浸润,以三角区最明显。临床发病突然,排尿时有烧灼感,尿道区有疼痛。有尿急、尿频,常见终末血尿,时有肉眼血尿和血块排出。患者感到疲乏无力、低热及耻骨上不适和腰背痛。若全身症状明显、腰痛、体温明显升高,则提示已发展为急性肾盂肾炎。男性可并发附睾炎或尿道炎,女性可并发盆腔炎,易反复发作。

　　2. 慢性膀胱炎(chronic cystitis)　　膀胱镜检查可见膀胱颈及膀胱三角区有水肿,整个膀胱呈片状黏膜红肿,易出血,严重者黏膜溃疡,被渗出物覆盖。炎细胞侵及黏膜及肌层,伴有纤维化,使膀胱弹性和容量减少。患者表现乏力、腰腹部及膀胱会阴区不舒适或隐痛。慢性膀胱炎由于长期反复感染,可引起膀胱壁纤维化和膀胱容量缩小。

第三节　尿　石　症

　　尿石症(urolithiasis)是指由尿液内的盐类物质沉积形成的固体石块。结石可发生于肾、输尿管、膀胱和尿道,以肾和输尿管结石多见。约 80% 的患者为单侧。

一、结石的类型

　　结石由无机盐结晶体和胶体性基质两部分构成。胶体性基质含量较少,主要是黏蛋白;结晶体含量多,约占结石干重的 97% ~98%,主要有草酸盐、磷酸盐、碳酸盐、尿酸盐和胱氨酸等。尿结石根据结石内晶体成分不同,分为以下几种:

1. **草酸盐结石**　最常见,呈棕褐色,质硬,表面粗糙呈桑葚状。在**碱性尿**内形成。多数为草酸钙和磷酸钙的混合性结石,X 线易显影。

2. **磷酸盐结石**　灰白色,质脆,表面光滑或颗粒状,可随肾盂、肾盏形状长成很大的鹿角形结石。在**碱性尿**中形成。多为磷酸钙和磷酸镁铵的混合性结石,X 线易显影。

3. **碳酸盐结石**　白色,质松脆,表面光滑。在**碱性尿**中形成。主要含碳酸钙,X 线易显影。

4. **尿酸盐结石**　黄色或褐色,质硬,圆形或卵圆形,表面光滑或呈颗粒状,常为多发性。在酸性尿中形成。可单纯性或与草酸钙、磷酸钙等形成混合性结石。单纯性尿酸盐结石,**X 线不易显影**。

5. **胱氨酸结石**　黄白色,表面光滑呈蜡样。**X 线不易显影**。

二、原因及发生机制

1. **尿中晶体浓度增高**　如脱水时,尿量减少,晶体物质析出形成结石;甲状旁腺功能亢进、使用大量肾上腺皮质激素引起骨钙溶解,使尿钙增高;长期卧床的患者发生骨质疏松、脱钙,钙入血由肾排出;长期服用含钙药物或过量服用维生素 D 使钙吸收增多,也可使尿钙增多。当尿中的胶体不能维持钙盐的饱和状态,钙盐析出沉淀形成结石。

2. **尿液理化性质的改变**　尿液 pH 改变影响晶体物质溶解度,碱性尿利于磷酸盐、草酸盐、碳酸盐结石形成,酸性尿利于尿酸盐、胱氨酸结石形成。

3. **三聚氰胺**　是一种非蛋白质含氮化合物,婴幼儿食用含有三聚氰胺的奶制品后常发生泌尿系统结石。三聚氰胺进入人体后发生取代反应(水解),生成三聚氰酸,三聚氰酸和三聚氰胺形成大的网状结构,可导致肾结石。

4. **其他诱因**　尿路感染、尿道狭窄、长期留置导管、异物等可诱发结石。

三、病理变化及对机体的影响

尿结石大小不一,小的很小,仅针头大,大的直径可达 10cm 以上。数量不等,形状可呈圆形、椭圆形或不规则形,表面光滑或粗糙。结石梗阻部位以上的输尿管、肾盂、肾盏扩张,肾实质呈不同程度的压迫性萎缩。来自肾的结石常停留在输尿管的三个狭窄处。输尿管结石多发生于一侧输尿管。膀胱结石通常只有一个,少数可多个,大小不等,大者可充满整个膀胱腔(图 18-11)。

结石阻塞肾盂和输尿管引起肾盂积水和输尿管积水,长期肾盂积水压迫肾实质可使肾功能

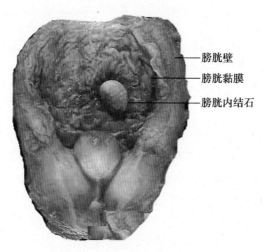

膀胱壁
膀胱黏膜
膀胱内结石

图 18-11　膀胱结石(肉眼观)

丧失。结石损伤黏膜引起血尿。输尿管结石可引起输尿管强烈蠕动和痉挛,患者出现肾绞痛。尿路阻塞和损伤易诱发细菌感染,引起泌尿系统感染,尤其易发肾盂肾炎。

第四节　常见恶性肿瘤

一、肾细胞癌

肾细胞癌(renal cell carcinoma)是发生于肾近曲小管上皮细胞的恶性肿瘤,简称肾癌。多见于 60 岁左右,男性多于女性。

1. **病因及发病机制**　除化学致癌物外,吸烟是引起肾癌的重要因素。其他危险因素有肥胖、高血压及接触石棉、石油产品和重金属等。遗传性肾癌为常染色体显性遗传,发病年龄较小,常双侧、多灶性,较少见。

2. **病理变化**　肿瘤多单发,大多呈实体性圆形肿块。发生于肾两极,以上极多见。切面见肿瘤多为实性,少数呈囊性,边界较清楚,常有假包膜形成,颜色多样,呈灰黄色(癌细胞胞质内含有大量脂质)或灰白色,有出血(红褐色)、坏死(灰白色)和纤维化(白色)区相间并存,呈多彩颜色。镜下,肿瘤细胞体积较大、多边形、轮廓清楚,胞质淡染、透明(内含有大量脂质和丰富的糖原)或颗粒状,核小而圆。间质较少,为富含毛细血管的少量疏松结缔组织(图 18-12)。

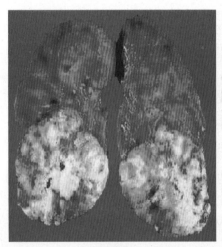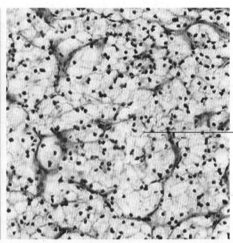

瘤细胞体积大,圆形或多边形,胞质丰富,透明,核小而深染

肾细胞癌　　　　　　　　　　　肾透明细胞癌

图 18-12　肾细胞癌

3. **临床病理联系**　早期常无症状,肿瘤体积很大时才被发现。血尿、腰痛和肾区肿块是**肾癌三联征**,对肾癌的诊断有一定意义,且已属晚期。**无痛性血尿**是肾癌的主要症状,是肿瘤侵及肾盂、肾盏及血管所致。肿瘤体积增大,肾被膜紧张或侵犯肾被膜时引起腰痛。患者可出现发热、乏力等全身症状。

肾癌可产生异位激素和激素样物质,引起副肿瘤综合征。如促红细胞生成素增多可引起**红细胞增多症**,甲状旁腺素分泌增多引起**高钙血症**,肾素增多引起高血压,肾上腺皮质激素增多可引起**库欣综合征**,促性腺激素增多可引起**女性化或男性化**等。

4. **转移**　肾细胞癌可直接向邻近组织蔓延,还可直接侵入肾盂、肾盏,甚至输尿管。癌细胞穿破肾被膜,可侵犯肾上腺和肾周围脂肪组织。**多早期发生血道转移**,常转移到肺,其次是骨、肝、脑等器官。淋巴道转移常首先转移到肾门和主动脉旁淋巴结。

5. **预后**　预后差,5 年生存率约为 45%。如无转移,早期切除,预后较好。

二、肾母细胞瘤

肾母细胞瘤(nephroblastoma)是起源于后肾胚基组织的肿瘤,又称Wilms瘤。该肿瘤多发生于小儿,2~4岁最多,偶见于成人。肾母细胞瘤有散发性和遗传性,多数病例为散发性。已知11p13和11p15.5位置上基因缺失或突变,在肾母细胞瘤的发生上起着重要的作用。

1. 病理变化 肾上、下两极多见。肿块常为单个,体积较大,呈圆形或卵圆形,边界清楚,可形成假包膜。肿瘤质软,呈鱼肉状,灰白或灰红色。镜下见未分化的幼稚组织、上皮样组织和间叶组织,常形成胚胎性小管或肾小球样结构。间叶成分常为成纤维细胞样的梭形细胞,有时可向横纹肌、骨、软骨或脂肪等分化(图18-13)。

2. 临床病理联系 腹部肿块是肾母细胞瘤的主要症状。巨大的肿块压迫邻近器官引起腹痛、呕吐和血尿。有些患儿可有高血压,与肿瘤产生肾素有关。

3. 转移 可直接侵及邻近组织和器官,并经淋巴道转移至肾门或主动脉旁淋巴结。经血道最常转移到肺,其次是肝。

4. 预后 与肿瘤组织分化程度、发病年龄有关,肿瘤组织分化程度越低,生存率越低;年龄越小,预后越好。经手术切除,加上术前或术后的放疗等综合治疗,可有良好的效果。

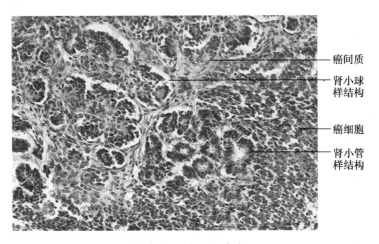

图18-13 肾母细胞瘤

三、膀 胱 癌

膀胱移行细胞癌是膀胱最常见的恶性肿瘤。多发生于50~70岁,男性是女性的2~3倍。

1. 发病因素 与长期接触联苯胺、苯胺和萘胺等化学致癌物有关。此外,膀胱黏膜的慢性炎症引起膀胱黏膜上皮增生,继而发生癌变。

2. 病理变化 好发于膀胱三角区近输尿管开口处。肿瘤可单个或多发,大小不等,多呈乳头状,也可呈息肉状、扁平状或菜花状。依据肿瘤组织的分化程度分Ⅰ~Ⅲ级:①移行细胞癌Ⅰ级:瘤细胞呈乳头状排列,具有一定的异型性,细胞层次增多,极性紊乱不明显(图18-14);②移行细胞癌Ⅱ级:瘤细胞呈乳头状排列,或伴有实性癌巢,异型性明显,核分裂象多见,细胞层次明显增多,极性消失;③移行细胞癌Ⅲ级:瘤细胞乳头状结构消失,呈实性癌巢,细胞分化差,异型性特别明显,核分裂象多,并有病理性核分裂象。

3. 临床病理联系 膀胱癌最常见的症状是**无痛性血尿**,因肿瘤乳头断裂、表面坏死或溃破所致。肿瘤侵犯膀胱壁,膀胱黏膜受刺激或继发感染,可引起尿频、尿急、尿痛。如肿瘤侵及输尿管开口,可导致肾盂、输尿管积水或积脓。

4. 预后 患者预后与移行细胞癌的病理学分级有关。移行细胞癌Ⅰ级五年生存率高;移行

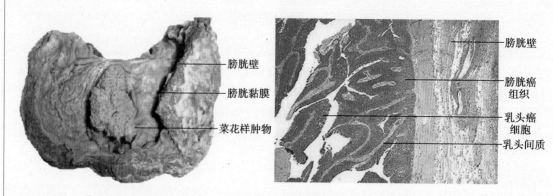

膀胱壁
膀胱黏膜
菜花样肿物

膀胱壁
膀胱癌
组织
乳头癌
细胞
乳头间质

图 18-14　膀胱癌

细胞癌Ⅲ级预后最差。

本章小结

　　常见肾小球肾炎有急性弥漫性增生性肾小球肾炎、新月体性肾小球肾炎、膜性肾小球肾炎、IgA 肾病、轻微病变性肾小球肾炎、硬化性肾小球肾炎等。病因及发病机制是循环免疫复合物沉积或原位免疫复合物形成。病理变化为肾小球固有细胞变性、纤维素样坏死等。常有渗出的中性粒细胞释放蛋白水解酶，破坏内皮细胞、上皮细胞及基底膜，引起滤过膜通透性增加，红细胞漏出，肾小球内细胞数目增多，肾小囊脏层或壁层上皮细胞增生等。晚期系膜基质增多导致肾小球硬化。临床表现少尿、无尿、多尿或夜尿、等渗尿；血尿、蛋白尿、管型尿；肾性水肿、高血压、贫血；急性肾炎综合征、快速进行性肾炎综合征、慢性肾炎综合征、肾病综合征、反复发作性或持续性血尿等。

　　泌尿系统感染有上行性感染、血源性感染。急性肾盂肾炎是肾盂、肾小管和肾间质的急性化脓性炎症，临床表现有腰痛、发热、脓尿、菌尿等。膀胱炎的突出表现是膀胱刺激征。尿石症是由尿液内的盐类物质沉积形成的固体石块，可发生于肾、输尿管、膀胱和尿道，表现为绞痛和血尿，可引起肾盂、输尿管积水。

　　肾细胞癌临床表现血尿、腰痛和肾区肿块三联症。肾母细胞瘤是起源于后肾胚基组织的肿瘤，多发生于儿童。膀胱癌好发于膀胱三角区近输尿管开口处，临床表现为无痛性血尿，患者预后与移行细胞癌的组织学分级有关。

（丁运良）

练习题

一、选择题

　　1. 下列哪项属于生理性蛋白尿：

　　　　A. 肾淤血引起的蛋白尿　　　　　　　　B. 肾动脉硬化引起的蛋白尿

　　　　C. 体位性蛋白尿　　　　　　　　　　　D. 高热引起的蛋白尿

　　　　E. 血管内溶血引起的血红蛋白尿

　　2. 急性肾小球肾炎的常见病因：

　　　　A. 甲型肝炎病毒感染　　　　　　　　　B. 乙型肝炎病毒感染

　　　　C. 葡萄球菌感染　　　　　　　　　　　D. β-溶血性链球菌 A 组 12 型

E. 乙族甲组溶血性链球菌感染

3. 急进性肾小球肾炎临床主要特征是：

    A. 较早出现少尿性急性肾衰竭为特征　　　B. 以急性起病,重症血尿为特征

    C. 以进行性贫血为特征　　　　　　　　　D. 以高度水肿为特征

    E. 以高血压脑病为特征

4. 肾病综合征不含哪项表现：

    A. 高脂血症　　　　　　　B. 高血压　　　　　　　C. 大量蛋白尿

    D. 低血浆白蛋白　　　　　E. 高度水肿

5. 尿蛋白在 3+以上,应考虑以下哪种疾病：

    A. 肾小球疾病　　　　　　B. 肾小管疾病　　　　　C. 肾血管疾病

    D. 肾间质疾病　　　　　　E. 尿路感染

6. 急性肾炎综合征是指哪类临床表现：

    A. 血尿、水肿、肾功能减退　　　　　　　B. 血尿、蛋白尿、高血压、水肿

    C. 水肿、少尿、高血压、管型尿　　　　　D. 蛋白尿、低蛋白血症、水肿、高脂血症

    E. 血尿、高尿酸血症、水肿、肾功能减退

7. 诊断急性肾盂肾炎最重要的依据是：

    A. 尿频、尿急、尿痛　　　　　　　　　　B. 脓尿和菌尿

    C. 高热、寒战、腰痛　　　　　　　　　　D. 肾区叩击痛和肋脊点压痛

    E. 肉眼血尿

8. 尿中出现何种管型对诊断肾盂肾炎有帮助：

    A. 红细胞管型　　　　　　B. 上皮细胞管型　　　　C. 白细胞管型

    D. 颗粒管型　　　　　　　E. 透明管型

9. 患者女,25 岁,尿频、尿急、尿痛,查尿蛋白(+),白细胞 10/HP,红细胞 12/HP。最可能的诊断是：

    A. 急性膀胱炎　　　　　　B. 尿道综合征　　　　　C. 泌尿系结石

    D. 急性肾盂肾炎　　　　　E. 急性肾炎

10. 患者女,48 岁。反复尿频、尿急、尿痛、发热伴腰痛,夜尿增多 1 年余,近 2 天高热,每次发作抗生素治疗有效。血压 165/95mmHg,尿蛋白(+),白细胞 20/HP,可能的诊断是：

    A. 慢性肾小球肾炎　　　　B. 慢性肾盂肾炎　　　　C. 急性肾盂肾炎

    D. 肾结石　　　　　　　　E. 肾结核

二、思考题

1. 急性弥漫性增生性肾小球肾炎、新月体性肾小球肾炎、硬化性肾小球肾炎的病理变化特点,急性肾炎综合征的表现及其机制。

2. 比较慢性肾盂肾炎与硬化性肾小球肾炎的病理特点。

3. 肾病综合征的特点及其发生机制。

第十九章

肾功能不全

学习目标

1. 掌握肾功能不全、急性肾衰竭、慢性肾衰竭和尿毒症的概念,急、慢性肾衰竭时机体的功能和代谢变化,急性肾衰竭原因和类型。

2. 熟悉慢性肾衰竭的发病机制。

3. 了解慢性肾功能不全的原因,尿毒症时机体功能和代谢的变化。

4. 具有能根据不同病因分析急性肾衰竭类型的能力,能根据实验室检查和临床表现初步判定慢性肾衰竭的发展趋势。

5. 能针对肾衰竭的病因开展健康教育,指导预防。

肾功能不全(renal insufficiency)是指由于肾功能严重障碍,代谢产物、药物和毒性物质在体内蓄积,水、电解质和酸碱平衡紊乱和肾脏内分泌功能障碍的病理过程。肾功能不全与肾衰竭(renal failure)只是程度上的差别,前者指肾脏功能障碍由轻到重的全过程,后者则是前者的晚期阶段。肾衰竭根据发病急缓和病程长短,可分为急性肾衰竭和慢性肾衰竭,二者发展到严重阶段均会出现明显的自身中毒症状,即尿毒症(uremia)。

第一节 急性肾衰竭

急性肾衰竭(acute renal failure,ARF)是各种原因在短时间内引起肾脏泌尿功能急剧障碍,致使机体内环境发生严重紊乱的病理过程。临床表现有水中毒、氮质血症、高钾血症和代谢性酸中毒,多数患者有少尿或无尿。根据患者尿量的变化分为**少尿型 ARF** 和**非少尿型 ARF**,以少尿型多见。

一、原因和种类

根据发病原因,将急性肾衰竭分为肾前性、肾性和肾后性三种。

(一) 肾前性急性肾衰竭

主要见于各种原因引起的**有效循环血量减少**和**肾血管强烈收缩**,导致肾血液灌注严重不足所致的急性肾衰竭。常见于大失血、严重创伤、脱水、感染等引起的休克及急性心力衰竭。早期肾脏没有器质性改变,病因去除后可迅速恢复正常,又称功能性急性肾衰竭。但若缺血时间持续过长,则会引起肾小管坏死。

(二) 肾性急性肾衰竭

由肾实质器质性病变引起的肾衰竭,临床上以肾缺血和肾毒物引起的急性肾小管坏死最常见。常见的原因有:

1. 急性肾小管坏死 ①**肾缺血**:如肾前性的各种因素,早期未及时治疗,持续的肾缺血导致肾小管坏死,引起器质性肾衰竭;②**肾毒性物质**:包括重金属(砷、铅、汞等)、细菌内毒素、生物毒素(蛇毒、毒蕈等)、抗生素(新霉素、卡那霉素等)、某些有机化合物(甲苯、甲醇、四氯化碳等)、X线造影剂等,在经肾排泄时均可引起肾小管上皮细胞变性、坏死。

2. 肾脏疾病 肾小球、肾间质、肾血管的病变,如急性肾小球肾炎、急进型高血压、急性肾盂肾炎、肾动脉硬化及栓塞等,均可引起肾实质损害,导致急性肾衰竭。

(三) 肾后性急性肾衰竭

由**尿路梗阻**引起,多为可逆性,及时解除梗阻可使肾功能很快恢复。常见于双侧输尿管结石、盆腔肿瘤、前列腺增生、前列腺癌等。

二、发病机制

急性肾衰竭的病因不同发病机制也不同,但其**中心环节**都是 **GFR 降低**。肾固有细胞的损伤是 GFR 下降的病理生理学基础。

(一) 肾血流减少

1. 肾灌注压下降 各种原因引起的循环血量不足均可引起肾血流减少,肾血流灌注压降低。当动脉血压低于 50~70mmHg 时,肾血流失去自身调节,可引起 GFR 下降。

2. 肾血管收缩 ①有效循环血量减少,引起交感-肾上腺髓质系统兴奋,儿茶酚胺增加,肾血流重新分布,导致肾皮质缺血明显;②肾缺血时,GFR 下降,刺激致密斑,使球旁细胞释放肾素,从而使 RAAS 被激活;③前列腺素生成减少,使肾缺血加重;④内皮素合成增加。这些因素使肾小球的有效滤过压降低。

3. 肾血管内皮细胞肿胀 肾缺血时肾小球毛细血管内皮细胞的"钠泵"失灵,肾缺血再灌注产生大量氧自由基损伤内皮细胞,均可使内皮细胞肿胀和管腔狭窄,肾血流减少。

4. 肾微循环障碍 部分急性肾小管坏死的患者可出现血液凝固性增高和微血管内皮细胞损伤,其肾小球毛细血管内可有血栓形成,堵塞血管,使肾血流减少。

(二) 肾小球病变

急性肾小球肾炎、狼疮性肾炎等可使肾小球滤过膜受损,滤过面积减少,导致 GFR 下降。

(三) 肾小管阻塞

肾毒物引起肾小管坏死时的细胞碎片、异型输血时的血红蛋白、挤压综合征时的肌红蛋白,均可在肾小管内形成各种管型,阻塞肾小管管腔。同时,肾小管腔内压力明显增高,引起肾小囊内压增高,导致肾小球有效滤过压下降,GFR 降低。

(四) 肾小管原尿反流

持续肾缺血或肾毒素作用可引起肾小管上皮细胞变性、坏死,基底膜断裂,原尿可经受损肾小管壁反流至肾间质,使间质水肿。间质水肿又压迫肾小管和肾小管周围的毛细血管,造成肾小管阻塞加重,使肾小球囊内压升高,从而 GFR 进一步下降,少尿加重,形成恶性循环。

总之,急性肾衰竭的发病机制可能是多种因素共同或先后作用的结果。在多数病例,肾血流减少和 GFR 降低是主要发病机制,肾小管坏死所致的肾小管阻塞和原尿反流则是辅助因素(图 19-1)。

三、机体功能和代谢变化

(一) 少尿型急性肾衰竭

临床上大多数患者属于该类型,分为少尿期、多尿期和恢复期 3 个阶段。

1. 少尿期 为病程中最危险的阶段,尿量明显减少甚至无尿,代谢产物蓄积,伴有水、电解质和酸碱平衡紊乱,可持续数天至数周,典型者为 7~14 天,持续时间越长,预后越差。

(1) 尿变化:①**少尿或无尿**:主要由 GFR 下降引起。②**低比重尿**:常固定于 1.010~1.020,

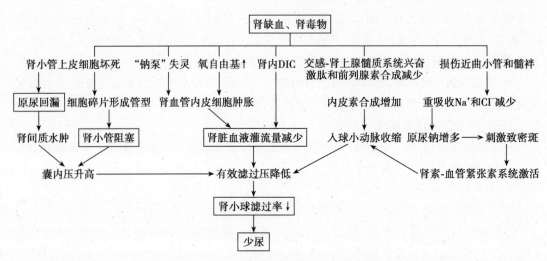

图 19-1　急性肾功能衰竭发病机制示意图

主要由原尿浓缩和稀释功能障碍引起；③**血尿、蛋白尿和管型尿**：急性肾衰竭患者肾小球毛细血管通透性增高以及肾小管损伤，尿中可出现蛋白质、红细胞、变性上皮细胞等成分，这些有形成分在通过肾小管时可浓缩、凝固形成管型；④**尿钠增高**：由肾小管对钠的重吸收障碍引起。功能性 ARF，其少尿主要是由于 GFR 明显降低引起；器质性 ARF，肾小球和肾小管均出现功能障碍，两者不仅是少尿的发生机制不同，在尿液成分上亦有区别（表 19-1）。临床上正确区别功能性 ARF 和器质性 ARF 对指导治疗和判断预后具有重要意义。

表 19-1　功能性与器质性 ARF 尿变化的不同特点

	功能性 ARF	器质性 ARF
尿沉渣镜检	轻微	显著，颗粒管型，红白细胞及变性上皮细胞
尿蛋白	阴性或微量	+ ~ ++++
尿钠（mmol/L）	<20	>30
尿渗透压（mmol/L）	>700	<250
尿比重	>1.020	<1.015
尿/血肌酐比值	>40:1	<10:1

（2）**水中毒**：发生原因：①少尿使水排出减少；②体内分解代谢增强引起内生水增多，饮水过多或输液过多、过快等，可导致水潴留。水潴留可引起稀释性低钠血症和细胞水肿，严重时可出现肺水肿、脑水肿和心力衰竭。临床上对 ARF 患者，应严格控制补液量和补液速度。

（3）**高钾血症**：主要原因：①少尿使肾排钾减少；②组织损伤、分解代谢增强、酸中毒等使细胞内钾释放到细胞外液；③摄入含钾高的食物或药物或输入库存血等。高钾血症可引起心律失常，严重时出现心室纤颤及心脏停搏。

（4）**代谢性酸中毒**：发生原因：①GFR 下降，酸性物质（如硫酸根、磷酸根等）不能经肾排出；②肾小管分泌 H^+ 和 NH_3 能力下降，使碳酸氢钠重吸收减少；③分解代谢增强，产酸增加。酸中毒可抑制心血管系统和中枢神经系统功能，并可加重高钾血症。

（5）**氮质血症**：血中尿素、肌酐、尿酸等非蛋白氮（non-protein nitrogen，NPN）含量显著增高，称氮质血症（azotemia）。当尿量减少时，肾不能充分排出代谢产物，同时体内蛋白质分解增加，导致氮质血症，严重时可出现尿毒症。临床上常用血尿素氮作为氮质血症的指标。

（6）**其他**：可出现低血钙、高血磷、高血镁等。主要是由于蛋白质分解代谢增加，释放大量镁和磷,而磷升高可使血钙降低。

2. 多尿期 当每天的尿量超过400ml,表示患者进入多尿期,随后尿量成倍增加,甚至可达3000~5000ml。进入此期后,标志着病情开始好转。多尿的发生机制:①肾缺血改善,GFR开始恢复;②潴留在体内的尿素等代谢产物经肾小球大量排出,引起渗透性利尿;③新生的肾小管上皮细胞功能尚不完善,钠水重吸收功能较低;④肾小管内管型被冲走解除阻塞及肾间质水肿消退,使肾小管通畅。

多尿期早期,由于肾功能尚未完全恢复,早期氮质血症、高钾血症、代谢性酸中毒不能立即改善,后期由于多尿可出现脱水、低血钾、低血钠等。临床上应注意调节患者的水、电解质平衡。多尿期持续1~2周即转入恢复期。

3. 恢复期 一般在发病后1个月左右进入恢复期,尿量及尿液成分逐渐恢复正常范围,血中非蛋白氮和水、电解质及酸碱平衡紊乱得到纠正,相应症状消失。但肾功能恢复到正常约需半年到1年,少数患者可发展为慢性肾衰竭。

(二) 非少尿型急性肾衰竭

非少尿型急性肾衰竭的GFR下降程度不严重,肾小管部分功能还存在,但浓缩和重吸收功能障碍,其临床特点是:①尿量不减少,可每天在400~1000ml;②尿钠含量较低,尿比重也较低;③氮质血症;④多无高钾血症。此型患者临床症状较轻,病程短,并发症少,预后较好。但由于尿量减少不明显,容易被临床忽视而漏诊。

少尿型和非少尿型ARF可以相互转化,少尿型经治疗后可转化为非少尿型;而非少尿型因漏诊或治疗不当可转化为少尿型,表示病情在继续恶化,预后不佳。

四、防 治 原 则

1. 积极治疗原发病 对引起ARF的原发病积极采取预防和治疗措施,如抗感染、抗休克、补充血容量等,慎用对肾脏有损害的药物。

2. 纠正水、电解质及酸碱平衡紊乱 在少尿期要严格控制输液量,治疗高钾血症(使用钾离子拮抗剂,静脉滴注葡萄糖和胰岛素,应用透析疗法等),及时纠正代谢性酸中毒等。多尿期要及时补充水及钠、钾、维生素等。恢复期注意加强营养。

3. 控制氮质血症 限制蛋白质摄入,给予葡萄糖及必需氨基酸,以促进蛋白质合成,降低血尿素氮含量。

4. 透析疗法 应用腹膜透析、血液透析可排出患者体内有毒物质,安全渡过危险期,以提高治愈率,降低死亡率。

第二节 慢性肾衰竭

慢性肾衰竭(chronic renal failure,CRF)是指各种肾脏疾病导致肾单位进行性破坏,残存的有功能肾单位不能充分排出代谢产物和维持内环境恒定,使体内逐渐出现代谢废物和毒物的潴留,水、电解质和酸碱平衡紊乱以及肾内分泌功能障碍,并伴有一系列临床症状的病理过程。

一、病 因

1. 肾脏病变 凡能造成肾实质破坏的疾病均可引起CRF。如慢性肾小球肾炎、慢性肾盂肾炎、糖尿病肾病、肾结核、肾肿瘤、红斑狼疮等。

2. 肾血管病变 如高血压病、肾动脉粥样硬化、结节性动脉周围炎等。

3. 尿路慢性梗阻 如尿路结石、前列腺增生等。

目前认为**慢性肾小球肾炎**是CRF最常见的原因,约占50%~60%。**糖尿病肾病**和**高血压肾**

病也是 CRF 的常见原因。

二、发 展 过 程

肾脏具有很强的代偿储备能力,当有肾单位破坏时,肾功能可由健存的肾单位进行代偿,因而在很长一段时间内患者可不出现明显症状,只有当健存的肾单位不能维持最低功能时,才会出现临床表现,发生肾衰竭。因此 CRF 是一个缓慢而渐进的过程,可分为以下四期:

1. **代偿期** 部分肾单位受损,健存肾单位能代偿其功能,肾脏尚能维持机体内环境的稳定,无临床症状,内生肌酐清除率在正常值的 30% 以上。但在感染、休克等应激状态下,则可发生内环境紊乱。

2. **肾功能不全期** 肾实质损害加重,肾脏不能维持内环境的稳定,可出现轻度的氮质血症、多尿、夜尿等,内生肌酐清除率下降到正常值的 25% ~ 30%。当肾负担加重时,肾功能会明显恶化。

3. **肾衰竭期** 肾功能显著恶化,内生肌酐清除率下降到正常值的 20% ~ 25%,临床表现明显,有较重的氮质血症、酸中毒、夜尿、多尿、高磷血症、低钙血症、贫血等,有部分尿毒症的表现。

4. **尿毒症期** 肾衰竭发展到最严重的阶段,内生肌酐清除率下降到正常值的 20% 以下,有明显的水、电解质和酸碱平衡紊乱以及多系统功能障碍。临床上出现尿毒症症状。

三、发 病 机 制

慢性肾衰竭的发生机制目前尚不十分清楚,主要有以下几种学说:

1. **健存肾单位学说** 肾脏疾病使肾单位不断遭受破坏而丧失功能,肾功能由健存肾单位进行代偿,但随着病程的进展,健存肾单位逐渐减少,当健存的肾单位减少到不能维持正常的泌尿功能时,机体内环境发生紊乱,出现 CRF 的临床表现。

2. **肾小球过度滤过学说** 多数肾单位破坏后,健存肾单位发生过度滤过,以致长期负荷过重,可使肾小球硬化而失去功能,导致健存肾单位越来越少,最后出现肾衰竭。

3. **矫枉失衡学说** 当肾损害引起肾单位逐渐减少时,体内某些溶质增多,机体通过代偿活动矫正这些溶质数量使其恢复正常,从而维持内环境的稳定。但机体在矫正过程中,可引起其他器官功能、代谢的改变,导致内环境的紊乱。例如,肾衰竭晚期,由于 GFR 明显降低,尿磷排出减少,引起高磷血症和低钙血症,使甲状旁腺激素分泌增加,虽然使磷排出增加起到"矫正"作用,但同时可导致溶骨作用,引起骨营养不良症以及甲状旁腺功能亢进,还可引起神经系统受损等,使内环境进一步紊乱,出现"失衡"。

四、机体功能和代谢变化

(一) 尿的变化

1. **尿量的变化**

(1) **夜尿**:正常人白天尿量约占总尿量的 2/3,夜间尿量占 1/3。CRF 患者夜间排尿增多,夜间尿量和白天尿量接近,甚至超过白天尿量,称之为夜尿。

(2) **多尿**:成人每 24 小时尿量超过 2000ml 时称为多尿。形成多尿的机制:①由于多数肾单位破坏,流经健存肾单位的血流量代偿性增加,这些肾小球产生的原尿增加,原尿通过肾小管时流速增快,肾小管来不及充分重吸收;②原尿中溶质多,渗透压升高发生渗透性利尿;③肾间质损害,不能形成高渗环境,尿浓缩功能降低。

(3) **少尿**:CRF 晚期,当健存的肾单位减少到一定数量,每 24 小时尿量可少于 400ml。

2. **尿液成分的变化** 尿中可出现蛋白质、红细胞和管型等。

3. **尿渗透压的变化** CRF 早期,由于肾浓缩能力减退而稀释功能正常,出现**低比重尿**或低渗尿。随着病情加重,肾浓缩和稀释功能均降低,尿的渗透压接近血浆晶体渗透压,尿比重固定在 1.008～1.012,称为**等渗尿**。

（二）水、电解质及酸碱平衡紊乱

1. **水代谢紊乱**　CRF 患者,肾脏对钠、水适应调节能力日益减退,水摄入增加时,可发生水潴留,甚至**水中毒**;严格限制水的摄入时,因不能减少水的排泄而出现血容量减少、脱水。

2. **钠代谢紊乱**　CRF 患者对钠的重吸收减少,易出现**低钠血症**。其主要的发生机制:①渗透性利尿引起失钠;②肾小管对钠的重吸收下降,而过多补充钠盐又可出现钠水潴留,引起高血压,甚至引发充血性心力衰竭。因此,对 CRF 患者要视尿量排出多少,适当控制钠盐的摄入。

3. **钾代谢紊乱**　**CRF 早期**可出现**低钾血症**,主要是由于持续性多尿、呕吐、腹泻、长期应用排钾性利尿剂等。**晚期**也可发生**高钾血症**,则是由于少尿、酸中毒、感染、应用保钾利尿药等。高钾血症和低钾血症均可影响神经肌肉的应激性,并可导致心律失常。

4. **钙、磷代谢紊乱**　①**高磷血症**:CRF 早期 GFR 下降,肾排磷减少,使血磷升高,同时血钙降低,而后者又导致甲状旁腺激素(PTH)分泌增多,抑制健存肾单位肾小管对磷的重吸收,使血磷暂时维持在正常水平。但 CRF 晚期,健存肾单位明显减少,PTH 的增多也不能维持磷的排出,导致血磷升高。②**低钙血症**:由于血液中钙磷浓度的乘积是一个常数,血磷升高则血钙降低;血磷升高,肠道磷酸根分泌增加,与钙结合形成磷酸钙,影响肠道钙的吸收;肾实质的破坏,1,25-$(OH)_2$-VD_3 生成不足,肠道钙吸收减少。

5. **代谢性酸中毒**　CRF 晚期 GFR 明显下降,硫酸、磷酸等酸性代谢产物滤过减少而在体内潴留;肾小管泌氢、产氨能力下降;继发性 PTH 分泌增多,抑制近端小管上皮细胞碳酸酐酶活性,使近端小管重吸收 HCO_3^- 减少。

（三）氮质血症

CRF 晚期,由于 GFR 下降,含氮的代谢终末产物如尿素、肌酐、尿酸等在体内蓄积,导致血中非蛋白氮的含量增加,出现氮质血症。临床上常采用**内生肌酐清除率**(尿中肌酐浓度×每分钟尿量/血浆肌酐含量)来判断病情的严重程度。

（四）**肾性高血压**

主要是由 GFR 下降引起的钠水潴留和肾素分泌增加所致。

1. **钠水潴留**　CRF 时,由于肾排钠、排水功能降低,引起钠水潴留,血容量增加和心输出量增多,血压升高,称为**钠依赖性高血压**。对此类高血压患者,采取限制钠盐摄入和使用利尿剂促进钠、水排泄,可收到较好的治疗效果。

2. **RAAS 激活**　某些肾脏疾病如肾小球肾炎、肾动脉硬化等,由于肾小球血流量减少,使RAAS 活性增高,血管收缩,外周阻力增加,血压升高,称为**肾素依赖性高血压**。对此类高血压患者应采用药物降低 RAAS 的活性,才能起到降压效果。

3. **肾降压物质生成减少**　肾实质破坏,肾髓质生成 PGA_2 和 PGE_2、激肽等舒血管物质减少,外周阻力增加,引起血压升高。

（五）**肾性贫血**

CRF 患者往往伴有贫血。发生原因:①CRF 时,肾实质破坏,促红细胞生成素分泌减少,导致骨髓红细胞生成减少;②CRF 时,体内潴留毒性物质可抑制骨髓造血功能,并且使红细胞破坏增多;③毒性物质可导致出血和铁的吸收及利用障碍等。

（六）**出血倾向**

CRF 患者常有皮下出血、鼻出血、胃肠出血等。可能是体内蓄积的毒物造成血小板功能障碍所致。

（七）**肾性骨营养不良**

也称肾性骨病,包括儿童的肾性佝偻病和成人的骨质软化、纤维性骨炎、骨质疏松、骨囊性纤维化,其发病机制与 CRF 时出现的高磷血症、低钙血症、PTH 分泌增多、1,25-$(OH)_2$-VD_3 形成减少、胶原蛋白代谢障碍及酸中毒等有关。

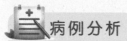

某女,33 岁,慢性肾小球肾炎 6 年。近 1 年来尿量增多,夜间尤甚。本次因妊娠反应严重,呕吐频繁,进食困难而急诊入院。实验室检查:血清[K^+]3.6mmol/L,内生性肌酐消除率为正常值的 24%,pH 7.39,$PaCO_2$ 43.8mmHg,HCO_3^- 26.3mmol/L,Na^+ 142mmol/L,Cl^- 96.5mmol/L。

患者有哪种肾衰竭,有无酸碱失衡和钾代谢紊乱?

第三节　尿　毒　症

尿毒症是指急、慢性肾衰竭发展到最严重的阶段,代谢终末产物和内源性毒物在体内蓄积,水、电解质和酸碱平衡发生紊乱及内分泌功能失调,引起一系列自体中毒症状。

尿毒症是一个非常复杂的病理过程,在尿毒症患者血浆中有 200 余种代谢产物或毒性物质,这些物质在尿毒症的临床症状中起着重要的作用。主要物质有:①PTH:可引起中枢及周围神经受损、肾性营养不良、皮肤瘙痒、高脂血症、贫血等。甲状旁腺切除可解除或缓解上述症状;②胍类化合物:是体内精氨酸的代谢产物,可引起嗜睡、肌肉痉挛、出血、呕吐、腹泻等;③尿素:可引起头痛、厌食、恶心、糖耐量降低等;④多胺:氨基酸代谢产物,包括腐胺、精脒和精胺,可引起恶心、呕吐、蛋白尿,也可促进肺水肿和脑水肿的发生;⑤其他:尿酸、肌酐、酚类、中分子和大分子毒素等,对机体均有一定的毒性作用。

一、机体功能和代谢变化

1. **神经系统**　中枢神经系统功能紊乱是尿毒症的主要表现,表现为头晕、头痛、记忆力减退、判断力和理解力障碍、烦躁不安,严重者出现嗜睡和昏迷,称为**尿毒症性脑病**。可能与毒性物质蓄积,导致神经细胞变性、脑水肿、脑缺血缺氧有关。**周围神经损害**可出现下肢疼痛、无力,甚至麻痹。

2. **消化系统**　消化系统症状是尿毒症患者**最早出现**和**最突出**的症状。早期表现为厌食、恶心等,晚期出现呕吐、腹泻、口腔黏膜溃疡以及消化道出血等。可能与肠道分解尿素产氨增多,胃泌素灭活减少刺激胃黏膜产生溃疡有关。恶心、呕吐也与中枢神经系统功能障碍有关。

3. **心血管系统**　主要表现为**心力衰竭**和**心律失常**,由于肾性高血压、酸中毒、高钾血症、钠水潴留等引起。尿素可直接刺激心包引起**纤维素性心包炎**(尿毒症心包炎),患者可有心前区疼痛,听诊可闻及心包摩擦音。

4. **呼吸系统**　酸中毒使呼吸加深、加快,严重时可出现潮式呼吸或深大呼吸。由于尿素经唾液酶分解成氨,患者**呼气有氨味**。严重时可出现肺水肿,可能与心力衰竭、钠水潴留以及低蛋白血症等有关。尿素刺激胸膜可引起**纤维素性胸膜炎**。

5. **免疫系统**　常出现免疫系统功能障碍,主要以**细胞免疫异常**为主,尿毒症患者常有**严重感染**,是造成患者死亡的主要原因之一。

6. **皮肤变化**　患者常出现**皮肤瘙痒**、干燥、脱屑等,主要是毒性物质刺激皮肤神经末梢及甲状旁腺功能亢进所致。尿素随汗液排出,在皮肤汗腺开口处有细小白色尿素结晶,称为**尿素霜**。

7. 代谢紊乱　①糖代谢障碍：尿毒症患者 50% ～70% 伴有**葡萄糖耐量降低**，可能是在毒性物质作用下，胰岛素分泌减少，生长激素分泌增多，胰岛素与靶细胞受体结合障碍等所致；②蛋白质代谢障碍：尿毒症患者常出现**低蛋白血症**、**负氮平衡**，原因是毒性物质使蛋白质合成障碍，分解增加，加之患者呕吐、厌食等使蛋白质摄入减少；③脂肪代谢障碍：患者血中甘油三酯含量增高，出现**高脂血症**，可能是由于胰岛素拮抗物使肝脏合成甘油三酯增加。

二、防 治 原 则

1. 积极治疗原发疾病，防止肾实质继续破坏。

2. 纠正加重肾衰竭的因素可防止肾功能进一步恶化，如控制感染，纠正水、电解质和酸碱平衡紊乱，控制高血压，避免使用肾毒性药物等。

3. 注意蛋白质的合理摄入，低盐饮食。

4. 采用腹膜透析和血液透析（人工肾），可延长患者生命。

5. 成功的肾移植可使肾功能得到恢复，是目前治疗尿毒症最有效的方法。

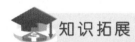

肾 移 植

　　肾移植是将健康者的肾脏移植给有肾脏病变并丧失肾脏功能的患者，是治疗慢性肾衰竭的一项有效手段。肾移植因其供肾来源不同分为自体肾移植、同种肾移植和异种肾移植。我们现在经常听到的"肾移植"通常是指同种异体肾移植。肾移植已经成为绝大部分终末期肾病患者的首选治疗方法，成功的肾移植可以使患者免除透析的必要，而且比腹膜透析或血液透析更能有效的治疗肾衰。

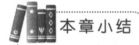

　　肾衰竭是肾功能不全的晚期阶段，肾衰竭根据发病急缓和病程长短，分为急性肾衰竭和慢性肾衰竭，两者发展到严重阶段都会发生尿毒症。

　　急性肾衰竭根据发病原因，分为肾前性、肾性和肾后性三种，临床表现有水中毒、氮质血症、高钾血症和代谢性酸中毒，多数患者少尿或无尿。慢性肾衰竭是一个缓慢而渐进的过程，可分为代偿期、肾功能不全期、肾衰竭期和尿毒症期四期，临床表现为多尿、夜尿，晚期出现少尿及等渗尿，出现水、电解质和酸碱平衡紊乱，包括脱水、水中毒、早期低钾，晚期高钾及代谢性酸中毒，高磷血症和低钙血症，还表现为氮质血症、肾性高血压、肾性贫血、肾性骨营养不良和出血倾向等。

　　急、慢性肾衰竭发展到最严重阶段，代谢终末产物和内源性毒物在体内蓄积，引起一系列自体中毒症状，即尿毒症，机体会出现神经系统、消化系统、心血管系统等变化。维持性血液透析可延长生命多年，成功的肾移植可使肾功能得到恢复，是治疗尿毒症最有效的方法。

（杨金霞）

练习题

一、选择题

1. 肾衰竭是指：
   A. 持续少尿或无尿的病理过程
   B. 引起氮质血症的各种疾病
   C. 尿中出现蛋白质、管型、红细胞和白细胞的病理过程
   D. 各种肾实质疾病引起的病理过程
   E. 因肾功能障碍导致代谢产物蓄积，水、电解质和酸碱平衡紊乱以及肾内分泌功能紊乱的综合征

2. 慢性肾衰竭最常见的致病因素是：
   A. 慢性肾盂肾炎   B. 慢性肾小球肾炎   C. 肾结核
   D. 高血压性肾小动脉硬化   E. 尿路结石

3. 各种慢性肾脏疾病产生慢性肾功能不全的共同发病环节是：
   A. 肾缺血   B. 肾血管梗塞   C. 肾单位广泛破坏
   D. 肾小管阻塞   E. GFR 减少

4. 判断肾功能不全程度最可靠的指标是：
   A. NPN   B. BUN   C. 电解质紊乱情况
   D. 代谢性酸中毒   E. 内生肌酐清除率

5. 男性患者，65 岁，冠心病史 10 余年，冠状动脉造影检查后出现恶心、食欲减退，BUN22mmol/L，Cr230mmol/L，HGB11.8g/dl，尿量 500ml，血压 140/80mmHg。最可能的诊断是：
   A. 慢性肾衰竭   B. 急性肾衰竭   C. 缺血性肾病
   D. 过敏性间质性肾炎   E. 良性肾小动脉硬化

二、思考题

1. 急性肾衰竭、慢性肾衰竭和尿毒症的概念及其关系。
2. 慢性肾衰竭时患者尿液、电解质及酸碱平衡的改变。

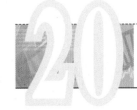

第二十章

生殖系统和乳腺疾病

 学习目标

1. 掌握子宫颈癌的组织学类型、扩散与转移,葡萄胎、侵蚀性葡萄胎、绒毛膜癌的主要病变及临床病理联系,乳腺癌的常见组织学类型及转移途径。

2. 熟悉慢性子宫颈炎的临床病理分型,子宫颈上皮内瘤变的病理特点及分级,子宫内膜增生症的概念和病理变化,子宫肌瘤的类型,子宫颈癌、乳腺癌的临床病理联系,卵巢囊腺瘤的病理特点。

3. 了解子宫内膜异位症的概念和病理变化,子宫内膜腺癌、乳腺增生症和乳腺纤维腺瘤的病理特点,前列腺增生症、前列腺癌的病理特点。

4. 能对生殖系统和乳腺常见病的大体标本进行初步辨识和进行专业描述。

5. 能与患者及家属进行沟通,开展生殖系统疾病和乳腺疾病的健康教育。

第一节 子宫颈疾病

一、慢性子宫颈炎

慢性子宫颈炎(chronic cervicitis)是病原微生物感染引起的子宫颈慢性非特异性炎症,是已婚妇女最常见的妇科疾病。

（一）病因及发病机制

慢性子宫颈炎常由链球菌、大肠杆菌及葡萄球菌等细菌,或单纯疱疹病毒和人类乳头状瘤病毒(HPV)等病毒感染引起。病原体感染与性生活不洁、分娩、流产以及长期慢性刺激有关。

（二）病理变化

妇科检查见子宫颈外口呈鲜红色、糜烂样、肿胀、触之发硬。镜下,子宫颈黏膜**充血、水肿**,淋巴细胞、浆细胞和单核细胞等**慢性炎细胞浸润**,间质**纤维组织增生**。子宫颈柱状**上皮及腺体增生**,可发生**鳞化**。根据临床病理特点分为以下四种类型:

1. **子宫颈糜烂（cervical erosion）** 指子宫颈阴道部的鳞状上皮因炎症而坏死脱落,形成表浅缺损,称为真性糜烂,较少见。临床上常见的子宫颈糜烂多数是假性糜烂,表现为子宫颈阴道部的鳞状上皮损伤后,由子宫颈管黏膜柱状上皮下移取代。由于柱状上皮较薄,上皮下充血的血管被显露,临床检查可见子宫颈外口黏膜呈境界清楚的红色糜烂区。当柱状上皮又被化生的鳞状上皮所取代,称为糜烂愈复。

2. **子宫颈腺体囊肿（cervical glandular cyst）** 慢性子宫颈炎时,子宫颈管腺体的开口被化生的鳞状上皮或黏液阻塞,使黏液潴留,腺体扩大成囊状,形成子宫颈腺体囊肿,又称纳博特囊肿(Nabothian cyst)。

263

3. 子宫颈息肉(cervical polyp)　由子宫颈黏膜上皮、腺体和纤维组织局限性增生形成的息肉状物。常为单个,数毫米到数厘米,质软,粉白色或粉红色,常有蒂。镜下,息肉主要由腺体、血管和纤维组织构成,表面覆以单层柱状上皮或鳞状上皮,间质充血、水肿,慢性炎细胞浸润。

4. 子宫颈肥大(cervical hypertrophy)　由于长期慢性炎症刺激,子宫颈腺体和纤维组织增生,导致整个子宫颈均匀性增大、变硬,可达正常子宫颈的2~4倍。

（三）临床病理联系

临床表现为白带增多,为乳白色黏液状或淡黄色脓性,时有白带带血,可伴有腹坠、腰酸等症状。

二、子宫颈上皮内瘤变

慢性子宫颈炎时,糜烂与愈合过程反复进行,局部鳞状上皮可由异型(非典型)增生发展至原位癌,子宫颈上皮内瘤变(cervical intraepithelial neoplasia,CIN)就是描述这个连续演变过程的术语。

（一）CIN分级

根据病变程度和范围,CIN分为Ⅰ~Ⅲ级,分别表示低级别、中级别和高级别(图20-1)。

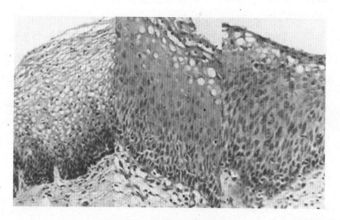

图20-1　子宫颈上皮内瘤变

（二）临床病理联系

CIN多无自觉症状,检查时仅可见子宫颈鳞-柱上皮交界带黏膜糜烂,需用碘液涂抹染色进行初步识别,患处对碘不着色,再取活检送病理确定诊断。CINⅠ级和Ⅱ级如能及时正确治疗可以治愈,CINⅢ级在10年内发展为浸润癌的概率高达20%。

三、子　宫　颈　癌

子宫颈癌(cervical carcinoma)是女性生殖系统最常见的恶性肿瘤,发病率仅次于乳腺癌。由于广泛开展子宫颈脱落细胞学普查工作,尤其是CIN能早期诊断和治疗,使子宫颈癌的发病率和死亡率明显降低,5年生存率显著提高。液基细胞学(liquid-hased cytology)检测法提高了涂片的质量及阅片效率,有效降低了假阴性率,成为目前子宫颈脱落细胞学普查的主要方法。

（一）发病因素

目前认为经性传播的**人类乳头状瘤病毒(HPV)**感染,尤其是16、18、31和33型HPV感染,被认为是大多数子宫颈癌的主要致病因素。此外,可能还与早婚、早育、多产、性生活紊乱、宫颈裂伤、包皮垢刺激等因素有关。

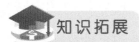知识拓展

"子宫颈癌疫苗"

2008年法国研制出HPV疫苗,进行预防子宫颈癌的临床试用观察,对未婚女性注射疫苗可能效果更佳。被认为是人类第一个用于"预防癌症的疫苗"。实际上并非针对肿瘤抗原的疫苗,而是抗病毒疫苗,通过预防HPV感染而起到预防子宫颈癌的作用。我国科学家也已于2012年成功研制出HPV疫苗,目前正在进行三期临床试验,即将用于人群预防子宫颈癌。

(二)病理变化

子宫颈癌大部分发生于子宫颈鳞状上皮与柱状上皮交界处(子宫颈外口)。

1. **大体类型**　根据子宫颈癌生长方式和外观形态分为四种类型:

(1) **糜烂型**:为较早期的表现,病变处黏膜潮红、粗糙或颗粒状、质脆,触之易出血,与一般子宫颈糜烂外观上不易区别。组织学上多为原位癌或早期浸润癌。

(2) **外生菜花型**:癌组织向子宫颈表面生长,呈息肉状、乳头状或菜花状,表面常有坏死和浅表溃疡形成。

(3) **内生浸润型**:癌组织向子宫颈深部组织浸润性生长,使子宫颈肥大、变硬,子宫颈表面常光滑或仅有浅表溃疡,临床检查易漏诊。

(4) **溃疡型**:外生型或内生型在发展过程中,癌组织发生坏死脱落形成溃疡,溃疡边缘隆起,底部凹凸不平,易发生出血和感染(图20-2)。

2. **组织学类型**　分两种类型,鳞癌最多,腺癌很少。

(1) **鳞癌**:占子宫颈癌的90%以上。由CIN发展而来,其演变过程是连续发展的,即鳞状上皮异型增生-原位癌-早期浸润癌-浸润癌(图20-3)。**早期浸润癌**是指癌细胞突破基底膜向间质浸润,浸润深度**不超过基底膜下5mm**。癌组织浸润深度超过基底膜下5mm即为浸润癌。

(2) **腺癌**:肉眼观与鳞癌无明显区别。可为乳头状腺癌、管状腺癌及黏液腺癌。此外,还有腺棘皮癌和腺鳞癌等。

(三)扩散

子宫颈癌的扩散途径主要为直接蔓延和淋巴道转移,少数也可经血道转移。临床分为0~

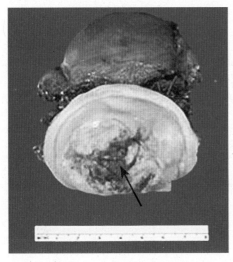

图20-2　子宫颈癌(溃疡型)

箭头处为癌组织

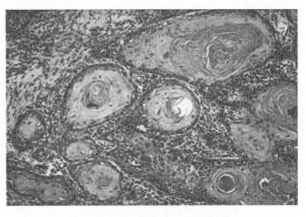

图20-3　子宫颈高分化鳞癌

红色箭头为癌巢;蓝色箭头为角化珠

4期。

1. 直接蔓延 癌组织浸润性生长,直接侵犯邻近组织。向下侵及阴道穹隆部;向上侵犯破坏整个子宫颈;向两侧侵及子宫旁和盆壁组织,晚期还可侵犯和压迫输尿管导致尿路阻塞;向前、向后分别侵及膀胱、直肠,晚期可形成膀胱阴道瘘或直肠阴道瘘。

2. 淋巴道转移 是子宫颈癌最主要的转移途径,并且发生较早。首先转移至子宫旁淋巴结,然后依次至闭孔、髂内和髂外、髂总、腹股沟及骶前淋巴结,晚期可转移至左锁骨上淋巴结。

3. 血道转移 较少见,晚期可经血道转移至肺、骨、肝、脑及皮肤等处。

(四) 临床病理联系

早期常无明显症状,随病变进展,可出现一系列临床症状。

1. 阴道分泌物增多 初期由于癌组织刺激子宫颈腺体分泌亢进,出现黏液样白带,若癌组织坏死继发感染,白带似淘米水样或伴有特殊腥臭味。

2. 阴道不规则流血 早期主要为接触性出血及少量血性白带,晚期若侵蚀大血管,可引起致命性阴道大流血。

3. 疼痛 晚期癌组织浸润或压迫盆腔神经,可出现下腹部及腰骶部疼痛。

4. 其他症状 晚期子宫颈癌侵犯膀胱,可引起尿频、尿痛,甚至发生膀胱阴道瘘。输尿管受压阻塞可致肾盂积水和肾压迫性萎缩,双侧受累可发生肾衰竭。侵犯直肠,可有里急后重、排便困难,甚至形成直肠阴道瘘。

第二节 子宫体疾病

一、子宫内膜异位症

子宫内膜异位症(endometriosis)是指子宫内膜腺体和间质出现在子宫内膜以外的部位。80%见于卵巢,其余依次为子宫肌层、子宫直肠窝、子宫阔韧带、直肠、腹部手术瘢痕、脐部、阴道、外阴和阑尾等处。子宫内膜异位症是较常见的妇科疾病,多发生于30~40岁,近年来发病率有明显升高趋势。

(一) 病因及发病机制

病因未明,有三种学说:①种植学说:月经期子宫内膜经输卵管反流至腹腔器官,或子宫内膜因手术种植在手术切口;②播散学说:子宫内膜经淋巴及静脉播散至远方器官;③化生学说:异位的内膜由体腔上皮化生而来。

(二) 病理变化

异位的子宫内膜受卵巢分泌激素的影响,出现周期性反复出血,病灶周围组织纤维化、粘连,最终形成结节或包块。切开可见陈旧性出血及瘢痕。如发生于**卵巢**,由于反复出血可形成含有咖啡色黏稠液体的囊肿,称为**巧克力囊肿**。若子宫内膜异位于**子宫肌层**(距子宫内膜基底层2~3mm以上)称**子宫腺肌病**(adenomyosis)(图20-4)。镜下,异位处子宫内膜的组织结构与正常内膜基本相同,此处还有红细胞及含铁血黄素巨噬细胞。

(三) 临床病理联系

子宫内膜异位症是一种良性病变,常因发生部位不同而出现不同的临床症状和体征。主要表现为**痛经**,少数患者发生月经紊乱、不孕等。

二、子宫内膜增生症

子宫内膜增生症(endometrial hyperplasia)是子宫内膜腺体及间质的增生性病变,多发生于青春期和更年期妇女。

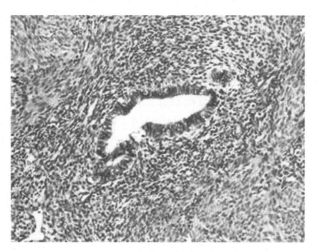

图 20-4 子宫腺肌病
子宫肌层中出现子宫内膜腺体及间质

（一）病因及发病机制

病因不十分清楚，与内源性或外源性雌激素长期刺激有密切关系。

（二）病理变化

子宫内膜弥漫性或局灶性增厚，可达 1cm 以上，表面光滑，也可伴有息肉形成，质地柔软。镜下，依据增生腺体与间质的比例、腺体的分化程度不同，分为**单纯性增生**、**复杂性增生**和**异型增生**三种类型（图 20-5）。单纯性增生约 1% 可发展为子宫内膜腺癌，复杂性增生的癌变率约 3%，**异型增生**的癌变率高达 1/3。

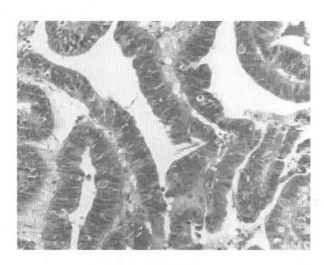

图 20-5 子宫内膜异型增生
子宫内膜腺体明显增生，排列拥挤，上皮细胞呈轻至中度异型

（三）临床病理联系

临床上主要表现为**功能性子宫出血**，即月经不规则、经期延长和月经量过多，长期子宫出血**可引起贫血**。子宫出血与卵巢雌激素分泌过多而孕酮缺乏有关。卵巢持续分泌雌激素一方面引起子宫内膜增生，另一方面抑制垂体前叶卵泡刺激素的分泌，终致卵泡因失去卵泡刺激素的支持而发生退化，雌激素分泌因而急剧下降，增生的子宫内膜由于雌激素突然不足而发生坏死脱落，引起子宫出血。

三、子宫内膜腺癌

子宫内膜腺癌(endometrial carcinoma)是子宫内膜上皮发生的恶性肿瘤,又称子宫内膜癌或子宫体癌。多见于绝经期和绝经后妇女,以55～65岁为发病高峰。近年来,因女性平均寿命延长以及更年期激素替代疗法的应用,其发病率有上升趋势。

(一)发病因素

病因尚未明确,一般认为与**过量雌激素**长期持续作用有关。子宫内膜**复杂性增生、异型增生和内膜腺癌**,无论是形态学还是生物学都是一个**连续的演进过程**,病因和发生机制也极为相似。长期使用外源性雌激素可增加子宫内膜腺癌的发生率。肥胖、糖尿病、高血压和不孕症可能是其高危因素。

(二)病理变化

根据其病变范围分为局限型和弥漫型两种:①局限型:多见于早期。肿瘤组织仅局限于子宫内膜某一区域,以子宫底或子宫角多见,呈乳头状或菜花状隆起于内膜表面。癌组织可浸润肌层,深浅不一。若癌组织小而表浅,可在诊断性刮宫时全部被清除,在切除的子宫内找不到癌组织。②弥漫型:癌组织沿子宫内膜面广泛生长,使内膜弥漫增厚,常有出血、坏死或溃疡形成(图20-6)。癌组织不同程度地侵犯子宫肌层。

子宫内膜癌根据分化程度可分三级:Ⅰ级(高分化腺癌)、Ⅱ级(中分化腺癌)和Ⅲ级(低分化腺癌),以高分化腺癌居多。少数可为乳头状腺癌、腺棘皮癌及腺鳞癌。

(三)扩散

子宫内膜癌一般生长缓慢。扩散途径主要是直接蔓延和淋巴道转移,晚期可发生血道转移。

(四)临床病理联系

患者常出现**阴道不规则流血**。当癌组织坏死脱落时,可由阴道排出米汤样、脓性及伴有臭味的物质。晚

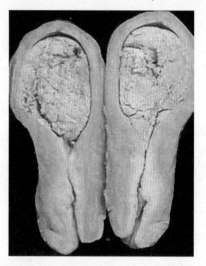

图20-6 子宫内膜腺癌
切面见癌组织灰白色,质实,充满宫腔

期患者由于肿瘤压迫神经而发生腰骶部及下腹部疼痛,可向腿部放射。刮宫病理活检可早期发现。

(五)预后

子宫内膜癌的预后较好。其预后与临床分期、病理类型、肌层浸润程度、治疗的充分与否及淋巴结有无转移、腹腔有无癌细胞、癌组织雌激素受体(ER)和孕激素受体(PR)水平以及患者年龄等因素相关。

四、子宫平滑肌瘤

子宫平滑肌瘤(leiomyoma of uterus)来源于子宫肌层平滑肌细胞,简称子宫肌瘤。是女性生殖器官中**最常见**的良性肿瘤,多见于生育期妇女,30～50岁最多,绝经后子宫肌瘤可逐渐萎缩。子宫肌瘤呈良性经过,恶变率极低。

(一)发病因素

病因尚未完全清楚,一般认为与**雌激素增多**有关,还有一定遗传倾向。

(二)病理变化

子宫肌瘤可单发或多发,常位于子宫肌层,称**壁间肌瘤**;有的位于浆膜下,称**浆膜下肌瘤**,凸

向腹腔;有的位于黏膜下,称**黏膜下肌瘤**,凸向宫腔。肿瘤大小不一、质韧、界限清楚、无包膜。
切面灰白色,呈编织状或漩涡状(图 20-7)。当
肌瘤生长较快或血供不足时,可发生玻璃样变、
黏液变、囊性变等继发性改变。镜下,瘤细胞与
正常子宫平滑肌细胞相似,排列成纵横交错的
束状、编织状或漩涡状,与周围正常组织界限
清楚。

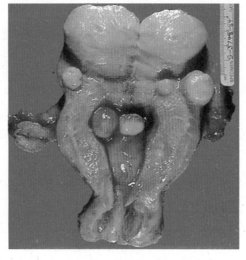

图 20-7　子宫平滑肌瘤

(三) 临床病理联系

1. 月经过多、经期延长或不规则阴道流血
主要为黏膜下肌瘤的表现。

2. 腹胀、下腹部肿块　因子宫增大、变硬
所致。囊性变时,质地软,有波动感。

3. 压迫症状　肌瘤较大时可压迫膀胱,引
起尿频、尿急、排尿困难;压迫直肠,可致排便
困难。

4. 疼痛　下腹部及腰骶部酸痛,当浆膜下肌瘤扭转时出现急性腹痛。

5. 不孕　肌瘤改变了宫腔形态及妨碍孕卵着床,子宫角部肌瘤影响孕卵或精子运送。

第三节　滋养层细胞疾病

滋养层细胞疾病(gestational trophoblastic disease,GTD)是胎盘绒毛滋养层细胞异常增生的
一组疾病。根据滋养细胞的增生程度、侵袭能力以及是否有绒毛结构等特点,将其分为葡萄胎、
侵蚀(袭)性葡萄胎、绒毛膜癌及胎盘部位滋养细胞肿瘤。

一、葡　萄　胎

葡萄胎又称水泡状胎块(hydatidiform mole),是胚胎异常引起胎盘绒毛水肿和滋养层细胞增
生的良性疾病。形成累累成串、细蒂相连的水泡,状如葡萄而故名。以"崩下血泡"为临床特点,
多见于 20 岁以下和 40 岁以上妊娠妇女。葡萄胎分为完全性和部分性两类,多数是**完全性**,而且
转为恶性者(侵蚀性葡萄胎、绒癌)**较多**。

(一) 发病因素

确切病因尚不清楚,近年来对葡萄胎染色体研究表明,90% 以上完全性葡萄胎为 46XX,可
能在受精时,父方的单倍体精子 23X 在丢失了所有母方染色体的空卵中自我复制成纯合子
46XX;10% 为空卵在受精时与两个精子结合(23X 和 23Y),染色体核型为 46XY,提示完全性葡
萄胎均为男性遗传起源,因而不见胚胎发育。部分性葡萄胎的核型常是三倍体,80% 为 69XXX
或 69XXY,由带有母方染色体的正常卵细胞(23X)与一个没有发生减数分裂的双倍体精子
(46XY)或两个单倍体精子(23X 或 23Y)结合所致,能见到胚胎的部分发育。

(二) 病理变化

绝大多数葡萄胎发生于子宫内,局限于子宫腔,致使子宫增大,不侵入肌层。个别可发生在
异位妊娠的所在部位。多数为**完全性葡萄胎**,**累及所有绒毛**,形成大小不等的**水泡**,小的如米
粒,大的直径可达 1.0cm,内含清液,透明或半透明,细蒂相连成串,**无胎儿**。**部分性葡萄胎**仅胎
盘的**一部分绒毛水肿**,保留部分正常绒毛,两者分界明显,伴有**死胎**。

镜下,葡萄胎有 3 个特点:①**绒毛间质血管消失**或见少量没有红细胞的无功能血管;②**绒毛**
因**间质高度水肿**而胀大;③**滋养层细胞**(合体滋养层细胞和细胞滋养层细胞)不同程度地**增生**,

可有轻度异型性(图20-8)。在这些特点中以滋养层细胞增生最为重要。**完全性葡萄胎**往往**增生明显**,部分性葡萄胎常为局限性轻度增生。

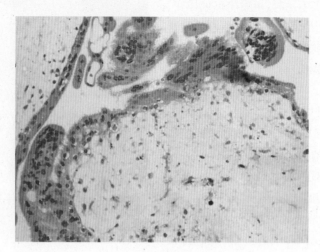

图 20-8　葡萄胎
胎盘绒毛显著肿大、间质水肿、血管消失、滋养层细胞明显增生

（三）临床病理联系

1. **停经史和阴道流血**　停经 2～3 个月后,由于增生的滋养层细胞侵袭血管,患者常出现反复阴道流血,并混有水泡状物,即以"**崩下血泡**"为特点。

2. **子宫增大**　由于绒毛水肿及宫腔积血致子宫增大,常大于停经月份。当"崩下血泡"量大时,子宫也可小于停经月份。

3. **胚胎死亡**　临床检查听不到胎心,扪不到胎体,患者也不觉胎动,B 超检查可确诊。

4. **尿妊娠试验强阳性**　由于增生的滋养层细胞产生大量的人绒毛膜促性腺激素(human chorionic gonadotropin, HCG),患者血和尿中的 HCG 明显升高,是协助诊断和观察预后的重要指标之一。

（四）预后

葡萄胎一经确诊应立即予以刮宫彻底清除,80%～90% 患者经彻底清宫后即可痊愈,10%～15% 可发展为侵蚀性葡萄胎,2%～3% 可恶变为绒毛膜癌。临床上应注意葡萄胎患者刮宫后的出血情况,并连续观察血、尿的 HCG 水平,如血、尿的 HCG 水平持续阳性或不断升高,表示有胎块残留或恶变可能,应进一步检查并确定治疗方案。

二、侵蚀性葡萄胎

侵蚀性葡萄胎(invasive mole)也称恶性葡萄胎(malignant mole),其病变特征是**水泡状绒毛侵入子宫肌层**。其生物学行为介于葡萄胎与绒毛膜癌之间。

（一）发病因素

多在葡萄胎清宫后 6 个月内发生。目前认为是完全性葡萄胎的水泡状绒毛直接浸润子宫肌层而引起,但也有一开始即为侵蚀性葡萄胎者。

（二）病理变化

在子宫肌层有浸润的水泡状绒毛,形成紫蓝色出血结节,也可穿透子宫壁累及宫旁组织。镜下,**子宫肌层内见有完整的水泡状绒毛**,滋养层细胞增生程度和异型性比葡萄胎显著,常见出血、坏死。

（三）临床病理联系

主要表现为葡萄胎清宫后,血和尿 **HCG 持续阳性**。因水泡状绒毛侵入子宫肌层,破坏组织,甚至侵破肌层大血管引起大出血,因而患者可出现阴道持续或间断不规则流血。水泡状绒毛可经血道栓塞至肺等远处器官,患者可伴有咯血。有时阴道(逆行栓塞)可出现紫蓝色结节,破溃时可发生反复出血。

(四) 预后

侵蚀性葡萄胎呈恶性经过,但对化疗敏感,预后较好。

三、绒毛膜癌

绒毛膜癌(choriocarcinoma)简称绒癌,是绒毛滋养层细胞异常增生所形成的高度恶性肿瘤。

(一) 发病因素

绒癌约50%继发于葡萄胎,25%继发于自然流产,20%发生于正常妊娠,5%发生于早产或异位妊娠。发病年龄以20～30岁为多见。罕见与妊娠无关、起源于卵巢或睾丸原始生殖细胞的绒癌。

(二) 病理变化

绒癌的原发灶大都位于子宫体,最常见于胎盘着床部位,可突向子官腔内,常侵入深肌层,甚至穿透子宫壁达浆膜外,切面呈暗红色,质软而脆,伴出血、坏死(图20-9)。镜下,癌组织由分化差的细胞滋养层细胞、合体滋养层细胞**两种癌细胞**组成,细胞异型性明显,排列紊乱,核分裂象易见;绒癌组织中**无间质及血管**,依靠侵犯子宫正常血管获得营养(这是正常滋养层细胞就具有的特性),故常见**广泛出血坏死**;绒癌**不形成绒毛结构**,借此与侵蚀性葡萄胎相鉴别。另外,异位妊娠的部位也可发生绒毛膜癌。

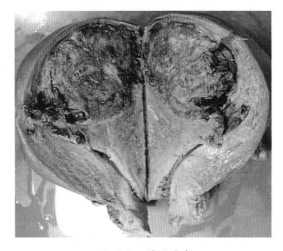

图20-9　绒毛膜癌
癌组织位于子宫底部,浸润破坏肌层,呈暗紫红色,结节状,可见出血坏死

(三) 扩散

绒癌极易侵犯血管,早期即可发生血道转移。**最常**转移至肺,其次为阴道、脑、肝、脾、肾、肠等。

(四) 临床病理联系

临床主要表现为葡萄胎、流产或妊娠分娩数月甚至数年后,发生阴道持续不规则流血、子宫增大、血和尿HCG持续升高。肺转移可有咯血、胸痛;脑转移可出现头痛、呕吐、偏瘫及昏迷;肾转移可出现血尿等症状。

(五) 预后

绒癌是高度恶性肿瘤,但化疗效果好,治愈率接近100%。死亡者多因脑转移。少数病例在原发灶切除后,转移灶可自行消退。

第四节　卵巢上皮性肿瘤

卵巢上皮性肿瘤是起源于卵巢表面上皮及其衍化成分的肿瘤,是**最常见的卵巢肿瘤**,占卵巢肿瘤的90%。肉眼为囊状,组织学上依上皮的类型分为浆液性、黏液性和子宫内膜样,依分化程度分为良性、交界性和恶性。

一、浆液性肿瘤

（一）浆液性囊腺瘤

浆液性囊腺瘤（serous cyst adenoma）是由类似于输卵管上皮或卵巢表面上皮的瘤细胞构成的良性肿瘤。是浆液性肿瘤中最常见的一种，多见于 30～40 岁妇女。

1. 病理变化　肿瘤大小不一，大者可达数十千克。表面光滑，为单房或多房囊性，囊内充满**清亮浆液**，内壁光滑。肿瘤基部通常有蒂相连。镜下，囊壁被覆**单层**立方或低柱状癌细胞，与输卵管上皮相似，具有纤毛，瘤细胞排列整齐，形态无异型，常形绒乳头状突起（图 20-10）。囊壁由含血管的纤维结缔组织构成，有时在间质内可见圆形钙化的沙粒体。

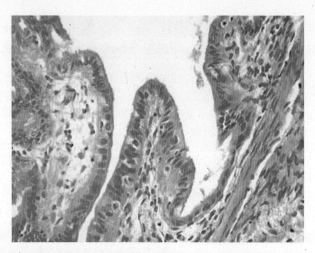

图 20-10　卵巢浆液性乳头状囊腺瘤
肿瘤呈乳头状生长，表面被覆单层立方上皮，形态一致，无异型

2. 临床病理联系　肿瘤中等大小时，可有腹胀，并在下腹部摸到囊性肿块。特大者腹部似腹水样膨隆，可引起尿频、尿急和行动不便等。若发生蒂扭转，引起肿瘤出血性梗死，出现急腹症表现。

（二）浆液性交界性囊腺瘤

浆液性交界性囊腺瘤（serous borderline cyst adenoma）指形态和生物学行为介于良性和恶性之间，具有低度恶性潜能的囊腺瘤。大体观察，与良性者相似，但乳头状突起丰富而广泛。镜下，上皮细胞层次达 2～3 层，异型性比良性者明显，但**无间质浸润**。约占浆液性肿瘤的 10%，预后比较好，易复发。

（三）浆液性囊腺癌

浆液性囊腺癌（serous cyst adenocarcinoma）为卵巢浸润性上皮性肿瘤，由类似于输卵管上皮、且异型性明显的瘤细胞组成，是**卵巢恶性肿瘤中最常见**的类型。

1. 病理变化　多数为囊性伴有实性区域，囊腔内或肿瘤表面有乳头状突起，常伴出血坏死。镜下，乳头分支多且复杂或呈实性细胞团。瘤细胞增生**超过 3 层**，细胞异型性明显，核分裂象多见，包膜和**间质有浸润**，沙粒体较多见。根据分化程度分为高、中、低分化。

2. 扩散　卵巢浆液性囊腺癌**常发生种植转移**，种植到腹腔、盆腔引起**癌性腹水**。部分经淋巴道可转移至腹股沟淋巴结、纵隔淋巴结及左锁骨上淋巴结。少数晚期常经血道转移至肝、胰、肺、骨等处。

3. 临床病理联系　患者下腹部可触及肿块。癌组织种植到腹膜时，可产生血性腹水。当癌组织蔓延到阔韧带、输卵管或子宫时，肿块与子宫粘连，并可侵及直肠和膀胱。

4. 预后　恶性程度较高，一旦诊断，需及时手术治疗。多数病例就诊时已有转移，预后较差。

二、黏液性肿瘤

（一）黏液性囊腺瘤

黏液性囊腺瘤（mucinous cyst adenoma）是由类似于子宫颈上皮的瘤细胞构成的肿瘤。较浆液性肿瘤少见，发病年龄与其相同。

1. 病理变化　肿瘤大小不等，体积巨大者可几十千克。圆形或卵圆形，常为多房性，表面光滑，内含**浓稠黏液**。囊内壁光滑，较少有乳头形成（图 20-11）。镜下，囊内壁被覆**单层**高柱状黏液性上皮，核位于基底部，细胞无异型。间质为纤维结缔组织。

2. 临床病理联系　瘤体较大时，下腹部可触及包块。较大肿瘤常有蒂，易发生扭转、出血性梗死及破裂。囊壁破裂时，癌细胞和黏液种植在腹膜上，在腹腔内形成胶冻样肿块，称为腹膜假黏液瘤，此瘤在组织学上虽为良性，但手术不易切除，预后差。

（二）黏液性交界性囊腺瘤

黏液性交界性囊腺瘤（mucinous borderline cyst adenoma）是卵巢潜在低度恶性黏液性上皮性肿瘤，形态和生物学行为介于良性和恶性之间，但无间质和被膜浸润。

（三）黏液性囊腺癌

黏液性囊腺癌（mucinous cyst adenocarcinoma）为卵巢的一种恶性上皮性肿瘤，好发年龄在 40～60 岁。

1. 病理变化　20% 为双侧性。肿瘤体积较大，表面光滑，常与周围器官粘连。多为多房性伴有实性区域，实性区多为灰白色的乳头状物，常伴出血坏死。囊内含有黏液血性混浊液体。镜下，癌细胞明显异型，多超过 **3 层**，形成复杂的腺体和乳头结构，与交界性黏液性囊腺瘤的区别在于有明显的**间质浸润**。依据分化程度分为高、中、低分化。

2. 临床病理联系　临床表现与浆液性囊腺癌相似，预后一般好于浆液性囊腺癌。

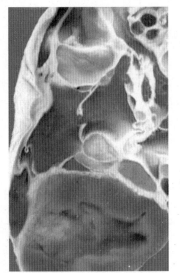

图 20-11　卵巢黏液性囊腺瘤
肿瘤为多房性，光滑湿润，囊腔内充满灰白色黏液

第五节　乳　腺　疾　病

一、乳腺增生症

乳腺增生症（mazoplasia）又称乳腺腺病（adenosis of breast）或乳腺结构不良，是**最常见的乳腺疾病**。一般认为由于卵巢内分泌功能失调，使孕激素减少而**雌激素过多**，长期刺激乳腺组织，导致乳腺腺体和（或）间质增生，形成**乳腺肿块**，需与乳腺癌相鉴别。

（一）乳腺纤维囊性变

乳腺纤维囊性变（fibrocystic change of the breast）是以小叶末梢导管和腺泡高度扩张成囊为特征。多发生于 25～45 岁女性，绝经后一般不再进展，极少在青春期前发病。

病变特点常为**双侧**、**多灶**、**小结节**性分布，**边界不清**，相互聚集的囊肿和增生的纤维组织间质相间交错，可产生斑驳不一的外观。**大的囊肿**因含有半透明的浑浊液体，外表面呈蓝色，故称作**蓝顶囊肿**（blue-domed cysts）。镜下，根据有无上皮细胞增生可分为**非增生型**和**增生型**两种。非增生型被覆的上皮可为扁平上皮或立方上皮，上皮亦可完全缺如，仅见纤维性囊壁，囊肿上皮常可见大汗腺化生。**增生型**伴有上皮增生,尤其是有上皮异型增生时,有癌变的可能,**属于癌前病变**。

(二) 硬化性腺病

硬化性腺病(sclerosing adenosis)是以乳腺纤维间质和腺体成分明显增生为特点,且纤维增生超过腺体增生。小叶结构存在,保存肌上皮细胞和双层结构,腺泡受增生的纤维组织挤压而扭曲,病灶周围的腺泡扩张。**组织图像**易**与乳腺硬癌混淆**,通过免疫组织化学证实**肌上皮细胞**的存在是**排除硬癌**的关键。

二、乳腺纤维腺瘤

乳腺纤维腺瘤(breast fibroadenoma)是由乳腺腺上皮和纤维组织构成的**乳腺最常见的良性肿瘤**。多数发生于生育期妇女,以 20 ~ 35 岁多见。与**雌激素**升高有关。好发于乳腺的外上象限。肿瘤常为单发,呈圆形或卵圆形结节状,有完整菲薄的包膜,表面光滑,边界清楚,质地硬韧,切面灰白色,可见细小裂隙。镜下,肿瘤的实质由增生的**纤维组织和腺上皮细胞**构成。腺体呈圆形、卵圆形(管周型),或由于增生的纤维组织压迫,使腺管伸长、弯曲及变形呈裂隙状(管内型),间质较疏松,富于黏多糖,可发生玻璃样变(图 20-12)。手术易切除干净,不易复发。

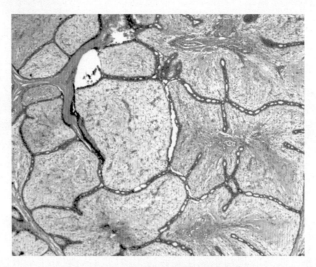

图 20-12　乳腺纤维腺瘤(管内型)
由增生的腺体和间质组成,腺体呈裂隙状

三、乳　腺　癌

乳腺癌(carcinoma of breast)是来自乳腺终末导管-小叶单元上皮的恶性肿瘤。其发病率居我国**女性恶性肿瘤首位**。常发生于 40 ~ 60 岁的妇女,半数以上发生于乳腺**外上象限**。男性乳腺癌占全部乳腺癌的 1% 左右。

(一) 发病因素

一般认为,乳腺癌与**雌激素**长期作用有关。此外,家族遗传因素、环境因素、生育方式及长时间大剂量接触放射线亦与乳腺癌的发生关系密切。

(二) 病理变化

乳腺癌组织形态十分复杂,类型较多,根据组织学结构将其分为非浸润性癌和浸润性癌两大类。

1. 非浸润性癌(原位癌)

(1) **导管原位癌**(ductal carcinoma in situ,DCIS):也称导管内癌(intraductal carcinoma),是来

源于小叶外终末导管、小叶间导管和叶间导管的原位癌。镜下，**癌细胞位于扩张的导管内**，导管**基底膜完整**（图 20-13）。有些癌细胞团的中央可发生大片坏死，称粉刺型导管原位癌。

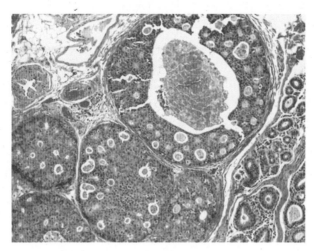

图 20-13　导管原位癌
导管基底膜完整，导管内癌细胞排列呈实性团块，中央有坏死，可挤出粉刺状物

（2）**小叶原位癌**（lobular carcinoma in situ）：发生于乳腺小叶的末梢导管和腺泡。镜下，**癌组织局限于小叶末梢导管和腺泡内，未突破基底膜**，小叶结构尚存。癌细胞较导管内癌的癌细胞小，形状较为一致，核分裂象罕见。多无癌细胞坏死，无间质的炎症反应和纤维组织增生。

2. 浸润性癌

（1）**浸润性导管癌**（invasive ductal carcinoma）：由导管原位癌发展而来，是**乳腺癌中最常见**的类型。肿瘤呈**结节状**，大小不等，灰白色，质硬，与周围组织界限不清，呈**蟹足状**侵入邻近组织。镜下，癌细胞呈团索状、簇状或腺样结构，细胞异型性明显，核分裂象多见。间质可见纤维组织增生及明显的淋巴细胞浸润。

（2）**浸润性小叶癌**（invasive lobular carcinoma）：是由小叶原位癌突破基底膜向间质内浸润所致。临床上**可触及肿块**，界限不清，也**可呈弥漫性多灶性**分布，易漏诊。镜下，癌细胞呈单个或单行条索状浸润于成束的纤维组织之间，有时癌细胞围绕正常导管呈靶环样排列。癌细胞小，异型性不明显。有时可见从小叶原位癌向浸润性小叶癌过渡的形态。

（3）**特殊性癌**：包括典型髓样癌、黏液癌、神经内分泌肿瘤及乳头佩吉特病等。

（三）扩散

1. 直接蔓延　癌细胞早期沿乳腺导管直接蔓延，继而突破腺上皮的基底膜，沿筋膜间隙浸润扩展，可侵犯皮肤、胸大肌及筋膜等。

2. 淋巴道转移　是乳腺癌最常见的转移途径，发生早。**最早转移至同侧腋窝淋巴结**，晚期可转移至锁骨上、下淋巴结、乳内淋巴结和纵隔淋巴结，甚至对侧锁骨上淋巴结。

3. 血道转移　晚期乳腺癌可沿血道转移至肺、脑、肝、骨等器官。

（四）临床病理联系

乳腺癌早期症状不明显，随后为**无痛性肿块**，偶尔患者在自我检查或体检发现时，约 50% 病例已经发生局部**淋巴结转移**。如果肿瘤侵犯皮肤，阻塞真皮淋巴管导致皮肤水肿，而毛囊汗腺处皮肤相对下陷，使皮肤呈**橘皮样外观**；如侵及乳头，出现**乳头下陷**；晚期癌组织侵入周围组织，形成卫星结节。

（五）预后

乳腺癌预后与其临床分期密切相关。目前，ER、PR 和癌基因 c-erbB-2 等生物学标志物已成为乳腺癌的常规检测手段,可以作为乳腺癌内分泌治疗和预后评估的重要指征。乳腺钼靶 X 线有助于乳腺癌的早期诊断和预示术后复发情况。

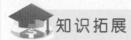

ER、PR 与乳腺癌

ER、PR 分别是雌激素受体(Estrogen Receptor, ER)和孕激素受体(Progesterone Receptor, PR)的缩写。女性正常乳腺组织细胞内含有 ER 和 PR,雌激素和孕激素通过 ER 和 PR 对细胞功能进行调节。研究表明,乳腺上皮细胞发生癌变过程中,若 ER、PR 部分或全部保留,说明肿瘤细胞分化好,细胞生长仍需原来的激素调节,称之为激素依赖性肿瘤,这种肿瘤对激素治疗反应性高,预后好;若 ER、PR 全部丢失,说明肿瘤细胞分化差,细胞生长不需要激素的调节,称之为非激素依赖性肿瘤,对激素治疗通常反应性差,预后也差。所以 ER 和 PR 可以作为乳腺癌内分泌治疗和预后评估的重要指征。

第六节 前列腺疾病

一、前列腺增生症

前列腺增生症(prostatic hyperplasia)又称结节状前列腺增生,也有称"前列腺肥大",但不准确,是一种老年男性的常见病,以前列腺腺体和间质增生为特征。病因不清,认为与体内雄激素与雌激素的平衡失调有关。

前列腺呈**结节状肿大**,灰白或灰黄色,切面呈蜂窝状,质韧,肛诊指压可有白色混浊液体溢出(图 20-14)。增生的前列腺由不同程度**增生的腺体**、**平滑肌**和**纤维组织**组成。三种成分所占比例各不相同。腺泡腔内常有淀粉样小体或钙化小结,间质中常有淋巴细胞浸润。此外,还可见小梗死灶(图 20-15)。

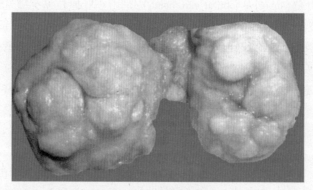

图 20-14 前列腺增生
前列腺明显增大,部分区域可见扩张成小囊的腔隙

患者最初症状是尿频,尿流变细,夜间较明显。继而发展为进行性排尿困难,射程缩短,终呈滴沥状,甚至出现尿潴留及尿失禁。

二、前列腺癌

前列腺癌(prostatic carcinoma)是源自前列腺上皮的恶性肿瘤。多发生于 50 岁以后,并且随年龄的增长发病率显著增加。病因尚不十分清楚,目前研究表明,**雄激素**在其发生和发展中起

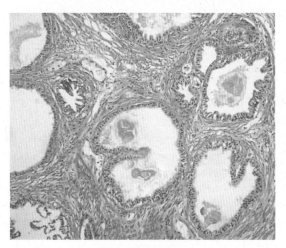

图 20-15 前列腺增生
腺体数目增加,腺腔扩张,上皮细胞双层排列,腺腔内
可见淀粉小体

着重要作用。还可能与环境因素、生活方式、遗传因素相关。

常好发于前列腺外周区,以后叶近包膜区多见,中叶较少见。肿瘤常为单个结节状,界限不清,切面实性、质硬,灰白色乃至橙黄色。多为**腺癌**,少数为移行细胞癌或鳞状细胞癌。

由于癌组织浸润后尿道或膀胱颈部引起膀胱颈部梗阻症状,表现为尿频、尿流变细、排尿困难及尿潴留等。当肿瘤穿透包膜侵犯周围神经时,可出现会阴部疼痛。广泛浸润尿道外括约肌时,可出现尿失禁。

除淋巴道转移外,**晚期**常发生**血道转移**,主要转移到**骨**,尤以**脊椎骨**最常见。中老年男性骨转移瘤应首先想到前列腺癌的可能。

病例分析

某女,32 岁,因消瘦、咯血 4 月余入院。曾妊娠 4 个月后流产,诊为葡萄胎,行刮宫 4 次,未作 HCG 监测。X 线显示左肺大片阴影。子宫孕 9 周大小,血 HCG 64.4 万 U/L。1 周后开胸探查,见左下肺巨大肿物,约 21cm×13cm×7.5cm,颜色暗红,边界不清,行切除术。病理报告肿物内有广泛坏死、出血,肿物凸入左下叶支气管。镜下见肿块组织出血坏死明显,其中有成片的异常增生的滋养层细胞,排列紊乱,参差镶嵌,细胞具有高度异型性,但无间质及血管,未见绒毛结构。

请作出诊断,并提出诊断依据;试分析疾病的发生发展过程;从病理学角度需要与哪些疾病鉴别,如何进行鉴别?

本章小结

慢性子宫颈炎是非特异性炎症,有子宫颈的糜烂、腺体囊肿、息肉和肥大。CIN 分三级,描述子宫颈鳞皮不同程度的异型增生至原位癌的连续过程。子宫颈癌的主要病因是 HPV 感染,90% 以上是由 CIN 发展而来的鳞癌,癌细胞浸润深度不超过基底膜下 5mm 为早期浸润癌。

子宫内膜异位症80%异位于卵巢,异位于子宫肌层称子宫腺肌病,主要症状是痛经。子宫内膜增生症与雌激素增多有关,主要表现是"功血",按分化高低分为单纯型、复杂型、异型增生,癌变率依次增高。子宫内膜腺癌无论病因还是发生,均与子宫内膜增生症极为相似,为连续演变而来。

　　滋养层细胞疾病的共性是血和尿HCG升高;葡萄胎有绒毛间质血管消失、绒毛间质水肿胀大和滋养层细胞增生三种病变,以"崩下血泡"为临床特点,完全性者无胎儿、恶变较多,部分性者有死胎;在子宫肌层见到完整绒毛是侵蚀性葡萄胎的特征;绒癌有两种癌细胞,无间质及血管,无绒毛。

　　卵巢上皮性肿瘤按起源上皮的类型分为浆液性、黏液性,以分化程度有良性、交界性和恶性之分,"卵巢囊肿"可发生蒂扭转。乳腺癌主要类型有导管和小叶的非浸润癌、浸润癌,居我国女性恶性肿瘤之首,发病与雌激素有关,ER、PR阳性适合激素治疗,预后好。

（马春梅）

练 习 题

一、选择题

1. 下列哪项病变不属于子宫颈上皮内瘤变的范畴:
   A. 早期浸润癌　　　　　　B. 原位癌　　　　　　C. Ⅲ级非典型增生
   D. Ⅱ级非典型增生　　　　E. Ⅰ级非典型增生

2. 侵蚀性葡萄胎与绒毛膜癌的主要不同点在于:
   A. 浸润肌层　　　　　　　B. 细胞明显增生和具有异型性
   C. 转移性阴道结节　　　　D. 有绒毛结构
   E. 出血坏死

3. 乳腺癌最常发生于乳房的:
   A. 外上象限　　　　　　　B. 外下象限　　　　　　C. 内上象限
   D. 内下象限　　　　　　　E. 中央部

4. 绒毛膜癌最常转移到:
   A. 阴道　　　　　　　　　B. 肺　　　　　　　　　C. 肝
   D. 肠　　　　　　　　　　E. 脑

5. 子宫颈癌组织学类型中最常见的是:
   A. 鳞癌　　　　　　　　　B. 腺癌　　　　　　　　C. 黏液癌
   D. 移行细胞癌　　　　　　E. 未分化癌

6. 子宫颈癌多始发于:
   A. 子宫颈内口　　　　　　B. 子宫颈鳞-柱状上皮移行区
   C. 子宫颈管　　　　　　　D. 子宫颈前唇近阴道部
   E. 子宫颈后唇分泌物浸渍处

7. 患者女,45岁。发现右乳房无痛性肿块6天,检查发现右侧乳房外上象限可扪及2.5×2cm大小肿块,质硬,活动度小,可能的诊断是:
   A. 乳腺纤维囊性变　　　　B. 乳腺纤维腺瘤　　　　C. 乳腺癌
   D. 乳腺炎性肿块　　　　　E. 硬化性腺病

8. 患者女,34岁,一年前有流产史,近来阴道不规则流血,并有咳嗽、咯血,体检发现子宫体增大,X线显示肺部圆形阴影,最可能的诊断为:

  A. 肺癌   B. 肺结核   C. 子宫内膜癌转移

  D. 绒癌转移   E. 恶性葡萄胎转移

  9. 患者女,24 岁,已婚,未生育。停经 2 月余。阴道不规则出血 1 周,自测尿妊娠试验阳性,血中 HCG 高于正常妊娠月份,B 超提示子宫大于正常妊娠月份。可能的诊断为:

  A. 先兆流产   B. 葡萄胎   C. 异位妊娠

  D. 不全流产   E. 绒毛膜癌

  10. 第 9 题患者确诊后应首先:

  A. 清除宫腔内容物   B. 子宫全切   C. 预防性化疗

  D. 切除卵巢   E. 给止血药物

二、思考题

1. 葡萄胎、侵蚀性葡萄胎和绒毛膜癌的病理特点及其鉴别。

2. CIN(非典型增生、原位癌)、早期浸润癌和中晚期浸润癌的关系及病变特点。

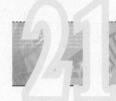

第二十一章

内分泌系统疾病

 学习目标

1. 掌握非毒性甲状腺肿的病理变化,甲状腺肿瘤的分类和病理变化,糖尿病的概念、类型、病因、病理变化及临床病理联系。
2. 熟悉慢性淋巴细胞性甲状腺炎的病理变化,甲状腺癌的分型与预后的关系。
3. 了解甲状腺肿、糖尿病的发病机制。
4. 具有对非毒性甲状腺肿和弥漫性毒性甲状腺肿做出初步诊断的能力。
5. 能对甲状腺肿及糖尿病患者进行健康教育。

第一节 甲状腺疾病

一、甲状腺炎

甲状腺炎分为急性、亚急性和慢性三种。急性甲状腺炎是由细菌感染引起的化脓性炎症,甚为少见。亚急性与慢性甲状腺炎临床较多见。

(一) 亚急性甲状腺炎

亚急性甲状腺炎(subacute thyroiditis)又称肉芽肿性甲状腺炎(granulomatous thyroiditis),好发于中青年女性,其发生可能与病毒感染有关。临床表现为甲状腺肿大、压痛,常伴有发热,可有短暂性甲状腺功能减退。数周到数月内能自行缓解消退。甲状腺轻度肿大,质韧如橡皮。病变呈灶性分布,部分滤泡破坏,胶质溢出,见中性粒细胞、淋巴细胞和嗜酸性粒细胞浸润,伴异物巨细胞反应形成肉芽肿。病程较长者纤维组织明显增生。恢复期多核巨细胞消失,滤泡上皮细胞再生并形成小滤泡。

(二) 慢性甲状腺炎

1. **慢性淋巴细胞性甲状腺炎**(chronic lymphocytic thyroiditis) 又称为桥本病(Hashimoto's disease)或桥本甲状腺炎,属**自身免疫病**。多见于中年女性,临床表现为甲状腺弥漫性对称性肿大,表面光滑或呈结节状,常伴有甲状腺功能低下,报告的癌变率为4.3%~24%不等。患者血中可检出多种自身抗体,如抗甲状腺球蛋白抗体、抗TSH受体抗体等。甲状腺实质广泛破坏,滤泡萎缩,上皮嗜酸性变;间质大量淋巴细胞浸润,有淋巴滤泡形成。随病程延长,间质纤维组织增生明显(图21-1)。

2. **纤维性甲状腺炎**(fibrous thyroiditis) 又称慢性木样甲状腺炎。罕见,病因不清。病变可累及一侧甲状腺或甲状腺的一部分,呈结节状,质硬韧似木样,与周围组织粘连紧密,易误诊为甲状腺癌。甲状腺滤泡萎缩、消失,有大量纤维组织增生、玻璃样变和少量淋巴细胞浸润。

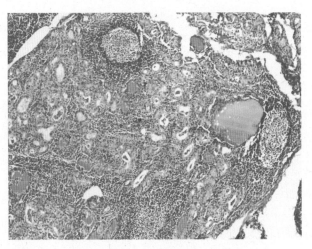

图 21-1 慢性淋巴细胞性甲状腺炎
甲状腺实质广泛破坏,间质大量淋巴细胞浸润,淋巴滤泡形成

二、甲 状 腺 肿

(一) 弥漫性非毒性甲状腺肿及碘缺乏病

弥漫性非毒性甲状腺肿(diffuse nontoxic goiter)亦称单纯性甲状腺肿(simple goiter)。常为地域性分布,又名地方性甲状腺肿(endemic goiter),也可为散发性。

由于土壤中**缺碘**引起的**地方性甲状腺肿**是**碘缺乏病**(iodine deficient disease)之一。目前全世界约有 10 亿人生活在碘缺乏地区,我国病区人口逾 3 亿,遍布全国各省区,多位于内陆山区及半山区。表现为甲状腺肿大,多无临床症状。在胚胎时期,因母亲缺碘而使甲状腺素合成不足,导致子代骨发育障碍,四肢短小,形成侏儒,并伴有智力障碍等表现,称为**呆小症**或**克汀病**(是碘缺乏病之二)。另有更多患者在胚胎期未能从母体获得充足的甲状腺素,主要影响了神经系统的发育,智力不同程度低下,而身材基本正常,称为**亚临床型克汀病**(是碘缺乏病之三),其人数远比克汀病多。

1. 病因及发病机制

(1) **缺碘**:土壤缺碘而使水、食物中缺碘(地方性),或青春期、妊娠和哺乳期对碘需求量增加而相对缺碘(散发性),甲状腺素合成减少,刺激垂体分泌促甲状腺素(TSH)增多,使甲状腺滤泡上皮增生,摄碘功能增强。但如果长期缺碘,则一方面滤泡上皮增生,另一方面所合成的甲状腺球蛋白未能碘化而不能被上皮细胞吸收利用,致使滤泡腔内充满胶质(甲状腺球蛋白),甲状腺肿大。

(2) **高碘**:常年碘摄入过多,碘的有机化过程受阻,可致甲状腺代偿性肿大。

(3) **致甲状腺肿因子**:部分地区水中含有大量钙和氟,可影响肠道碘的吸收,引起甲状腺肿;某些食物(如卷心菜、木薯和菜花等)和药物(如硫脲类药、磺胺药等)也可致甲状腺肿。

(4) **遗传**:过氧化物酶和去卤化酶缺乏及碘酪氨酸耦联缺陷可导致家族性甲状腺肿。

2. 病理变化 按其发展过程和病变特点可分为三期:

(1) **增生期**:又称**弥漫性增生性甲状腺肿**(diffuse hyperplastic goiter)。甲状腺弥漫性对称性增大,一般不超过 150g(正常 20~40g),表面光滑。滤泡上皮增生呈立方或低柱状,伴小滤泡形成,胶质量少,间质充血。甲状腺功能无明显改变。

(2) **胶质贮积期**:又称**弥漫性胶样甲状腺肿**(diffuse colloid goiter)。甲状腺弥漫性对称性显著增大,重约 200~500g。表面光滑,切面呈淡褐色,半透明胶冻状。滤泡上皮复旧变扁平,滤泡腔扩大,腔内充盈胶质(图 21-2A)。

(3) **结节期**:又称**结节性甲状腺肿**(nodular goiter)。长期交替发生增生与复旧使甲状腺内纤维组织增生,分隔滤泡组织形成不规则的结节(图 21-2B)。结节周围无包膜或包膜不完整,这是和腺瘤不同之处；切面可有出血、坏死、囊性变、钙化和瘢痕形成。部分滤泡上皮增生伴小滤泡形成，部分滤泡上皮复旧或萎缩，胶质贮积，间质纤维组织增生并有间隔包绕，形成大小不一的结节状病灶。

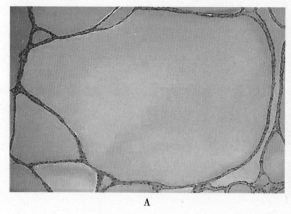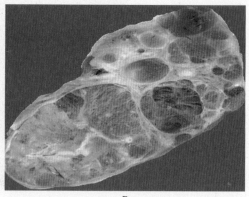

图 21-2　弥漫性非毒性甲状腺肿

3. **临床病理联系**　甲状腺显著肿大时，压迫气管及喉返神经，引起呼吸困难和声音嘶哑，一般不伴有甲状腺功能亢进。极少数(1% ~ 2%)可癌变。

4. **碘缺乏病的预防**　食盐加碘是预防本病的根本措施，并且要日日年年，世世代代。

（二）弥漫性毒性甲状腺肿

弥漫性毒性甲状腺肿(diffuse toxic goiter)，在英语国家又称为 Graves 病，在欧洲其他国家称为 Basedow 病，是一种甲状腺肿大伴甲状腺激素(TH)分泌增多的器官特异性自身免疫病。临床表现并不限于甲状腺，而是一种多系统的综合征。由于多数患者同时有高代谢症和甲状腺肿大，故称为毒性甲状腺肿。这是临床上称为甲状腺功能亢进症(hyperthyroidism)简称"**甲亢**"的最常见原因。约有 1/3 患者伴有眼球突出，称为突眼性甲状腺肿。多见于 20 ~ 40 岁女性，男女之比约为 1∶5。

1. **病因及发病机制**　Graves 病的发病主要与自身免疫有关，患者血中有一种**长效甲状腺刺激素(LATS)**，其作用**与 TSH 相近**，它是由 B 淋巴细胞产生的 IgG，是一种针对甲状腺的**自身抗体**，可与甲状腺亚细胞成分结合，兴奋甲状腺滤泡上皮分泌 TH 而**引起甲亢**。器官特异性自身免疫病都是由于抑制性 T 淋巴细胞(Ts)功能缺陷引起免疫调节障碍所致。①遗传因素：多数人认为 Graves 病与遗传基因有密切的关系。在一个家族中常可见到先后发病的病例，且多为女性。大约 15% 的患者有明显的遗传因素，患者的亲属约有一半血中存在甲状腺自身抗体。②精神创伤：各种原因引起的精神过度兴奋或过度抑郁均可导致 TH 的过度分泌，其机制可能是高度应激时肾上腺皮质激素的分泌急剧升高，从而改变了 Ts 的功能。③免疫系统异常：T 淋巴细胞对甲状腺内的抗原发生致敏反应，刺激 B 淋巴细胞，合成针对这些抗原的抗体。

2. **病理变化**　甲状腺**弥漫性对称肿大**，可达正常的 2 ~ 4 倍，质较软，表面光滑，切面灰红色肌肉样。镜下：①**滤泡上皮增生**呈高柱状，可形成乳头突入腔内；②滤泡腔内**胶质稀薄**，周边可见**吸收空泡**；③**间质血管丰富、充血，淋巴组织增生**(图 21-3)。甲亢手术前常需碘剂治疗，治疗后滤泡内胶质明显增多，甲状腺病变有所减轻，甲状腺体积可缩小，间质血管减少、充血减轻。

除甲状腺病变外，还可有全身淋巴组织增生、胸腺和脾增大。由于循环加快、心脏负荷加大以及心肌能量产生障碍等因素，可引起甲亢性心脏病，心脏肥大、扩张，心肌细胞发生灶状变性、坏死及纤维化。

3. **临床病理联系**　血中 T_3、T_4 增多：①出现**高代谢症**，基础代谢率增高，疲乏无力、易饿、多食而消瘦。怕热多汗，皮肤温暖潮湿，可伴有低热。甲状腺危象时可有高热；②可有**心悸**、胸闷、

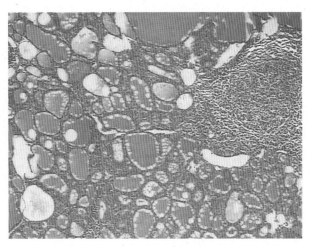

图 21-3　弥漫性毒性甲状腺肿
滤泡腔周边出现大小不一的吸收空泡,间质淋巴组织增生

气短、**心率快**,严重时心房纤颤、心脏扩大和心力衰竭等心血管系统表现;③精神过敏、多言多动、**紧张多疑**、**焦躁易怒**、**不安失眠**、思维不集中、**记忆力减退**、**舌手细震颤**等精神、神经系统表现;④女性常有**月经减少**或闭经,男性有**阳痿**等生殖系统表现;⑤甲状腺血管扩张,血流加速,可闻及**血管杂音**;⑥部分患者眼球外肌水肿、球后纤维脂肪组织增生、淋巴细胞浸润和黏液水肿,向前推压眼球,引起**突眼征**(图 21-4)。

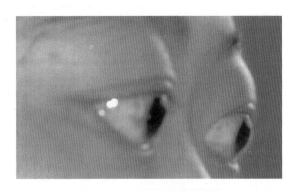

图 21-4　突眼性甲状腺肿

病例分析

　　某女,28 岁。心悸、烦躁易怒、怕热多汗、食欲亢进、消瘦乏力、体重减轻 10 个月。体检:体温 36.8℃,脉搏 96 次/分,呼吸 22 次/分,血压 140/76mmHg。双手震颤,双眼球突出,双侧甲状腺弥漫性中度肿大,甲状腺区闻及血管杂音。脾肋下可触及。心尖区可闻及Ⅰ级收缩期吹风样杂音。实验室检查:基础代谢率增高。

　　请作出初步诊断,为确诊还需哪些实验室检查?解释临床表现。

三、甲状腺肿瘤

(一)甲状腺腺瘤

　　甲状腺腺瘤(thyroid adenoma)是甲状腺滤泡上皮发生的常见良性肿瘤。中青年女性多见。肿瘤多为单发,圆形或类圆形结节,包膜完整,直径 3~5cm。切面多为实性,色暗红或棕黄,可并发出血、囊性变、钙化和纤维化,常压迫周围组织(图21-5),少数患者伴有甲亢。

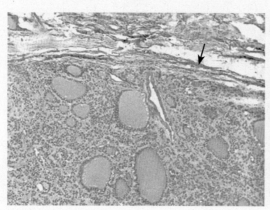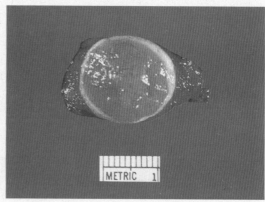

图21-5　甲状腺腺瘤

（二）甲状腺癌

甲状腺癌(thyroid carcinoma)是一种较常见的恶性肿瘤,少数起源于滤泡上皮的甲状腺癌可伴有甲亢。

1. **乳头状癌**(papillary carcinoma) 是甲状腺癌中**最常见**的类型,约占60%,可发生于儿童及青少年,30~40岁女性多见。肿瘤**生长慢**,**恶性度较低**,预后较好,但颈部淋巴结转移较早。如果肿块较大,出现甲状腺外浸润和远处转移,预后则较差。肿瘤多呈圆形,直径2~3cm(小于1cm者称为微小癌或隐匿癌),无完整包膜,质地较硬。肿瘤常伴有出血、坏死、纤维化、钙化和囊性变,囊内有乳头(图21-6A)。癌细胞呈乳头状排列,乳头中心血管丰富,间质内常见同心圆状钙化小体,即沙粒体(图21-6B),有助于诊断。

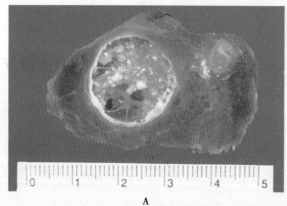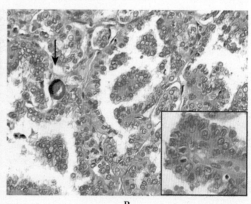

A　　　　　　　　　　　　　　　　　　　B

图21-6　甲状腺乳头状癌

有沙粒体(箭头所示)形成,癌细胞核呈毛玻璃样或有核沟

2. **滤泡癌**(follicular carcinoma) 占甲状腺癌的20%~25%,恶性程度比乳头状癌高,**早期易血道转移**,预后差。多发于40岁以上女性。肿瘤呈结节状,包膜不完整,境界较清楚。滤泡的分化程度不等,分化好的滤泡癌很难与腺瘤区别,应特别注意是否有包膜和血管侵犯,加以鉴别;分化差的呈实性巢状,瘤细胞异型性明显,滤泡少而不完整。

3. **未分化癌**(undifferentiated carcinoma) 较少见,生长快,**恶性程度极高**。早期即可发生转移,预后差。癌细胞大小、形态、染色深浅不一,核分裂象多见。

4. **髓样癌**(medullary carcinoma) 占甲状腺癌的5%~10%,由**滤泡旁细胞**(C细胞)发生的恶性肿瘤,属于 **APUD 瘤**。40~60岁为高发期,部分为家族性常染色体显性遗传。90%的肿瘤**分泌降钙素**,产生严重腹泻和低钙血症,有的还同时分泌其他多种激素和物质。肿瘤为单发或多发,可有假包膜,**质实而软**。瘤细胞多呈实体巢状排列,或呈乳头状、滤泡状排列,间质内常有淀粉样物质沉着。

免疫组化染色髓样癌降钙素(calcitonin)阳性,甲状腺球蛋白(thyroglobulin,TG)阴性;乳头状癌、滤泡癌和未分化癌 TG 均为阳性,而降钙素均为阴性。

第二节 糖 尿 病

糖尿病(diabetes mellitus)是由于体内胰岛素相对或绝对不足或靶细胞对胰岛素敏感性降低,或胰岛素本身存在结构上的缺陷而引起的碳水化合物、脂肪和蛋白质代谢紊乱的慢性代谢性疾病。其主要特点是高血糖和糖尿。临床可表现为多饮、多食、多尿和体重降低(即"三多一少")以及多种并发症症状。本病的发病率不断上升,已成为世界性的常见病、多发病。

一、病因及发病机制

糖尿病可分为原发性糖尿病和继发性糖尿病。继发性糖尿病是指由已知原因如胰腺炎、肿瘤、手术或其他损伤,某些其他内分泌疾病造成的胰岛素分泌不足所致的糖尿病。日常所称糖尿病是指原发性糖尿病,又分为胰岛素依赖型糖尿病(insulin-dependent diabetes mellitus,IDDM)和非胰岛素依赖型糖尿病(non-insulin-dependent diabetes mellitus,NIDDM)。

(一) 胰岛素依赖型糖尿病

胰岛素依赖型糖尿病又称 **1 型**或**幼年型**糖尿病,约占糖尿病的10%。主要特点是青少年发病,起病急、病情重、发展快,"三多一少"症状**明显**。胰岛 B 细胞明显减少,血中胰岛素降低,**易出现酮症**,治疗依赖胰岛素。目前认为本型是在遗传易感性的基础上,由病毒感染等诱发的针对 B 细胞的一种**自身免疫性疾病**。

(二) 非胰岛素依赖型糖尿病

非胰岛素依赖型糖尿病又称 **2 型**或**成年型**糖尿病。约占糖尿病的90%,主要特点是成年发病,起病缓慢、病情较轻、进展较慢,"三多一少"症状**不明显**。胰岛数目正常或轻度减少,血中胰岛素可正常、增多或降低。肥胖者多见,**较少出现酮症**,可不依赖胰岛素治疗。本型病因、发病机制尚不清楚,认为是胰岛素相对不足和组织对胰岛素敏感性降低所致,多与肥胖有关。

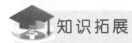 知识拓展

胰 岛 素 泵

目前使用胰岛素治疗糖尿病的常用方法是"多次皮下注射法",以降低患者餐前餐后的血糖水平。该方法不能模拟正常人体胰岛素分泌的时相,容易出现餐后高血糖,如用药剂量大又会诱发低血糖,血糖水平波动较大。胰岛素泵是一个形状、大小如同小手机,通过一条与人体相连的软管向体内持续输注胰岛素的装置。胰岛素泵能模拟生理胰岛素基础分泌,不需每天多次注射,避免了血糖波动。增加了糖尿病患者进食的自由,使生活多样、灵活,改善了生活质量。

二、病理变化

(一) 胰岛病变

1 型糖尿病早期为非特异性胰岛炎,继而胰岛 B 细胞变性、坏死消失,胰岛变小、数目减少,

纤维组织增生及玻璃样变;2 型糖尿病早期病变不明显,后期常见胰岛淀粉样变性,B 细胞可减少(图 21-7)。

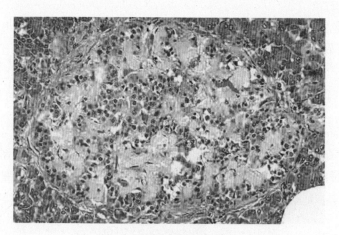

图 21-7 2 型糖尿病胰岛淀粉样变性

（二）血管病变

糖尿病血管病变非常广泛,不论大、中、小血管,还是动、静脉和毛细血管,均可累及。

1. 微血管病变 最具**特征性**,既是并发许多器官病变的病理基础,也是决定患者预后的主要因素。糖尿病微血管病变包括微动脉、毛细血管和微静脉,特征是**基底膜增厚**,可达 500 ~ 800nm(正常厚约 80 ~ 250nm),基底膜有**糖类物质沉积**。此种微血管病变常伴有微循环异常,分布**非常广泛**,尤以肾小球、眼底、神经、心肌、肌肉等的微血管为重,引起肾脏病变、眼底病变、神经病变及心肌等肌肉病变。

2. 细动脉玻变性硬化 与缓进型高血压病相同,血压可升高。

3. 大中动脉粥样硬化 糖尿病动脉粥样硬化的病变发生早、程度重,不受年龄限制,主要累及主动脉、冠状动脉、脑动脉和肾动脉等,常引起心、脑、肾严重并发症而致死。下肢动脉尤其是足背动脉粥样硬化可发生坏疽。

（三）肾脏病变

1. 肾小球硬化 分为结节性和弥漫性两种类型。表现为肾小球内玻璃样物质沉积,损害肾小球毛细血管壁和系膜,使毛细血管腔变窄或完全闭塞,最终导致肾小球缺血和玻璃样变性。

2. 肾小管-间质损害 肾小管上皮细胞水肿,晚期肾小管萎缩。肾间质纤维化、水肿和炎细胞浸润。

3. 肾血管损害 糖尿病累及所有的肾血管,特别是入球和出球小动脉玻变性硬化。

4. 肾乳头坏死 常见于糖尿病患者并发急性肾盂肾炎时,因缺血和感染而引起肾乳头坏死。

（四）视网膜病变

早期可表现为微小动脉瘤和视网膜小静脉扩张,继而出现渗出、水肿、微血栓形成和出血等非增生性视网膜病变;血管病变可引起缺氧,刺激纤维组织增生、新生血管形成等增生性视网膜病变。可发生白内障,严重者可因视网膜剥离而失明。

（五）神经系统病变

血管病变引起周围神经缺血性损伤,表现为肢体疼痛、麻木、感觉丧失、肌肉麻痹等。脑神经细胞也可发生广泛变性。

（六）其他组织器官病变

可出现皮肤黄色瘤、肝脂肪变和糖原沉积、骨质疏松、糖尿病性外阴炎以及合并结核病、化脓性炎症和真菌感染等。

三、临床病理联系

糖尿病患者典型症状为多饮、多食、多尿和消瘦,主要见于 1 型。血糖过高引起糖尿及多尿(高渗性利尿)。血浆渗透压增高,刺激下丘脑渴感中枢,出现口渴、多饮。由于营养物质得不到利用,患者食欲增强,而体重却减轻。此外,因抗体生成减少,抵抗力降低,易发生感染性疾病。病变严重时,可出现酮血症和酮尿症,导致酮症酸中毒,发生糖尿病性昏迷。晚期患者常因并发心肌梗死、肾衰竭、脑血管意外和合并感染而死亡。因此,合理饮食、坚持运动、应用降糖药物等长期有效控制血糖,防治或延缓并发症的发生,是糖尿病治疗的关键。

本章小结

　　甲状腺炎、甲状腺肿、甲状腺良恶性肿瘤均可导致甲状腺增大。桥本甲状腺炎为自身免疫病,常常伴"甲减"。弥漫性非毒性甲状腺肿多与缺碘有关,病变发展过程依次为弥漫性增生性、弥漫性胶样、结节性甲状腺肿。碘缺乏病危害大,当地人人"大粗脖",殃及子孙"笨呆傻",食盐加碘好方法,旦年世代才不发。弥漫性毒性甲状腺肿,对称性肿大伴"甲亢",颈部可闻血管杂音,部分患者有突眼。甲状腺乳头状癌最常见,恶性低,但淋巴结转移早,预后好;滤泡癌较常见,血道转移早,预后差;未分化癌较少见,恶性最高,转移早;髓样癌质实软,属 APUD 瘤,分泌降钙素。

　　糖尿病主要特点是持续性高血糖和糖尿,数年或十数年后死于并发症。1 型多发青少年,胰岛 B 细胞明显减少,典型"三多一少",常见酮症酸中毒,治疗依赖胰岛素。2 型为成人型,肥胖多见,B 细胞一般不减少,典型症状不明显,治疗依靠"管住嘴、迈开腿"和降糖药。若血糖不控制,血管病变极广泛,"不论大中小、还是动静毛",是致死性并发症的主要根源。其中微血管病变最具特征性。

(王化修)

练 习 题

一、选择题

1. 甲状腺最常见的恶性肿瘤是:
   A. 乳头状癌　　　　　　　B. 滤泡癌　　　　　　　C. 嗜酸性细胞癌
   D. 髓样癌　　　　　　　　E. 未分化癌

2. 2 型糖尿病胰岛的病理变化特点是:
   A. 大量淋巴细胞浸润　　　B. 胰岛纤维化　　　　　C. 胰岛 A 细胞增生
   D. 胰岛显著萎缩　　　　　E. 胰岛 B 细胞减少不明显

3. 下列哪项不是毒性甲状腺肿的临床表现:
   A. 基础代谢率增高　　　　B. 食欲亢进,易饥多食　　C. 眼球突出
   D. 心跳加快　　　　　　　E. 甲状腺肿大致声音嘶哑

4. 下列哪项不是糖尿病的临床表现:
   A. 多饮多食　　　　　　　B. 尿量增多　　　　　　C. 消瘦
   D. 心跳加快　　　　　　　E. 血糖升高

5. 地方性甲状腺肿的病因主要是:

A. 高氟 　　　　　B. 缺硅 　　　　　C. 缺硒

D. 缺碘 　　　　　E. 遗传

二、思考题

1. 甲状腺腺瘤与结节性甲状腺肿的鉴别要点。

2. 糖尿病可引起哪些器官的何种病理变化?

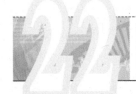

第二十二章

传　染　病

1. 掌握结核病的病因、传播途径、基本病理变化及转化规律,原发性肺结核病和继发性肺结核病的病理变化和结局,细菌性痢疾的病因、病理变化及临床病理联系,伤寒的病因、肠道及肠道外病理变化及临床病理联系,流行性脑脊髓膜炎和流行性乙型脑炎的病因、病理变化及临床病理联系,艾滋病、尖锐湿疣、淋病的病因、基本病理变化及病理临床联系。

2. 熟悉结核病的和发病机制,肺外器官结核病的病理变化,肾综合征出血热和钩端螺旋体病的病理变化及临床病理联系。

3. 了解伤寒、细菌性痢疾、流行性脑脊髓膜炎、流行性乙型脑炎、肾综合征出血热、钩端螺旋体病、淋病、尖锐湿疣、梅毒和艾滋病的发病机制及结局与并发症,狂犬病、人禽流感、手足口病的病因、发病机制、病理变化及结局与并发症。

4. 能够区别原发性肺结核与继发性肺结核的特点,流行性脑脊髓膜炎与流行性乙型脑炎的特点,肠结核、伤寒与细菌性痢疾所致肠溃疡的特点,能够运用病理学知识阐述常见传染病的临床表现。

5. 能够根据常见传染病的三个基本环节,利用所学知识对常见传染病的预防,开展宣传和健康教育。

　　传染病是指由病原微生物引起、有传染性、在一定条件下可以在人群中传播的感染性疾病。传染病的流行必须具备传染源、传播途径和易感人群三个基本环节。其共同特点是:①病原微生物常有一定的侵入门户;②病原微生物选择性地定位于不同组织或器官;③病理变化均属于炎症,但又有各自的特征性病变;④病程发展具有一定的阶段性,包括潜伏期、前驱期、发病期和愈复期等。近年来,一些已被有效控制的传染病发病率又趋上升,如结核病、梅毒、狂犬病等,并出现一些新的传染病,如 SARS、人禽流感等,严重威胁人类的健康和生命。

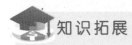
知识拓展

计 划 免 疫

　　计划免疫是根据某些特定传染病的疫情监测和人群免疫状况分析,按照规定的免疫程序,有计划、有组织地利用疫苗进行免疫接种,以提高人群的免疫水平,预防、控制乃至最终消灭相应传染病。我国计划免疫工作的主要内容是对 7 周岁及以下儿童进行卡介苗、脊髓灰质炎疫苗、百白破混合疫苗、乙肝和麻疹疫苗接种,使儿童获得对结核病、脊髓灰质炎、百日咳、白喉、破伤风、乙肝和麻疹的免疫。部分省份还把流行性乙型脑炎、流行性脑脊髓膜炎和流行性腮腺炎等传染病的预防纳入计划免疫管理。

第一节 结 核 病

结核病(tuberculosis)是由结核杆菌引起的常见慢性传染病,全身各组织器官均可发生,以肺结核最常见。结核病至今仍为重要的传染病,世界人口中有1/3感染结核杆菌,每年约有800万新病例发生,至少有300万人死于该病。旧中国结核病死亡率居各种疾病死因之首,新中国人民生活水平提高,政府极为重视群防群治,儿童普遍接种卡介苗,其发病率和死亡率大为降低。但应注意,世界范围内由于艾滋病、吸毒、酗酒、贫困和免疫抑制剂的应用等原因,结核病的发病率又有上升趋势。

一、病因及发病机制

结核杆菌为抗酸杆菌,引起人类结核病的主要是人型,少数为牛型。结核病的传染源主要是排菌的开放性肺结核患者,其次是患病的牛。主要经呼吸道传染,少数可因食入带菌食物而经消化道感染,偶可经皮肤伤口感染。

结核杆菌无侵袭性酶,不产生内、外毒素,其毒力与菌体的糖脂(索状因子)、糖肽脂(蜡质D)和具有抗原性的蛋白质等成分有关。人从空气中吸入带菌的飞沫即可发生初次感染。到达肺泡的结核杆菌趋化巨噬细胞并被吞噬,在细胞免疫形成之前,巨噬细胞不仅难以将其杀灭,而且还会在细胞内繁殖,一方面引起局部炎症,另一方面通过血道和淋巴道播散到全身各组织器官(包括肺)。30~50天人体对结核杆菌形成以细胞免疫为主的获得性免疫,即在致敏T淋巴细胞释放的淋巴因子作用下,趋化和激活巨噬细胞,使其吞噬和杀灭结核杆菌的能力增强,并向着感染部位聚集、增生,形成结核性肉芽肿,以围歼之势使初次感染灶病变局限,可不治而愈。需要指出,在初次感染结核杆菌时发生的全身播散,由于细胞免疫的逐渐形成,多不在当时产生明显的病变,但可使结核杆菌在播散的部位潜伏下来,成为以后发生肺外器官结核病和继发性肺结核病的主要根源。

机体在形成对结核杆菌免疫反应的同时,也产生了迟发型超敏反应,两者相伴发生。超敏反应的出现表示机体已获得免疫力,但超敏反应较强时会造成病变局部组织的严重破坏,发生干酪样坏死。免疫反应与超敏反应贯穿在结核病的始终,结核杆菌的数量多少、毒力强弱以及机体抵抗力等因素决定着两者的彼此消长。年龄、营养状况、有无全身性疾病(尤其是艾滋病、糖尿病、硅肺等)均可影响机体的抵抗力。当菌量少、毒力弱、机体抵抗力强时,以免疫反应占优势,病变向着局限、痊愈的方向发展;反之,则以超敏反应为主,病变向着恶化的方向进展。

卡介苗接种是目前预防结核病的最有效方法。结核菌素试验(PPD)阳性是临床上证明细胞免疫已经形成的可靠手段。痰涂片抗酸染色是诊断活动性肺结核病和观察疗效的快捷方法。基因扩增技术是基于结核杆菌的核酸特异性而确定诊断。

二、基本病理变化

(一) 以渗出为主的病变

在菌量多、毒力强,且超敏反应较强或初次感染时,局部病变主要表现为**浆液性炎**或**浆液纤维素性炎**。常发生在疾病早期或病变恶化时,好发于肺、浆膜、滑膜、脑膜等处。渗出液中可查见结核杆菌。渗出性病变可完全吸收,也可转变为增生性病变或变质性病变。

(二) 以增生为主的病变

当菌量少、毒力低,且免疫反应较强时,激活的巨噬细胞在杀灭结核杆菌的过程中,形成结核性肉芽肿,又称**结核结节**(图22-1),是结核病的**特征性病变**,具有诊断意义。结核结节直径约

0.1mm,肉眼和X线看不到,相邻的几个结节融合时,可呈粟粒状、灰白色、境界清楚的病灶。增生性病变转向愈合时,上皮样细胞变为成纤维细胞,使结核结节纤维化。

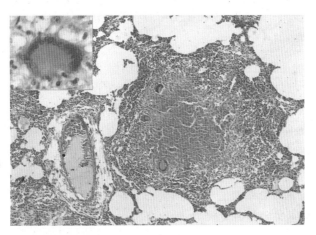

图 22-1 结核结节

结节中央为干酪样坏死,周围为大量由巨噬细胞演化而来的上皮样细胞、Langhans 巨细胞,再外围有大量淋巴细胞聚集和纤维组织增生,左上图为 Langhans 巨细胞

(三) 以坏死为主的病变

在菌量多、毒力强,机体免疫力低或超敏反应强烈时,增生性和渗出性病变均可发生**干酪样坏死**,是结核病的**相对特征性病变**。较大的干酪样坏死灶不易液化,也难以机化,内含结核杆菌可以存活若干年。一旦液化,结核杆菌会大量繁殖,造成病灶恶化和播散。

结核病时变质、渗出和增生三种病变往往同时存在,不同时期则以某一种病变为主,并且可以互相转化。

三、转 归

结核病的转归取决于机体免疫力(包括有效治疗)与结核杆菌致病力之间的矛盾关系。当机体免疫力增强时,结核杆菌被抑制、杀灭,病变转向愈合;反之,则转向恶化。

(一) 转向愈合

1. 吸收消散 渗出性病变经吸收而使病灶缩小或消散,很小的干酪样坏死灶也有吸收的可能。X线检查时,肺的渗出性病变呈边缘模糊的云絮状阴影,随着渗出物的吸收,阴影逐渐缩小乃至消失。

2. 纤维化、包裹、钙化 结核结节、小干酪样坏死灶及未被吸收的渗出性病变可以通过纤维化(机化)形成瘢痕而愈合;较大的干酪样坏死灶难以完全机化,则在病灶周围形成纤维性包裹,继而发生钙化。包裹、钙化的干酪样坏死灶仍有少量结核杆菌存活,当机体免疫力下降时,病变可复发。X线见肺的纤维化病灶呈条索状阴影,钙化灶为边缘清晰的高密度阴影。

(二) 转向恶化

1. 浸润进展 在病灶周围出现**新的渗出性病变**,进而发生干酪样坏死及形成结核结节,**病灶范围逐渐扩大**。X线见原有病灶周围出现模糊的云絮状阴影,若有干酪样坏死,则阴影密度增高。

2. 溶解播散 干酪样坏死物质可发生溶解、液化。液化的坏死物质可通过**自然管道**(支气管、输尿管)排出,局部形成空洞。当肺结核时,由于病人痰液中含有大量结核杆菌,会成为重要的传染源,临床上称为"开放性肺结核"。同时,液化的坏死物质还可经支气管播散到肺的其他部位,形成新的病灶。此时,X线见空洞部位出现透亮区,其他部位可见新播散病灶的阴影。除经自然管道播散外,结核杆菌还可经**淋巴道**、**血道播散**。

四、类型和病理变化

(一)肺结核病

结核病中最常见的是肺结核病。由于机体在初次感染和再次感染结核杆菌时的反应性不同,肺部病灶的发生、发展也不相同,因而将肺结核病分为原发性和继发性两类。

1. 原发性肺结核病 机体**初次感染**结核杆菌所引起的肺结核病称原发性肺结核病(primary pulmonary tuberculosis)。多见于儿童,故又称为儿童型肺结核。严重免疫功能低下的成年人因丧失对结核杆菌的免疫力,也可多次发生原发性肺结核病。

(1)**病变特点**:结核杆菌被吸入肺后,先在通气较好的上叶下部或下叶上部靠近胸膜处引起病变,多在渗出性病变的中央发生干酪样坏死,形成**原发病灶**,以右肺多见。由于是初次感染,机体缺乏对结核杆菌的特异性免疫力,结核杆菌得以繁殖,并很快侵入局部引流淋巴管,到达所属肺门淋巴结,引起**结核性淋巴管炎**和**肺门淋巴结结核**,肺门淋巴结出现肿大和干酪样坏死。肺的原发病灶、结核性淋巴管炎和肺门淋巴结结核三者合称为**原发综合征**(图22-2),是原发性肺结核病的**病变特征**。X线为哑铃形阴影。

(2)**临床表现**:原发性肺结核病患者大多无明显症状,仅表现结核菌素试验阳性。少数病变较重者可有低热、乏力、食欲减退、潮热、盗汗和消瘦等**结核中毒症状**。

(3)**转归**:**绝大多数**原发性肺结核病患者因机体对结核杆菌的特异性免疫逐渐增强而**自然痊愈**,病灶可完全吸收或纤维化,较大的坏死灶可发生纤维性包裹或钙化。有时肺内原发病灶已愈合,而肺门淋巴结病变继续发展,形成支气管淋巴结结核。经有效治疗,大多仍可痊愈。**少数**患儿由于营养不良或同时患有其他传染病,致使病情恶化,局部蔓延、病灶扩大,并可发生淋巴道、血道和支气管**播散**。

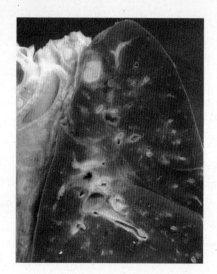

图 22-2 原发性肺结核
肺上叶下部胸膜下白色病灶为原发灶,肺门部圆形白色病灶为干酪样坏死的淋巴结

1)**淋巴道播散**:**肺门淋巴结**的结核杆菌,可沿淋巴管蔓延到**纵隔和颈部淋巴结**,也可逆流至腹膜后及肠系膜淋巴结。初期淋巴结肿大,结核结节形成,随后发生干酪样坏死,互相粘连成团、成串,重者干酪样坏死可液化,并穿破局部皮肤,形成经久不愈的窦道。

2)**血道播散**:肺部或淋巴结的干酪样坏死可腐蚀血管壁,**结核杆菌侵入血流**,或由淋巴道入血,发生**全身粟粒性结核病**或**肺粟粒性结核病**。血道播散也见于继发性肺结核病和肺外器官结核病。

3)**支气管播散**:原发综合征病灶的干酪样坏死范围较大并发生液化时可以腐蚀邻近的支气管,含有大量结核杆菌的干酪样坏死物质在咳出体外的同时,会经支气管播散到肺的其他部位,形成小叶性或大叶性干酪性肺炎。但支气管播散在**原发性肺结核病**中较少见。

2. 继发性肺结核病(secondary pulmonary tuberculosis) 是指机体**再次感染**结核杆菌时所发生的肺结核病,肺内的病变常开始于**肺尖**,多见于成年人,故又称**成人型肺结核**。其再感染的来源:①**内源性再感染**:即结核杆菌从体内原有病灶(原发性肺结核或肺外结核)经**血道播散**至肺(常在肺尖),形成**潜伏性病灶**,当免疫力下降时,结核杆菌复活;②**外源性再感染**:即结核杆菌又从外界再次吸入肺内而发病。过去一直认为以内源性再感染为主,但近年来外源性再感染可能成为重要来源,这是由于普遍接种卡介苗的缘故。

由于继发性肺结核病患者对结核杆菌已有一定的免疫力或过敏性,所以其病变与原发性肺结核病有所不同:①由于超敏反应,病变发生迅速而且剧烈,**易发生干酪样坏死**。②由于免疫反应较强,在坏死组织周围常有较多巨噬细胞增生,形成**结核结节**的趋势明显。③病变大多**局限于肺内,很少发生淋巴道和血道播散**。④病程较长,并且随着机体免疫力和超敏反应的变化,病变有时以增生为主,有时以渗出、坏死为主,**新旧病变并存**,患者病情时好时坏。继发性肺结核病根据其病变特点分为以下几种主要类型:

(1) **局灶型肺结核**:是继发性肺结核病的最初类型。病变多位于**肺尖下 1 ~ 2cm 处,右肺较多**。病灶可为一个或数个,一般约 0.5 ~ 1cm 大小,为中央有干酪样坏死的**增生性病变**。如病人免疫力较强,病灶大都发生纤维化、钙化而痊愈。患者**多无自觉症状**,往往在体检时经 X 线检查发现,为肺尖部单个或多个境界清楚的结节状阴影。少数患者免疫力下降时可发展为浸润型肺结核。

(2) **浸润型肺结核**:大多由局灶型肺结核发展而来,是继发性肺结核病**最常见**的一种类型,属于**活动性肺结核**。病变多位于**肺尖或锁骨下区**,表现为**结核性渗出性肺炎**,中央常有较小的干酪样坏死区。如能早期适当治疗,病变可经吸收或纤维化、包裹及钙化而痊愈。病人免疫力差或未得到及时治疗时,病变可继续发展,干酪样坏死灶扩大,坏死物液化经支气管排出后形成**急性空洞**。此时,病变还可经**支气管播散**,在肺内形成**新病灶**。坏死物质中的结核菌随患者咳痰而造成传播,此型是结核病的主要传染源。临床上,患者常有咳嗽、咯血和结核中毒症状,痰中常可查出结核杆菌,PPD 试验常强阳性。X 线示云絮状边界模糊的淡薄阴影,有空洞形成时则见透光区。经过适当治疗后,急性空洞可被肉芽组织填充形成瘢痕而痊愈。若急性空洞经久不愈,则可发展为慢性纤维空洞型肺结核。

(3) **慢性纤维空洞型肺结核**:多由浸润型肺结核形成急性空洞的基础上发展而来。病变特点是在肺内有一个或多个**厚壁空洞**形成。空洞大小不一,不规则形,空洞壁厚,可分为三层:内层是干酪样坏死,内含大量结核杆菌,中层为结核性肉芽组织,外层为纤维结缔组织。病情恶化时,内层坏死组织液化脱落,中层发生坏死,空洞不断增大。同时,病变可经**支气管播散**到同侧和对侧肺的其他部位,形成**新旧不一、大小不等的病变**(图 22-3)。最终,肺组织遭到严重破坏,发生广泛纤维化,演变为硬化型肺结核,肺体积缩小、变形、变硬,胸膜广泛增厚并与胸壁粘连,可严重影响肺功能而引起**慢性肺源性心脏病**。临床上,病程常历时多年,患者的症状时轻时重,长期咳嗽、咳痰、咯血等表现。由于空洞与支气管相通,含菌的坏死组织可随痰液排出,因此,此型肺结核患者是结核病**最重要的传染源**。较小的结核空洞经过适当治疗可形成瘢痕而愈合,较大的空洞经治疗后,空洞壁坏死物脱落,结核性肉芽组织逐渐转变为纤维组织,形成开放性愈合。

(4) **干酪样肺炎**:多发生于机体免疫力极低,对结核杆菌的超敏反应过高的病人,可由浸润型肺结核恶化进展而来,也可由肺组织或肺内淋巴结的干酪样坏死物经支气管播散引起。表现为小叶性或大叶性**干酪样坏死性肺炎**。此型肺结核患者病情危重,病死率高,曾被称为"奔马痨",目前已极少见。

(5) **结核球**:又称结核瘤,是由**纤维包裹、境界清楚、直径大于 2cm、孤立的球形干酪样坏死灶**。临床上需与肿瘤相鉴别。结核球多为一个,有时多个,常位于肺上叶(图 22-4)。结核球为相对静止的病变,患者多无明显症状。但因其中的干酪样坏死物质中含有结核杆菌,有时病变可恶化进展,干酪样坏死物质溃破包膜,形成空洞和经支气管播散。因此,结核球在临床上多考虑手术切除。

(6) **结核性胸膜炎**:在原发性和继发性肺结核病的各个时期均可发生,可能由于**胸膜**对菌体蛋白产生**超敏反应**而引起。结核性胸膜炎按病变性质可分为渗出性和增生性两种:①**渗出性结核性胸膜炎**多见于青年人,病变为**浆液纤维素性炎**,可引起**胸腔积液**,适当治疗,渗出液可吸

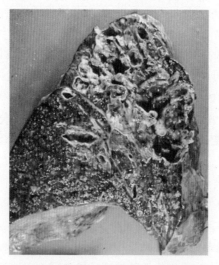

图 22-3 慢性纤维空洞型肺结核

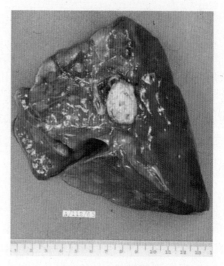

图 22-4 结核球

收痊愈,若渗出物中纤维素较多,可经机化而使胸膜增厚、粘连;②增生性结核性胸膜炎较少见,以肉芽肿病变为主,很少有胸腔积液,一般通过纤维化愈合,常使胸膜增厚、粘连。

原发性肺结核与继发性肺结核的比较(表 22-1)。

表 22-1 原发性肺结核与继发性肺结核的比较

	原发性肺结核	继发性肺结核
好发年龄	儿童	成年人
感染源	初次感染(外源性)	再次感染(内源性或外源性)
始发部位	上叶下部或下叶上部靠近胸膜处	肺尖或锁骨下
机体抵抗力、病程	低,病程短,大多自愈	强,病程长、波动,需治疗
播散方式	淋巴道、血道播放为主	支气管播散为主
病变特点	原发综合征,病灶不易局限	新旧交替,病变复杂,病灶较局限
常见进展类型	支气管淋巴结结核 粟粒性结核	浸润性肺结核,慢性纤维空洞型肺结核,结核球,结核性胸膜炎

(二)肺外结核病

1. **肠结核** 患者咽下含菌的痰液、牛奶引起。好发于**回盲部**,按病变特点分两型:①**溃疡型**:较多见,结核杆菌侵入肠壁淋巴组织形成结核结节,发生干酪样坏死并融合、破溃形成溃疡。**溃疡长径与肠管纵轴垂直**,边缘不整齐,底部有干酪样坏死,其下为结核性肉芽肿,可达肌层。溃疡愈合后因瘢痕收缩可致肠腔狭窄(图 22-5)。临床有腹痛、腹泻、肠梗阻和结核中毒症状。②**增生型**:较少见,回盲部结核性肉芽肿,引起肠壁纤维化,致肠壁增厚、肠腔狭窄。右下腹可触及包块,易误诊为结肠癌。

2. **结核性腹膜炎** 由肠结核、肠系膜淋巴结结核、输卵管结核直接蔓延引起。可分干性、湿性和混合性,以混合性多见。其共同特点为**腹膜上密布无数结核结节**,出现草黄色和血性**腹腔积液**。病人表现为腹痛、腹泻、腹胀,触诊腹壁柔韧感以及腹部包块等。

3. **结核性脑膜炎** 常由原发性肺结核病或肺外结核经血道播散引起。多见于儿童,以**脑底部最明显**,脑桥、脚间池、视神经交叉等处的软脑膜和蛛网膜以及蛛网膜下腔最重。肉眼可见蛛网膜混浊、增厚,**蛛网膜下腔积聚大量渗出物**。镜下可见渗出物内有纤维素、巨噬细胞、淋巴细胞等。临床表现为颅内压增高症和脑膜刺激征,脑脊液可找到结核杆菌。

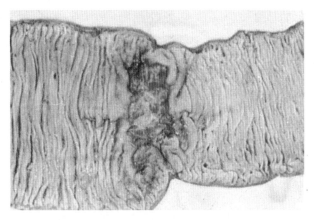

图 22-5 溃疡型肠结核
溃疡呈条带状,长径与肠纵轴垂直,边缘不整齐

4. **肾结核** 常由原发性肺结核病血道播散引起,其次为骨、关节、淋巴结和肠结核血道播散而致。泌尿系统结核多由肾结核开始,常单侧,病变多起于皮质和髓质交界处或肾乳头内,由初期的结核性肉芽肿发展为干酪样坏死,坏死即向皮质扩展,又可破入肾盂形成多个**肾空洞**(图22-6),致使肾功能损害。含结核杆菌的干酪样坏死物质随尿排出,引起输尿管、膀胱结核。

5. **生殖系统结核** 男性生殖系统结核多由泌尿系统结核直接蔓延而来,常导致附睾肿大变硬,其内可见结核性肉芽肿和干酪样坏死。女性生殖系统结核多由肺结核病通过血道播散而来,少数来自腹膜结核。常见**输卵管结核**,是女性不孕症的常见原因之一。子宫内膜和卵巢结核则常为输卵管结核蔓延的结果。

6. **骨与关节结核** 多由血道播散所致,常见于青少年。骨结核多累及**椎骨**、指骨及长骨骨骺等处,早期形成小结核病灶,之后骨质破坏形成干酪样坏死及死骨,坏死液化后可在骨旁形成没有红、痛、热的脓肿,称"冷脓肿";若脓肿穿破皮肤,则形成经久不愈的窦道。脊椎结核多发生于第十胸椎至第二腰椎,常破坏椎间盘和邻近椎体,引起椎体塌陷造成驼背(图22-7),甚至压迫脊髓引起瘫痪。骨结核累及关节和滑膜时,可引起关节结核。

7. **淋巴结结核** 颈部淋巴结结核最多见,其次是肺门、支气管旁和肠系膜淋巴结。病灶常粘连成大块,灶内有结核性肉芽肿和干酪样坏死形成。坏死物质液化后穿破颈部皮肤,形成经久不愈的窦道。

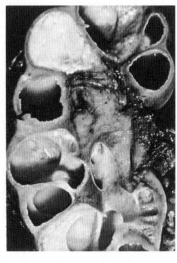

图 22-6 肾结核
肾实质内多数干酪样坏死灶和空洞形成

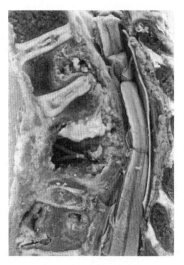

图 22-7 脊椎结核
椎体和椎间盘干酪样坏死,造成椎体破坏

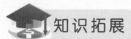知识拓展

卡 介 苗

卡介苗是为了纪念两位法国发明者卡迈尔与介兰而命名的，它是一种具有轻微毒性的活的牛型结核杆菌。这种结核杆菌在人工培养基上经过十几年数百次连续传代培养后，对人体失去致病力。接种卡介苗便是用人工方法使未感染结核菌的人体接受一次轻微的、没有发病危险的原发感染，以刺激机体产生特异的抗结核免疫力，可使人体当再次感染结核菌时不致发病或病情程度减轻，特别是能防止那些严重类型的结核病，如粟粒性结核病及结核性脑膜炎。但接种了卡介苗并不能保证以后都不得结核病，卡介苗接种失败是完全有可能的。

卡介苗被列为我国计划免疫必须接种的疫苗之一，接种的对象是新生婴幼儿，被称为"出生第一针"。对于免疫功能正常的机体，卡介苗接种后4~8周产生免疫力，其保护力最高为80%，即接种后，大部分人可以完全不患结核病，一部分人可能完全无效。免疫一般可维持5年左右，10年以后卡介苗的保护作用基本消失。判断卡介苗接种是否成功，一般在接种后8~14周，可到当地结核病防治所进行结核菌素试验，局部出现红肿0.5~1.0cm为正常。如果卡介苗接种失败，应重新接种并在三个月后再次检查是否接种成功。

病例分析

某男，42岁。半年前患者出现咳嗽，少痰。一周前咳嗽加剧，多痰，伴有咯血约数十毫升，症状日渐加重，反复出现畏寒、低热及胸痛，精神萎靡，体质明显减弱，并出现腹痛和间歇交替性腹泻和便秘。体温38.5℃，慢性病容，消瘦，右肺中上闻及湿啰音，腹软，腹部触之柔韧。X线可见右肺有大小不等的透亮区及结节状阴影，痰液检出抗酸杆菌。

患者可能患有何种疾病，说明诊断依据。应用病理知识，说明患者的主要病变及其与临床表现的关系。

（三）血行播散性结核病

血行播散性结核病是结核菌一次或反复多次进入血液循环，引起相应的病理变化和临床表现，是一种危重结核病。可由原发性肺结核发展而来，也可由继发性肺结核及肺外结核病的干酪样坏死液化、破溃静脉而引起。

1. 全身粟粒性结核病 当机体免疫力很差，主要是胸腔内淋巴结或原发病灶的干酪样坏死液化、大量结核菌**一次性**或短期内**侵入肺静脉**，经左心随血流播散至全身，发生**急性**全身粟粒性结核病，其病理特点是全身各器官如肺、脑、脑膜、肝、脾、肾、肠和腹膜等处密布大小一致、灰白色、粟粒状结节病灶。由于结核性败血症，患者起病急，病情危重，全身结核中毒症状显著，如高热、盗汗、消瘦、纳差、烦躁、衰竭及呼吸急促、发绀等。此时X线和CT所见的急性粟粒性肺结核不过是全身粟粒性结核病的局部表现，约1/3患者眼底检查可见脉络膜结结节。如果结核菌**少量多次**侵入肺静脉，则全身各器官的粟粒状病灶大小不一，新旧各异，称**亚急性**或**慢性**全身粟粒性结

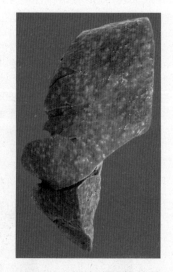

图22-8 急性肺粟粒性结核病

灰白色点状病灶为粟粒性结核病灶

核病。

2. 肺粟粒性结核病　胸腔内淋巴结干酪样坏死液化后破入邻近的体静脉系统（如无名静脉、颈内静脉、腔静脉等），或肺外结核病的干酪样坏死液化后破入局部静脉，结核杆菌经右心播散至两肺，形成肺粟粒性结核病（图22-8）。其病灶的形态与全身粟粒性结核病相同。

第二节　伤　寒

伤寒（typhoid fever）是由伤寒杆菌引起的经消化道传播的急性传染病。病变特征是全身单核-巨噬细胞系统增生和伤寒肉芽肿形成。以回肠末端淋巴组织的病变最为突出，可称肠伤寒。临床表现为长程发热、相对缓脉、脾大、皮肤玫瑰疹、外周血白细胞减少等。人群普遍易感，儿童和青壮年多见。全年均可发病，以夏秋两季最多。病后可获得稳固的免疫力，极少再感染。

一、病因及发病机制

伤寒杆菌属沙门菌属 D 族，革兰阴性。其菌体"O"抗原、鞭毛"H"抗原及表面"Vi"抗原都能使人体产生相应抗体，尤以"O"及"H"抗原性较强，故可用肥达反应（Widal reaction）测定血清中的抗体量，是临床诊断伤寒的重要依据之一。

伤寒患者或健康带菌者是本病的传染源。细菌随粪、尿排出，污染食品、饮用水等，或以苍蝇为媒介，经口进入消化道而感染。伤寒杆菌进入消化道是否发病主要取决于到达胃的菌量和机体抵抗力等。当感染菌量较多时，细菌得以进入小肠并穿过小肠黏膜上皮细胞，侵入回肠末端集合淋巴小结和孤立淋巴小结，被巨噬细胞不完全吞噬，在巨噬细胞内生长繁殖。继而沿淋巴引流，经胸导管进入血液，引起菌血症。血液中的细菌很快被全身单核-巨噬细胞系统的细胞吞噬，并在其中大量繁殖，导致肝、脾、淋巴结增大。这段时间患者可没有临床表现，称潜伏期，约10天左右。随着细菌的繁殖及内毒素再次入血，患者出现败血症的临床表现。由于胆囊内大量的伤寒杆菌随胆汁进入肠道，再次侵入已致敏的肠壁淋巴组织，发生强烈的过敏反应导致肠黏膜坏死、脱落及溃疡形成。

二、病理变化及临床病理联系

伤寒的病变主要累及全身的**单核-巨噬细胞系统**，以肠道淋巴组织、肠系膜淋巴结、肝、脾、骨髓等处最为明显。病变组织内**巨噬细胞增生**，体积变大，胞质中常有被吞噬的伤寒杆菌、红细胞、淋巴细胞和坏死细胞碎片等，这种巨噬细胞称为**伤寒细胞**。伤寒细胞聚集成团，形成结节状的**伤寒肉芽肿**，又称**伤寒小结**（图22-9），是伤寒的**特征性病变**。

（一）肠道病变

伤寒的肠道病变以**回肠末端**集合淋巴小结和孤立淋巴小结最为显著，按其发展过程分为4期：

1. 髓样肿胀期　发病后第一周，病变处**淋巴小结**明显**肿胀**，色灰红，质软，隆起于黏膜表面，**形似脑回**，故名。镜下淋巴小结伤寒细胞大量增生，形成典型的**伤寒小结**，肠壁充血、水肿。此期患者有畏寒、发热、腹部不适或有隐痛，可有腹泻等症状，血液和骨髓细菌培养阳性。

2. 坏死期　发病后第二周，由于细菌毒素的作用和病灶局部血液循环障碍，增生肿胀的淋巴小结中央和其上的肠黏膜发生**灶状坏死**，以后坏死区逐渐扩大并相互融合，使得病变肠黏膜变得高低不平。患者表现稽留热，皮肤玫瑰疹，相对缓脉（脉搏加快与体温上升不相称）、纳差、腹胀、腹痛，可有轻压痛，精神恍惚、表情淡漠、呆滞、反应迟钝、听力减退，严重者可谵妄、昏迷、轻至中度肝、脾肿大。此期开始粪便培养伤寒杆菌阳性率逐渐升高，肥达反应抗体滴度逐渐升高。

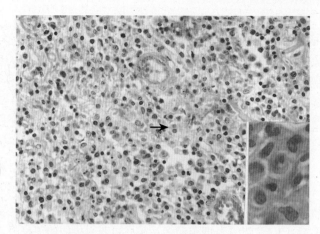

图 22-9　伤寒肉芽肿

由大量伤寒细胞组成,胞质内有吞噬的红细胞(↑),右下角
示放大的伤寒细胞

3. 溃疡期　发病后第三周,肠壁坏死组织脱落后形成溃疡。**集合淋巴小结的溃疡**,其**长径与肠管纵轴平行**,孤立淋巴小结的溃疡小而圆。溃疡一般深及黏膜下层,严重病例可达肌层或浆膜层。此期临床表现与坏死期基本相同,溃疡深者可致**肠穿孔**,引起急性弥漫性化脓性腹膜炎和气腹征;溃疡还会侵蚀肠壁小动脉,引起严重**肠出血**,可发生失血性休克。

4. 愈合期　发病后第四周,从溃疡底部长出肉芽组织并逐渐将其填平,溃疡边缘上皮再生覆盖而愈合。临床症状逐渐减轻,直至消失。

临床上由于早期有效抗生素的应用,目前很难见到上述各期的典型病变(表 22-2,图 22-10)。

表 22-2　伤寒的各期回肠病变及临床联系

各期	潜伏期	髓样肿胀期	坏死期	溃疡期	愈合期
时间	10 天左右	发病第一周	发病第二周	发病第三周	发病第四周
肠道病变	细菌侵入肠淋巴小结、菌血症、单核巨噬细胞系统内繁殖	败血症、肠道淋巴组织增生、伤寒小结	胆囊排菌引起肠管变态反应导致组织坏死	坏死组织脱落形成溃疡	获得性免疫力增强、细菌被消灭
临床表现	无明显临床表现	高热、相对缓脉、脾大、皮肤玫瑰疹、白细胞减少、血培养(+)	便培养(+)、肥大反应(+)	**肠出血** **肠穿孔**	症状消失

(二) 其他病变

肠系膜淋巴结、肝、脾有伤寒肉芽肿形成和灶状坏死;骨髓除形成伤寒小结和灶状坏死外,内毒素影响造血功能,尤其使中性粒细胞减少;内毒素还可引起心肌细胞水肿、脂肪变性,甚至坏死;肾小管上皮细胞可发生细胞水肿;皮肤出现淡红色小丘疹(玫瑰疹);膈肌、腹直肌和股内收肌常发生凝固性坏死,患者出现肌肉疼痛和皮肤知觉过敏。慢性感染病例亦可累及关节、骨、脑膜及其他部位。

三、结局及并发症

伤寒患者若无并发症,经治疗一般 4~5 周痊愈,并获得持久免疫力。主要并发症有**肠出血**、**肠穿孔**,其次是支气管肺炎。少数患者因伤寒杆菌在胆汁中大量繁殖,即使临床痊愈后,细

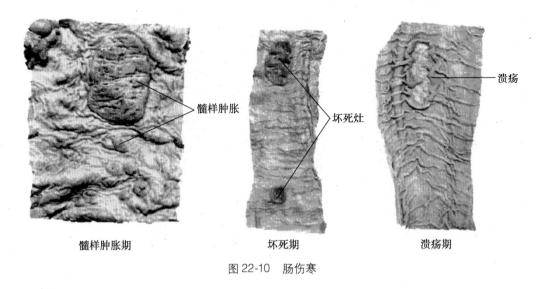

图 22-10 肠伤寒

菌仍可在胆汁中生存和繁殖,随胆汁由肠道排出,一定时期内仍是带菌者,个别患者可成为**慢性带菌者**或**终身带菌者**。

第三节 细菌性痢疾

细菌性痢疾(bacillary dysentery)是由痢疾杆菌引起的常见肠道传染病,简称菌痢。病变以**大肠黏膜的假膜性炎**为特征,假膜脱落形成**不规则浅表性溃疡**。临床表现主要有发热、腹痛、腹泻、里急后重和黏液脓血便等。食物和饮水的污染可引起菌痢的暴发流行。全年均可发生,以夏秋两季多见。好发于儿童,其次是青壮年。

一、病因及发病机制

痢疾杆菌是革兰阴性短杆菌,包括志贺、福氏、鲍氏和宋内四个群,均能产生内毒素,志贺菌还产生外毒素。患者和带菌者是本病传染源,细菌多经消化道传播,苍蝇是重要的传播媒介。细菌进入消化道后,多数被胃酸杀灭,少数进入肠道,当机体抵抗力下降时,细菌在肠道生长繁殖,侵入肠黏膜并释放毒素,引起肠壁炎症反应,毒素入血可引起全身中毒症状。

二、病理变化及临床病理联系

病变主要局限于大肠,尤以乙状结肠和直肠最为明显。按其病变特点和临床经过,分为以下类型:

(一)急性细菌性痢疾

初期表现为急性黏液性卡他性炎,肠黏膜充血、水肿,中性粒细胞浸润、黏液分泌增多,可见点状出血。病变进一步发展,黏膜浅层发生坏死。在黏膜表面的渗出物中含有**大量纤维素**,后者与坏死组织、渗出的白细胞以及红细胞和细菌一起形成**特征性**的假膜。假膜呈糠皮状,一般呈灰白色,如有明显出血可呈暗红色,被胆色素浸染则呈灰绿色。大约一周左右,假膜被中性粒细胞崩解后释放的蛋白水解酶溶解、液化而开始脱落,形成大小不等的**地图状浅表溃疡**(图 22-11)。极少数严重病例,小溃疡可相互融合为大溃疡,可深达肌层,偶有穿孔。经适当治疗后,渗出物和坏死组织逐渐被排出或吸收,缺损由周围健康细胞再生而修复。小而浅的溃疡愈合后不遗留明显的瘢痕,较深的溃疡修复后形成瘢痕,但极少引起肠腔狭窄。

临床表现为腹痛、腹泻,黏液脓血便,偶尔排出片状假膜。由于炎症刺激直肠内神经末梢及肛门括约肌,导致里急后重和排便次数增多。急性菌痢的病程一般 1～2 周,适当治疗大多痊

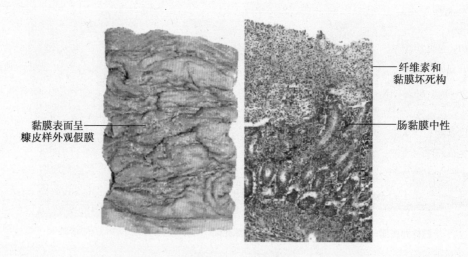

黏膜表面呈
糠皮样外观假膜

纤维素和
黏膜坏死构

肠黏膜中性

图 22-11　细菌性痢疾

愈,少数转慢性。

（二）慢性细菌性痢疾

病程达二个月以上者即为慢性菌痢。多由急性菌痢未及时有效治疗迁延而来,以福氏、志贺菌感染者居多。慢性菌痢病程长者可达数年,在此期间肠道病变此起彼伏,原有溃疡尚未愈合,又可形成新的溃疡,新旧病变同时存在。由于组织的损伤和修复反复交替发生,黏膜常过度增生而形成息肉。肠壁各层有"慢性炎细胞"浸润和纤维组织增生,致使肠壁不规则增厚、变硬,严重者可引起肠腔狭窄。

慢性菌痢引起肠功能紊乱,病人表现腹痛、腹胀、腹泻、便秘等,炎症加剧时,可出现急性菌痢症状,称慢性菌痢急性发作。

（三）中毒性细菌性痢疾

多见于 2~7 岁儿童,起病急骤、全身中毒症状重、急性循环障碍出现早,而肠道症状轻,病变呈卡他性肠炎或滤泡性肠炎,发病后数小时即出现中毒性休克或呼吸衰竭,预后较差。

第四节　流行性脑脊髓膜炎

流行性脑脊髓膜炎(epidemic cerebrospinal meningitis)是由**脑膜炎双球菌**引起的脑膜和脊髓膜的急性**化脓性炎**症,简称流脑。多流行于冬春季节,好发于 5 岁以下儿童。临床表现为寒战、高热、头痛、呕吐、皮肤瘀点和颈项强直等。少数患者起病急骤,病情凶险,称为暴发型流脑,常危及生命。

一、病因及发病机制

脑膜炎双球菌属奈瑟菌属,革兰阴性,具有荚膜,产生内毒素。带菌者和病人是本病的传染源,主要经**呼吸道传播**。大多数感染者仅在上呼吸道局部发生炎症,只有少数抵抗力低下的病人,细菌侵入血流并在血中大量繁殖,到达脑脊髓膜后引起脑脊髓膜炎。病菌释放的内毒素可激活补体系统,使血清中炎症介质明显增多,进而引起微循环障碍和休克。

二、病理变化

1. **上呼吸道感染期**　病菌在鼻咽部黏膜内繁殖,经 2~4 天潜伏期后,表现为上呼吸道感染症状。黏膜充血、水肿伴少量中性粒细胞浸润。约 1~2 天后,部分患者进入败血症期。

2. **败血症期** 患者皮肤出现瘀点和瘀斑,并且高热、头痛、呕吐及外周血中性粒细胞升高等,血细菌培养阳性。

3. **脑膜炎期** 脑脊髓膜血管充血,**蛛网膜下腔有大量灰白色或灰黄色脓性渗出物**覆盖脑沟、脑回,脑室积脓(图22-12)。镜下见蛛网膜下腔充满中性粒细胞、脓细胞以及少量单核细胞和纤维素(图22-13),**重者**近脑膜处脑实质有炎症病变,称**脑膜脑炎**。

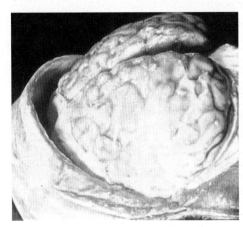

图22-12 流行性脑脊髓膜炎
婴幼儿蛛网膜下腔中见大量脓液积聚、致脑表面沟回结构不清

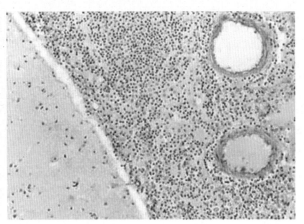

图22-13 流行性脑脊髓膜炎
软脑膜血管扩张、充血,蛛网膜下腔内大量中性粒细胞和脓细胞

三、临床病理联系

除有感染性炎症的症状外,主要表现为中枢神经系统症状:

1. **颅内压升高症状** 因脑膜血管充血、蛛网膜下腔渗出物堆积、脓性渗出物影响脑脊液吸收而引起颅内压升高,患者表现为**剧烈头痛**、**喷射状呕吐**和**视乳头水肿**三主症,婴幼儿前囟饱满。

2. **脑膜刺激症** 由于炎症波及脊神经根周围软脊膜和蛛网膜,脊神经在通过椎间孔处受压,患者颈部和腰背部肌肉运动时引起疼痛,为缓解疼痛肌肉处于保护性痉挛状态而呈现**颈项强直**,小儿可呈**角弓反张**;做屈髋伸膝试验时,由于坐骨神经受牵拉,**克氏征及布氏征阳性**。

3. **脑脊液变化** 脑脊液压力升高,外观混浊,含糖及氯化物减少,蛋白质增多,有大量中性粒细胞及脓细胞,涂片或培养可找到病原菌。脑脊液检查对诊断本病具有重要价值。

4. **颅神经麻痹** 第Ⅲ、Ⅳ、Ⅴ、Ⅵ和Ⅶ对颅神经可发生神经麻痹症状。

四、结局及并发症

及时治疗多可痊愈,如治疗不当可转慢性,并出现以下后遗症:①脑积水,因脑膜粘连,脑脊液循环障碍所致;②颅神经受损麻痹,如耳聋、视力障碍、斜视、面瘫等;③脑底血管炎致管腔阻塞,引起脑缺血及脑梗死。

第五节 流行性乙型脑炎

流行性乙型脑炎(epidemic encephalitis B)是由**乙型脑炎病毒**引起的中枢神经系统急性**变质性炎症**,简称乙脑。1934年在日本首次发现,多发生于10岁以下儿童,常于夏秋季流行,故又名日本夏季脑炎。临床表现为高热、头痛、呕吐、嗜睡、抽搐、昏迷等,死亡率高。

一、病因及发病机制

乙脑病毒为 RNA 病毒,传染源为病人或家畜、家禽(中间宿主)等,**蚊子**是**传播媒介**。当带有病毒的蚊子叮咬人后,病毒在局部组织细胞、淋巴结以及血管内皮细胞内繁殖,并不断入血形成病毒血症。由于乙脑病毒具有嗜神经性,故能突破血脑屏障侵入中枢神经系统。由于受感染的细胞膜带有抗原,通过激活体液免疫和细胞免疫及补体系统引起神经细胞损伤。

二、病 理 变 化

病变累及整个中枢神经系统的**灰质**,以大脑皮质、基底核、视丘最严重,其次是小脑皮质、脑桥及延脑,脊髓的病变最轻。病变脑膜充血,脑水肿明显,大脑切面多处灰质可见界限清楚、粟粒或针尖大小、半透明的脑软化灶。镜下:①**神经细胞变性坏死**:神经细胞肿胀,尼氏小体消失,胞质内出现空泡,核偏位或固缩、碎裂、溶解等。在变性坏死的神经细胞周围,常见增生的少突胶质细胞围绕,称为**神经细胞卫星现象**(图 22-14)。还可见小胶质细胞和血源性巨噬细胞侵入坏死的神经细胞内进行吞噬,称为**噬神经细胞现象**;②**筛状软化灶**:脑组织局灶性坏死和液化,形成圆形或卵圆形、边界清楚、质地疏松、染色较淡的筛状软化灶(图 22-15),对病理诊断具有一定的特征性;③**血管周围淋巴细胞袖套状浸润**:脑组织内血管扩张、充血,血管周围间隙增宽,以淋巴细胞为主的炎细胞围绕血管呈袖套状浸润(图 22-16);④**胶质细胞增生**:在小血管或坏死的神经细胞附近,小胶质细胞增生成堆,形成**胶质细胞结节**。

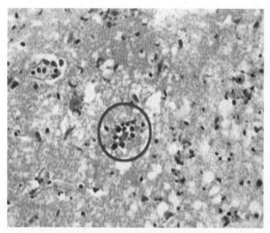

图 22-14 乙脑的卫星现象
圆圈处为神经细胞卫星现象

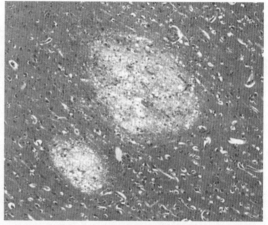

图 22-15 乙型的筛网状软化灶
脑组织内见圆形或卵圆形境界清楚之镂空筛网状软化灶,病灶内为神经细胞液化性坏死组织碎屑及吞噬细胞

三、临床病理联系

患者可有高热、全身不适等病毒血症的表现。由于脑实质的炎症和神经细胞广泛的变性坏死,患者可有嗜睡、抽搐甚至昏迷,炎症累及脑膜时患者可出现脑膜刺激征。因脑组织充血、水肿,患者颅内压升高,表现为头痛、呕吐,严重时发生脑疝。

四、结局及并发症

多数患者经合适的治疗而痊愈,严重病例可因呼吸循环衰竭或并发肺炎而死亡。少数遗留有痴呆、语言障碍、肢体瘫痪以及脑神经损害所致的吞咽困难、中枢性面瘫、眼球运动障碍等。

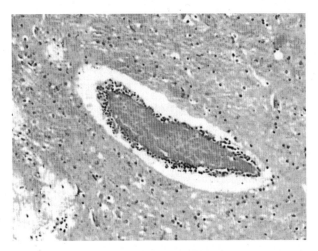

图 22-16　淋巴细胞血管袖套
淋巴细胞围绕血管间隙呈袖套状浸润

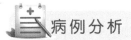病例分析

　　某男,5 岁,急性发病,高热、剧烈头痛、喷射状呕吐。体检:体温 40.5℃,脉搏 122 次/分,血压 114/72mmHg。嗜睡,颈强直,浅反射及腹部反射减弱,克氏征和布氏征均阳性。外周血 WBC 18.2×10⁹/L,中性粒细胞 85%。脑脊液压力高,糖低,蛋白高,有大量中性粒细胞。

　　患者应诊断什么病,分析其主要病变? 解释临床症状、体征及化验结果。

第六节　肾综合征出血热

　　肾综合征出血热(hemorrhagic fever with renal syndrome,HFRS)是由汉坦病毒(Hantaan virus)感染引起的自然疫源性急性传染病,又称流行性出血热(epidemic hemorrhagic fever,EHF)。基本病理变化是全身小血管广泛性损伤,临床上以发热、休克、充血、出血和急性肾衰竭为主要表现。

一、病因及发病机制

　　在我国引起 HFRS 的病毒主要是**汉坦病毒**,鼠类是该病毒的宿主动物和**传染源**,传播途径主要有:①**呼吸道传播**:病鼠排泄物如尿、粪、唾液等污染尘埃后形成的气溶胶,被人体吸入而感染;②**消化道传播**:进食被病鼠排泄物所污染的食物,经口腔和胃肠道黏膜而感染;③**接触传播**:被病鼠咬伤或皮肤伤口接触病鼠排泄物或血液后而感染。HFRS 的发病机制尚不完全清楚,一般认为,病毒引起血管内皮、骨髓、肾等细胞的结构和功能损害,导致多器官损伤;同时,病毒诱发的免疫应答和各种细胞因子的释放,既有清除病毒保护机体的作用,又会导致组织损伤。

二、病　理　变　化

　　肾综合征出血热的基本病变是**全身小血管**(包括小动脉、小静脉和毛细血管)损伤,**内皮细胞肿胀、坏死、脱落**,部分器官的小血管壁发生纤维素样坏死伴**微血栓**形成。肾脏是 HFRS 损害最为常见的靶器官,肾脂肪囊呈胶冻状水肿,肾体积增大,表面可见点状出血,切面见皮质苍白,髓质高度充血和明显出血。镜下见髓质小血管高度扩张充血,间质水肿和出血,**肾小管上皮细**

胞变性、坏死。肾小球充血,肾小球囊内出血。部分病例肾小球毛细血管和间质小血管内有微血栓形成;右心房和右心耳可见心内膜下广泛出血,心肌纤维可有不同程度变性、坏死;垂体前叶可见充血、出血和片状坏死;肾上腺皮质和髓质充血、出血,皮质内还可见坏死区及微血栓形成;肝和脾充血、肿大,肝组织内还可见出血、坏死灶;脑实质充血、水肿和出血,部分神经细胞变性坏死,胶质细胞轻度增生。**肾上腺髓质出血**、**垂体前叶出血**和**右心房**、**右心耳内膜下大片出血**具有病理诊断意义。

三、临床病理联系

典型病例临床经过可分为发热期、低血压休克期、少尿期、多尿期和恢复期五期。发热期患者因病毒血症有畏寒、发热、全身酸痛、头痛等全身中毒症状。低血压休克的发生主要与全身小血管广泛受损,大量血浆外渗,血容量急剧减少有关,心肌损害引起的心功能障碍等也发挥重要作用。由于肾小管上皮细胞变性、坏死和低血压休克,肾脏损害往往是 HFRS 最为突出的表现之一,有 50% ~ 60% 的患者表现为**急性肾衰竭**,并成为导致患者死亡的主要原因。

四、结局及并发症

肾综合征出血热的肾脏损害尽管病情凶险、危重,但绝大多数病例如能尽早发现,及时有效地治疗,即使是病情极为严重的病例在救治成功后,其肾脏损害也可痊愈,而不遗留慢性病变。由于抵抗力下降,患者容易继发感染。另外,少数患者还可有脑炎、脑膜炎和急性呼吸窘迫综合征等并发症。

第七节 钩端螺旋体病

钩端螺旋体病(leptospirosis)是由致病性钩端螺旋体引起的自然疫源性急性传染病,简称钩体病。好发于青壮年农民,夏秋季多见。严重的钩体病患者往往有明显的肝、肾、中枢神经系统损害和肺的弥漫性出血,可危及生命。

一、病因及发病机制

钩端螺旋体呈细长丝状,一端或两端弯曲成钩状,革兰阴性,我国已发现 19 个血清群和 74 个血清型。**鼠类**和**猪**是主要的储存宿主和**传染源**,感染的动物排尿污染环境后,人体接触疫水或土壤,钩端螺旋体即可经**皮肤破损处**或**黏膜**侵入人体,这是钩体病主要的传播途径。

钩端螺旋体侵入人体后,在血液中繁殖并产生毒素,引起**钩体血症**,随后**侵入肝、肾、脑、肺**等多个脏器,由于毒素的作用,病变器官发生血管损害,出现实质细胞变性、坏死。疾病后期,组织的病变和临床表现还与超敏反应有关。

二、病 理 变 化

病变主要累及**全身毛细血管**,引起不同程度的**出血和循环障碍**,同时可见广泛的**实质器官变性**、**坏死**伴轻微的炎症反应。脏器的病变主要包括:

1. **肝** 肿大,包膜下可有出血。镜下见肝细胞水肿、脂肪变性和小叶中央灶状坏死,门管区有淋巴细胞、中性粒细胞和少量嗜酸性粒细胞浸润,小胆管内见胆汁淤积。

2. **肾** 显著肿胀,表面充血并有散在出血点。镜下以间质性肾炎为主要病变,肾小管上皮细胞变性、坏死,间质水肿、出血,有单核细胞、淋巴细胞浸润。

3. **脑** 部分病例有脑膜及脑的充血、出血、炎细胞浸润和神经细胞变性等改变,以脑膜炎型最明显。

4. 肺 轻者为点状出血,严重时出血点增多、扩大并融合为弥漫性出血,甚至气管、支气管腔内均充满血液。

5. 其他 心包膜和心内膜可见出血点,心肌细胞水肿,偶见灶状坏死,间质水肿、出血;腓肠肌肿胀、横纹消失或溶解坏死,间质出血和炎细胞浸润;脾、淋巴结可因单核-巨噬细胞增生和炎细胞浸润而肿大。

三、临床病理联系

主要表现为发热、乏力、头痛,全身肌肉酸痛等全身感染中毒症状,可有流感伤寒型、肺出血型、黄疸出血型等多种临床类型。少数患者热退进入恢复期后再次出现发热和新的症状,称为钩体后发症。

四、结局及并发症

病情轻并及时有效治疗者预后好。有肺弥漫性出血、肝-肾衰竭或未获及时正确治疗者,病死率高。有葡萄膜炎和脑内动脉炎者,可长期有眼部和神经系统后遗症。

第八节 其他重要的病毒性传染病

一、狂 犬 病

狂犬病(rabies)是由狂犬病毒引起的一种人兽共患的中枢神经系统急性传染病。临床表现为头痛、发热、不安、怕风、饮水时反射性咽喉痉挛,又称为恐水病(hydrophobia)。后期可发生昏迷和呼吸衰竭。近年来,狂犬病致死人数一直占我国传染病致死人数的第一或第二位。

1. 病因及发病机制 狂犬病毒是 RNA 病毒,人被携带病毒的犬、猫等咬伤或抓伤而感染发病。是否发病及发病时间与伤口部位、伤口深浅、病毒入侵数量、受伤后是否进行正规清创处理和接种疫苗预防等有关。狂犬病毒对神经系统有强大的亲和力,病毒侵入人体后先在伤口处骨骼肌和神经中繁殖,此为局部少量繁殖期,继而侵入神经末梢,到达脊髓后即大量繁殖,24 小时后遍布整个神经系统。

2. 病理变化 主要为急性**弥漫性脑脊髓炎**,尤以与咬伤部位相当的背根节及脊髓段、大脑的海马以及延髓、脑桥、小脑等处为重,脑膜通常无病变。脑实质充血、水肿,血管周围有淋巴细胞、浆细胞浸润,形成**血管套现象**。**神经细胞**有不同程度的**变性**、**坏死**,可见**噬神经细胞现象**及**胶质细胞结节**形成。在海马神经细胞和小脑浦肯野细胞胞质内可见圆形或椭圆形、直径约 3 ~ 10μm、呈樱桃红色、由病毒集落形成的嗜酸性包涵体,称为内基小体(Negri body),具有病理诊断意义(图 22-17)。电镜下可见小体内含有杆状的病毒颗粒。

3. 临床病理联系 狂犬病的潜伏期通常为 1 ~ 3 个月,少数头面部严重咬伤的潜伏期可短至 7 天,极少数病例的潜伏期也可能大于 1 年。前驱期常出现全身症状如低热、头痛、乏力、全身不适等,继而烦躁、恐惧不安。兴奋期患者高度兴奋,恐怖异常,怕水、怕风、怕声、怕光,最典型的症状是恐水。麻痹期患者由兴奋转为安静和昏迷,最终因呼吸循环衰竭而死亡。

4. 结局和预防 狂犬病是所有传染病中最凶险的病毒性疾病,一旦发病,病死率几乎达 100%。因此,管理好传染源、正确处理动物咬伤、积极进行狂犬病疫苗接种对于预防本病的发生和降低病死率具有重要意义。

二、人 禽 流 感

人禽流感是由禽流感病毒中某些亚型病毒株引起的人类急性呼吸道传染病,又称人感染禽

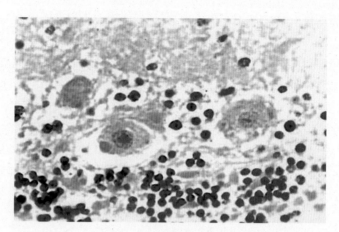

图 22-17　狂犬病 Negri 小体

狂犬病患者小脑浦肯野细胞胞质内可见圆形或椭圆形的 Negri
小体

流感。近年新发现流行的 H_5N_1 病例多为年轻人和儿童,H_7N_9 病例以老年人居多。

1. **病因及发病机制**　禽流感病毒属甲型流感病毒,分为植物血凝素(即 H)亚型和神经氨酸酶(即 N)亚型,目前发现有 15 个 H 亚型($H_1 \sim H_{15}$)和 9 个 N 亚型($N_1 \sim N_9$)。禽流感病毒一般感染禽类,当病毒在复制过程中发生基因重配,致使结构发生改变,获得感染人的能力,才可能造成人感染禽流感疾病的发生。至今发现能直接感染人的禽流感病毒亚型有 H_5N_1、H_7N_1、H_7N_2、H_7N_3、H_7N_7、H_9N_2 和 H_7N_9 亚型。其中,1997 年在香港首次发现能直接感染人类的高致病性 H_5N_1 亚型和 2013 年 3 月在人体上首次发现的新禽流感 H_7N_9 亚型尤为引人关注。传染源主要为患禽流感或携带禽流感病毒的鸡、鸭、鹅等禽类,是否存在人与人传播目前尚无证据。传播途径为呼吸道传播,也可通过密切接触感染的家禽分泌物和排泄物、受病毒污染的物品和水等被感染。人禽流感的发病机制与普通流感的发病机制基本一致。病毒进入呼吸道黏膜上皮细胞,在细胞内复制,新的病毒颗粒被不断释放并传播,继续感染其他细胞,被感染的细胞发生变性、坏死,引起炎症反应。

2. **病理变化**　人禽流感一般呈病毒性间质性肺炎改变。早期镜下可见肺间质及肺泡腔内有少量浆液渗出,很快病变呈现弥漫性肺泡损伤改变,大部分气管、支气管上皮及肺泡上皮变性、坏死及脱落,肺泡间隔内毛细血管扩张充血伴淋巴、单核细胞浸润;严重者肺泡腔可见大量浆液、纤维素、红细胞和炎细胞,并有透明膜形成;后期主要以增生性和纤维化性改变为主,表现为支气管、细支气管上皮和肺泡上皮增生及鳞化,肺泡间隔可有不同程度增宽伴间质纤维化;重症病例由于肺间质水肿,增加小气道陷闭倾向,导致肺不张,加之肺充血,使肺容量减小和肺顺应性下降,可引起急性呼吸窘迫综合征等严重并发症。

3. **临床病理联系**　人禽流感的潜伏期一般在 7 天以内。早期症状与人流感相似,主要表现为发热、咳嗽,伴有头痛、肌肉酸痛和全身不适,可出现流涕、鼻塞、咽痛等。部分患者肺部病变较重时出现胸闷和呼吸困难等症状。重症患者病情发展迅速,多在 5 ~ 7 天出现重症肺炎,体温大多持续在 39℃ 以上,呼吸困难,可快速进展为急性呼吸窘迫综合征、感染性休克等。有相当比例的重症患者同时合并其他多个系统或器官的损伤或衰竭,如心肌损伤导致心力衰竭,也有的重症患者发生昏迷和意识障碍。确定诊断依靠权威部门(省级以上 CDC)进行病原学实验室检测。

4. **预后和预防**　人禽流感的预防主要是加强对禽类的监测,及时销毁病死禽类并进行彻底的环境消毒。一旦确诊,严格隔离。一般预后良好,但感染 H_5N_1 和 H_7N_9 者预后较差,病死率高。

三、手足口病

手足口病(hand-foot-mouth disease,HFMD)是以手、足和口腔出现疱疹为特征的一种肠道病毒性传染病。潜伏期3~7天,5岁以下儿童为主要易感人群,易感性随年龄增长而降低。一年四季均可发生,3~4月开始增多,夏秋季达高峰并易流行。

1. **病因及发病机制** 引起手足口病的肠道病毒有20多种(型),其中以柯萨奇病毒A16型(Cox A16)和肠道病毒71型(EV 71)最常见。本病传染性强,传播途径很复杂,可在短时间内造成较大规模流行,常在幼托机构发生聚集发病现象。传染源为患者、健康带毒者和隐性感染者。传播途径可通过粪-口途径和(或)呼吸道飞沫传播。患病期间,口鼻分泌物、粪便及疱疹液具有传染性。

2. **病理变化** 主要在手、足、口及臀四个部位出现散在疱疹。早期,口腔黏膜出现粟米样斑丘疹或水疱,呈圆形或椭圆形扁平凸起,周围红晕,舌、颊和硬腭黏膜等处为多,也可波及软腭、牙龈、扁桃体和咽部。手、足、臀部出现斑丘疹,后转为疱疹,疱疹周围可有炎性红晕,疱内液体较少。皮疹数量少则几个多则几十个,手足部较多,掌背面均有。皮疹常在一周左右消退,消退后不留痕迹,无色素沉着。部分病例仅表现为皮疹或疱疹性咽峡炎,部分病例皮疹表现不典型。

我国近几年发病数增多,少数患儿病情进展迅速,在发病1~5天左右出现脑干脑炎、脑干脊髓炎以及心肌炎、肺水肿等严重并发症。死亡病例在增加,脑干脑炎和脑干脊髓炎是重要死因。据数例尸检观察,病变主要位于脑干,向下累及脊髓,向上可累及基底节,但不累及大脑皮质和小脑。病理改变与乙型脑炎基本相同。死于中枢性呼吸衰竭或呼吸肌迟缓性麻痹所致的呼吸衰竭。

3. **临床病理联系** 急性起病,有发热、口痛、厌食等症状和口腔黏膜、手、足皮肤出现疱疹,疱疹有不痛、不痒、不结痂、不结疤的四不特征。①并发中枢神经系统病变的表现:精神差、嗜睡、易惊、头痛、呕吐、谵妄甚至昏迷,肢体抖动、肌阵挛、眼球震颤、共济失调、眼球运动障碍,肌无力或急性弛缓性麻痹,惊厥。查体可见脑膜刺激征,腱反射减弱或消失,巴氏征阳性。合并有中枢神经系统症状以2岁以内患儿多见。②并发肺水肿的表现:呼吸浅促、呼吸困难或节律改变,口唇发绀,咳嗽,咳白色、粉红色或血性泡沫样痰液,肺部可闻及湿啰音。③并发心肌炎的表现:面色苍灰、皮肤花纹、四肢发凉,指(趾)发绀,出冷汗,毛细血管再充盈时间延长。心率增快或减慢,心律不齐,脉搏浅速或减弱甚至消失,血压升高或下降。

4. **结局及并发症** 为自限性疾病,多数预后良好,一周左右自愈,不留后遗症。极少数患儿可并发脑膜炎、脑干脑炎、脑干脊髓炎及心肌炎、肺水肿等严重并发症。个别重症患儿病情发展快,可导致死亡。

四、严重急性呼吸综合征

严重急性呼吸综合征(severe acute respiratory syndrome,SARS)是由SARS冠状病毒引起的急性呼吸道传染病。2003年春季在我国首发,当时被称为传染性非典型肺炎。

1. **病因及发病机制** SARS冠状病毒是一种新的冠状病毒,传染性极强,主要经呼吸道传播。本病的发病机制尚不十分清楚。发病早期患者有病毒血症,电镜观察发现病毒可直接侵犯肺组织细胞和淋巴细胞,免疫损伤可能在本病的发病中起重要作用。

2. **病理变化** 双肺明显肿胀,镜下可见弥漫性肺泡损伤、肺水肿及透明膜形成。发病3周后肺泡及间质纤维化,小血管内可见微血栓形成及肺出血等改变。淋巴组织可发生大片状坏死,淋巴结结构破坏、消失。

3. **临床病理联系** 由于病毒血症,早期有发热(常为首发症状)、头痛、乏力等表现。之后出现咳嗽、胸闷、呼吸困难和全身感染中毒等症状,严重病例可并发急性呼吸窘迫综合征(acute

respiratory distress syndrome，ARDS）。

4. 结局及并发症　大多数病例经治疗后痊愈，约 5% 并发 ARDS 而死亡。

第九节　性传播疾病

性传播疾病（sexually transmitted disease，STD）是一组以性接触为主要传播途径的传染病，习惯上仍称之为性病。传统的性病只包括梅毒、淋病、软下疳、性病性淋巴肉芽肿和腹股沟淋巴肉芽肿。近些年 STD 谱增宽，其病种已多达 20 余种，这些疾病不仅引起泌尿生殖器官和附属淋巴结病变，还可引起全身皮肤和重要器官的病变，甚至威胁生命。下面主要介绍我国规定的性病检测病种中的淋病、尖锐湿疣、梅毒和艾滋病。

一、淋　病

淋病（gonorrhea）是由淋病奈瑟菌引起的主要累及泌尿生殖系统的化脓性炎症。男女均可发病。淋病传染性强，可引起多种并发症和后遗症。

1. 病因及传播途径　淋病奈瑟菌又称淋球菌，革兰阴性，人类是淋球菌唯一的自然宿主，主要由性接触而传播，少数因接触含淋球菌的分泌物或被淋球菌污染的用具如衣被、毛巾、浴盆、座便器等而感染。淋球菌侵入泌尿生殖道繁殖，男性发生尿道炎，女性引起尿道炎和阴道及子宫颈炎。如治疗不彻底，可扩散至整个泌尿系统和生殖系统。胎儿可经产道感染造成新生儿淋病性急性结膜炎。人类对淋球菌无自然免疫力，均易感，病后免疫力不强，不能防止再感染。

2. 病理变化及临床病理联系　淋病是**化脓性炎症**。在男性，病变开始于前尿道，进而蔓延至后尿道和尿道旁腺体；在女性，病变除尿道外，还有阴道、前庭大腺和子宫颈。临床上，患者常有尿道口溢脓、红肿以及尿频、尿急、尿痛等尿路刺激征，女性可有脓性白带，女童淋病可见弥漫性阴道炎和外阴炎，还可累及肛门和直肠。新生儿淋菌性结膜炎常表现为双侧眼结膜充血、水肿和大量脓性渗出物。

3. 结局及并发症　少数患者可发生**菌血症**，出现皮疹，还可发生关节炎、脑膜炎、胸膜炎、肺炎、心内膜炎、心包炎、骨髓炎等，严重者可发生淋球菌性**败血症**。大多数患者经治疗可获痊愈，少数未经治疗或治疗不彻底则转为**慢性淋病**。部分男性患者可引起淋病性前列腺炎、精囊炎和附睾炎；女性患者可引起前庭大腺炎、慢性宫颈炎、慢性输卵管炎等。尿道炎性瘢痕可导致**尿道狭窄**，造成排尿困难。输卵管病变可延及卵巢，形成输卵管卵巢积脓或脓肿，病变扩展至盆腔，导致淋病性盆腔炎而引起盆腔器官粘连，患者可因而**不孕**。在慢性淋病过程中，淋球菌可长期潜伏在病灶内，会反复引起急性发作。

二、尖锐湿疣

尖锐湿疣（condyloma acuminatum）是由人类乳头状瘤病毒（HPV）感染引起的以肛门生殖器部位**良性增生性病变**为主要表现性传播疾病。好发于性活跃的中青年，也是全球范围内最常见的 STD 之一。临床上主要表现为粉红色或淡白色表面粗糙的丘疹或菜花状团块，局部伴有瘙痒、烧灼痛。研究表明尖锐湿疣与子宫颈癌、外阴癌、阴茎癌的发病有关。

1. 病因及传播途径　病原体是 HPV，属 DNA 病毒，其中 HPV 6、11、16 和 18 型与尖锐湿疣有关。主要通过性接触传播，少数病例由污染物（浴巾、浴盆等）接触传染。潜伏期长短不一，通常为 3 个月。

2. 病理变化和临床表现　尖锐湿疣好发部位于外生殖器及肛周皮肤黏膜湿润区，男性多位于阴茎冠状沟、龟头、系带、尿道口等处，同性恋者多见于肛门及直肠内，女性多见于大小阴唇、阴道口、阴蒂、阴道、子宫颈、会阴及肛周等处。少数病例见于身体其他部位，如口腔、腋窝、乳房等。病变初起为小而尖的丘疹,单个或多个,**质地柔软,淡红色**。随后皮疹逐渐增多增大,形成乳头状、菜花状、鸡冠状或蕈状的**疣状物**,粉红色或污灰色,表面常见糜烂、渗液及出血。镜下见上皮呈**乳头状瘤样增生**,表皮角质层轻度增厚,棘层肥厚,上皮钉突增粗延长,可见核分裂象。表皮浅层出现**凹空细胞**为特征性病变。真皮层见毛细血管和淋巴管扩张,大量"慢性炎细胞"浸润(图 22-18)。尖锐湿疣可长得很大,称为巨大型尖锐湿疣,颇似鳞状细胞癌,具有组织破坏性,但病理组织学上仍为良性。临床上多数患者无明显症状,少数有异物感、灼痛或性交不适等。

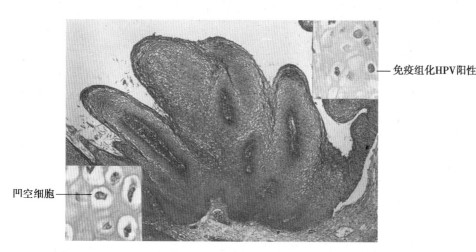

图 22-18 尖锐湿疣

3. **结局** 多数在数月内自然消退。如长期不消退,又不治疗,少数病例可恶变。

三、梅 毒

梅毒(syphilis)是由梅毒螺旋体引起的一种慢性性传播疾病。早期病变主要累及皮肤和黏膜,晚期则累及全身各器官,特别是心血管和中枢神经系统,其危害仅次于艾滋病。新中国成立后基本消灭了梅毒,但近年来又有上升的趋势。

1. **病因及发病机制** 病原体为梅毒螺旋体,梅毒病人为唯一的传染源。其传染途径分两种:①**后天性梅毒**:95%通过性接触传染,少数因输血或接触病变部位感染;②**先天性梅毒**:梅毒孕妇血中的梅毒螺旋体经胎盘使胎儿感染。梅毒的发病机制尚不完全清楚。梅毒螺旋体的致病性可能与其表面的黏多糖酶有关,还可能与细胞免疫反应以及梅毒螺旋体逃避机体的免疫反应有关。

2. **基本病理变化**

(1) **闭塞性动脉内膜炎和小动脉周围炎**:闭塞性动脉内膜炎表现为小动脉内皮细胞及纤维细胞增生,血管壁增厚,管腔狭窄闭塞;小动脉周围炎表现为小动脉周围见单核细胞、淋巴细胞和浆细胞浸润。血管炎病变可见于各期梅毒。

(2) **树胶肿**:即**梅毒肉芽肿**,又称梅毒瘤,病灶大小从肉眼不可见至数厘米不等,因其质韧而有弹性,似树胶,故名。镜下结构与结核结节非常相似,中央为形似干酪样坏死的坏死物,但坏死不彻底。坏死组织周围肉芽组织中有较多的淋巴细胞和浆细胞、上皮样细胞和少量的Langhans 巨细胞(图 22-19)。树胶肿后期可被吸收、纤维化,引起组织器官变形,但极少发生钙化。树胶肿发生于三期梅毒,可见于任何器官,最常见于皮肤、黏膜、肝、骨和睾丸。

3. **类型及病变特点**

(1) **后天性梅毒**:后天性梅毒按其病程经过分为一、二、三期,一、二期梅毒称为早期梅毒,有传染性,三期梅毒又称为晚期梅毒,常引起内脏病变。①**一期梅毒**:梅毒螺旋体入侵机体后,

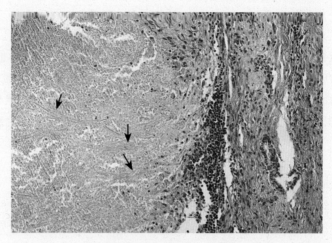

图22-19 肝三期梅毒之树胶肿
图左见大片坏死组织,但坏死不彻底,其中可见血窦轮廓(↑),
坏死组织周围有上皮样细胞、淋巴细胞及浆细胞,图右侧为纤
维组织和残存胆管

经约3周潜伏期,外生殖器初期表现局部微红、逐渐变为边界清楚的无痛性硬结,继而出现水疱,破溃后形成质硬、底部洁净、边缘隆起的溃疡,称**硬下疳**,常单个,直径约1cm大小。镜下可见溃疡底部有闭塞性动脉内膜炎和小血管周围炎。硬下疳出现1~2周后,局部淋巴结肿大,约一个月左右硬下疳自然消退,局部肿大淋巴结也消退。此期若及时治疗,螺旋体被彻底杀灭,就不会继续发展为二期梅毒。②**二期梅毒**:出现梅毒皮疹。潜伏在体内的螺旋体大量繁殖,由免疫复合物沉积引起全身皮肤、黏膜广泛**梅毒疹**和**全身淋巴结肿大**,好发于躯干与四肢,常对称分布,呈斑疹和丘疹。镜下见典型闭塞性动脉内膜炎和小血管周围炎,可找到螺旋体。梅毒疹可自行消退或发展为三期梅毒。③**三期梅毒**:病变特点是**树胶肿**形成。发生于感染后4~5年,多累及皮肤、黏膜,皮肤发生树胶肿可形成溃疡,黏膜病变局限在鼻、唇,引起鞍鼻和唇缺损。病变破坏内脏器官,如**梅毒性主动脉瘤**、**主动脉瓣关闭不全**、麻痹性痴呆和脊髓痨等

(2)**先天性梅毒**:先天性梅毒又称胎传梅毒,即由患病孕妇经胎盘传染给胎儿的梅毒,有早发性和晚发性之分。前者是指胎儿或2岁前婴幼儿期发病的先天性梅毒;后者是指2岁以后发病的先天性梅毒,大多在5~7岁至青春期发病,表现出晚发性先天性梅毒的三个特征性病变,即间质性角膜炎、神经性耳聋和楔形门齿。另外,患儿还可有智力低下、发育不良,骨膜炎和马鞍鼻等。

四、艾 滋 病

艾滋病是获得性免疫缺陷综合征(acquired immunodeficiency syndrome,AIDS)英文缩写的音译,是由人类免疫缺陷病毒(HIV)引起的、以严重免疫缺陷为主要特征的一种慢性传染病。AIDS的传播速度快、病死率极高,是人类主要的致死性传染病之一。自1981年美国首次报道以来,早已遍布全球。HIV在人体内的潜伏期平均为8~9年,发病以前可以没有任何症状地生活和工作多年。发病后总死亡率几乎100%。

1. 病因及发病机制 HIV属反转录病毒科中慢病毒亚科的单链RNA病毒,HIV分为Ⅰ型和Ⅱ型。AIDS患者和无症状病毒感染者是本病的传染源。AIDS的传播途径主要有:①**性传播**:包括异性和同性之间的性接触,最常见,约占HIV感染的3/4;②**血液传播**:包括用污染的针头作静脉注射、输血和血液制品、接受器官移植等;③**垂直传播**:感染了HIV的母亲通过胎盘、哺乳、黏膜接触等方式将病毒传染给婴儿。HIV把人体免疫系统中最重要的T淋巴细胞作为主要攻击目标,尤其是大量破坏$CD4^+T$淋巴细胞,使人体丧失免疫功能,引发机会性感染和恶性肿瘤。

2. 病理变化 ①**免疫损伤变化**:严重细胞免疫缺陷,CD4$^+$T 细胞减少,HIV 抗体阳性。②**淋巴结变化**:早期淋巴滤泡增生,生发中心活跃,有"满天星"现象。晚期胸腺、脾、淋巴结萎缩,结构及淋巴细胞消失,仅残留巨噬细胞和浆细胞,呈现**一片荒芜**景象。③**机会性感染**:是指在人体免疫功能严重破坏、免疫缺陷的特定条件下引起的感染。由于严重的免疫缺陷,感染所致的炎症反应往往轻而不典型。如肺部结核菌感染,很少形成典型的肉芽肿性病变,而病灶中的结核杆菌却甚多,并且可为正常情况下对人不致病的鸟型结核杆菌。70% ~ 80% 患者可经历一次或多次**卡氏肺孢菌**感染。此外,还有刚地弓形虫、白色念珠菌等感染。全身各器官均可被感染,以肺、中枢神经系统最常见。④**恶性肿瘤**:由细胞免疫缺陷导致免疫监视功能丧失,易并发恶性肿瘤,如 Kaposi 肉瘤、非霍奇金淋巴瘤。

3. 临床病理联系 按 AIDS 病程可分为三个阶段:

(1) 早期或称急性期:感染 HIV 3 ~ 6 周后可出现咽痛、发热、肌肉酸痛等一系列非特异性临床表现。病毒在体内复制,但由于患者尚有较好的免疫反应能力,经 2 ~ 3 周这种症状可自行缓解。

(2) 中期或称慢性期:机体的免疫功能与病毒之间处于相互抗衡的阶段,某些病例此期可长达十数年。此期病毒复制处于低水平,临床可以无明显症状或出现全身淋巴结肿大,常伴发热、乏力、皮疹等。

(3) 后期或称危险期:机体免疫功能全面崩溃,患者有持续发热、乏力、消瘦、腹泻,并出现神经系统症状,发生明显的机会性感染及恶性肿瘤,血液检查可见淋巴细胞明显减少,CD4$^+$细胞减少尤为显著,细胞免疫反应丧失殆尽。

对于 AIDS,目前尚无确切有效的疗法,预后极差。因此,预防至关重要。

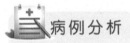
病例分析

某男,35 岁,冶游史一周后出现尿频、尿急、尿痛等症状,查体尿道口红肿、溢脓。该患者可能患有何种疾病,还应做哪些检查?

本章小结

结核病特征性病变是结核结节,干酪样坏死为相对特征。原发性肺结核为初次感染,以原发综合征为病变特点,易经淋巴道和血道播散;继发性肺结核由内源性或外源性再感染而引起,特点是新旧交替、病变复杂、病灶较局限,易经支气管播散。结核病还可发生于肠道回盲部、腹膜、脑膜、泌尿生殖系统、骨关节和淋巴结等组织器官。肠结核可形成与肠管纵轴垂直的溃疡。结核性脑膜炎多由血道播散所致,以脑底部最重。

伤寒以形成伤寒小结为特征,病变以回肠末端最重,分为髓样肿胀、坏死、溃疡和愈合四期,其溃疡与肠管纵轴平行,可发生肠出血、肠穿孔并发症。急性菌痢为大肠的假膜性炎,易形成表浅的地图状溃疡;流脑是由脑膜炎双球菌引起的脑脊髓膜的化脓性炎症;乙脑病毒引起大脑灰质的变质性炎症,以筛状软化灶为比较特征,同时有神经细胞卫星现象、噬神经细胞现象、淋巴细胞血管套及胶质结节等病毒性脑炎的共性病变。

狂犬病毒从入侵部位沿神经上行引起脑炎,常在神经元形成特征性的 Negri 小体,一旦发病,死亡无人幸免;手足口病由肠道病毒引起,以手掌、足掌皮肤和口腔黏膜出现粒样斑丘疹或水疱为特征,少数可引起脑干脊髓炎或心肌炎而致死。

淋病、尖锐湿疣、梅毒和艾滋病主要通过性传播,艾滋病还可通过血液传播和垂直传播。其病变部位不仅局限于性器官,淋病为主要累及泌尿生殖器官的化脓性炎症;尖锐湿疣由 HPV 引起,病变呈乳头状瘤样增生,以表皮浅层出现凹空细胞为特征;梅毒螺旋体几乎可侵犯人体所有器官,基本病变为闭塞性动脉内膜炎、小动脉周围炎和树胶肿,分为后天性和先天性两种类型。AIDS 潜伏期和病程较长,HIV 主要攻击 CD4$^+$T 淋巴细胞,导致机体免疫力严重低下,引发机会性感染和恶性肿瘤,病死率极高。

(潘献柱)

练 习 题

一、选择题

1. 关于原发性肺结核的描述,下列哪项是错误的:
   - A. 初次感染结核菌而在肺内发生的病变
   - B. 原发综合征形成
   - C. 原发灶及淋巴结不发生干酪样坏死
   - D. 可发生血行播散到各器官
   - E. 结核菌常经淋巴道引流到肺门淋巴结

2. 关于继发性肺结核的描述,下列哪一项是正确的:
   - A. 多发生于儿童
   - B. 肺门淋巴结常有明显结核病变
   - C. 病变易经血管播散
   - D. 病变多开始于肺中部靠近胸膜
   - E. 干酪样坏死病变易沿支气管播散

3. 结核结节主要由什么细胞构成:
   - A. 浆细胞
   - B. 淋巴细胞
   - C. 成纤维细胞
   - D. 巨噬细胞
   - E. 中性粒细胞

4. 典型结核结节的中心部分应该看到:
   - A. 大量纤维素
   - B. 变性坏死的中性粒细胞
   - C. 干酪样坏死
   - D. 上皮样细胞
   - E. Langhans 巨细胞

5. 伤寒的主要病变应属于:
   - A. 纤维素性炎
   - B. 化脓性炎
   - C. 急性增生性炎
   - D. 急性变质性炎
   - E. 出血性炎

6. 流行性乙型脑炎的病变性质为:
   - A. 急性渗出性炎
   - B. 急性化脓性炎
   - C. 急性变质性炎
   - D. 急性增生性炎
   - E. 急性出血性炎

7. 流行性乙型脑炎的传播途径为
   - A. 呼吸道
   - B. 粪-口途径
   - C. 输血
   - D. 虫媒
   - E. 性传播

8. 伤寒的肠道病变哪一部位的淋巴组织最为明显:
   - A. 空肠下段
   - B. 回肠下段
   - C. 盲肠
   - D. 直肠
   - E. 乙状结肠

9. HIV 感染对人体免疫系统功能破坏的主要靶细胞是:
   - A. CD8$^+$T 淋巴细胞
   - B. CD4$^+$T 淋巴细胞
   - C. B 淋巴细胞
   - D. NK 细胞
   - E. 巨噬细胞

10. 淋病是:

  A. 化脓性炎症   B. 增生性炎症   C. 变质性炎症

  D. 纤维素性炎症   E. 浆液性炎症

二、思考题

1. 肺原发综合征的形态特点及形成机制。

2. 继发性肺结核病的分类及各类型的病变特点。

3. 比较肠结核、肠伤寒和细菌性痢疾的肠溃疡特点。

第二十三章

寄 生 虫 病

 学习目标

1. 掌握血吸虫病的病因、基本病理变化和肝、肠的病理变化及后果。
2. 熟悉阿米巴病和并殖吸虫病的基本病理变化和病理临床联系。
3. 了解阿米巴病和并殖吸虫病的病因、发病机制及结局。
4. 能够识别血吸虫病、阿米巴病和并殖吸虫病的主要临床表现。
5. 能够运用所学知识开展有关寄生虫病的预防宣传工作。

第一节 血 吸 虫 病

血吸虫病(schistosomiasis)是由血吸虫的成虫寄生于人体所引起的地方性疾病。我国自然界存在的是日本血吸虫,主要流行于长江流域及其以南地区。由皮肤接触含尾蚴的疫水而感染,主要病变为结肠和肝脏由虫卵引起的肉芽肿和纤维化。急性期有发热、肝大及压痛,伴腹泻或排脓血便,血中嗜酸性粒细胞显著增多;慢性期以肝脾肿大为主;晚期则以门静脉周围纤维化病变为主,发展为门脉高压症、巨脾和腹水,俗称"大肚子病"。

一、病因及发病机制

日本血吸虫的成虫寄生在宿主的肠系膜静脉内,所产虫卵随粪便排入水中,孵出毛蚴后感染中间宿主钉螺,在钉螺体内发育为尾蚴并逸入水中;宿主接触疫水,尾蚴吸附于宿主皮肤,利用分泌的溶蛋白酶溶解皮肤组织,脱去尾部进入表皮变为童虫;童虫进入血液循环分布到全身,最终童虫定居在肠系膜静脉并发育为成虫。日本血吸虫生活史中,人是终宿主,钉螺是必需的唯一中间宿主。牛、猪、羊、狗、猫、鼠等大多数动物均可成为日本血吸虫的终宿主。

尾蚴穿过皮肤可引起尾蚴性皮炎,局部出现丘疹和瘙痒,是一种速发型和迟发型变态反应;童虫在人体内移行时,所经过的器官(特别是肺)发生血管炎,毛细血管栓塞、破裂,产生局部炎细胞浸润和点状出血。当大量童虫在人体移行时,患者可出现发热、咳嗽、痰中带血、嗜酸性粒细胞增多,这可能是局部炎症及虫体代谢产物引起的变态反应;成虫一般无明显致病作用,但它的代谢产物、虫体分泌物、排泄物、虫体外皮层更新脱落的表质膜等在机体内可形成免疫复合物,对人体产生损害;虫卵主要沉积在肝及结肠壁等组织,虫卵肉芽肿的形成是宿主对致病因子的一种免疫应答。一方面通过肉芽肿反应将虫卵破坏清除,并能隔离和清除虫卵释放的抗原,减少血液循环中抗原抗体复合物的形成和对机体的损害。另一方面,肉芽肿反应破坏了宿主正常组织,不断生成的虫卵肉芽肿形成相互连接的瘢痕,导致干线型肝硬化及肠壁纤维化等一系列病变。

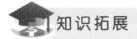

知识拓展

血吸虫病的防治

血吸虫病流行于我国长江流域及其以南12个省市区的381个县。在旧中国历史上，严重流行区曾有"千村薜荔人遗矢,万户萧疏鬼唱歌"的悲惨景象。新中国成立初,全国约有1000多万血吸虫病患者,1亿多人口受到感染威胁。党和政府倾注大量人力、物力和财力,经过几十年大规模的系统防治,取得了显著成效,广大流行区的面貌和人民健康及生产、生活水平发生了根本变化。目前尚处于流行状态的主要分布在湖北、湖南、江西、安徽和江苏的水位难以控制的江湖洲滩地区和四川、云南环境复杂的大山区,每当汛期,还有急性血吸虫病的小规模暴发流行。因此,要达到彻底消灭血吸虫病的目的,还有很长的路要走,更需要流行区的医务工作者付出长期艰苦的努力。

二、基本病理变化

血吸虫病的基本病变是虫卵沉积而形成的**虫卵结节**,包括急性和慢性虫卵结节。**虫卵**主要沉积在**乙状结肠**和**直肠**黏膜下层,也常见于回肠末端、阑尾和升结肠等处,并可随血流**栓塞于肝脏**。

1. **急性虫卵结节** 由成熟虫卵引起,为灰黄色结节,粟粒至绿豆大小。镜下可见结节中央有1~2个成熟虫卵,卵壳上附有放射状嗜酸性的棒状体(抗原抗体复合物),虫卵周围可见无结构的颗粒状坏死组织和**大量嗜酸性粒细胞聚集**(图23-1)。因急性虫卵结节形似脓肿,故又称为**嗜酸性脓肿**。

2. **慢性虫卵结节** 在急性虫卵结节形成后10天左右,虫卵内毛蚴死亡,结节内的坏死物质逐渐被吸收,继而虫卵破裂或发生钙化,周围出现许多上皮样细胞以及异物巨细胞和淋巴细胞,称为慢性虫卵结节,即虫卵肉芽肿,因其形态上与结核结节非常相似,故又称**假结核结节**(图23-2)。最后结节内出现大量成纤维细胞增生,逐渐发生纤维化,其中钙化的虫卵可长期残留。

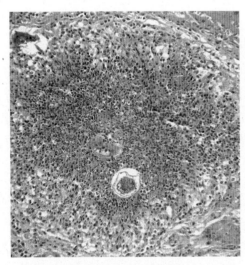

图23-1 急性虫卵结节

血吸虫引起的嗜酸性粒脓肿,脓肿内可见大量的嗜酸性粒细胞和成熟的血吸虫虫卵

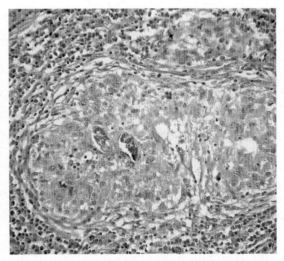

图23-2 慢性虫卵结节

结节中有多个钙化虫卵,形成假结核结节

三、受累器官的病理变化

血吸虫虫卵肉芽肿在组织的血管内形成,堵塞血管,破坏血管结构,导致组织纤维化,这类病变主要见于虫卵沉积较多的结肠和肝。

1. **结肠** 病变常累及全部结肠,以乙状结肠最重。早期,肠黏膜充血、水肿和散在出血点,可见灰黄色的急性虫卵结节,或见细小溃疡。晚期,由于成虫不断排卵,反复沉积于肠壁,形成许多新旧不一的慢性虫卵结节,最终因纤维化导致**肠壁增厚变硬**、肠腔狭窄甚至肠梗阻。因慢性炎症刺激肠黏膜过度增生可形成**多发性息肉**,甚至形成**绒毛状腺瘤**,少数可**恶变为腺癌**。

2. **肝脏** 虫卵随血流栓塞于门管区的门静脉分支内。早期,门管区内有多数急性虫卵结节形成,使肝表面及切面见灰黄色结节;晚期,反复大量慢性虫卵结节形成和纤维化,使门管区不断扩宽,但肝小叶结构一般不遭破坏,**不形成假小叶**。肝体积缩小、变形变硬,切面见大量白色的纤维结缔组织沿门静脉分支呈树枝状分布,从不同角度插入肝内,构成典型的**血吸虫性肝硬化**(图23-3),又称干线型纤维化(pipestem fibrosis)。镜下见门管区有许多慢性虫卵结节,沿门静脉分支有大量纤维组织增生。门静脉因受压、炎性管壁增厚甚至血栓形成,**门静脉高压**较门脉性肝硬化出现**早而严重**,而肝功能损害一般较轻。

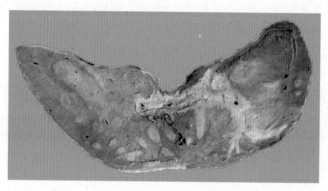

图23-3 血吸虫性肝硬化
切面见大量白色的纤维组织沿门静脉分支增生,呈树枝状分布,插入肝组织

四、临床病理联系

急性患者有发热、荨麻疹、血管神经性水肿、淋巴结肿大等表现,血中嗜酸性粒细胞显著增多,对诊断本病有重要参考价值。急性期结肠病变可出现腹痛、腹泻和脓血便血等类似痢疾样症状,粪便可检出虫卵。慢性轻度感染者可无明显症状,仅在粪便检出虫卵,或体检时发现肝肿大。晚期患者出现显著的门静脉高压,临床表现为巨脾、大量腹水、显著的食管下段静脉曲张及上消化道大出血等。

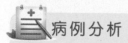病例分析

男性患者,48岁,安徽安庆人。3个月前数次在河边洗澡,当时手臂等处皮肤有小米粒状的红色丘疹,发痒,几天后发热、咳嗽,之后有所好转。2个月前开始发热、腹泻(脓血便),每天2~4次,乙状结肠镜检查可见黏膜充血、水肿,并见黄色小颗粒。

该患者可能患有何种疾病,还需做哪些检查?描述该病的病理变化。

第二节 阿 米 巴 病

阿米巴病(amoebiasis)是由溶组织内阿米巴感染引起的一种寄生虫病。病变特点为液化性坏死。阿米巴原虫主要寄生于人体结肠内,并引起肠溃疡,故称肠阿米巴病,又称阿米巴痢疾(amoebic dysentery)。也可侵犯肝、肺、脑等,引起肠外阿米巴病。夏季多发,农村成年男性多见。

一、肠阿米巴病

1. **病因及发病机制** 溶组织内阿米巴原虫有滋养体和包囊两种,滋养体为致病性病原体,无传染力,包囊为传染性病原体。包囊在小肠下段经碱性肠液的消化,破裂释出小滋养体,并寄生于结肠上段,当结肠结构和功能正常时,形成包囊排出体外成为传染源;当人体免疫功能降低时,小滋养体侵入肠壁转变为大滋养体,溶解破环肠壁组织,引起肠道病变。其发病机制与接触性溶细胞作用、细胞毒性作用、机械性损伤及吞噬功能及免疫抑制有关。

2. **病理变化及临床表现** 病变主要累及盲肠和升结肠,严重者整个结肠及回肠下段均可受累。基本病变是以组织溶解、坏死为主的**变质性炎症**,分急性和慢性两期。

(1) **急性期病变**:早期在肠黏膜表面可见多数隆起的灰黄色针头大小的点状坏死或浅溃疡,病变进展时,坏死灶增大,呈圆形钮扣状。其后,滋养体在肠黏膜层内不断繁殖,破坏组织,并突破黏膜肌层进入黏膜下层。由于黏膜下层组织疏松,阿米巴易于向四周蔓延,坏死组织液化脱落后,形成口小底大的**烧瓶状溃疡**,边缘呈潜行性,对本病具有诊断意义。溃疡间黏膜正常或仅表现轻度卡他性炎症。如病灶继续扩大,邻近溃疡可在黏膜下层形成隧道样互相沟通,其表面黏膜可大块坏死脱落,形成边缘潜行的巨大溃疡。少数溃疡严重者可累及肠壁肌层,甚至浆膜层造成肠出血、肠穿孔,并引起腹膜炎。镜下病变以组织的坏死、溶解、液化为主要特点,溃疡与正常组织交界处和肠壁小静脉内可见**阿米巴滋养体**。

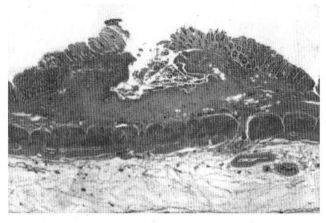

图 23-4　肠阿米巴病之烧瓶状溃疡
溃疡深达黏膜肌层,口小底大呈烧瓶状,溃疡口周围的黏膜悬浮于
溃疡面上

临床上症状从轻度、间歇性到暴发性腹泻不等。典型病例表现为腹痛、腹泻,里急后重不明显。**大便量多**,因含黏液、血液及坏死组织而呈暗红色**果酱样**,有腥臭。粪便检查可找到阿米巴滋养体。借此可与细菌性痢疾相鉴别(表 23-1)。

（2）**慢性期病变**：病变复杂，新旧共存。坏死、溃疡和修复性肉芽组织增生及瘢痕形成反复交错发生，肠壁增厚、变硬甚至肠腔狭窄。临床上腹泻与便秘可交替出现。

表 23-1　阿米巴痢疾与细菌性痢疾的鉴别

	阿米巴痢疾	细菌性痢疾
病原体	溶组织内阿米巴	痢疾杆菌
好发部位	盲肠、升结肠	乙状结肠、直肠
病变性质	变质性炎	假膜性炎
溃疡特点	口小底大呈烧瓶状	溃疡较浅，呈地图状
临床表现	起病缓，腹痛、腹泻，里急后重不明显。	起病急，腹痛、腹泻重，里急后重明显
粪便检查	次数少，量多，呈暗红色果酱样，有腥臭，镜检见阿米巴滋养体	次数多，量少，呈黏液脓血便，镜检见大量脓细胞杂有红细胞，培养痢疾杆菌阳性
血白细胞	一般不增多	总数及中性粒细胞增多

二、肠外阿米巴病

肠外阿米巴病多发生于肝、肺和脑，以肝最多见。均为肠阿米巴病的并发症，以形成**阿米巴脓肿**为主要病变特征：①**阿米巴肝脓肿**：多位于肝右叶，脓肿内容物呈果酱样，临床主要表现低热、肝大、肝区疼痛及全身消耗症状；②**阿米巴肺脓肿**：较少见，多由阿米巴肝脓肿穿破膈肌直接蔓延或经血道蔓延到肺，常在右肺下叶形成单个脓肿，临床表现类似肺结核的症状；③**阿米巴脑脓肿**：极少见，多为肠、肝、肺病灶内的滋养体随血流进入脑内所致，在大脑引起多发性脓肿病灶。临床表现发热、头痛、脑组织破坏或受压的相应表现及昏迷等。

第三节　并殖吸虫病

并殖吸虫病（paragonimiasis）是由并殖吸虫虫体在人体内穿行或寄居所引起的疾病。由于该虫主要寄生在肺，引起肺型并殖吸虫病，简称肺吸虫病。病变以在器官或组织内形成互相沟通的多房性虫囊肿为特点，在我国多地流行。

一、病因及感染途径

在我国致病的主要为卫氏并殖吸虫和斯氏并殖吸虫，其成虫主要寄生在人及其他哺乳动物的肺内。患者或动物咳出虫卵，入水孵化成毛蚴，毛蚴侵入第一中间宿主淡水螺发育成尾蚴，尾蚴再入水侵入第二中间宿主石蟹或蝲蛄体内发育成囊蚴，人食入未熟透的石蟹或蝲蛄，囊蚴在消化道脱囊成为童虫，童虫穿过肠壁在腹腔、腹壁反复游窜，再穿过膈肌侵入肺内发育为成虫。

二、病理变化及临床表现

并殖吸虫致病作用主要是童虫在组织内穿行和成虫寄居，对局部组织造成机械性损伤。此外，虫体代谢产物等抗原物质引起的免疫反应和虫卵诱发的异物肉芽肿形成也起一定作用。童虫穿过肠壁引起肠壁出血，特别是大多数童虫从肝表面移行或从肝组织穿过，引起肝局部的出血、坏死。

　　并殖吸虫主要侵犯的器官为肺。童虫移行在肺内最初发生窟穴状或隧道状坏死、出血,继而引起大量中性粒细胞和嗜酸性粒细胞浸润,形成**脓肿**。之后炎细胞死亡、崩解液化,脓肿内容物逐渐变成棕色黏稠液体,从而成为囊肿,囊肿周围纤维组织增生形成囊肿壁。镜下可见坏死组织、夏科-雷登(Charcot-Leyden)结晶以及虫体和大量虫卵,故称为**虫囊肿**。虫囊肿常侵犯支气管壁,并与囊肿相通,可形成肺空洞。患者有胸痛、咳嗽、痰中带血或烂**桃样血痰**。痰中可查见虫卵、嗜酸性粒细胞及夏科-雷登结晶。囊肿及其周围肺组织可继发细菌感染,有时可并发气胸、脓胸或血胸。最后,虫体死亡或移行至他处,囊肿内容物通过支气管排出或吸收,由肉芽组织填充、纤维化而形成**瘢痕**。慢性病例常有明显的胸膜增厚和肺纤维化。

　　并殖吸虫也可侵犯脑组织,多见于大脑颞叶及枕叶,虫囊肿周围有出血、脑软化及胶质细胞增生。还可侵犯腹腔内各器官、皮下、肾、眼、阴囊、腰大肌等处,引起组织损伤和虫囊肿形成。

本章小结

　　血吸虫病的基本病变是虫卵沉积而形成的急性和慢性虫卵结节。虫卵主要沉积在乙状结肠和直肠黏膜下层,并可随血流栓塞于肝脏。结肠病变最终导致肠壁增厚变硬、肠腔狭窄甚至肠梗阻。肝脏病变形成典型的血吸虫性肝硬化,其特点为纤维组织沿门脉分支呈树枝状分布,不形成假小叶,肝功能损害一般较轻,但其门脉高压出现早而重。

　　阿米巴病以侵犯大肠为主,引起组织溶解、坏死为主的变质性炎症,常在结肠形成口小底大的烧瓶状溃疡。肠外阿米巴病可引起阿米巴肝脓肿、肺脓肿和脑脓肿。并殖吸虫主要在肺穿行引起窦道和多房性小囊肿,出现胸痛、咳嗽、痰中带血或烂桃样血痰。

（潘献柱）

练 习 题

一、选择题

　　1. 引起血吸虫病主要器官病变的是:

　　　　A. 虫卵　　　　　　　B. 毛蚴　　　　　　　　C. 尾蚴

　　　　D. 童虫　　　　　　　E. 成虫

　　2. 血吸虫病可见下述何种病变:

　　　　A. 病灶中浆细胞恒定出现　　　　B. 病灶中缺乏中性粒细胞浸润

　　　　C. 大量嗜酸性粒细胞聚集　　　　D. CD4$^+$ T 细胞大量破坏

　　　　E. 病灶中凹空细胞出现

　　3. 阿米巴痢疾肠道溃疡特点是:

　　　　A. 溃疡呈椭圆形,其长径与肠管长轴平行

　　　　B. 溃疡呈带状,边缘参差不齐,其长径与肠管长轴垂直

　　　　C. 溃疡呈口小底大烧瓶状,边缘呈潜行性

　　　　D. 溃疡呈大小不等形状不一的浅表溃疡

　　　　E. 溃疡呈漏斗状

　　4. 引起肺吸虫病病变的是:

A. 虫卵 　　　　　　B. 毛蚴 　　　　　　C. 尾蚴

D. 囊蚴 　　　　　　E. 虫体

5. 痰中出现 Charcot-Leyden 结晶,常见于下列哪种疾病:

A. 肺气肿 　　　　　　B. 肺吸虫病 　　　　　　C. 肺癌

D. 肺结核 　　　　　　E. 肺挤压伤

二、思考题

1. 血吸虫性肝硬化、门脉性肝硬化、淤血性肝硬化三者的异同。

2. 阿米巴痢疾与细菌性痢疾的鉴别。

第一章	1. C	2. E	3. B	4. D	5. C					
第二章	1. B	2. C	3. A	4. E	5. D	6. D	7. B	8. C	9. D	10. C
第三章	1. D	2. A	3. D	4. A	5. A	6. B	7. C	8. C	9. A	10. A
第四章	1. B	2. A	3. B	4. E	5. E					
第五章	1. D	2. B	3. E	4. A	5. C	6. B	7. D	8. C	9. A	10. B
第六章	1. A	2. A	3. D	4. C	5. C	6. D	7. D	8. D	9. B	10. D
第七章	1. D	2. A	3. C	4. A	5. E					
第八章	1. D	2. C	3. B	4. C	5. D					
第九章	1. C	2. C	3. C	4. A	5. D					
第十章	1. C	2. A	3. A	4. A	5. A					
第十一章	1. D	2. B	3. D	4. C	5. A					
第十二章	1. C	2. E	3. A	4. C	5. A	6. E	7. C	8. C	9. B	10. A
第十三章	1. D	2. C	3. A	4. B	5. C					
第十四章	1. B	2. B	3. D	4. C	5. C	6. C	7. A	8. D	9. A	10. B
第十五章	1. E	2. D	3. E	4. C	5. D					
第十六章	1. C	2. B	3. C	4. A	5. D	6. C	7. A	8. E	9. B	10. E
第十七章	1. C	2. C	3. E	4. C	5. D					
第十八章	1. C	2. D	3. A	4. B	5. A	6. B	7. B	8. C	9. A	10. B
第十九章	1. E	2. B	3. C	4. E	5. B					
第二十章	1. A	2. D	3. A	4. B	5. A	6. B	7. C	8. D	9. B	10. A
第二十一章	1. A	2. E	3. E	4. D	5. D					
第二十二章	1. C	2. E	3. D	4. C	5. C	6. C	7. D	8. B	9. B	10. A
第二十三章	1. A	2. C	3. C	4. E	5. B					

参考文献

1. 王斌,陈命家. 病理学与病理生理学. 北京:人民卫生出版社,2010
2. 王建枝,殷莲华. 病理生理学. 北京:人民卫生出版社,2013
3. 李玉林. 病理学. 北京:人民卫生出版社,2008
4. Earl Brown. Basic concepts in pathology. 北京:北京大学医学出版社,2002
5. 陈杰. 病理学. 北京:人民卫生出版社,2010
6. 翟启辉,周庚寅. 病理学. 北京:北京大学医学出版社,2009
7. 唐建武. 病理学. 第 2 版. 北京:科学出版社,2012
8. 丁运良. 病理学. 第 2 版. 北京:人民卫生出版社,2010
9. 威廉. B. 科尔曼. 分子病理学. 北京:科学出版社,2012
10. Vinay Kumar, Abul K. Abbas, Jon C. Aster. Robbins Basic Pathology. 8th ed. Elsevier Health Sciences,2007
11. 李桂源. 病理生理学. 北京:人民卫生出版社,2010
12. 金惠铭,王建枝. 病理生理学. 北京:人民卫生出版社,2013
13. 肖海鹏,杨慧玲. 临床病理生理学. 北京:人民卫生出版社,2009
14. 步宏. 病理学与病理生理学. 北京:人民卫生出版社,2013
15. Kumar V, Abbas AK, Aster JC. Robbins basic pathology. 9th ed. Philadelphia:W. B. Saunder,2012:459-516
16. 张建中. 病理学. 北京:高等教育出版社,2010